気管支鏡テキスト
第3版

編集
日本呼吸器内視鏡学会

編集責任者
- 浅野　文祐* 　岐阜県総合医療センター呼吸器内科 部長
- 坂　　英雄** 　国立病院機構名古屋医療センター がん総合診療部長

編集小委員会
- 浅野　文祐* 　岐阜県総合医療センター呼吸器内科 部長
- 池田　徳彦 　東京医科大学呼吸器・甲状腺外科学分野 主任教授
- 大崎　能伸 　旭川医科大学 名誉教授
- 岡田　克典 　東北大学加齢医学研究所呼吸器外科学分野 教授
- 弦間　昭彦 　日本医科大学 学長
- 坂　　英雄** 　国立病院機構名古屋医療センター がん総合診療部長
- 滝口　裕一 　千葉大学医学部附属病院腫瘍内科 教授
- 古川　欣也*** 　東京医科大学茨城医療センター呼吸器外科 教授

学術委員会
- 浅野　文祐* 　岐阜県総合医療センター呼吸器内科 部長
- 石井　芳樹 　元・獨協医科大学呼吸器・アレルギー内科 主任教授
- 臼田　実男 　日本医科大学大学院医学研究科呼吸器外科学分野 大学院教授
- 沖　　昌英 　国立病院機構名古屋医療センター呼吸器内科 医長
- 清嶋　護之 　茨城県立中央病院・茨城県地域がんセンター呼吸器外科 部長
- 栗本　典昭 　島根大学医学部呼吸器・臨床腫瘍学 診療教授
- 坂　　英雄** 　国立病院機構名古屋医療センター がん総合診療部長
- 品川　尚文 　北海道大学病院内科Ⅰ 講師
- 澁谷　　潔 　千葉大学医学部附属病院成田赤十字病院肺がん治療センター 特任教授
- 中島　崇裕 　千葉大学大学院呼吸器病態外科学 講師
- 丹羽　　宏 　聖隷保健事業部精度管理センター センター長
- 姫路　大輔 　宮崎県立宮崎病院内視鏡センター・内科 部長
- 古川　欣也*** 　東京医科大学茨城医療センター呼吸器外科 教授

(50音順)

*　　学術委員会委員長
**　　編集小委員会委員長
***　学術委員会副委員長

医学書院

謹告

　本書に記載されている検査・診断・治療・マネジメントについては，本書発刊時点の最新の情報に基づき正確を期するように，著者・編集者および出版社は最善の努力を行っております．しかし，医学の進歩により，記載された内容が正確でなくなる場合があります．

　本書に記載されている検査・診断・治療・マネジメントを個々の患者に適応するときには，読者各人の責任において判断するようお願いいたします．特に，不慣れな検査や治療を行うときには，ご不明な点を確認するようお願いいたします．また，薬物などの投与量や投与方法は変更される場合がありますので，特に細心の注意を払うようお願いいたします．

　本書に記載されている検査・診断・治療・マネジメントなどによる不測の事故について，著者・編集者および出版社は一切責任を負いかねますのでご了承ください．

医学書院

気管支鏡テキスト

発　　行	1998年 5月15日	第1版第1刷
	2007年12月15日	第1版第7刷
	2008年 6月15日	第2版第1刷
	2016年10月15日	第2版第6刷
	2019年 3月15日	第3版第1刷Ⓒ
	2022年 7月 1日	第3版第2刷

編　　集　日本呼吸器内視鏡学会

編集責任者　浅野　文祐・坂　英雄
　　　　　　あさの ふみひろ　さか ひでお

発行者　株式会社　医学書院
　　　　代表取締役　金原　俊
　　　　〒113-8719　東京都文京区本郷1-28-23
　　　　電話　03-3817-5600（社内案内）

印刷・製本　アイワード

本書の複製権・翻訳権・上映権・譲渡権・貸与権・公衆送信権（送信可能化権を含む）は株式会社医学書院が保有します．

ISBN978-4-260-03653-5

本書を無断で複製する行為（複写，スキャン，デジタルデータ化など）は，「私的使用のための複製」など著作権法上の限られた例外を除き禁じられています．大学，病院，診療所，企業などにおいて，業務上使用する目的（診療，研究活動を含む）で上記の行為を行うことは，その使用範囲が内部的であっても，私的使用には該当せず，違法です．また私的使用に該当する場合であっても，代行業者等の第三者に依頼して上記の行為を行うことは違法となります．

JCOPY　〈出版者著作権管理機構　委託出版物〉
本書の無断複製は著作権法上での例外を除き禁じられています．複製される場合は，そのつど事前に，出版者著作権管理機構（電話 03-5244-5088，FAX 03-5244-5089，info@jcopy.or.jp）の許諾を得てください．

執筆者一覧 〈50音順〉

朝戸 裕二	大隅鹿屋病院呼吸器外科 部長		佐久川 亮	岡山赤十字病院呼吸器内科 副部長
浅野 文祐	岐阜県総合医療センター呼吸器内科 部長		桜田 晃	みやぎ県南中核病院呼吸器外科 主任部長
渥美 健一郎	日本医科大学多摩永山病院呼吸器・腫瘍内科		佐々木 高明	旭川医科大学病院呼吸器センター 講師
阿部 信二	東京医科大学呼吸器内科学分野 主任教授		佐野 安希子	近畿大学医学部呼吸器・アレルギー内科 講師
雨宮 隆太	雪谷大塚クリニック 院長		品川 尚文	北海道大学病院内科I 講師
池田 徳彦	東京医科大学呼吸器・甲状腺外科学分野 主任教授		澁谷 潔	千葉大学医学部附属病院成田赤十字病院肺がん治療センター 特任教授
石井 芳樹	元・獨協医科大学呼吸器・アレルギー内科 主任教授		白石 武史	福岡大学医学部呼吸器・乳腺内分泌・小児外科 准教授
石綿 司	千葉大学医学部附属病院呼吸器内科			
井上 貴子	大阪国際がんセンター呼吸器内科 医長		清家 正博	日本医科大学医学系研究科呼吸器内科学分野 大学院 教授
井上 義一	国立病院機構近畿中央呼吸器センター 臨床研究センター長		相馬 孝博	千葉大学医学部附属病院医療安全管理部 教授
今泉 和良	藤田医科大学呼吸器内科学I講座 教授		滝口 裕一	千葉大学医学部附属病院腫瘍内科 教授
今村 文生	大阪国際がんセンター呼吸器内科 副院長		武村 民子	日本赤十字社医療センター
臼杵 二郎	東京臨海病院 病院長		多田 裕司	国際医療福祉大学成田病院呼吸器内科学 教授
臼田 実男	日本医科大学大学院医学研究科呼吸器外科学分野 大学院教授		棚橋 雅幸	聖隷三方原病院呼吸器外科 部長
大崎 能伸	旭川医科大学 名誉教授		土谷 智史	長崎大学大学院腫瘍外科 准教授
大平 達夫	東京医科大学呼吸器・甲状腺外科学分野 教授		東田 有智	近畿大学病院 病院長
岡田 克典	東北大学加齢医学研究所呼吸器外科学分野 教授		中島 崇裕	千葉大学大学院呼吸器病態外科学 講師
沖 昌英	国立病院機構名古屋医療センター呼吸器内科 医長		中村 敦	名古屋市立大学大学院医学研究科臨床感染制御学 教授
小倉 高志	神奈川県立循環器呼吸器病センター 所長兼間質性肺炎センター長 副院長		永安 武	長崎大学大学院腫瘍外科 教授
梶原 直央	東京医科大学八王子医療センター呼吸器外科 教授		丹羽 宏	聖隷保健事業部精度管理センター センター長
門田 淳一	地方独立行政法人長崎市立病院機構 副理事長 長崎みなとメディカルセンター 院長／大分大学 名誉教授		根本 健司	根本医院 院長
			原 悠	横浜市立大学大学院医学研究科呼吸器病学 講師
金子 猛	横浜市立大学大学院医学研究科呼吸器病学 教授		姫路 大輔	宮崎県立宮崎病院内視鏡センター・内科 部長
川村 雅文	帝京大学 医学部長		藤村 政樹	国立病院機構七尾病院 名誉院長
城戸 貴志	北九州総合病院呼吸器内科 部長		藤原 大樹	千葉大学大学院医学研究院呼吸器病態外科学
清嶋 護之	茨城県立中央病院・茨城県地域がんセンター 呼吸器外科 部長		古川 欣也	東京医科大学茨城医療センター呼吸器外科 教授
栗本 典昭	島根大学医学部呼吸器・臨床腫瘍学 診療教授		松本 康男	新潟県立がんセンター新潟病院放射線治療科 部長
河野 光智	東海大学医学部外科学系呼吸器外科学 准教授		峯下 昌道	聖マリアンナ医科大学呼吸器内科 教授
駒瀬 裕子	聖マリアンナ医科大学横浜市西部病院呼吸器内科 病院教授		宮崎 泰成	東京医科歯科大学統合呼吸器病学 教授
			宮澤 輝臣	聖マリアンナ医科大学呼吸器内科 特任教授
齋藤 武文	国立病院機構茨城東病院胸部疾患・療育医療センター 病院長		迎 寛	長崎大学大学院呼吸器内科学 教授
			山内 良兼	帝京大学医学部外科
齋藤 好信	日本医科大学呼吸器内科 准教授		山末 まり	大分大学医学部附属病院呼吸器内科
坂 英雄	国立病院機構名古屋医療センター がん総合診療部長		山本 真一	自治医科大学呼吸器外科 准教授
			横島 一彦	日本医科大学耳鼻咽喉科学 准教授
			龍華 美咲	国立病院機構近畿中央呼吸器センター内科

査読者一覧 〈50音順〉

浅野　文祐	岐阜県総合医療センター呼吸器内科　部長	弦間　昭彦	日本医科大学　学長
池田　徳彦	東京医科大学呼吸器・甲状腺外科学分野　主任教授	河野　光智	東海大学医学部外科学系呼吸器外科学　准教授
井上　義一	国立病院機構近畿中央呼吸器センター臨床研究センター長	小林　英夫	防衛医科大学校医学教育部医学科　准教授
今泉　和良	藤田医科大学呼吸器内科学Ⅰ講座　教授	駒瀬　裕子	聖マリアンナ医科大学横浜市西部病院呼吸器内科　病院教授
臼田　実男	日本医科大学大学院医学研究科呼吸器外科学分野　大学院教授	桜田　晃	みやぎ県南中核病院呼吸器外科　主任部長
大崎　能伸	旭川医科大学　名誉教授	品川　尚文	北海道大学病院内科Ⅰ　講師
大平　達夫	東京医科大学呼吸器・甲状腺外科学分野　教授	滝口　裕一	千葉大学医学部附属病院腫瘍内科　教授
岡田　克典	東北大学加齢医学研究所呼吸器外科学分野　教授	谷本　安	国立病院機構南岡山医療センター　院長
沖　昌英	国立病院機構名古屋医療センター呼吸器内科　医長	中島　崇裕	千葉大学大学院呼吸器病態外科学　講師
門倉　光隆	昭和大学横浜市北部病院　病院長	丹羽　宏	聖隷保健事業部精度管理センター　センター長
川口　知哉	大阪市立大学大学院医学研究科呼吸器内科学教室　教授	姫路　大輔	宮崎県立宮崎病院内視鏡センター・内科　部長
清嶋　護之	茨城県立中央病院・茨城県地域がんセンター呼吸器外科　部長	古川　欣也	東京医科大学茨城医療センター呼吸器外科　教授
栗本　典昭	島根大学医学部呼吸器・臨床腫瘍学　診療教授	松本　康男	新潟県立がんセンター新潟病院放射線治療科　部長
		宮澤　輝臣	聖マリアンナ医科大学呼吸器内科　特任教授
		山本　真一	自治医科大学呼吸器外科　准教授

刊行によせて

　日本気管支学会（現　日本呼吸器内視鏡学会）による気管支鏡テキストは「気管支鏡―臨床医のためのテクニックと画像診断」として1998年に発刊された後，気管支鏡を取り巻く状況の変化に対応するべく学会での改訂作業が行われ，2008年に第2版が発刊された．それからすでに10年が経過する中で，医療機器の進歩発展は加速度を増して現在に至っている．内視鏡機器も短期間に大きく進化して情報量も飛躍的に増えているばかりか，診断のほかに内視鏡的治療も多くの技術が開発されてきている．また，医療を取り巻く社会環境も変化しており，医療倫理やプロフェッショナリズムについての考え方も重要性を増している．

　今回，学会内での気管支鏡テキストの改訂は急務であるとの一致した認識の下に，一昨年，学術委員長に就任した浅野文祐先生の強いリーダーシップで企画から完成まで約1年半という短期間で第3版が刊行されることになった．

　この版では，気管支鏡の基本に始まり，気管支腔内超音波断層法，自家蛍光気管支鏡，狭帯域光観察，ナビゲーションなどの最新の技術についても専門家による詳細な解説がなされており，近年開発されてきた様々な気管支鏡治療についても各々の詳細が述べられている．また，本書の根幹をなす気管支鏡所見については多数の症例をもとに短期間に様々な議論がなされ，新気管支鏡所見分類に準拠した信頼度の高いものとなっている．悪性疾患の新所見分類の作成にご協力をいただいた，日本肺癌学会気管支鏡委員会の方々にあらためて感謝を申し上げる．さらに本学会で長年取り組んできている気管支鏡の安全対策についても項目を設けて解説されているほか，医療倫理，臨床研究と利益相反などの社会的な事項も新たに加えられていて，気管支鏡に関わる全ての事項が網羅されている．

　本書は気管支鏡専門医を目指す医師のための教科書に留まらず，気管支鏡医療に携わる医療者すべてに貴重な情報を提供するものと思います．その上で，気管支鏡による診断，治療が安全に発展して国民の医療，福祉に寄与できるよう願うものです．

　最後に極めて短期間に本書をまとめていただいた編集委員の皆様，医学書院はじめ関係者の皆様に心より御礼申し上げます．

2019年2月

日本呼吸器内視鏡学会　理事長　金子　公一

第3版　序

　『気管支鏡—臨床医のためのテクニックと画像診断　第2版』は2008年に発刊され，呼吸器内視鏡学会会員の方々をはじめ，気管支鏡診療に携わる先生方に広く活用されてまいりました．しかしながら気管支鏡機器，診断・治療技術の進歩はめざましく，第3版改訂が2013年に発案され，改訂事業は2017年7月に学術委員長の管轄となりました．

　気管支鏡専門医をめざす方だけでなく，専門医も使用できる教科書『気管支鏡テキスト第3版』を目標とし，編集小委員会を再編して学術委員会がサポートする体制で作業を開始しました．具体的には現行および将来の専門医試験項目に対応できる章・項目立てを行い，各編集小委員に担当章を分担，学術委員を含めた拡大編集委員会で項目の決定，執筆者・査読者の選出を行いました．執筆者には各分野のスペシャリストを選ぶとともに，新たに査読制を導入しました．インターネットを使用し，編集小委員全員で各工程段階の原稿を共有しながら編集作業を行い，必要に応じて編集小委員会，拡大編集委員会を開催して討議を重ねました．ご多忙の中，趣旨に賛同しご寄稿いただいた執筆者の方々，約1年半という短期間での作業にご協力いただいた査読者，編集小委員，学術委員，学会事務局，医学書院の方々，その他，本書の作成に関わっていただいた大勢の皆様に厚く御礼申し上げます．

　本テキストは約11年ぶりの大幅な改訂となりました．特徴を章別に述べますと，第I章「気管支鏡と取り扱い」，第II章「準備と基本手技」では，気管支鏡診療について実際の手順に従って説明し，小児の検査，全身麻酔下の検査にも言及しました．第III章「気道の解剖と正常気管支鏡所見」では，新気管支鏡所見分類を解説し，すべての章の内容も新所見分類に準拠しました．第IV章「診断方法」では，新所見分類による病的所見，最新の診断手技，検体採取法と処理法を詳細に解説しました．第V章「各種疾患の気管支鏡所見と診断」では，掲載疾患を大幅に増やし，各疾患ごとに気管支鏡検査所見を独立して記載しました．さらに気管支鏡画像の充実を図るため，専門医試験委員会からも画像を提供していただきました．第VI章「治療手技」では，海外で呼吸器インターベンションと称される最新の手技も紹介しました．第VII章「安全対策，倫理，専門医制度」では，学会の「安全の手引き」との整合性を取りました．また将来の専門医制度ガイドラインにも対応できるように倫理，専門医制度も追加しました．すべての章で詳細な内容が一目で理解しやすいように，項目の最初に要点を入れました．項目数は大幅に増加し，内容も第2版の約1.7倍となりました．

　本テキストには，気管支鏡に関する多岐にわたる項目に関して，エビデンスを重視した最新情報が掲載されています．教科書的な内容をめざしましたが，やや専門的すぎる部分や執筆者の診療実績や経験に基づいている箇所もあることをご理解いただきたいと思います．その上で，気管支鏡に携わる方々には，本書を座右の書として日々の診療に役立てていただければ幸いです．本書が呼吸器内視鏡診療のさらなる発展につながることを心より望んでおります．

2019年2月

日本呼吸器内視鏡学会　学術委員長　浅野　文祐
編集小委員長　坂　英雄

第2版 序

　初版の発行から早10年が経ち，医療の崩壊が危惧されるなか，気管支鏡検査ならびに気管支学のあり方も変わってきました．初版本は，学会が成熟期を迎え，それまでに培った成果の報告と今後の発展のための礎として，発行されたものでした．その結果，先駆的なテキストとして使用されてきましたが，一方，種々の問題をご指摘いただきました．

　最も大きな問題は，患者や術者，施設などの条件が種々異なる状況で，高度な技術が要求される気管支鏡検査においては，標準的手技の決定が難しいことです．また，初版発行後，新たな気管支鏡検査手技の普及や新たな概念の導入があり，全体的な見直しが必要になりました．さらに気管支鏡検査のみならず医療をめぐる大きな環境の変化，たとえばリスクに対する考え方，ガイドラインの法的な判断，インフォームドコンセントの普及，また専門医制度に対する社会のニーズなどがあり，それらにも対応していくことが必要となりました．

　そこで，日本気管支学会(現日本呼吸器内視鏡学会)内の学術企画委員会，将来計画委員会，専門医制度委員会などでの方針をもとに，初版本の編集過程を踏まえ編集責任者として選定され，改訂作業を開始しました．改訂作業とはいえ種々の困難を経験しましたが，関係諸氏のご協力により発行に至ることができました．この場を借りて厚く御礼申し上げます．

　本書の目的は，気管支鏡検査に関連する日常診療への支援と適切な診療レベルの維持，さらに，よりよい医療のための参考であり，本書に記載されたもの以外の診療を否定するものではありません．気管支鏡検査に限らず，医療は本来，それぞれの患者ごとに，医師が適切な検査を判断して，患者の同意をもって行うものであり，このことにおいて本書は1つの基準を示すにすぎず，基本的には術者や関係する医師各人がそれぞれの患者において，適切に気管支鏡検査を行っていただくことを前提としています．それぞれの患者や施設，目的などの条件をもとにして，担当の医師の判断で標準レベルを確保した気管支鏡検査を適切に選択し，患者の同意のもとに担当医師の責任で行うことが医師の裁量であり，その結果の責任を学会や本書が担うものではありません．

　完全な気管支鏡検査が決定されていない現在，また常に最良のものを求めて進む医療の本質から，本書においても種々の問題が指摘されると考えております．これらに関して，問題点とその解決法を，ぜひ学会に寄せていただきたいと思います．それをもとに，今後，さらなる気管支学の発展を通して，本書が国民医療の向上に寄与できることを切望いたします．

2008年5月

編集責任者　福岡　正博・土屋　了介

初版　序

　フレキシブル気管支ファイバースコープの普及と進歩が，呼吸器疾患の診断，治療に多大の貢献をしましたことは申すまでもありません．呼吸器疾患の臨床を専門とする医師には，理学的所見，胸部X線診断と並んで気管支鏡による診断と治療に関する知識は不可欠なものとなっています．

　日本気管支学会では，1989年より気管支鏡の正しい普及を主な目的に，毎年，学術企画委員会，認定医制度委員会ならびに気管支学会会長が中心となり，特に初心者を対象に気管支鏡セミナーを開催してまいりました．そこでは，気管支鏡検査の実技や所見のとり方などの基本的な手技を中心に，診断と治療に関するさまざまな問題を取り上げてまいりました．

　1995年に，学術企画委員会は基本的な手技，所見のとり方などはほぼ確立したと判断し，学会として内容が一貫したセミナー用テキストの作成を提案いたしました．

　一方，気管支鏡認定医制度委員会は，認定医のガイドラインを作成し，1994年から認定医試験を毎年実施しています．ガイドラインに則ったテキストが待望されています．

　1995年，第19回日本気管支学会総会においてテキストの作成に取り組むことが決定され，学術企画委員会を中心に将来計画委員会，認定医制度委員会による合同委員会の設置が決定されました．この委員会では，医学書院から日本気管支学会（編）『気管支鏡──臨床医のためのテクニックと画像診断』の出版を企画しました．

　編集の基本方針として，気管支鏡認定医試験受験者，気管支鏡セミナー受講者を主な対象として作成することが決定されました．

　内容は，すでにある気管支鏡認定医試験のガイドラインの項目に沿って編集することにし，各項目の筆者の選択は，過去に行われた気管支鏡セミナーのテキストの著者や気管支学会の演者あるいは学会誌『気管支学』に投稿された論文の著者から，合同委員会において各項の著者を選抜しました．

　各著者には，あらかじめ内容の統一をはかるため，合同委員会が記載内容の変更を求める場合があることを了承のうえで原稿依頼を行いました．

　なお，合同委員会では，編集責任者として古瀬清行，土屋了介の2人を決め，最終的な校閲を行いました．1996年9月から作成を開始し，1998年2月に最終著者校正を終了しました．

　各著者の方々や各編集委員のご努力で，各項目について現段階のコンセンサスに近いレベルに到達したと考えられる内容にできあがりましたが，多少議論の余地も残りました．

　とりわけ，基本的な手技（術前の処置，麻酔，内視鏡的な所見のとり方など）については，学会としてコンセンサスを確立するような努力の必要性が感じられます．各種の治療の方法についても，比較試験による評価からの記述は少なく，日常よく用いられる治療法の評価は，特に重要で，正しい方法から行う必要性が痛切に感じられます．

　本書を刊行するにあたり，古瀬は認定医制度委員長，学術企画委員長，日本気管支学会会長などの経験を生かし，本書が会員諸先生方のご期待に添えるように努力いたしましたが，将来に問題を提議し，後事に託するような結果となりましたことを深くお詫びいたします．

　最後に，各著者の先生方ならびに各編集委員の先生方には，いろいろな難題をお願いし

ましたが，快くお引き受けくださいましたことについて深甚な感謝を述べさせていただきます．

1998 年 4 月

編集責任者　古瀬　清行・土屋　了介

目次

第 I 章　気管支鏡と取り扱い

1 軟性気管支鏡の構造と機能　2

A 医療機器を使用する際の基本的な事項……2
1. はじめに…………………………………2
2. 医療機器とは……………………………2
3. 分類………………………………………2
4. 修理………………………………………3

B 気管支鏡検査のための器具
1. 基本的な機器の構成……………………4
2. 気管支鏡…………………………………5
3. 操作方法…………………………………9
4. 機器の保守と点検………………………9
5. 気管支ファイバースコープ……………11
6. 気管支ビデオスコープ…………………12
7. 超音波気管支鏡（endobronchial ultrasonography：EBUS）……………15
8. 内視鏡の新技術…………………………15

2 硬性気管支鏡に関する知識と取り扱い　18
1. 歴史………………………………………18
2. 気管支インターベンションと硬性気管支鏡の再発展………………………………20
3. 硬性気管支鏡と軟性気管支鏡の特長および使い分け…………………………………21
4. 適応………………………………………22
5. 非適応，禁忌……………………………23
6. 合併症と硬性気管支鏡の安全対策……23
7. 硬性気管支鏡と外科治療………………25

3 感染対策，洗浄・消毒法　27
1. はじめに…………………………………27
2. 検査にかかわる感染症発生への対策…27
3. 気管支鏡および処置具にかかわる感染症発生への対策……………………………28
4. おわりに…………………………………31

第 II 章　準備と基本手技

1 気管支鏡検査の適応，説明と同意　34
1. 適応………………………………………34
2. 禁忌………………………………………37
3. 説明と同意………………………………37

2 気管支鏡施行前に行うべき問診，検査　40
1. 胸部X線写真，CT………………………40
2. 呼吸機能検査，動脈血液ガス検査……40
3. 血液一般・生化学的検査………………40
4. 心電図……………………………………40
5. 感染症……………………………………41

3 併存疾患に対する注意点　42

1. 喘息 ……………………………………………… 42
2. COPD …………………………………………… 42
3. 虚血性心疾患 …………………………………… 42
4. 高齢者 …………………………………………… 43
5. 免疫不全患者 …………………………………… 43
6. 高血圧 …………………………………………… 43
7. 感染症 …………………………………………… 43
8. 糖尿病 …………………………………………… 43
9. 肝不全 …………………………………………… 43

4 抗血栓療法の管理　45

1. 抗血小板薬と抗凝固薬 ………………………… 45
2. 休薬時のリスク ………………………………… 45
3. 抗血小板療法，抗凝固療法が行われている場合の管理 ……………………………………… 45
4. 抗血小板薬と抗凝固薬の中止法 ……………… 46
5. 抗血栓薬のヘパリンへの置換法 ……………… 46

5 患者の確認・前処置（絶食，アトロピン，その他）　47

1. 患者の確認 ……………………………………… 47
2. 前処置 …………………………………………… 47

6 局所麻酔法　48

1. 口腔咽頭・喉頭気管麻酔 ……………………… 48
2. 鼻腔内麻酔 ……………………………………… 48
3. 気管支内麻酔 …………………………………… 49

7 鎮静法　50

1. はじめに ………………………………………… 50
2. 定義とエビデンス ……………………………… 50
3. 方法 ……………………………………………… 50
4. 鎮静薬 …………………………………………… 51

8 挿入・操作法　52

1. 被検者の体位 …………………………………… 52
2. スコープの持ち方と操作 ……………………… 52
3. 経口挿入法 ……………………………………… 53
4. 気管支鏡ガイド下気管チューブ挿管 ………… 54
5. 経鼻挿入法，挿管について …………………… 54

9 観察と記録・モニタリング　56

1. 観察と記録 ……………………………………… 56
2. モニタリング …………………………………… 57

10 検査終了後の処置　58

11 全身麻酔下気管支鏡　60

1. 硬性気管支鏡 …………………………………… 60
2. 軟性気管支鏡 …………………………………… 62

12 小児の気管支鏡　63

1. はじめに ………………………………………… 63
2. 特殊性 …………………………………………… 63
3. 麻酔法 …………………………………………… 64
4. 軟性気管支鏡と硬性気管支鏡 ………………… 65
5. 目的 ……………………………………………… 65
6. まとめ …………………………………………… 65

13 硬性気管支鏡（基本手技）　67

A 機器 ………………………………………………… 67
B 硬性気管支鏡の基本手技 ………………………… 68
1. 術前の準備 ……………………………………… 68
2. 麻酔と換気 ……………………………………… 68
3. 硬性気管支鏡手技 ……………………………… 69
C 合併症 ……………………………………………… 72

第Ⅲ章　気道の解剖と正常気管支鏡所見

1 気道の解剖と正常気管支鏡所見　76

1. 気道の構造 ……………………………………… 76
2. 気管，気管支分岐角 …………………………… 77
3. 気管支壁の組織学的構造と正常気管支鏡所見 …………………………………………………… 77
4. 気管支分岐の命名と分岐異常 ………………… 80

2 気管支鏡検査に必要なCT解剖と基礎知識　89

1　CTの区域解剖 …………………… 89
2　気管支と周囲臓器との関係 …………… 92
3　気管支鏡所見分析時のCT画像による補完 …………………………………………… 92
4　気管支鏡とCT検査の関連性 …………… 98

第Ⅳ章　診断方法

1 新気管支鏡所見分類の意義　100

1　はじめに ……………………………… 100
2　今回の改訂点 ………………………… 100
3　解剖学的用語との整合性 …………… 101
4　画像所見 ……………………………… 101
5　おわりに ……………………………… 101

2 気管支鏡における病的所見，所見のとらえ方　102

A 観察項目および所見用語 …………… 102
1　形態分類 ……………………………… 102
2　層別分類 ……………………………… 109

B 肺癌の進展様式と気管支鏡所見 …… 113
1　上皮（主体）型増殖 ………………… 114
2　上皮下・壁内（主体）型増殖 ……… 114

C 用語の使い方の実例 ………………… 115
1　症例1：扁平上皮癌 ………………… 115
2　症例2：小細胞癌 …………………… 117

3 外科的治療と気管支鏡所見　119

1　はじめに ……………………………… 119
2　手術適応決定のための気管支鏡の手順と重視する所見 ……………………………… 119
3　気管気管支形成を伴う手術術式 …… 122
4　術後の気管支鏡の重要所見 ………… 124

4 気管支腔内超音波断層法（endobronchial ultrasonography：EBUS）　126

A ラジアル型EBUS ……………………… 126
1　目的と適応 …………………………… 126
2　使用機器 ……………………………… 126
3　方法 …………………………………… 126
4　成績 …………………………………… 128
5　合併症 ………………………………… 128

B コンベックス走査式超音波気管支鏡（Convex型EBUS） ………………………… 129
1　目的と適応 …………………………… 129
2　方法（使用機材と手技） …………… 129
3　成績 …………………………………… 130
4　合併症と対策 ………………………… 132

5 自家蛍光気管支鏡（autofluorescence bronchoscopy：AFB）　135

1　目的と適応 …………………………… 135
2　原理・方法 …………………………… 135
3　成績・有用性 ………………………… 135
4　合併症と対策 ………………………… 136
5　結語 …………………………………… 136

6 狭帯域光観察（narrow band imaging：NBI）　137

1　適応 …………………………………… 137
2　原理と方法 …………………………… 137
3　成績 …………………………………… 139

7 極細径気管支鏡（ultrathin bronchoscopy）　142

1　目的と適応 …………………………… 142
2　方法 …………………………………… 142
3　成績 …………………………………… 144
4　合併症と対策 ………………………… 144

8 仮想気管支鏡ナビゲーション（virtual bronchoscopic navigation：VBN）・電磁ナビゲーション（electromagnetic navigation：EMN）　145

1　はじめに ……………………………… 145
2　目的と適応 …………………………… 145
3　方法（使用機器と手技） …………… 145
4　成績 …………………………………… 149

5 合併症と対策 …… 149

9 共焦点レーザー内視鏡(confocal laser endomicroscopy：CLE)　150

1 共焦点レーザー内視鏡 Cellvizio® を用いた optical biopsy …… 150
2 原発性肺癌を疑う病巣に対するプローブ型共焦点レーザー内視鏡を用いた観察 …… 151

10 光干渉断層診断(optical coherent tomography：OCT)　153

1 開発 …… 153
2 原理 …… 153
3 呼吸器領域のOCT …… 153

11 検体採取法と処理法　155

A 直視下検体採取法と末梢検体採取法(鉗子生検，擦過，キュレット，針吸引，気管支洗浄，気管支肺胞洗浄を含む) …… 155
1 目的 …… 155
2 検体採取法の種類 …… 155
B クライオ生検 …… 166
1 目的と適応 …… 166
2 方法(使用機器と手技) …… 166
3 成績 …… 167
4 合併症と対策 …… 168
C 検体処理法 …… 168
1 組織診検体 …… 168
2 細胞診検体 …… 170
3 遺伝子診断検体 …… 171
4 再生検 …… 175
5 感染症診断検体 …… 175

第V章　各種疾患の気管支鏡所見と診断

1 喉頭・声帯の疾患(laryngeal diseases)　180

A 喉頭・声帯の腫瘍(laryngeal tumors) …… 180
1 喉頭の良性腫瘍 …… 180
2 喉頭の悪性腫瘍 …… 181
B その他 …… 183
1 声帯ポリープ/ポリープ様声帯 …… 183
2 喉頭肉芽腫 …… 183
3 喉頭蓋囊胞 …… 184
4 血管奇形 …… 184

2 気管の腫瘍(tracheal tumors)　185

1 はじめに …… 185
2 良性腫瘍 …… 185
3 悪性腫瘍 …… 187

3 気管支・肺の良性腫瘍　189

1 はじめに …… 189
2 気管支鏡検査所見と臨床像 …… 189
3 治療 …… 191

4 気管支・肺の悪性腫瘍　192

A 肺癌(lung cancer) …… 192
1 扁平上皮癌(早期・進行癌) …… 192
2 腺癌 …… 196
3 小細胞癌・大細胞癌 …… 201
4 カルチノイド …… 203
5 腺様囊胞癌 …… 203
6 粘表皮癌 …… 203
B その他の悪性腫瘍 …… 203
1 転移性肺腫瘍 …… 203
2 悪性リンパ腫 …… 207
3 悪性黒色腫 …… 209
4 平滑筋肉腫 …… 209
5 多形腺腫 …… 210

5 結核と非結核性抗酸菌症(tuberculosis, non-tuberculous mycobacteriosis)　212

A 喉頭結核(laryngeal tuberculosis) …… 212
1 臨床像と気管支鏡検査所見 …… 212
B 気管・気管支結核(tracheo-bronchial tuberculosis) …… 213
1 臨床像 …… 213
2 気管支鏡検査所見 …… 213
3 治療 …… 215

C 非結核性抗酸菌症（non-tuberculous mycobacteriosis）·················· 216
 1 臨床像と気管支鏡検査所見 ············· 216

6 細菌性肺炎（bacterial pneumonia） 218

1 気管支鏡検査の適応 ···················· 218
2 気管支鏡所見 ···························· 218

7 肺真菌症（pulmonary mycoses） 220

1 気管支鏡検査の適応 ···················· 220
2 気管支鏡検査所見 ······················· 220

8 気管支喘息（bronchial asthma） 224

1 はじめに ································ 224
2 概念 ···································· 224
3 気管支鏡検査の意義 ··················· 224
4 気管支鏡検査所見 ······················· 224
5 喘息患者における気管支鏡検査の合併症および注意事項 ························ 226
6 気管支鏡治療 ···························· 226

9 好酸球性肺炎（eosinophilic pneumonia） 227

1 概念と分類 ······························ 227
2 気管支鏡検査所見 ······················· 227
3 急性好酸球性肺炎と慢性好酸球性肺炎の臨床像 ·································· 227

10 過敏性肺炎（hypersensitive pneumonitis） 229

1 概念 ···································· 229
2 気管支鏡検査所見 ······················· 229
3 診断 ···································· 231

11 間質性肺炎（interstitial pneumonias） 232

1 種類と鑑別診断 ························· 232
2 気管支鏡検査の適応と手技 ············· 234
3 気管支鏡検査所見 ······················· 234
4 臨床像 ···································· 236

12 薬剤性肺障害（drug-induced lung injury） 237

1 疾患概念・種類と診断 ···················· 237
2 気管支鏡検査の適応と手技 ·············· 238
3 気管支鏡検査所見 ······················· 238
4 臨床像 ···································· 239

13 膠原病（connective tissue diseases） 240

1 膠原病に合併する気管支・肺病変の総論—呼吸器内視鏡に従事する医療者が知っておくべき5つのポイント ··············· 240
2 気管支鏡検査の実際 ···················· 240
3 気管支鏡検査所見 ······················· 242
4 おわりに ································ 242

14 血管炎（vasculitis） 244

1 疾患概念 ································ 244
2 気管支鏡検査の適応 ···················· 244
3 気管支鏡検査所見 ······················· 244
4 臨床症状 ································ 246
5 検査所見 ································ 246

15 サルコイドーシス（sarcoidosis） 247

1 概念 ···································· 247
2 気管支鏡検査所見 ······················· 247
3 画像 ···································· 248

16 Langerhans細胞組織球症（Langerhans cell histiocytosis） 249

1 概念 ···································· 249
2 気管支鏡検査所見 ······················· 249
3 画像 ···································· 250

17 アミロイドーシス（amyloidosis） 251

1 概念と分類 ······························ 251
2 気管支鏡検査所見 ······················· 251
3 臨床像 ···································· 252

18 じん肺症（pneumoconiosis） 254

1 概念と分類 ······························ 254
2 じん肺の診断と気管支鏡所見 ············· 254

3	代表的なじん肺と気管支鏡検査所見	254
4	合併症および注意事項	255

19 肺胞蛋白症（pulmonary alveolar proteinosis） 256

1	病態とそれに基づく分類	256
2	気管支鏡検査と外科的肺生検所見	256
3	症状，検査所見と診断	257
4	胸部高分解能CT（HRCT）	258
5	治療	259
6	その他	260

20 リンパ脈管筋腫症（lymphangioleiomyomatosis） 261

1	概念と分類	261
2	気管支鏡検査所見	261
3	臨床像	261

21 気管支結石症（broncholithiasis） 264

1	概念と疫学	264
2	成因	264
3	診断（CT，気管支鏡検査所見）	264
4	症状	264
5	治療	264

22 原発性線毛機能不全症候群（primary ciliary dyskinesia） 266

1	疾患概念	266
2	臨床病態	266
3	気管支鏡検査所見	266
4	診断	267

23 気管・気管支骨軟骨形成症（tracheobronchopathia osteochondroplastica） 268

1	はじめに	268
2	概念，頻度，成因	268
3	気管支鏡検査所見	268
4	臨床的特徴	269
5	診断	269
6	治療と予後	270
7	おわりに	270

24 気管・気管支軟化症（tracheobronchomalacia） 271

1	病因，分類，重症度	271
2	気管・気管支軟化症をきたす各種疾患と気管支鏡検査所見	271
3	臨床症状，診断，病態	271
4	治療	274

25 気管支動脈瘤，蔓状血管腫（bronchial artery aneurysm, racemous hemangioma） 275

1	疾患概念，症状，治療方法	275
2	気管支鏡検査所見	275

26 気道熱傷（inhalation injury） 277

1	気道熱傷とは	277
2	臨床情報	277
3	気管支鏡検査の役割	278
4	気道管理	278
5	気管支鏡検査所見	279

27 気道外傷（airway injury） 281

1	病因と病態	281
2	好発部位	281
3	分類	281
4	気管支鏡検査所見	281
5	症状	281
6	検査所見	283
7	治療	284

第VI章 治療手技

1 気管支鏡治療の総説 286

1	呼吸器疾患に対する気管支鏡治療	286
2	手技の発展	286

2 喀血・気道分泌物の処置　288

1. 喀血について … 288
2. 大量出血に対する緊急処置 … 288
3. 生検による出血 … 289
4. その他の内視鏡的止血法 … 289
5. 気道分泌物の処置 … 289

3 薬物注入（エタノール）　292

1. 治療概念と目的 … 292
2. 適応と禁忌 … 292
3. 機器と安全管理 … 292
4. 手技 … 292
5. 治療効果と成績 … 293
6. 合併症 … 293

4 高周波治療（electrocautery），アルゴンプラズマ凝固法（argon plasma coagulation：APC）　294

1. 治療概念と目的 … 294
2. 適応と禁忌 … 294
3. 機器と安全管理 … 295
4. 手技 … 295
5. 効果と成績 … 297
6. 合併症 … 297

5 マイクロ波凝固療法（microwave coagulation therapy：MCT）　299

1. 治療の概念と目的 … 299
2. 適応と禁忌 … 299
3. 機器と安全管理 … 299
4. 手技 … 300
5. 治療効果と成績 … 300
6. 合併症と対策 … 300

6 冷凍凝固（クライオ）療法（cryo-therapy）　301

1. 治療概念と目的 … 301
2. 適応と禁忌 … 301
3. 機器と安全管理 … 302
4. 手技 … 303
5. 治療効果と成績 … 304
6. 合併症 … 304

7 レーザー治療（laser therapy）　306

A 高出力レーザー焼灼・昇華法 … 306
1. 開発の経緯 … 306
2. 治療概念と目的 … 306
3. 適応と禁忌 … 306
4. 機器と安全管理 … 307
5. 手技 … 308
6. 治療効果と成績 … 309
7. 合併症と対策 … 310

B 光線力学的治療法（photodynamic therapy：PDT） … 311
1. 治療概念と目的 … 311
2. 適応 … 312
3. 光感受性物質とレーザー機器 … 313
4. 安全管理 … 313
5. 方法 … 313
6. 中心型早期肺癌に対する治療成績 … 313
7. 進行肺癌に対するPDTの治療成績 … 314
8. 合併症と対策 … 314

8 放射線治療（radiation therapy）　315

A 密封小線源治療 … 315
1. はじめに … 315
2. 治療概念と目的 … 315
3. 適応 … 315
4. 機器と安全管理 … 315
5. 治療成績と合併症 … 318
6. おわりに … 319

B 気管支内視鏡的放射線治療用マーカー留置術 … 319
1. 治療概念と目的 … 319
2. 機器と安全管理 … 320
3. 適応と禁忌 … 320
4. 手技 … 321
5. 治療効果と成績 … 321
6. 合併症 … 322

9 気道ステント留置術（airway stenting）　323

1. 治療概念と目的 … 323
2. 適応と禁忌 … 323
3. 機器および手技 … 324
4. 治療効果と成績 … 328
5. 合併症と安全管理 … 328

10 肺瘻・気管支瘻の閉鎖術　329

A 難治性肺瘻の治療　329
1. 病態　329
2. 治療概念と目的　329
3. 適応　329
4. 機器　329
5. 手技　329
6. 治療成績　330
7. 合併症　330

B 術後気管支断端瘻の治療　331
1. 治療概念と目的　331
2. 診断　331
3. 適応　332
4. 機器と安全管理　332
5. 手技　332
6. 治療効果と成績　333

11 異物除去術（foreign body removal）　334
1. 異物の病態　334
2. 診断　334
3. 実際の手技　335
4. 合併症　337
5. おわりに　337

12 気管支サーモプラスティ（bronchial thermoplasty：BT）　338
1. 治療概念と原理　338
2. 適応と禁忌　338
3. 必要機器　338
4. 手技　338
5. 治療効果と成績　342
6. 合併症　343
7. 問題点と今後の方向性　343

13 慢性閉塞性肺疾患に対する内視鏡治療　344
1. 適応と禁忌　344
2. 一方向弁によるBLVR　344
3. 形状記憶コイルによるBLVR　346

第VII章　安全対策，倫理，専門医制度

1 気管支鏡の安全対策　350

A 医療事故の予防と安全対策　350
1. 基本の考え方　350
2. 安全の観点から「気管支鏡を使用する診療の流れ」をチェックする　350
3. 診療を下支えする医療安全の基礎知識―WHO患者安全カリキュラムガイド多職種版　352

B 合併症とその予防・対策　355
1. リドカイン中毒　355
2. 出血　356
3. 低酸素血症　357
4. 不整脈　358
5. 気胸　358
6. 発熱と感染　359

C 全国合併症調査，手引書の紹介　360
1. 全国調査　360
2. 安全の手引き，気管支鏡説明文書，指針　362

2 気管支鏡と倫理　363
1. はじめに　363
2. 医療倫理の4原則　363
3. チーム医療　365
4. 臨床研究と倫理　365
5. 利益相反　365
6. まとめ　366

3 気管支鏡専門医制度とプロフェッショナリズム　368
1. 現状　368
2. 専門医の資格　368
3. 専門医研修　368
4. 専門医のこれから　369

索引　371

第 I 章 気管支鏡と取り扱い

1 軟性気管支鏡の構造と機能
  - A 医療機器を使用する際の基本的な事項
  - B 気管支鏡検査のための器具

2 硬性気管支鏡に関する知識と取り扱い

3 感染対策，洗浄・消毒法

第Ⅰ章　気管支鏡と取り扱い

1 軟性気管支鏡の構造と機能

A 医療機器を使用する際の基本的な事項[1]

> **要点**
> ・医薬品と医療機器は，2014年に一部が改訂された「医薬品，医療機器の品質，有効性及び安全性の確保等に関する法律」によって運用が定められている．
> ・医療機器は生体に与えるリスクが大きいため，規制に従った運用が求められている．
> ・医療機器を使用する際は，添付文書と取扱説明書に基づいた取り扱いが求められる．

1 はじめに

医療機器は生体に影響を与えるリスクが大きいために，日本工業規格(Japanese Industrial Standards：JIS)が定める医療機器の適合性認証基準への適合が求められている．医療機器は設計段階，開発段階ばかりではなく，製造，市販後に至る全ての段階で情報を収集して，問題があれば改善するというリスクマネジメントが求められている．ここでは，安全を確保するために厳しく規制されている医療機器を使用する際の基本的な事項について解説したい．

2 医療機器とは

医療機器は，診断・治療・予防を目的とするもの，身体の構造や機能に影響を及ぼすことを目的とするものに分けられ，政令に定められている．前者にはMRI，レーザー治療機器，電子体温計などが，後者にはペースメーカー，電位治療器，低周波治療器などが含まれる．トレーニングマシン，フィットネス用具などの健康器具や運動器具は医療機器には含まれない．医療機器は，機械器具，医療用品，歯科材料，衛生用品，プログラム，動物専用医療機器の6分野に類別される．

医療機器は，「医薬品，医療機器の品質，有効性及び安全性の確保等に関する法律」[2]によって運用が定められている．この法律は，制定当初は薬事法と略されていたが，2014年に一部改正されて施行されたことで，略称が薬機法に改められた．医薬品医療機器等法とも略される．この法律によって，行政の承認や確認，許可，監督のもとでない医療機器の製造や輸入は禁じられている．さらに，わが国での保険医療機関等で行われる診療行為は診療報酬制度によって，保険診療で認める内容や価格，条件などが詳細に定められている[3]．新たな医療材料を保険診療の中で使用するためには保険適応の手続きが必要である．

3 分類

医療機器は人体などに及ぼす危険度に応じて，リスクの低いほうから一般医療機器，管理医療機器，高度管理医療機器に分類されている．この分類は，日米欧豪加の5地域が参加する「国際基準の医療機器規制国際整合化会合」(Global Harmonization Task Force：GHTF)のクラス分類に対応し[4]，一般医療機器はクラスⅠ，管理医療機器はクラスⅡ，高度管理医療機器はクラスⅢとクラスⅣに対応する．医療機器を製造または輸入して販売するためには，それらに伴う業許可が必要で，製品ごとにクラス分類に応じた届出または承認もしくは認証の取得を要する．わが国での規制は，一般医療機器は製造販売届出，管理医療機器は第三者認証，高度管理医療機器は

大臣承認で医薬品医療機器総合機構(Pharmaceuticals and Medical Devices Agency：PMDA)による審査と定められている．

医薬品および医療機器は原則として，当該製品に，警告，禁忌・禁止，使用上の注意，品目仕様，操作方法，包装単位などを記載した添付文書を添付しなければならない．添付文書には，医療機器のクラス分類，正しい使用法などが記載されている．たとえば，ディスポーザブル生検鉗子は医療用鏡・一般医療機器(クラスⅠ)，内視鏡用細胞診ブラシも医療用鏡・一般医療機器(クラスⅠ)，超音波気管支鏡下生検針は注射針および穿刺針・管理医療機器(クラスⅡ)に分類される．気管支鏡と光源は管理医療機器(クラスⅡ)に分類される．保険診療では，原則的に薬機法で定める医療機器を用いた診療のみ保険請求できる．自作した医療機器や，自分で改造した医療機器の製造販売は禁じられているし，原則的に保険請求することはできない．

4 | 修理

医療機器を修理する場合は，薬機法第40条の2に基づいて修理できる品目に応じた区分の医療機器修理業の許可が必要である．医療機器の修理は特定保守管理医療機器と特定保守管理医療機器以外の2つに大別され，さらに18区分に分けられている．修理業者は修理する医療機器の区分ごとに許可が必要である．たとえば，気管支鏡は医療用鏡，管理医療機器(クラスⅡ)であり，特定保守管理医療機器に分類されている．気管支鏡用光源は同様に，医療用鏡，管理医療機器(クラスⅡ)であり，特定保守管理医療機器とされる．サーボベンチレーター900シリーズは，呼吸補助器，高度管理医療機器(クラスⅢ，Ⅳ)であり，特定保守管理医療機器である．そのため，これらの機器の故障に際しては認可された修理業者でなければ修理はできない．

このように，医療機器はリスクマネジメント上のリスク回避の観点から安全性を担保する目的で多くの規制を受けている．保険診療に認可された医療機器以外を用いた診療では，その機器について保険請求をすることはできず，場合によっては混合診療の規制に触れる場合も懸念される．特に，生体に危険を及ぼす可能性のある医療機器を用いる時は，その設計の意図，使用上の注意，保守管理，故障時の対応などについて，添付文書でよく理解，確認して使用する必要がある．

文献

1) 大崎能伸：医療機器を使用する際の基本的な事項．日本外科学会雑誌 119：352-353, 2018
2) 医薬品，医療機器の品質，有効性及び安全性の確保等に関する法律．http://elaws.e-gov.go.jp/search/elawsSearch/elaws_search/lsg0500/detail?lawId=335AC0000000145
3) 平成28年度厚生労働省医政局経済課委託事業　医療機器の保険適用に関するガイドブック．三菱UFJリサーチ＆コンサルティング株式会社, 2017. http://www.mhlw.go.jp/file/06-Seisakujouhou-10800000-Iseikyoku/0000176118.pdf
4) 医薬品医療機器総合機構品質管理部：GHTFの動向と国際規格について．2012. https://www.pmda.go.jp/files/000164509.pdf

B 気管支鏡検査のための器具

> **要点** 1966年に国立がんセンター(現在の国立がん研究センター中央病院)の池田茂人によって，世界で初めて軟性気管支鏡(flexible bronchoscope)が開発されて臨床に導入された．その後，機器の改良が進み，現在では先端にCCDが装着されたビデオスコープが広く普及している．ここでは，ファイバースコープとビデオスコープの仕組みを解説し，仕組みをよく理解したうえでの安全な操作法について述べたい．

第I章 気管支鏡と取り扱い

1 基本的な機器の構成

気管支鏡検査のために必要な機材は，気管支鏡をはじめ，光源装置，画像モニター，処置具，周辺機器，検査室機能，機能維持機器からなる（図I-1-1）．

光源装置は気管支鏡の照明光を供給するとともに，画像構成回路，静止画像作成，画像強調，などのさまざまな画像処理のための電子回路を収納している．

画像モニターには通常は高解像の液晶ディスプレイ（liquid crystal display：LCD）を使用する．ファイバースコープにビデオカメラヘッドを装着することで，ファイバースコープの画像をLCDに写すことができる．この場合，内視鏡用ビデオカメラは一般医療機器（クラスI）で，LCDと静止画撮影用のカメラは医療機器には分類されない．

処置具には気管支鏡検査で，病変部から組織や細胞を採取するための各種の生検鉗子やブラシ，穿刺針，洗浄液回収用のボトルなどがある．また，治療用の処置具として，レーザー照射装置，導光ファイバー，病変部の焼灼用の装置などがある．

周辺機器には，画像記録・保存装置があり，ファイリングシステムが用いられる場合が多い．記録用のサーバーは病院の電子カルテシステムにリンクすることが可能で，電子カルテからこれらの記録が閲覧できる．さらに，検査記録だけではなく，スコープの使用履歴や消毒履歴など周辺機器の管理情報もファイルできるようになってきた．

気管支鏡検査を行う検査室は，検査台の他，吸引器，酸素投与装置，必要に応じてX線透視装置などの機能が必要であるとともに，清潔操作，感染防止が可能な設備である必要がある．また，麻酔などの前処置室や，緊急時の処置を含めた患者管理を行う設備も必要である．気管支鏡検査は重篤な合併症の頻度は低いが，発生した場合は生命の危険があるので，気道の確保や止血などの操作に適した救急カートを準備して，日頃からよく点検しておく．

検査器具の洗浄，維持を行うための器具，設備や，気管支鏡検査器具の保管設備については，適切な設計・配置，運用，管理が必要である．感染管理や医療安全上の観点から，光学医療診療部などの中央部門を設置して，消化器内視鏡などとともに内視鏡を一括して洗浄，消毒，保管，点検ができるような中央管理が推奨されている．

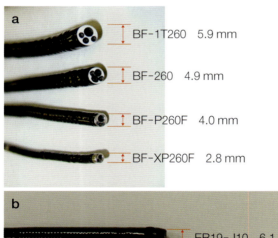
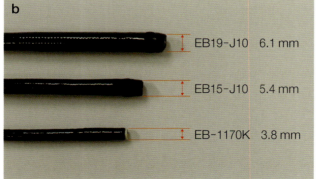
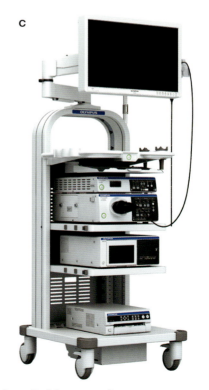

図I-1-1　一般的な気管支ビデオスコープの外径（a, b）と，ビデオスコープのフルシステムの外観（c）

2 気管支鏡

a. 軟性気管支鏡と硬性気管支鏡

気管支鏡には挿入部が湾曲しない硬性気管支鏡(rigid bronchoscope)と，柔軟性をもち湾曲する軟性気管支鏡(flexible bronchoscope)に分けられる．通常，わが国では気管支鏡は軟性気管支鏡を指す．ここでは特に断りがない場合は気管支鏡とは軟性気管支鏡を示す．

b. 気管支ファイバースコープと気管支ビデオスコープ

気管支鏡は，先端の対物レンズからの画像を光ファイバーによって接眼レンズに伝えて観察する気管支ファイバースコープと，先端にCCD(charged coupled device)を搭載して画像情報を電子化して伝える気管支ビデオスコープに分けられる．図I-1-2に気管支ビデオスコープの各部位の一般的な呼称を示す．両方を組み合わせたファイバービデオスコープ(ハイブリッドスコープ)も導入されている．近年では，画像処理や映像技術の進歩，CCDの高感度化に伴って気管支ビデオスコープの技術が進んで広く普及してきている．

気管支ファイバースコープはスコープケーブルにライトガイドが組み込まれ，先端部から光が照射される．先端部の対物レンズから入る画像は光ファイバーを通って接眼レンズで観察される．気管支ファイバースコープの解像度は，光ファイバーの密度や特性に依存する．気管支ファイバースコープの画像は光学的に観察されるので，画像プロセッサーやLCDは不要であるため機動性がよく値段が安い．接眼部にカメラやビデオカメラが接続できるので，画像情報を記録することもできる．

気管支ビデオスコープはスコープコネクターを光源に接続し，スコープケーブルから軟性管の中に像伝送ケーブルおよびライトガイドなどが組み込まれている．先端部には1対の照明レンズ，鉗子チャンネルと対物レンズが組み込まれ，対物レンズの後方にはCCDが組まれている(図I-1-3)．ビデオスコープでは画像情報を先端部分で電気信号に変換し，画像プロセッサーに誘導して再構築して画像情報に変換する．CCDの小型化には限界があるために，高感度化，高性能化や先端の細径化は困難なことが多い．これを解決する1つの手段として，画像の伝達には光ファイバーを用いて先端を細径化して，スコープ内に備えられたCCDまで送り，ここで電気信号に変換する一見したかぎりではビデオスコープのようにみえるファイバービデオスコープ(ハイブリッドスコープ)もある．

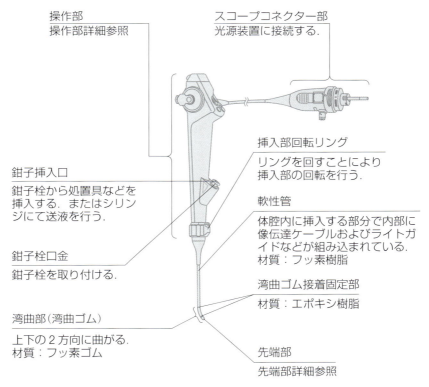

図I-1-2　気管支ビデオスコープの各部の名称

気管支ビデオスコープでは術者が気管支鏡の接眼部を覗き込む必要がないため，自由度の高い手技が可能である．また，助手や介助者の検査補助も促進される．さらに，研修医の手技を複数の指導医が確認できるなど，検査技術の早期習得にも有利であり，離れた場所で複数の検査を集中的に精度管理することも可能である．気管支ビデオスコープは，動画や静止画のファイリングシステムへの保存とその管理が容易であり，電子カルテとのリンクにおいても利点が多い．

一般に気管支ビデオスコープは気管支ファイバースコープに比較して解像度が高く見え，血管，気管支壁などの微細な所見の描出に優れている．これに対して気管支ファイバースコープは色の再現能が高く，ノイズのない生々しい画像が特徴である．気管支ファイバースコープにビデオアダプターを装着した場合は，画素の干渉から発生するモアレを防ぐために解像度が低下し，解像度とともに色の再現性も低下する傾向がある．以前は，気管支ビデオスコープはその構造上の制限によって外径が太く，湾曲が不十分なことが多かった．現在は，技術の進歩によって気管支ビデオスコープとファイバースコープの操作性に差は感じられない．

c. 気管支鏡の目的による分類

気管支鏡は，画質と鉗子チャンネル径および外径で，汎用，観察用，処置用気管支鏡に分けることができる．一般に観察用は画質を最優先にした気管支鏡で，外径が6 mm 程度の機種であった．しかし，最近の技術の進歩に伴って汎用機の画質が向上してきたため，外径が5 mm 程度の高画質汎用型，4 mm の細径汎用型が主流である．ともに鉗子チャンネル径は 2 mm である．処置用は 6 mm 前後の外径に 2.8 mm の太い鉗子チャンネル径をもつ．外径 3 mm で鉗子チャンネル径が 1.7 mm のもの，外径 2.8 mm で鉗子チャンネル径が 1.2 mm のものを極細径と言うことがある．気管支ファイバースコープでは，外径が 3.3 mm で鉗子チャンネルが 1.2 mm の細径，外径が 2.2 mm で鉗子チャンネルをもたない極細径タイプがある．

鉗子チャンネルは，処置具を挿入する経路を確保するとともに，気管・気管支内腔に存在する分泌物を吸引するために重要である．2 mm の鉗子チャンネル径があれば，通常の分泌物を吸引することが可能である．粘稠度の高い分泌物や凝血塊を吸引する場合や，素早く吸引を行う必要がある場合，処置具を挿入したまま吸引する必要がある場合などでは，2.8 mm の鉗子チャンネル径が適している．

気管支鏡検査では，鉗子チャンネル径によって使用できる処置具の外径が制限される．また，鉗子チャンネルからの吸引力は，その径によってかなり異なる．さらに，気管内挿管された患者に気管支鏡を行う場合や気道に狭窄があるような場合は，使用できる気管支鏡の外径が制限されることがある．検査の目的と条件によって最適な機種が選択できるように，気管支鏡の外径と鉗子チャンネル径について理解しておく必要がある．

気管支鏡を用いて超音波を利用した生検法がある．この診断技術には，コンベックス型超音波プローブが組み込まれた超音波気管支ファイバービデオスコープを用いて気管支壁下の病変から組織を採取する EBUS-TBNA(endobronchial ultrasound-guided transbronchial needle aspiration)と，ラジアルスキャン型超音波プローブを鉗子チャンネルから挿入して末梢病変に到達させる EBUS-GS(endobronchial ultrasonography with a guide-sheath)などがある．EBUS-TBNA は専用の気管支鏡を用い，EBUS-GS は主に鉗子チャンネルが 2 mm の気管支鏡を用いて行う．

Nd-YAG レーザーや光線力学療法(photodynamic therapy：PDT)などのレーザー治療では専用に対策された気管支鏡を用いる．レーザー装置は半導体レーザーの開発によって小型化しているが，小型でもエネルギー出力が強いものがあるので，使用する前に十分な注意が必要である．気管支ビデオスコープでは画像が乱れて故

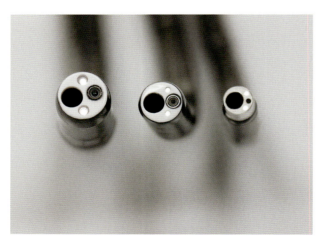

図 I-1-3　気管支鏡の先端の構造
汎用される気管支鏡は 4〜5 mm の外径で，2 個の照射レンズ，1 個の対物レンズ，2 mm の鉗子チャンネルが装備されている．1 対の照射レンズはライトガイドからの照射光を照射し，対物レンズの内部には組みレンズと CCD が実装されている．左から外径が 4.1 mm，3.7 mm，2.8 mm．

障の原因になるし，気管支ファイバースコープでは観察者の眼に非可逆的な障害を起こすことがある．使用する機器に応じて，専用に対策されたビデオスコープを用いる．

スネアなどの高周波治療では電気的絶縁を強化するなどの対策を施した機種があり，機器の破損ばかりではなく失明や感電の防止のために，治療器具用に対策の施された気管支鏡を使用する．気管支鏡を使用する際は，基本的な仕様の他，適応する処置具などを含めて周辺機器が最新のものかを確認する．

d. 処置具

気管支鏡で使用する処置具は，使用目的と気管支鏡の鉗子チャンネル径を考えて選択する．通常の処置では標準径で行えるが，太い生検鉗子，スネアやカテーテルの挿入などの処置では大径の鉗子チャンネルが必要である（図Ⅰ-1-4）．

生検鉗子には組織の挫滅軽減のために，カップに穴の開いたもの，接線方向での生検時の滑り防止に開口部中央に針の付いたもの，鰐口などがある．鰐口の鉗子は，製造社によって先端の刃の形状が異なるため，必要に応じて特徴を把握して使用するとよい．

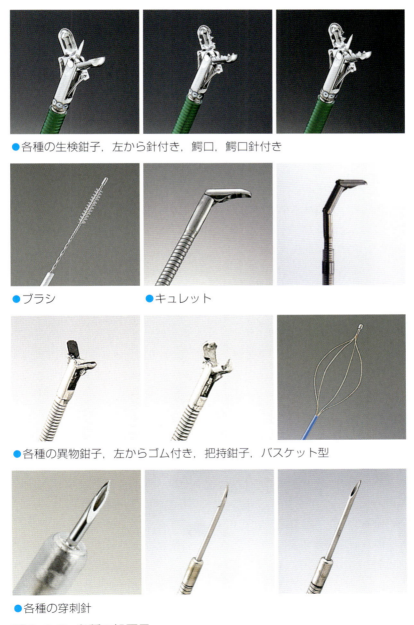

● 各種の生検鉗子，左から針付き，鰐口，鰐口針付き

● ブラシ　　● キュレット

● 各種の異物鉗子，左からゴム付き，把持鉗子，バスケット型

● 各種の穿刺針

図Ⅰ-1-4　**各種の処置具**

ブラシにはコンタミネーションを軽減するシースが付いている．鋭匙（キュレット）には関節が1か所のものと2か所のものがある．末梢気管支を選択する際は，一般的に関節が1か所のもののほうが使いやすい．

気管支鏡用の針には，細胞・組織などを吸引するための吸引生検針と，薬液を注入する際などに用いる注入用の注射針がある．EBUS-TBNA用のキット化された吸引生検針は，柔軟性と穿刺性の向上のために針に切れ目を入れる工夫がされている．

EBUS-GS用のガイドシースは先端に放射線非透過性のマーカーがついている．2 mmの鉗子チャンネル用と2.6 mmの鉗子チャンネル用がある．キット化されていて，ガイドシースの内腔に適した生検鉗子と細胞診ブラシが組まれている．ガイドシースは出血時に血液の吸引にも用いられる．

異物把持鉗子は，その目的別にさまざまな形状の先端をもったものがある．球状の異物にはバスケット型，滑りやすいものにはゴム付き鉗子を選ぶことができる．

その他に，バルーンカテーテル，レーザー照射用のプローブ，高周波スネア，クライオバイオプシー用のプローブ，サーモプラスティー用のプローブなど目的に応じて選択して使用する．

気管支鏡用の処置具はシングルユースでディスポーザブルのものが多いが，オートクレーブ滅菌可能なリユーザブル処置具もあり，添付文書に記載されているのでシングルユースかリユーザブルか確認して使用する．

e. 光源装置

光源装置は光源と動画・静止画撮影システムと連動するものが多い．気管支ビデオスコープはスコープコネクターと電源コネクターをもち，スコープコネクターを光源装置に，電源コネクターをビデオコントロールシステムにつなぐが，一体型のものもある．気管支ファイバースコープはスコープコネクターのみ装備され，光源装置につなぐ．いずれも気管支鏡本体と光源をコントロールするシステムの接点となるため，保守点検を行い特に丁寧に扱う．

観察用の光源は300 Wのキセノンランプが多く用いられる．光源は赤外光も発生するため，高光量の光源からライトガイドに集光する場合は除去する必要がある．熱の軽減のためには赤外除去フィルターが用いられることが多い．観察レンズ部の曇り止めのために，赤外光をわずかに通しているシステムもある．このため，気管支鏡の先端が発熱することがある．長時間の使用で先端が50℃近くになる機種もあり，検査の際には1か所に長く接すると熱傷を起こす場合があるので注意が必要である．また，赤外除去フィルターは高熱にさらされるので破損することがある．故障しているとライトガイドから赤外線が照射され危険なので，光源装置内のフィルターに破損の恐れがある場合は使用しない．

気管支鏡システムの光源装置は管理医療機器（クラスⅡ）であり，特定保守管理医療機器なために，故障時の修理には資格が必要である．移動が容易な小型の光源にはLED（light emitting diode）やハロゲンランプが用いられる．この場合の光源装置は，一般医療機器（クラスⅠ）であるものがある．

f. 画像モニター

気管支ビデオスコープではモニター画面で気管支鏡画像を観察する．気管支ファイバースコープでもビデオアダプターを装着すれば，画像モニターが使用できる．家庭用での画像モニターは，LCDと有機EL（organic electro-luminescence：OEL）ディスプレイが普及してきているが，気管支鏡の画像モニター装置を含む医療用は，LCDが使用されている．画像モニターは薬機法が定める医療機器には分類されない．

気管支鏡の画像装置はハイビジョン化されてきて，解像度が高くなった．ハイビジョンとは，NHK放送技術研究所が1972年に国際機関に規格を提案した，高精細度テレビジョン放送方式（high definition television：HDTV）を示す．「ハイビジョン」はNHKの登録商標であり，本来はHDTVとすべきであるが，いまではハイビジョンまたはHDと呼ばれる．ハイビジョンの基本的な規格は，走査線数1125本，アスペクト比（画面の横縦比）16対9で，それ以前の方式の走査線数525本，アスペクト比4対3に比べてはるかにきめが細かく，画像に迫力がある．

ハイビジョンは有効水平解像度が650本以上あるテレビジョン放送および受像機を指すものの総称で，放送や受像機の事情によって実際にはいろいろな様式が使われている．他の画素数の機種と区別するために，画素数1920×1080の高解像度ディスプレイを備えた機種はフルハイビジョンまたはフルHDと呼ばれる．近年はさらに高精細化が進み，現行のハイビジョンの解像度の4倍解像度の画素数4 K（3840×2160）ウルトラHD，さらに8倍解像度の画素数8 K（7680×4320）ウルトラHDがスーパーハイビジョンとして実用化されている．

デジタルハイビジョンの映像のデジタル化はMPEG

形式で行われ，コンピューターなどのデジタル機器と互換性があるが，読み込めるファイル形式への変換が必要な場合がある．

g. 画像情報の記録と保存，管理

気管支鏡ビデオスコープでは画像情報をデジタル情報として扱うため，そのままビデオプリンターやデジタルレコーダーなどへの出力が可能であるとともに，ファイリングシステムや医療情報サーバーに記録してデジタル情報として取り出すことができる．

気管支ファイバースコープでは，デジタルカメラ，フイルムカメラなどに光学情報として記録するが，ビデオアダプターを使用すれば気管支ビデオスコープと同様にデジタル情報として直接記録することもできる．

h. その他の機器

気管支鏡挿入時のマウスピース，気管チューブなどや，機械部分の摩擦軽減用シリコンスプレー，検体採取用吸引ボトルの他，各種組織細胞固定用容器，スライドグラスなどが使用される．

3 操作方法

気管支鏡は，操作部の左側からコネクターケーブルが出ている．基本的に左手で操作部を保持し，右手で生検鉗子などを操作するように設計されているが，左利きの検者が右手で操作部を持つことも想定されている．手首を使って気管支鏡を回転しやすいように，操作部は手掌を開けるように保持する（図Ⅰ-1-5）．拇指をアングルレバーにかけて，示指を吸引シリンダー開口部にかけて操作する．操作部のスイッチ類は示指で操作する．

アングルレバーは強く操作しても気管支鏡自体の耐久性はあるが，軟性部を強くひねる，曲げるなどの操作はしない．狭い管腔内での湾曲部の反転操作は，内視鏡の設計上想定されていない．狭い管腔内で反転操作を行うと，アングルが復帰しないことや内視鏡が引き抜けなくなるおそれがある．狭い管腔内でアングルをかける際に咳嗽などにより患者が動くと，湾曲部が管腔内に押し込まれて反転するおそれがある．

欧米では，診察台に寄りかかったセミファーラー体位の被検者に対面した検者が気管支鏡を挿入することが多いので，経鼻で挿入されることが多い．もともと気管支鏡は，検者が仰臥位の被検者の頭側に立ち，垂直に立てて口から気道に挿入するように設計されている．

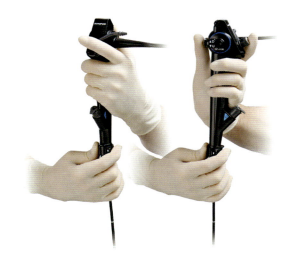

図Ⅰ-1-5　気管支鏡の持ち方

4 機器の保守と点検

a. 気管支鏡の保守と点検

気管支鏡と光源装置は医療用鏡，管理医療機器（クラスⅡ），特定保守管理医療機器に分類される．特定保守管理医療機器に分類される医療機器は，保管や修理などに専門的な知識と技術を要する医療機器として指定される．

気管支鏡は，高性能一眼レフカメラや大型ハイビジョンカメラなどと同様な，高性能で高機能の観察装置である．したがって，移動するとき，検査に使用しているとき，検査後に洗浄し保管するときを通じて，慎重かつ丁寧に取り扱う．接眼部，挿入部先端，接続部には光学系装置があるため，衝撃に特に弱い．接眼部と挿入部先端の損傷は気管支鏡の機能に支障が大きく，接続部の損傷は照射光量の低下につながる．

検査前には，スコープコネクターと電源コネクターが適切に挿入されているか点検したのち，気管支鏡システムが正常に作動することを確認する．鉗子チャンネルから吸引が正常にできるか確認する．スコープケーブルが捻れてループを描いている場合は，光ファイバーや電子ケーブルが断線する可能性があるので捻れを解いておく．機器に不調があれば，特定保守管理医療機器を取り扱える有資格者に点検を依頼する．図Ⅰ-1-6に使用前の点検法をあげる．

内視鏡の主な故障には，湾曲ゴムの穴あき，挿入部の

損傷，鉗子チャンネルの穴あき，ノズルの詰まり，スイッチの穴あき，電気コネクターへの浸水，先端レンズの損傷・汚れがあげられる．いずれも，不適切な使用，乱暴な取り扱いによって発生する．気管支鏡は精密光学機器でもあるので，内部は複雑であり電気回路が含まれている．故障していると事故につながる危険があることを理解したうえで機器を使用する．

気管支鏡先端の湾曲部は，非常に薄いゴムで覆われている．湾曲部のゴムを鋭利なものや他の機器の角などに接触させると，穴があいたり破れることがある．破損した状態では水が侵入し，内部の部品が故障する．小さな穴は目視では発見できない．このために，洗浄・消毒の前に漏水テストを行うように推奨されている．また，洗浄前に漏水テストを行うことで，どの操作で破れたか原因がわかることがあり，対策することが可能になる場合がある．湾曲部のゴムがたるんだ内視鏡は使用しない．

気管支鏡の挿入部には，しわがよる，つぶれる，噛まれるなどの損傷が多い．挿入部が損傷した気管支鏡を使い続けると内部の部品が故障し，鉗子チャンネルの穴あきや画像の異常が発生する．この故障は，気管支鏡を強く湾曲させたとき，挟んだとき，患者に噛まれたとき，操作部直下のオレドメをベッドなどに押し付けたときなどに発生する．

鉗子チャンネルの穴あきは，鉗子チャンネル内でシースから針を出したとき，シースから針を出したまま挿入や抜去したときに発生する．鉗子チャンネルに穴があくと水が漏れて機器が故障する．洗浄・消毒の前に漏水テストを行うことで発見できる．鉗子チャンネルの穴あき予防のために，生検鉗子などの処置具を使用の前に十分点検すること，サイズのあった処置具を使用すること，抵抗があったときは無理をしないことが使用上の注意として重要である．

操作部のスイッチ類は薄いゴムで覆われているので，鋭利なものに接触すると破れる恐れがある．小さな穴は肉眼では見えないので，漏水テストを励行する．

スコープコネクターへの浸水は，防水キャップのつけ忘れ，防水キャップの破損によって生ずる．気管支ファイバースコープではEOG滅菌用の口金を装着したまま洗浄・消毒すると水が侵入する．スコープコネクターに浸水した場合は，点検が必要なので，資格をもった者に点検を依頼する．

気管支鏡の先端には小さくて精密なガラスレンズが装着されている．レンズは硬いものにぶつけると破損することがある．特に挿入部先端のレンズの汚れは，乾燥や消毒剤による蛋白変性により除去が困難となることがある．検査後は，気管支鏡に損傷がないことを確認し，汚れが乾かないうちに洗浄・消毒して保管する．鉗子チャンネルや先端部本体のひび割れに多剤耐性菌が繁殖することもあるので，破損や変色に十分注意する．

被膜にはフッ素樹脂，フッ素ゴム，エポキシ樹脂，ポ

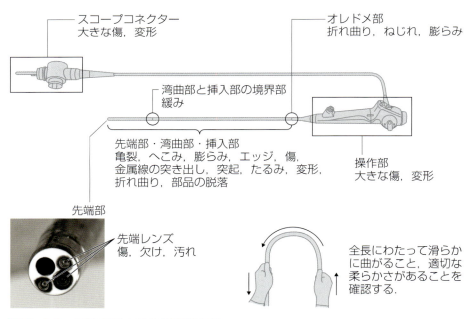

図 I-1-6　気管支鏡本体の使用前点検
気管支鏡を使用する前には本体の点検だけではなく，内視鏡の機能，付属品，関連機器，関連機器との組み合わせ機能も点検するように取扱説明書には記載されている．

リスルフォンなどさまざまな材質が用いられており，オリーブオイルまたはワセリンなどの石油系の潤滑剤は被膜を劣化させるおそれがあるので使用しない．

漏水テストと洗浄・消毒については第Ⅰ章3「感染対策，洗浄・消毒法」参照(→27頁)．

b. 気管支鏡および関連器具の保管

気管支鏡および関連器具は，完全に乾燥した後に，専用の保管庫に収納保管する．気管支鏡の挿入部はまっすぐに伸ばした状態で保管する．使用を始めた気管支鏡は，感染制御や機器の破損の観点からキャリングケースに入れた保管は推奨しない．保管庫は，定期的に清掃消毒するなど，清潔に管理する．気管支鏡が紫外線に照射されるとゴムやビニールの被膜などが劣化するので，内視鏡の保管中は紫外線を照射しない．無使用の気管支鏡を長期間にわたって保管した場合は，使用に際し機能のチェックをするとともに，洗浄・消毒を行ってから使用する．

関連する処置具はシングルユースのものが多い．いずれも，素早く取り出せるように，整理して保管する．

c. 周辺機器

薬機法で定められる医療機器は，承認にあたり医療用電気製品としての安全性，磁場の発生，使用環境での安全性など多項目にあって審査される．これらの機器の使用上での注意事項や禁忌事項は添付文書に赤枠で記載されている．添付文書の他に取扱説明書があるので，使用する前に必要に応じて確認しておく．一般に，医療用の機器を使用する際は，医療用のコンセントを使用する．

テレビモニター，ファイリングシステム，静止画像記録用のカメラなどの多くは医療機器に定められていない．これらの管理は使用者の責任に任せられるところもあるので，使用にあたっては安全性に留意する．多くの周辺機器，特にコンピューターなどは防水構造となっていない．生理食塩水などが飛散したりこぼれたりすれば，ショートして故障したり感電する可能性がある．

キセノンランプやハロゲンランプは本体に比較して機器としての寿命が短く，消耗品である．必要時以外はできるだけ光源のランプを消すようにする．寿命がきたランプは光量が低下し，変色するとともに，検査中に断線して消えるなど危険である．検査室などで決められた電力容量以下で使用しないとブレーカーが落ちることがあり危険なので，設置する際は電力容量を確認する．

5 気管支ファイバースコープ

a. 気管支ファイバースコープの構造

気管支ファイバースコープは，操作部，軟性管，先端部，スコープケーブル，スコープコネクターの各部から構成される．気管支ビデオスコープと異なり，電源コネクターと操作部のリモートスイッチがない(図Ⅰ-1-7)．

軟性管には，照射光用のライトガイドと，イメージ伝送用の光ファイバーが組まれ，操作用に鉗子チャンネルと挿入部先端の湾曲を行うためのワイヤーが納められている．スコープケーブルにはライトガイドが入るが，電気ケーブルが組まれていることもある．この電気ケーブルは，接眼部にカメラを装着した際にカメラから光源をコントロールするためのもので，接眼部の接点と電源をつなぐものである．先端の長さ約1cmの部分は，対物レンズ，照明用レンズなどの光学系システムが収容されているために屈曲せず，この部分は先端硬性部と呼ばれる．

操作部には挿入部先端の屈曲を行うアングルレバー，吸引口，鉗子口がある．吸引口には吸引バルブ，鉗子口には鉗子栓を取り付ける．吸引バルブ，鉗子栓はシングルユースである．先端湾曲部の固定レバーがある場合は，使用する前に解除する．

観察部には接眼レンズ，焦点を合わせる視度環，レクチャースコープやビデオカメラなどとのコネクターがある．先端には，ライトガイドにつながるガラスレンズの照明レンズ，ガラスレンズの対物レンズ，吸引兼鉗子チャンネルを備える．

気管支ファイバースコープは，国内では町田製作所，オリンパス，ペンタックスが製造している．多くの気管支ファイバースコープが防水，絶縁構造となっているが，機種ごとに確認する必要がある．

b. 光源装置

気管支ファイバースコープには，気管支ビデオスコープと同じ光源装置が使用できる機種と，気管支ファイバースコープの専用光源が必要な機種がある．気管支ファイバースコープの専用光源では，キセノンランプの他にLED，ハロゲンランプが使用される．専用光源には携帯できる軽量小型の光源も用意されていて，ベッドサイドや救急現場などで気管支鏡を使用する際に利用できる．写真を撮影する際は，光源に写真撮影用のフラッシュシステムの追加が必要な機種があるので，

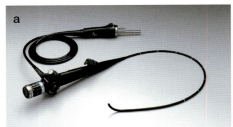 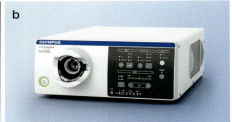

図Ⅰ-1-7　気管支ファイバースコープ(a)と光源装置(b)

導入前によく検討する．

　光源に他社の気管支ファイバースコープを接続して使用することは原則としてできないが，緊急時には使用可能な機種もあり，接続するためのアダプターが存在するものもある．

c. 記録器具

　気管支ファイバースコープは基本的には，記録装置をもたない光学的な観察装置であるので，観察記録を保存するには適した周辺機器が必要である．

　気管支ファイバースコープの内視鏡画像は接眼部に装着したカメラで撮影することができる．デジタルカメラで撮影した画像は，記憶媒体やUSBケーブルからデジタル情報としてネットワークに取り込むことができる場合がある．

　動画の記録にはビデオカメラヘッドがついたビデオアダプターが必要で，これからビデオシステムセンターなどの画像処理エンジンを介してファイリングシステムや記録用サーバーに保存することができるし，ビデオプリンターから出力することもできる．

d. ポータブル気管支ファイバースコープ

　気管支ファイバースコープの操作部に電源内蔵の光源装置を装着することで，大型の光源装置がなくても単独で使用できるのがポータブル気管支ファイバースコープである．専用の小型光源も用意されている（図Ⅰ-1-8）．緊急時などの気管支鏡設備のない場合に有用である．

6 気管支ビデオスコープ

a. 気管支ビデオスコープの構造

　気管支ビデオスコープは，操作部，軟性管，先端部，スコープケーブル，スコープコネクター，電源コネクターの各部から構成される（図Ⅰ-1-2）．操作部には，各種操作用のリモートスイッチが装備されている．リモートスイッチの主な機能は，画面の静止を行うフリーズ，ビデオプリンターへの出力，画像の強調，カメラ，ビデオなどの撮影ボタンである．これらの機能はビデオシステムセンターから変更することができる．

　スコープコネクターにはライトガイドと電気信号ケーブルが納められ，漏水の確認およびガス滅菌の際の減圧用の通気栓もある．結合部には光源用のライトガイドの結合部の他に電気接点がある．軟性管内にはCCDに電気を供給する電気ケーブル，照明用の導光ファイバー，および，先端の屈曲を行うためのワイヤーが入る．最新の機種では，スコープコネクターと電源コネクターが一体化されている．

　挿入部先端には対物レンズなどの光学系を収容するため硬性部となっている（先端硬性部）．先端硬性部には，対物用の組みレンズが入り，その後方にCCDが収納されている．ライトガイドからは2か所の照射用レンズを通じて観察用の光が照射される．

　気管支ビデオスコープは，国内ではオリンパス，ペンタックス，富士フイルムが製造している．外径と鉗子チャンネル径の異なる製品や，特殊な観察光を使用する製品，拡大観察ができる製品など，多種の気管支ビデオスコープから選択できる．気管支鏡検査にあたっては，気管支ビデオスコープの機能や特徴をよく理解して使用する．

b. ビデオスコープの原理

　気管支ビデオスコープでは，挿入部先端に装備されたCCDで光の情報を電気信号に変換し，ビデオプロセッサーに伝送して合成された画像をモニターで観察する．この仕組みにより，気管支ビデオスコープは特殊で高性能のデジタルカメラということもできる．デジタルカメラの画質を左右する大きな要素が，画像を取り込むCCD，画像処理エンジンの性能である．

　CCDは明るさをデジタル情報に変換するフォトセン

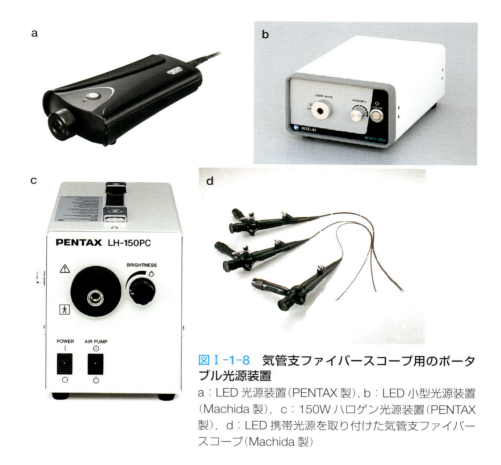

図Ⅰ-1-8　気管支ファイバースコープ用のポータブル光源装置
a：LED光源装置(PENTAX製)，b：LED小型光源装置(Machida製)，c：150Wハロゲン光源装置(PENTAX製)，d：LED携帯光源を取り付けた気管支ファイバースコープ(Machida製)

サーである．CCDの表面を拡大すると，小さな点が縦横に並んでいる．この点がフォトダイオードと呼ばれる受光素子で，画素である．CCD上にある全ての画素の数を画素数といい，多いほど細密な画像を得ることができる．また，CCDのサイズが大きくて画素が大きいほうが集光量が多く，より綺麗な画像が得られる．CCD上の画素の全てが画像情報を得るために使用されるのではなく，画像の大きさによってトリミングされるなど，画像取得に使用される画素数は少なくなる．

　CCDは光のエネルギーを電気信号に変換する回路のために，明るさ暗さの情報しか得ることができない．CCDでカラー画像を得るために，画素の前に赤，緑，青(RGB)のフィルターを載せたものがRGB原色系カラーCCDである．ヒトの眼は緑に感度がよいために，緑を多くしたRGGB配列を用いたRGB原色系カラーCCDが用いられる．

　最近は，デジタルカメラ用のCMOS (complementary metal oxide semiconductor) イメージセンサーが普及してきた．CCDでは各画素から得られた電気信号を集積してから増幅する．CMOSでは，画素ごとに電気信号が増幅される．気管支ビデオスコープにはまだ搭載されていないが，将来に向けて開発されていく可能性がある．

　画像処理エンジンはカラーCCDから得られた画像情報を演算処理して，綺麗な画像に変換する．画像処理エンジンは，正しい色とディテール，速写性能などのデジタルカメラの基本性能を決定づける装置である．複雑な画像処理には，画像処理エンジンの演算速度に依存した処理時間がかかる．一般に，デジタルカメラで動画を撮影するときは，静止画を撮影するときに比べて情報量を減らして演算速度を補うことが多い．情報量を減らすために，動画撮影時に使うイメージセンサーの画素数を減らしたり，取得する情報を省略して減らしたりする場合がある．したがって，動画から静止画を得るよりも，静止画として撮影したほうが高い画質の画像が得られる．また，静止画と動画の圧縮ファイルの作成法が異なっていることも，静止画の画質に影響する．

　白黒CCDは，カラーCCDに比較して小型で感度と解像度が高い．気管支鏡でのCCDは径が1mm程度と小型化が要求されるために，白黒CCDを用いたシステムがある．このシステムでは，白黒CCDを用いてカラー画像を得るために，キセノンランプからの照射光を回転するRGBフィルターを通して照射し，画像処理エ

ンジンでRGBごとに演算処理してカラー画像を作成する．この方法を面順次方式といい，それに対して，カラーCCDを用いた方法を同時方式という．一般に，同時方式は色調再現性が高く，面順次方式は解像度と感度に優れるが，最近の内視鏡装置では技術の進歩により両者に大きな差がなくなってきた．これらのイメージセンサーは1mm×1mm未満のものがあり，気管支ビデオスコープの先端に対物レンズとともに組み込まれている．

c. 気管支ビデオスコープのシステム構成

気管支ビデオスコープ，ビデオシステムセンター，光源装置，画像モニターを最小構成単位として，ファイリングシステム，画像用サーバーにデータを保存する（図Ⅰ-1-9）．ビデオプリンター，デジタルビデオレコーダーを使用することもある．動画ファイル，画像ファイルはMPEG，JPEGなどの一般的なファイルに変換されるので，コンピューターへの画像取り込み，デジタル機器への保存および，管理，画像処理が可能であるが，使用できるファイルへの変換が必要な場合がある．

d. ビデオシステムセンターおよび光源装置

ビデオシステムセンターには，光源を内蔵したものと光源が分離されたものがある．ビデオシステムセンターには画像処理エンジンが搭載され，CCDとADコンバーターから出力されるRAWデータを画像処理エンジンでRGB画像の生成，明るさ調整，ホワイトバランス調整，シャープネス調整，コントラスト調整してデジタル画像データを生成する．また，自動，手動光量調節の切り替えと微調整，平均測光とピーク測光の切り替え，色バランスの調整，輪郭強調など，出力画像の画質を調整することができる．さらに，ビデオシステムセンターには光源装置，気管支ビデオスコープ，画像記録装置，画像モニターなどの気管支鏡システムの機器を制御する機能がある．

RAWデータは製造会社ごとの独自の形式であるため，汎用型のファイルに変換される前はデータの互換性がない．そのため，ビデオシステムセンターは指定の気管支ビデオスコープでなければ使用できない．

e. 画像モニター

気管支ビデオスコープの画像モニターにはLCDが用いられる．この際の画像モニターは，医療機器として製造されていなく，基本的には市販のLCD，OELディスプレイ，ブラウン管モニターでも使用できる．目的と安全性を考慮して適切な機器を選択する．

f. 画像の記録

気管支鏡検査時の画像情報は，画像記録装置や専用のサーバーに記録して電子カルテに配信されることが多い．内視鏡の画像情報は，動画でも静止画でも記録することが可能である．一般に，動画からの静止画像よりも静止画として撮影したほうが精細で情報量が多くなる．しかし，最近のデジタル画像技術の進歩により，静止画と動画の画質に差が少なくなってきている．

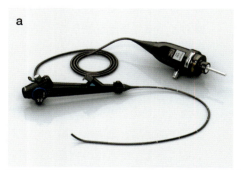
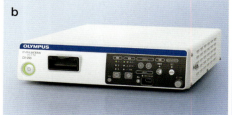
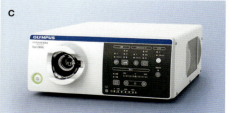

図Ⅰ-1-9 気管支ビデオスコープ（a）のビデオシステムセンター（b）と光源装置（c）

7 超音波気管支鏡（endobronchial ultrasonography：EBUS）

気管支鏡で使用される超音波装置を用いた手技に，縦隔リンパ節や気管支に隣接した腫瘍やリンパ節を穿刺するEBUS-TBNAと，末梢病変に到達したことを確認して組織や細胞を採取するEBUS-GSなどがある．

EBUS-TBNAでは，先端にコンベックス型の超音波プローブがついた超音波気管支ファイバービデオスコープを用いる（図I-1-10）．この超音波気管支鏡を駆動するには，光源システムとビデオコントロールシステムの他に，超音波観測装置および気管支鏡とつなぐためのケーブルが必要である．このシステムでは血流をカラーで観察できるカラーフローモードが組まれていて，血管が同定できるために安全性の高い穿刺生検ができる．穿刺生検には専用の穿刺針キットを用いる．

超音波観測装置は電子スキャン型のコンベックス型超音波プローブの他に，メカニカルラジアルスキャン型の超音波プローブを駆動することができる．

EBUS-GSで用いられるメカニカルラジアルスキャン型の超音波プローブキットは2種類あり，挿入部の外径が1.4 mmと1.7 mmで周波数が20 MHzであり，それぞれ2.0 mmと2.6 mmの鉗子チャンネルに対応する．EBUS-GS法では末梢気管支への追従性がよい気管支鏡を用いる．

8 内視鏡の新技術

a. 画像強調イメージング（image-enhanced endoscopy）

画像強調イメージングには，NBI（narrow band imaging），FICE（flexible spectral imaging color enhancement），BLI（blue laser imaging），LCI（linked color imaging），i-scanなどがある．気管支鏡にはNBIとFICEが使えるシステムがある．

光はその波長によって組織への深達度が異なる．可視光はエネルギーが低いので組織に深くは深達しないが，赤色光は波長が長いものほど深く届く．また，光の波長によって物質に吸収される程度が異なる．気管支ビデオスコープではCCDで得られた画像の情報がデジタル化されて，画像処理されるので画像処理エンジンの性能によってさまざまな画像処理ができる．これらの特性を利用して，粘膜面から診断情報を得るシステムが開発されてきている．

NBIは，粘膜表層の毛細血管や表面微細構造が強調されて表示される，オリンパスの画像強調イメージング機能である．NBIでは血液中のヘモグロビンに吸収されやすい青色光（390〜445 nm）と緑色光（530〜550 nm）の狭帯域化された2色の光を照射光に用いる．光の深達度が異なるために，それぞれの照射光での画像を合成することで，粘膜表層の毛細血管を茶色調に，深層血管をシアン（青緑）調に分けて表示することができる．この画像

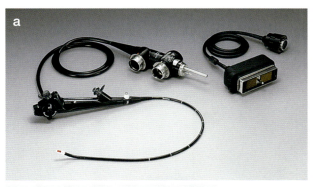
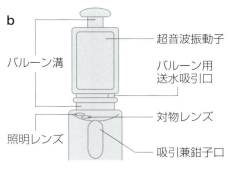
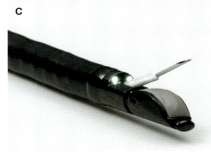

図I-1-10　EBUS-TBNA用の超音波気管支ファイバービデオスコープと先端部の構造
a：オリンパス製EBUS-TBNAスコープ，b：オリンパス製の先端部構造，c：富士フイルム製の先端部

処理によって，微細血管像のコントラストを増強した画像を得ることができる〔第Ⅳ章6「狭帯域光観察（narrow band imaging：NBI）」参照（→137頁）〕．

FICEは富士フイルムのシステムで，キセノンランプを光源にする．キセノンランプは400 nmから700 nmにわたるなだらかな分布をもつ白色光を発生する．FICEでは，分光推定処理を行って任意の波長成分での画像を抽出し，その分光画像に対して改めてR，G，Bを割り当てて画像を再構築する（図Ⅰ-1-11）．この画像処理によって，粘膜面の微細な所見と血管の所見が観察できる．FICEは富士フイルムの気管支ビデオスコープ用のビデオシステムセンターに搭載されている．

消化器ビデオスコープ用のビデオシステムセンターでは，次世代のBLIとLCIが搭載されている．BLIは2種類のレーザーを用いて視認性を向上させる画像強調イメージング技術である．LCIでは，白色光用レーザーで画面の明るさを保ちながら，重ねて照射される狭帯域光観察用レーザーで粘膜内の血液のコントラストを高めた画像に対し，赤色領域の色分離がよくなる画像処理を行う．

画像強調イメージングでは，照射するそれぞれの光の特性を利用して，CCDを介することでデジタル情報化された画像情報を，高性能の画像処理エンジンで解析処理したのちにカラー画像として再構成する．複雑な画像処理を高速で行うシステムが重要で，CCDの感度と特性，照射光の特性，画像処理エンジンの高速化と高性能化，画像モニターの高精細化が必要である．

気管支鏡システムに採用されているものはまだ少ないが，これからもこのような新しい技術が取り入れられてくると思われる．

b. 拡大内視鏡観察（magnified endoscopy）

消化器内視鏡では，ハイビジョン化による画質の向上を利用して，内視鏡先端部にマイクロマシン技術を応用したズーム機能を組み込んだ拡大内視鏡が開発されて，保険適用になっている．この拡大内視鏡では，14インチモニター上で約100倍の高解像拡大画像を得ることができる．呼吸器内視鏡では，試作機としては開発されたが，拡大気管支鏡としての機種は販売されていない．将来的には，必要度に応じて発売されるかもしれない〔第Ⅳ章6「狭帯域光観察（narrow band imaging：NBI）」参照（→137頁）〕．

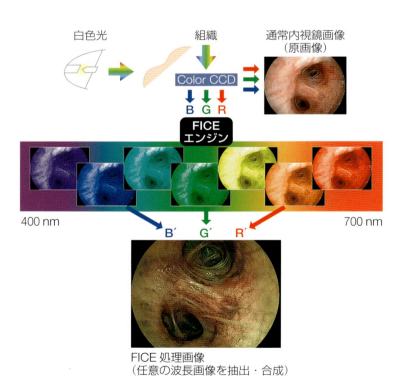

図Ⅰ-1-11　富士フイルムのFICE
カラーCCDからのRGB情報を，各スペクトルごとに画像を分解し，新たにRGBを割り当ててカラー画像を再構築することで画像強調イメージングを行っている．FICEエンジンは気管支ビデオスコープ用のビデオシステムセンターに搭載されている．

c. 自家蛍光内視鏡
（autofluorescence endoscopy）

生体に405nm付近の青色可視光を励起光として照射すると，組織を構成する成分に応じてさまざまな波長の蛍光を発生する．これを自家蛍光（autofluorescence）といい，人体組織から発生する自家蛍光はきわめて微弱なため，カラーで観察するには高い感度が要求される．

気管支上皮などの主な組織は正常であると540nm程度の緑色の自家蛍光が観察される．正常組織からの自家蛍光の大部分はコラーゲンやnicotinamide-adenine dinucleotide phosphate（NADP），flavin-adenine dinucleotide（FAD）などが発生源とされている．一方，癌病変部では，上皮の肥厚，自家蛍光物質の減少，蛍光吸収物質の増加などにより緑色の自家蛍光が減弱したり，体内ポルフィリン類の蓄積のために発生する蛍光色調が変化する．この蛍光の減弱や波長の変化を画像化して観察するのが自家蛍光気管支鏡の原理である．

癌病巣に選択的に蓄積されるポルフィリン誘導体が発生する蛍光を，高感度の観察装置で観察することができる．これによって，癌の局在を診断するのが光線力学的診断（photodynamic diagnosis：PDD）である．PDDに用いられる可能性がある蛍光診断薬には，タラポルフィリンナトリウム，ポルフィマーナトリウム，5-アミノレブリン酸がある．しかし，いずれも蛍光診断薬としての保険適用はない．

自家蛍光観察ができる気管支鏡システムにオリンパスのAFI（autofluorescence imaging）がある．AFIでは，キセノンランプの前方で青と緑のフィルターを回転し，青色光を蛍光の励起光，緑色光を病変部の反射光に用いて白黒CCDで画像情報を取得する．正常部の自家蛍光に緑，病変部の反射光にマゼンタを割り当ててカラー画像として出力している．AFIはシステム上，蛍光の強さは観察できるが，蛍光の色は区別できないためPDDには使用できない．カラー蛍光を観察するには，高感度のカラー観察内視鏡システムが必要である〔第Ⅳ章5「自家蛍光気管支鏡（autofluorescence bronchoscopy：AFB）」参照（→135頁）〕．

d. 光波干渉断層画像化法
（optical coherence tomography：OCT）

OCTは光の干渉効果を利用した断層画像表示方法のことであり，1990年代前半に発明され，眼科ではすでに網膜病変の診断に用いられている．最新のOCTでは，波長可変光源を使用する新しい方法によって，画質と撮影速度が向上している．気管支鏡にOCT用のファイバーを挿入して観察すると，気管支表面の細胞構築を観察することができる．さらには，肺の末梢にファイバーを誘導することで，肺胞や終末細気管支などの肺末梢を3次元構造として観察できる機器も開発されていて，肺気腫や肺線維症の診断や病態生理の理解に役立つことが期待されている〔第Ⅳ章10「光干渉断層診断（optical coherent tomography：OCT）」参照（→153頁）〕．

参考文献
1) 呼吸器内視鏡学会（編）：気管支鏡—臨床医のためのテクニックと画像診断，第2版．医学書院，2008
2) OLYMPUS．医療従事者向け会員制サイト，メディカルタウン．https://www.medicaltown.net/respiratory
3) FUJIFILM：医療・ライフサイエンス．http://fujifilm.jp/business/healthcare/endoscope/advancia/bronchoscope/specs.html
4) PENTAX ENDOSCOPIC SITE．http://www.endoscope.pentax.jp/bro/eb70.php#2
5) MACHIDA．http://www.machida-eds.co.jp/products/bp1-5155.html
6) パナソニックデジタルカメラ講座．http://av.jpn.support.panasonic.com/support/dsc/knowhow/index.html
7) 中村一成：内視鏡システムにおける先端光学技術．光学35：500-507，2006
8) 永尾重昭：画像強調観察（Image-Enhanced Endoscopy）を用いた消化管腫瘍診療の最前線．日内会誌102：1814〜1821，2013
9) 小田島慎也，藤城光弘，小池和彦：画像強調イメージングの特徴— NBI，FICE，i-scan —．日本消化器内視鏡学会雑誌52：2665-2677，2010
10) 消化器・気管支内視鏡の故障予防法．https://www.medicaltown.net/treatment/prevention/pdf/F0054J0_072013.html

〈大崎能伸〉

2 硬性気管支鏡に関する知識と取り扱い

要点 硬性気管支鏡は気管支インターベンションの発展により有用性が見直された．大口径の鏡体によって気道を確保でき，大きな先端をもつ鉗子，強力な吸引力をもつ吸引管など複数の器具を同時に使用可能なため，中枢気道閉塞，大量喀血の優れた治療手段である．硬性気管支鏡実施の際には外科的に病変を切除可能か否かを判断しておくことが重要である．

1 歴史

硬性気管支鏡の由来は1897年ドイツFreiburgの耳鼻咽喉科医Gustav Killian（図Ⅰ-2-1，Ⅰ-2-2）にさかのぼる[1〜3]．彼は気管切開口から下部気管を直接観察する気管支鏡に触発され，喉頭経由で直接気管支内を覗くことはできないかと考えた．当時すでに開発されていた食道鏡をヒントに改良を加えた．食道鏡は1867年にA. Kussmaulが初めて実施したものでsword-swallower（図Ⅰ-2-3）のように管をまっすぐ食道内へ挿入するものであった．彼は気管支鏡として臨床応用する前に矢状断に正中で半切した凍結屍体を用いて実施の可能性を検討した（図Ⅰ-2-4）．さらに病院の門番に礼金を払って生体での観察を試み，それまで硬く固定されていると考えられていた気管・気管支が実際には可動性があり容易に分岐部を超え左右主気管支から葉気管支まで観察できることを確認し，硬い金属の筒を入れても危険がないことを確信した．最初の臨床例は1897年3月30日63歳の樵の右主気管支内の骨の小片の摘出であった．野菜スープを飲食中にブタの骨片を誤嚥したのであった．コカイン麻酔下に長さ25 cm直径9 mmのミクリッツローゼンハイムの食道鏡を気管内に挿入した．何度か失敗した後に鉗子で把持できたが，骨片が大きすぎて内視鏡の中に引き込むことができず，内視鏡とともに鉗子を引き抜いて摘出に成功した．その後Killianの弟子であるAlbrechtが1911〜1921年の703例の気管支内異物

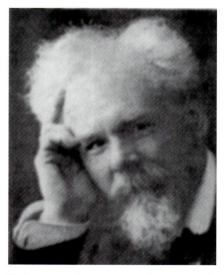

図Ⅰ-2-1 Gustav Killian（1860-1921）
"father of bronchoscopy"と称された[3]．

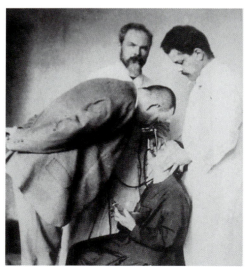

図Ⅰ-2-2 Killianの硬性気管支鏡
多くの見学者や弟子が集まった[1]．

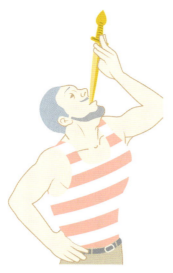

図I-2-3 sword-swallower
硬性食道鏡，硬性気管支鏡開発の
ヒントとなった．

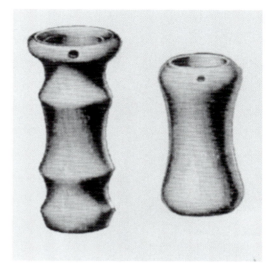

図I-2-5 ステント
異物摘出後の再狭窄例にゴムや金属製のステントを挿入した[1]．

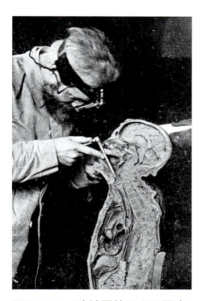

図I-2-4 凍結屍体による研究
Killianは硬性気管支鏡を臨床応用する前に矢状断に正中で半切した凍結屍体を用いて実施の可能性を検討した[1]．

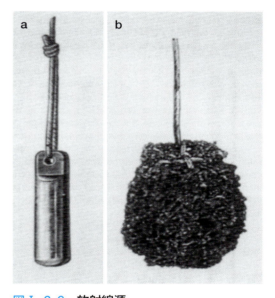

図I-2-6 放射線源
a：気管支腔内照射に用いた放射線源．b：ゴムのスポンジでくるみ気管支内に挿入した[1]．

症例を集計し異物摘出の成功率は98.3%とした[1]．Killianは異物除去後の肉芽性狭窄に対して金属ブジーで拡張したり，その後の再狭窄にゴムや金属製のステントを挿入した（図I-2-5）．また1914年には肺癌を腔内照射にて治療した（図I-2-6）．これらの気管支腔内治療の考え方は100年以上たった現在，気管支インターベンションとして大きく発展しており，彼の卓越した先見性には目を見張るものがあった．

米国では1904年Chevalier Jackson（図I-2-7）が硬性気管支鏡を開発した．耳鼻咽喉科医として硬性食道鏡にて食道異物の除去を多数例に実施していたが，Killianの業績に触発されたのだった．1878年Edisonが発明した電球を小型化した豆電球を応用して1902年にEinhornが開発した先端照明式食道鏡を原型とし，先端照明に加え吸引管を内蔵したものであった．彼は1907年に世界初の気管食道学の教科書を出版し，器具や技術の詳細に

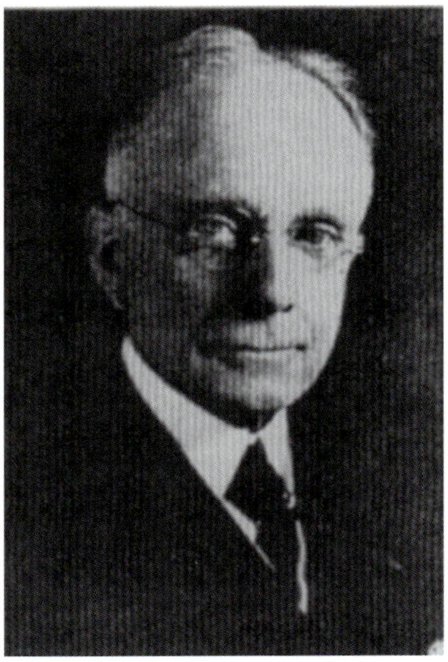

図Ⅰ-2-7 Chevalier Jackson（1865-1958）
肺結核で3度の長期療養を余儀なくされたが，93歳で天寿を全うした[4]．

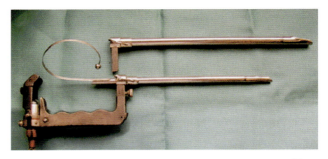

図Ⅰ-2-8 馬場四郎が1914年にベルリンから持ち帰ったBrunings式硬性気管支食道鏡[5]

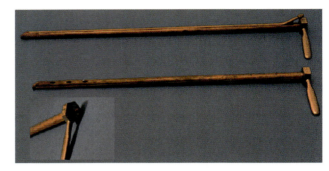

図Ⅰ-2-9 小野譲により紹介されたJackson式硬性気管支食道鏡[5]

つき記載した[4]．

　わが国ではKillianに師事し，1907年に帰国した久保猪之吉，1910年に帰国した千葉真一らが硬性気管支食道鏡を使用して気管食道領域の治療開発に尽くした．図Ⅰ-2-8はKillianの弟子のBruningsが改良した硬性気管支食道鏡で，馬場四郎が1914年にKillian全盛時のベルリンから持ち帰ったものである．一方，米国のChevalier Jacksonに師事した小野譲により，1934年Jackson式硬性気管支鏡が紹介された[5]（図Ⅰ-2-9）．彼は1949年気管食道科学会の創設に尽力するとともにこの領域の発展に尽くした．

　硬性気管支鏡は硬い金属の筒であるため観察範囲は限られたもので，明るさや視野にも制限があった．1966年池田茂人が気管支ファイバースコープを開発すると簡便で患者の負担も少なく区域気管支内まで容易に観察可能となったことから急激に普及した．このため硬性気管支鏡の出番は激減した．国内では耳鼻咽喉科領域や小児の異物除去に使用される程度となった．欧米では気管支内治療手段として主に喀血や中枢気道病変に限られた施設で供され続けた．

2 気管支インターベンションと硬性気管支鏡の再発展

　1979年Godardら[6]がはじめてNd：YAGレーザーを気管支内治療に応用するとその成果が次々と報告され[7,8]，腫瘍性気道狭窄の治療に使用されるようになった．レーザー治療では一時的に症状が改善するものの悪性腫瘍では間もなく再狭窄を来すため，追加の処置の開発が待たれた．1990年Dumonら[9]が周囲に小さな突起を配列したシリコンステントを開発した．硬性気管支鏡下に留置されるものであった（図Ⅰ-2-10）．それまでのステントはただの筒状のものであったため容易に脱落していたが，突起をつけることにより脱落しにくくなった．

　1990年代になるとレーザー治療，ステント留置とともに高周波治療，冷凍凝固法（クライオ療法），気管支腔内照射，バルーン拡張などの種々の気管支インターベンション（interventional bronchoscopy）が実施されるようになった．気管支インターベンションの発展とともに一時は忘れ去られていた硬性気管支鏡が再び脚光を浴びることとなった[10]．

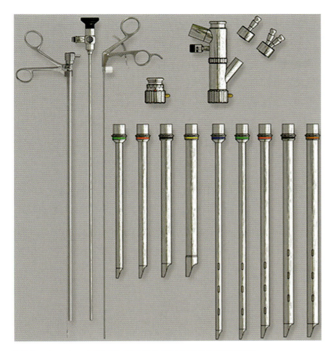

図Ⅰ-2-10　EFER-DUMON 硬性気管支鏡
〔Efer medical HP（http://www.efermedical.com）より〕

3 硬性気管支鏡と軟性気管支鏡の特長および使い分け

　硬性気管支鏡と軟性気管支鏡の使い分けについて，軟性気管支鏡は硬性気管支鏡挿入下でも使用できることから硬性気管支鏡を主に使用するのかどうかを考慮すればよい．それぞれの特長を知ったうえで選択する（表Ⅰ-2-1）．取り扱いは軟性気管支鏡が格段に容易で局所麻酔下に実施可能である．flexible であることから区域気管支より末梢の気管支まで視認できる．細径気管支鏡を使用すればさらに末梢まで観察可能である．硬性気管支鏡は全身麻酔が必要で操作には熟練を要する．可視範囲も限られていてせいぜい葉気管支までである．上葉気管支については挿入困難な場合もある．したがって，硬性気管支鏡下で処置を行えるのは主に気管，主気管支，右中間幹から下幹，左下幹の病変である．

　硬性気管支鏡はその口径がそのまま処置口となるため，ビデオスコープとともに大きな先端をもつ鉗子を複数個挿入することが可能である．このため複雑な処置を実施可能で，大きな組織片を採取できる．出血の際には強力な吸引力をもつ吸引管使用により出血点の把握が容易で窒息の危機を回避できる．複数の鉗子を挿入できるので吸引しながら圧迫止血することも可能である．硬性気管支鏡の鏡体での圧迫止血，コットンでの圧迫止血，充填による止血も容易である．処置に要する時間は，硬性気管支鏡では器械的に切除（core out）することによりレーザーや高周波での焼灼時間を短縮でき，大きな組織を素早く除去可能なため短時間で終わる．硬性気管支鏡は金属製なので可燃性はなくレーザーや高周波，アルゴンビームなどの発炎性器具を使用する際にも安全である．硬性気管支鏡は挿入時に頸部を過伸展するので頸椎の安定性が不良な症例では危険を伴い，頸椎固定後では頸部伸展ができないので挿入が困難である．

　気管支インターベンションに硬性気管支鏡を用いるか軟性気管支鏡を用いるかについてはレーザー治療を中心に論争が続いている．硬性気管支鏡を推す人たちは器械

表Ⅰ-2-1　硬性気管支鏡と軟性気管支鏡の特長

	軟性気管支鏡	硬性気管支鏡
扱い	容易（内科医）	熟練を要する（外科医，インターベンション医）
麻酔	局所，全身	全身
可視範囲	すべての区域気管支	気管，主気管支，葉気管支
処置用の口径	小	大
鉗子の先端	小	大
生検材料	小	大
吸引管の径	小	大
処置に要する時間	長	短
出血の対応	大量出血に対応できないことあり	しやすい
可燃性	あり	なし
頸椎の異常	実施可能	実施不可のことあり

的に短時間で切除できること，確実な気道確保，出血時の対応の安全性，不燃性をメリットとしてあげている[11]．Chan ら[12]は中枢気道病変では硬性気管支鏡によるレーザー治療後の気管支径は軟性気管支鏡より有意に広く，末梢病変では軟性気管支鏡のほうが勝っていたとして中枢気道病変では硬性気管支鏡を使用すべきだとした．軟性気管支鏡を推すグループは熟練すれば軟性気管支鏡でも安全に操作可能であるとして，全身麻酔の危険性，ICU 管理の必要性，高額な費用などを硬性気管支鏡のデメリットとしてあげている[13]．筆者は病変が気管，分岐部周辺に位置し出血の危険性がある場合には，硬性気管支鏡下にインターベンションを実施することが望ましいと考えている．

硬性気管支鏡施行時には軟性気管支鏡を併用することで，より繊細な処置が可能となる．中枢気道狭窄の場合，硬性気管支鏡では病変より末梢の情報を得ることが困難な場合がある．軟性気管支鏡を用いれば容易に末梢の情報を把握可能で，引き続き実施する気管支腔内治療の計画立案に有利となる．病変より末梢に分泌物や血液が貯留している場合には，軟性気管支鏡で直視下に吸引すれば呼吸状態，酸素化を改善できる．

4 適応

硬性気管支鏡は診断と治療の2つの目的を同時に達することができる手段である．硬性気管支鏡の適応を表 I-2-2 に示す．対象は大量喀血，中枢気道狭窄・閉塞（良性，悪性），気管支内腫瘍，良性気道狭窄，気管支異物，小児気管支鏡，各種気管支インターベンションが主なものである．純粋に診断目的での硬性気管支鏡は小児を対象とした場合で細径の軟性気管支鏡挿入が不可能な場合に観察目的で行われる．

a. 大量喀血

大量喀血は血液を喀出できなければ急速に呼吸状態が悪化し，低酸素血症から死に至る状況である．硬性気管支鏡を使用すれば，強力な吸引力をもつ吸引管で血液や凝血塊を吸引し気道を開存できるので，短時間で換気や酸素化を改善できる．出血点を確認することによりコットンによる圧迫止血が可能で，出血気管支内にコットンやバルーンを充填して止血することもできる．出血部位の確認に加え必要に応じて生検を実施することにより原因疾患を特定できるため，今後の治療計画を立案しやすくなる．

b. 中枢気道狭窄・閉塞

中枢気道病変は低酸素血症から致死的となることがあるので，末梢気道病変とは異なり診断を確定するだけではなく，いかに気道を確保するかが重要となる．硬性気管支鏡の太い鏡体は気道確保を兼ねているため，換気も容易となる．大きな先端をもつ生検鉗子で組織片を採取することにより確実に病理診断を得ることができる．換気および酸素化が安定すれば，引き続き気道を開大させる処置に移行する．良好な換気を得られる気道内腔を確保できるまでは自発呼吸下に処置を行うのがよい．

c. 気管支内腫瘍

腫瘍性病変では硬性気管支鏡挿入後に酸素化が安定すれば，レーザーや高周波での焼灼，生検鉗子での切除により，腫瘍のサイズを小さくし気道を開大できる．高周波スネアをかけて切除できれば短時間で気道を確保できる．また，鏡体を気道の長軸方向に向け左右に少しずつ回転させながら末梢へ進める器械的切除(core out)を行えば，素早く狭窄を解除し内腔を確保できる[11,14]（図 I-2-11）．この際に出血が危惧されるが，鏡体で圧迫止血しながら切除するのでほとんど出血はしない．出血した場合にはコットンでの圧迫，エピネフリン散布，レーザーや高周波での焼灼凝固でコントロール可能である．Mathisen ら[11]は core out による出血はほとんどなく，短時間で腫瘍を切除し気道を確保できるとしている．切除後の状況によっては適切な位置にステントを留置することも可能である．腫瘍の占拠部位，気管支末梢の情報を得ることができるので，外科的切除の可能性を検討することができる．

表 I-2-2 硬性気管支鏡の適応

1) 大量喀血
2) 中枢気道狭窄・閉塞（良性，悪性）
3) 気管支内腫瘍
4) 良性気道狭窄
5) 気管支異物
6) 小児気管支鏡
7) 気管支インターベンション
   ① レーザー治療
   ② 高周波治療
   ③ ステント留置
   ④ 冷凍凝固法（クライオ療法）

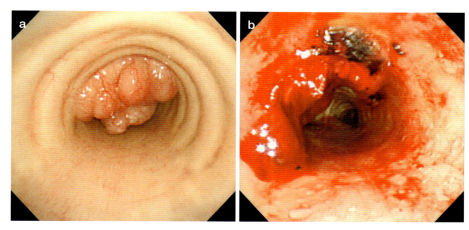

図Ⅰ-2-11　気管腺様囊胞癌
硬性気管支鏡による core out 前(a), core out 後(b). 気管管状切除端々吻合にて根治した.

d. 良性気道狭窄（瘢痕性）

　瘢痕性狭窄ではまず初めに狭窄部を通過する細い硬性気管支鏡を挿入し，順に太いものへ交換しながら狭窄を解除する．この際には気道の穿孔に注意しなければならない．ブジーを挿入して狭窄を解除することも可能である．狭窄部の長さ，末梢の状況をよく確認し外科的に切除可能かどうかを見極めておく必要がある．

e. 気管支異物

　Killian や Jackson が最初に硬性気管支鏡を実施したのは気道内異物除去が目的であった．近年では軟性気管支鏡で除去できる症例が多いが，異物が大きい場合，嵌頓している場合には硬性気管支鏡が有利である．大きな把持鉗子の使用によって短時間で除去可能であり，大きな異物でも声門を通過するのに苦労することはない．小児の気管支内異物では硬性気管支鏡が必要となる〔第Ⅵ章11「異物除去術(foreign body removal)」参照(→334頁)〕．

f. 小児気管支鏡

　細径の軟性気管支鏡で実施可能な場合もあるが，気道確保を優先しなければならない場合には硬性気管支鏡が有利である〔第Ⅱ章12「小児の気管支鏡」参照(→63頁)〕．

g. 硬性気管支鏡を用いた気管支インターベンション

　レーザー治療，高周波治療，ステント留置，冷凍凝固法（クライオ療法）などがある．詳細についてはそれぞれの章で記載されている．

5 非適応，禁忌

　硬性気管支鏡は全身麻酔下に実施されるので一般的に全身麻酔の適応がない循環動態不安定，重症不整脈，低酸素血症を伴う重症呼吸不全などは非適応である．頸椎が不安定な患者は頸椎損傷の危険がある．また，頸椎症や頸椎固定後で頸椎の可動性が不良な場合は挿入が困難である．上顎の外傷や何らかの理由による開口不全も挿入が困難である．禁忌という言葉はあてはまらないが，硬性気管支鏡を扱い慣れない医師，麻酔科医，およびそのチームで治療にあたることは避けるべきである．

6 合併症と硬性気管支鏡の安全対策

　硬性気管支鏡による重篤な合併症はまれである．Caputi ら[15]は11,000例以上の硬性気管支鏡実施例のうち2例の死亡例の報告をした．1例は術前の麻酔に伴う心停止で，他の1例は深部生検(deep biopsy)後の喀血で動脈瘤様血管を生検していたことが病理学的に確認された．Alraiyes ら[16]は7年間の775例の硬性気管支鏡実施例で合併症は103例(13.3％)とし，ほとんどは重篤ではなく，死亡は呼吸不全1例，大量出血2例の3例(0.4％)であったと記載した．

a. 熟練医とスタッフとのコミュニケーション

　硬性気管支鏡は気道閉塞例に緊急で実施する場面が多

い．低酸素血症を伴う呼吸不全に陥り緊迫した状況での施行になることが多いので，安全管理の観点から硬性気管支鏡の扱いに慣れた熟練医の下での施行が重要となる．複数名の術者に加えて複数名の麻酔科医さらに手技に習熟した多くのスタッフが必要である．術前には，参加するスタッフと十分にコミュニケーションをとり，手技のシミュレーションをしておくことは必須である．特に麻酔科医との意思疎通は重要で，熟練した麻酔科医は適切な呼吸管理下に硬性気管支鏡の挿入をうまく補助してくれ，その後の換気の維持も安心して任せられる．手慣れた助手，補助看護師，臨床工学技士など多くのスタッフの協力が必要である．

b．硬性気管支鏡挿入時の安全対策

挿入する際に起きうる合併症は口唇，歯（特に上顎門歯），歯肉，声帯，喉頭，気管，気管支の損傷である．気管，気管支損傷は軟骨部と比べて脆弱な膜様部に発生することが多い．適切な太さの鏡体を選択し，正しい挿入方法を理解していればほとんどの合併症は避けることができる．挿入法については第Ⅱ章13「硬性気管支鏡（基本手技）」（→67頁）を参照していただきたい．

c．硬性鏡下治療時の安全対策

硬性鏡下に治療を行う際の最も憂慮すべき合併症は出血である．その対応として術前に冷生理食塩水，エピネフリン（5,000～10万倍希釈），トロンビンなどの薬剤，圧迫止血用のコットン，大口径の吸引装置，レーザー，高周波，ABC（argon beam coagulator）などの凝固焼灼装置を準備しておく．

器械的切除（core out）を行う際には出血，穿孔の危険がある．出血は鏡体によって圧迫止血可能で，万が一止血できない場合にはエピネフリン散布やレーザー，高周波，ABCによる凝固焼灼を実施する．穿孔は鏡体の径と気管支径が一致しないとき，気道の軸と硬性気管支鏡の軸がずれたときに起こることがあるので，末梢へ挿入する際には絶えず鏡体が気管支径より太すぎないか，軸が一致しているかをチェックしておく必要がある（図Ⅰ-2-12）．大きな腫瘍ではcore outしきれない腫瘍がフラップ状となって気道を閉塞することがある．腫瘍片によって万が一換気不全に陥るようなことが予想されるならばあらかじめ4～6 mmの気管チューブを腫瘍末梢まで挿入して気道を確保しておき，その脇から硬性気管支鏡を挿入すればよい．細径の気管チューブによって気道確保するとともにカフを膨らませて末梢肺への血液吸引を防止する（図Ⅰ-2-13）．

d．硬性気管支鏡抜去後の安全対策

硬性気管支鏡を何度も入れ替えたり，挿入に手間取った場合には喉頭浮腫を来すことがある．抜去の際には喉頭，声帯をよく観察しておく．万が一喉頭浮腫を来した場合にはステロイドを投与する．抜去後に呼吸困難を来す場合には，細めの気管チューブを挿入し気道確保しておく．術中に血液を末梢肺へ吸入している可能性が高いので，抜去時には軟性気管支鏡で末梢まで入念に吸引し

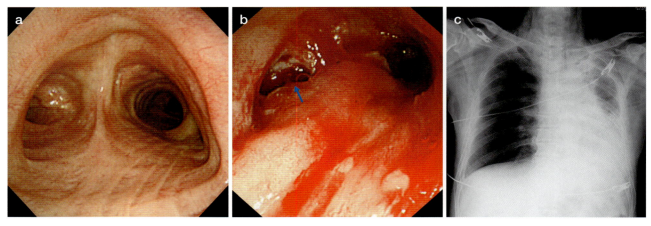

図Ⅰ-2-12　硬性気管支鏡による左主気管支穿孔例
左上葉管状切除後の吻合部瘢痕性狭窄に対するバルーン拡張，レーザー焼灼術施行時に気道と硬性気管支鏡の軸がずれたために穿孔を来した．a：硬性気管支鏡実施前．b：硬性気管支鏡による気管支損傷，左主気管支入口部膜様部側に裂創あり（→），漏れた空気のために気管膜様部が膨隆している．c：胸部X線写真では皮下気腫，縦隔気腫を認めた．健側右肺への片側挿管による数日間の人工呼吸器管理にて事なきを得た．

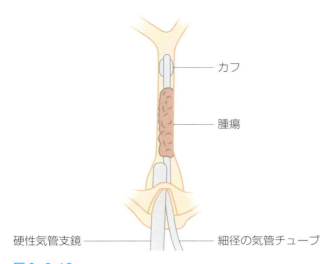

図Ⅰ-2-13
術中に万が一換気不全に陥るようなことが予想される場合はあらかじめ4〜6 mmの気管チューブを腫瘍末梢まで挿入して気道を確保しておき，その脇から硬性気管支鏡を挿入する．カフを膨らませて末梢肺への血液吸引を防止する．

ておくとともに抗菌薬を投与しておく．術後にも気道分泌物が増加するので，去痰困難がある場合には軟性気管支鏡でのトイレットが必要となる．初回水分摂取時，初回食事摂取の際には誤嚥がないかどうかを観察しておく．術後数日咽頭痛があるので強ければ鎮痛薬で対応する．

7 硬性気管支鏡と外科治療

近年，気管支インターベンションの発展とともに呼吸器外科医のみでなく呼吸器内科医がインターベンション専門医として硬性気管支鏡を実施する機会が増えている．出血や穿孔などの万が一の重篤な合併症対策，手術適応の有無の判断には，呼吸器外科医との連携が重要である．

気管支インターベンションを実施する際には，良悪性の区別なく切除可能か否かを熟練した呼吸器外科医に意見を求めるのがよい．Mathisenら[11]はレーザー治療などのインターベンションでは根治を期待できないので，何度も繰り返すことによって外科治療のチャンスをなくすことなく気道の管状切除によって治癒を目指すべきだと

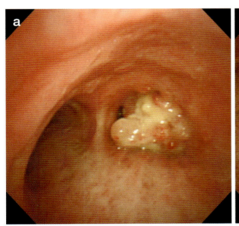
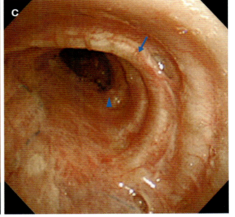
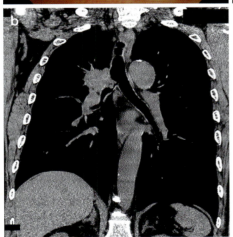

図Ⅰ-2-14 右主気管支に進展する扁平上皮癌
主訴：呼吸困難．
a：右主気管支を閉塞する腫瘍が分岐部まで到達している．
b：上葉気管支発生の肺癌が気管および分岐部に進展していた．Nd：YAGレーザーによる気管支インターベンションにて気道を開大し呼吸困難は改善．術前化学放射線療法後右上葉および気管分岐部切除再建術施行，根治を得た．
c：術後気管支鏡所見．手前に第1吻合部（気管-左主気管支端々吻合）（→），奥に第2吻合部（new carina，左主気管支-右中間幹側端吻合）（▶）．

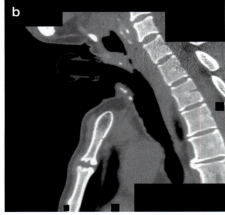
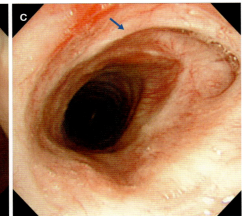

図Ⅰ-2-15　薬物誤飲による声門下狭窄

気管切開後声門下狭窄にて気管切開中，発声希望にて喉頭気管形成術施行．a：術前，輪状軟骨のレベルでほぼ完全閉塞．b：術前CT矢状断，気管切開口の頭側で気管はほぼ完全閉塞している．c：術後，気道は開通し気管切開チューブを抜去，発声可能となった．喉頭気管吻合部を示す（→）．

している．手術により悪性腫瘍では根治可能な場合があり（図Ⅰ-2-14），良性疾患でも病変が限局したものならば切除可能な場合が多いので，気管切開やステント留置による種々の不快な合併症から離脱できる（図Ⅰ-2-15）．あらかじめ呼吸器外科医の意見を聞けない場合にステント留置を要するならば，Dumonステントのような容易に抜去可能なステントを選択すべきである．種々の手術術式については第Ⅳ章3「外科的治療と気管支鏡所見」（→119頁）に記載されている．

文献

1) Becker HD, Marsh BR：History of the rigid bronchoscopy. Bollinger CT, Mathur PN(eds.)：Interventional bronchoscopy, Progress in respiratory research, vol 30. Basel：Karger, pp2-15, 2000
2) Becker HD：Bronchoscopy the past, the present, the future. Clin Chest Med 31：1-18, 2010
3) 嶋田晃一郎：硬性気管支鏡．日本気管支学会中部支部会（編）：気管支鏡所見の読み，気管支鏡所見の読み出版事務局，pp446-455, 2001
4) Boyd AC：Chevalier Jackson：The father of American bronchoesophagology. Ann Thorac Surg 57：502-505, 1994
5) 宮澤輝臣：硬性気管支鏡．日本呼吸器内視鏡学会（編）：気管支鏡 臨床医のためのテクニックと画像診断2版，医学書院，pp247-253, 2008
6) Godard P, Draussin M, Lopez FM, et al：Utilisation du rayonnement laser en bronchologie. Resection de deux tumeurs tracheobronchiques. Poumon Coeur 35：147-150, 1979
7) Toty L, Personne C, Colchen A, et al：Bronchoscopic managementof tracheal lesions using Nd：YAG las-er. Thorax 36：175-178, 1981
8) Dumon JF, Garbe RE, Aucomte F, et al：Treatment of Tracheobronchial Lesions by Laser Photoresection. Chest 81：278-284, 1982
9) Dumon JF：A Dedicated Tracheobronchial Stent. Chest 97：328-32, 1990
10) Helmers RA：SandersonDR. Rigid bronchoscopy：The forgotten art. Clin Med 16：393-399, 1995
11) Mathisen DJ, Grillo HC：Endoscopic Relief of Malignant Airway Obstruction. Ann Thorac Surg 48：469-475, 1989
12) Chan AL, Tharratt RS, Siefkin AD, et al：Nd：YAG laser bronchoscopy. rigid or fiberoptic mode? Chest 98：271-275, 1990
13) Dedhia HV, Lapp NL：Nd：YAG laser bronchoscopy：rigid or fiberoptic mode? Chest 100：587-588, 1991
14) 古川欣也：硬性気管支鏡手技．浅野文祐，宮澤輝臣（編）：気管支鏡ベストテクニック2版，中外医学社，pp198-208, 2017
15) Caputi M, Bellissimo U, DiMatteo L, et al：Complications during bronchofiberscopy and rigid bronchoscopy. Panminerva Med 28：271-277, 1986
16) Alraiyes AH, Machuzak MS：Rigid bronchoscopy. Semin Respir Crit Care Med 35：671-680, 2014

（丹羽　宏）

第 I 章　気管支鏡と取り扱い

3 感染対策，洗浄・消毒法

> **要点**
> ・気管支鏡検査では，感染対策とりわけ結核を念頭に置いた対策が重要である．
> ・気管支鏡の洗浄・消毒では効果の均一性，確実性や作業者の安全面から自動洗浄消毒装置の使用が推奨される．
> ・消毒薬は，使用している内視鏡や洗浄消毒装置の種類，作業環境などを考慮して適切な薬剤を選択する．

1　はじめに

　気管支鏡検査に伴う感染症の発生には，感染病原体を有する被検者が感染源となって検査に従事するスタッフへ感染したり，感染病原体が医療環境を汚染することにより他の被検者に感染症が発生するなど，気管支鏡検査自体に関連して発生する場合と，使用した気管支鏡および処置具を介して他の被検者に感染症が発生する場合とが考えられる．呼吸器疾患において感染症は重要かつ頻度の高い疾患であり，しばしば気管支鏡検査の適応となるため，血液や体液曝露による感染に留意するとともに，結核菌や多剤耐性菌など痰や気道内に存在する病原体による経気道感染に注意する必要がある．

　被検者間の感染を回避するため，従来から感染症が判明あるいは感染症が疑われる被検者は検査の順番を同日の最後に回すという対策がとられてきているが，検査時に感染症が判明していない場合や未知の病原体の感染の可能性も考慮して，全ての被検者に感染症が存在する危険性があるものとして十分な感染対策をとらなければならない．

2　検査にかかわる感染症発生への対策

　被検者は常に感染源になる可能性があるとの認識のもとに，前処置時から検査中，検査後に至る一連の過程において感染対策を徹底する．被検者の病態や発熱・咳・痰などの症状，既往歴，胸部X線所見，炎症反応や感染症検査値などについて十分把握しておく．特に呼吸器感染症が疑われる症例では，気管支鏡検査に伴う咳嗽により病原体の飛散が生じることを念頭において感染防御対策を立てる必要がある．

a．経気道的感染

　気管支鏡検査時の感染で最も注意すべき感染症は結核である．検査前処置の麻酔や気管支鏡操作により咳嗽が誘発され，結核の感染性飛沫が生じる危険性がきわめて高いために感染の危険性が高い．院内感染を防止するために，結核菌が飛沫核感染（空気感染）する病原体であることを踏まえて，消化器内視鏡検査室とは別の気管支鏡検査専用の検査室にすることが望ましい．さらに気管支鏡検査室は室内空気圧を外部に対して陰圧とし，独立した換気が行える設備が好ましい．これが困難な場合にはHEPAフィルターを設置するなど空気感染予防策が実施できる空調設備を備える必要がある．

　結核が疑われる被検者に気管支鏡検査を行う場合には，可能な限りあらかじめ排菌の有無を確認しておくこと，一般患者と被検者との接触を避け，検査の順番を最後になるよう配慮することが重要である．また検査終了後の被検者の喀痰中には結核菌が大量に含まれている可能性があるため，検査終了後の被検者にはサージカルマスクを着用させることが望ましい．2010年全国アンケート調査結果では，喀痰の細菌検査を被検者全員に行う施設が17％，対象を選んで行うと答えた施設が78％であった．ツベルクリン反応とInterferon-γ releasing assay（IGRA）を被検者全員に行う施設はほとんどなく，対象を選んで行っている施設がそれぞれ38％と67％であった．

　医療スタッフが結核に感染した場合，病院内での結核

集団感染発生の危険性があるため，検査に従事するスタッフは常に結核の感染防御には留意しなくてはならない．気管支鏡検査時の空気感染予防策として従来のガーゼマスクや外科用マスクは不適当であり，スタッフはN95微粒子用マスクを着用する．このマスクは密着性がよいこと，結核菌の大きさが2〜4ミクロンであるのに対し1ミクロン以下の粒子の95％以上を捕集することから，気管支鏡検査時の結核感染防止に適している．マスク以外の個人防護具（personal protective equipment：PPE）として，前処置の時点から手袋，ガウンや防水エプロン，帽子，ゴーグルなども装着している必要がある．検査終了後にはこれらのPPEを迅速かつ適切に廃棄する．前述した全国アンケート調査では，スタッフの予防衣の着用に関してマスクの着用がまだ100％ではなく，ガウン，帽子，フェイスシールドを全例で着用するのは，それぞれ39％，34％，11％に過ぎず，被検者は全て感染源となる危険性があるとの認識がまだ低い状況であった．気管支鏡検査に従事するスタッフは，後述するB型肝炎などとともに結核に対する免疫を獲得していることが望ましい．また定期健康診断時には必ず胸部X線検査を受ける．

b. その他の感染対策

検査時には被検者の体液，分泌物などを含む汚染部が飛散しないよう努める．血液や体液などによる汚染の可能性がある検査台周辺にカバーをかけ，検査終了後にはカバーを除去した後に，消毒用エタノール，アルキルジアミノエチルグリシン塩酸塩，次亜塩素酸ナトリウムなどで清拭する．

無菌組織内に直接進入する生検鉗子，細胞診用ブラシ，経気管支吸引針その他の処置具は滅菌状態のものを使用するのはもちろんであるが，器具の洗浄・滅菌の不備による感染事例の発生を回避するため，また針刺し事例などをなくすためにも可能な限り全てディスポーザブルとすべきである．しかしながら2010年の全国アンケート調査では，生検鉗子を全てディスポーザブルとしている施設は59％にとどまっていた．さらに採取した検体は全て感染性があるとの認識のもとに汚染を避けるよう適切，迅速に処理する．

気管支鏡検査に限らず医療に従事するスタッフはHBVワクチンを接種して抗体獲得の確認を行うなど自身を防衛する対策をとっておく．また検査前にあらかじめ被検者の感染症情報を得ておくことが望ましい．前述の全国アンケート調査では，HBV/HCV，血清梅毒反応，HIVを全例で検査をする施設はそれぞれ77％，69％，14％であった．

3 気管支鏡および処置具にかかわる感染症発生への対策

気管支鏡は細かいチャンネルや付属機器を備えた複雑な構造の器具であり，適切な洗浄消毒のための一連のプロセスを正しく行うことが重要である．器具の洗浄，その後の消毒・滅菌に関しては，全てメーカーの取扱説明書の手順に従い実施する．気管支鏡の洗浄・消毒作業に伴う内視鏡検査室の汚染や作業に従事するスタッフの安全面から，使用した気管支鏡は適切な大きさの蓋付き容器に収納して安全な作業環境を備えた専用の部屋に運搬し，訓練を受けたスタッフによる消毒・洗浄を行うべきである．気管支鏡の洗浄および消毒に携わるスタッフは手袋，エプロン，ガウン，ゴーグル，フェイスマスク，前腕カバーなど適正な個人用防護具を必ず着用する．また全てのスタッフが，器具の洗浄・消毒・滅菌を適切に行うための技術や消毒剤に関する知識を習得し，感染対策および洗浄・消毒のプロセスに関するトレーニングを受ける必要がある．

a. 洗浄・消毒

洗浄プロセスは最も重要な最初のステップである．有機物の気管支鏡への固着を防止するためには，消毒前にしっかりと洗浄して蛋白成分などを除去することがきわめて大切である．洗浄が不十分な場合には，その後の消毒を適切に行っても死菌や細胞成分が残存・蓄積してバイオフィルム形成を促し感染の温床になる危険性がある．内視鏡の汚染のチェック法としては，内視鏡内に残存するアデノシン三リン酸（ATP）を測定して清浄度を評価する方法などが知られているが，ATP測定では生菌と死菌の判別や菌種同定が困難であり，内視鏡内腔の洗浄液の塗抹・培養検査によるチェックを推奨している報告もある．

使用後の気管支鏡は全て感染症の危険性があると考え，病原体を著しく減らす作業としての洗浄を行う．被検者から抜去した気管支鏡は，光源やビデオ機器に接続した状態のまま速やかに外表面や操作部のレバー，先端部の汚れをスポンジにより除去しながら破損をチェックする．次いで，チャンネル内の血液，粘液およびその他の汚れをできるだけ取り除くために200 mL以上の酵素洗浄剤や低発泡洗剤を吸引し，その後10秒間空気を吸

引する．続いて鉗子栓および吸引ボタンを外す．吸引バルブなどの付属品は，構造上十分な洗浄に手間がかかるうえに滅菌を必要とすることを考慮すれば，リユースのものよりも可能な限りシングルユースのものを選択することが望ましく，1回使用するごとに廃棄する．リユースの付属品を使用する必要がある際には，メーカーの取扱説明書に従った十分な洗浄・消毒・滅菌が必要である．

洗浄・消毒法には用手による方法と自動洗浄消毒装置による方法があるが，作業レベルの均一性，確実性から自動洗浄消毒装置による洗浄・消毒が推奨される．2010年の全国アンケート調査では，ほとんどの施設が自動洗浄消毒装置を保有しているものの，気管支鏡専用装置を保有していたのは20％に過ぎず，この調査時点では消化器内視鏡に比べて気管支鏡の自動洗浄消毒装置による消毒はまだ浸透しているとはいえない状況であった．

1）用手的な洗浄・消毒

洗浄シンクでスポンジを用いて酵素洗浄剤で気管支鏡本体の外表面の汚れを落としてから，メーカー推奨の洗浄液で用手的に洗浄する．使用する洗浄液の濃度・温度や浸漬時間は，洗剤メーカーの指示に従う．チャンネル内のブラッシングは特に重要で，吸引バルブの洗浄や分解が不十分だと汚れが残存し感染症の発症につながる．メーカーの取扱説明書に従ってチャンネル掃除用ブラシで開口部（吸引口および鉗子口）から十分にくまなくブラッシングを行い，ブラシに汚れ（粘液，血液）が付着していないことを目視で確認する．ブラッシングにはシングルユースのブラシを使用することが望ましい．その後，吸引口に吸引洗浄アダプターを取り付け，専用チューブを用いてチャンネル内に酵素洗浄剤，水，空気を数回注入して洗浄する．洗浄した後は，清浄な水で気管支鏡に残留した洗浄剤を除去し水分を拭き取る．

続いて気管支鏡のチャンネル内に専用チューブを用いて消毒剤を注入し，気管支鏡を消毒剤中に浸漬する．吸引ボタンや鉗子栓などの付属品がリユースの場合には，洗浄したこれらの付属品も一緒に浸漬する．浸漬時間は消毒剤メーカーが定める規定時間・濃度・温度に従う．気管支鏡を引き上げた後は，チャンネル内に清浄水を繰り返し注入するとともに，スポンジを用いて気管支鏡全体を流水で十分に洗浄して消毒剤を除く．外表面の水分を除き，チャンネル内から水滴が出なくなるまでシリンジで送気する．その後に，70％アルコール液をチャンネル内に注入し，シリンジで送気して乾燥させる．使用した洗浄液・消毒剤は1本の気管支鏡を洗浄するごとに廃棄交換する．

2）自動洗浄消毒装置による洗浄・消毒

自動洗浄消毒装置は，気管支鏡の洗浄消毒に推奨された機器であるが，適切に使用しないと潜在的な感染の原因となり，とりわけ被検者が免疫低下状態の場合は感染の危険性が生じる．自動洗浄消毒装置が関与した気管支鏡の汚染による感染症発生事例の報告は数々報告されており，特に抗酸菌の感染には十分な注意が必要である．汚染された器具により検査結果の誤認が生じる危険性もある．したがって，自動洗浄消毒装置は，毎日初めに自己洗浄消毒すること，規定のプログラムに従って適切に消毒を行うこと，最後のすすぎには，滅菌水やフィルター水を使用すること，メーカーの指定する方法で定期的に装置自体の洗浄・消毒またフィルター交換などのメンテナンスを行うことが重要である．

チャンネルなどをブラッシングした後の気管支鏡はメーカーの取扱説明書に従ってリークテストを行ってから自動洗浄消毒装置にセットし，適切な洗浄チューブを取り付ける．リユースの付属品は自動洗浄消毒装置で一緒に洗浄消毒する．このとき洗浄チューブの外れがないことや，工程が全て完了したことを確認することが重要である．

b. 消毒剤

消毒薬は製造元により作用時間，温度，希釈など使用条件が異なるため，気管支鏡と自動洗浄消毒装置のメーカーのアドバイスや消毒薬の製造元の取扱説明書を参考にして適切な薬剤を選択する．

高水準消毒剤としては，グルタラール製剤が日本消化器内視鏡学会消毒委員会のガイドラインなどで推奨され一般的に使用されてきたが，最近では次世代の高レベル消毒剤としてフタラール製剤や過酢酸が市販され，グルタラール製剤とともに広く使用されている．グルタラール製剤に比べ，フタラール製剤や過酢酸は抗酸菌（結核菌，非定型抗酸菌）に対して有意に高い殺菌力を示し，過酢酸はフタラール製剤よりさらに短時間で菌の陰性化が認められると報告されている．またグルタラール製剤は，芽胞菌に対する消毒効果を得るためには30分以上の作用時間を要するが，フタラール製剤や過酢酸は芽胞菌に対しても強い殺菌力をもつため，これらの使用が望ましい．一方，フタラール製剤は有機物と強固に結合することから，グルタラール製剤に比べてすすぎが行いにくい欠点があり，内視鏡自動洗浄消毒装置での使用にとどめるのが望ましい．さらにグルタラール製剤とフタ

表 I-3-1 高水準消毒薬の特徴

消毒薬	所要時間		使用法	使用期限	メリット	デメリット	対策
	消毒	滅菌					
グルタラール製剤	30分間	6時間	自動洗浄・消毒装置用手洗浄	2〜2.25%製品：20回ないし7〜10日間 3%製品：40回ないし21〜28日間 3.5%製品：50回ないし28日間	材質を損傷しにくい 比較的安価	刺激臭が強い	換気に注意する
フタラール製剤	5分間	96時間	自動洗浄・消毒装置	30〜50回	材質を損傷しにくい 緩衝化剤の添加が不要	有機物と強固に結合するため，すすぎが行いにくい	自動洗浄・消毒装置で用いる
過酢酸	5分間	10分間	自動洗浄・消毒装置	25回ないし7〜9日間	殺菌力が強い カセット方式のため自動洗浄装置への充填時に蒸気曝露がない	材質劣化作用あり	10分を超える浸漬を避ける

ラール製剤がほとんどの自動洗浄消毒装置で使用可能であるのに対し，過酢酸は専用の自動洗浄消毒装置が必要となるため，装置と消毒剤の組み合わせについてはメーカーに確認する必要がある．高水準消毒薬の特徴を表I-3-1に示す．2010年全国アンケート調査では，回答のあった469施設のうち198施設（42%）がグルタラール製剤を，124施設（26%）がフタラール製剤を，147施設（31%）が過酢酸を使用していた．

高水準消毒薬は十分に注意して取り扱う必要がある．皮膚に付着すると皮膚炎や化学熱傷の原因になり，その蒸気は結膜炎や鼻炎および職業性気管支喘息などの原因になる．特にグルタラール製剤の吸入による呼吸器障害，接触による皮膚障害，目に入れば角膜炎を起こすなど毒性の問題が指摘されており，厚生労働省から使用環境に関する注意喚起がなされている．フタラール製剤はグルタラール製剤より揮発しにくく刺激臭が少ないが，グルタラール製剤と同様の健康被害や，本剤を使用した消毒器具でのアナフィラキシーショックの報告もあるなど，その毒性については未知な部分がある．過酢酸については，安全性・毒性に関する臨床報告例は少ないが，強い刺激性があるので接触や吸入を防ぐためにグルタラール製剤やフタラール製剤と同様の注意が必要である．

以上のように，消毒剤には人体に悪影響を及ぼすことがあるため，用手による消毒よりも自動洗浄消毒装置を用いた洗浄・消毒を推奨する．これによって高水準消毒薬への接触や蒸気の曝露を低減させることができるものの，自動洗浄消毒装置を用いてもこれらの消毒薬の蒸気曝露は避けられないため，窓の開放や強力な強制換気装置の設置，アルデヒド吸着マスクの着用，長めのゴム手袋や密着性のよいゴーグル・マスク，防水エプロンや腕カバーを装着するなどの対策が必要である．また，労働安全衛生の面からも定期的な環境調査とスタッフの健康調査が必要である．

c. 気管支鏡の滅菌法

被検者間での気管支鏡の滅菌は所要時間の長さから一般的には不可能であるが，最近低温プラズマ滅菌法が開発され，短時間での滅菌が可能となった．可能であれば1日の終わりまたは週の終わりには滅菌を行い，感染源を長期に残さないことが重要である．

1) オートクレーブ滅菌

オートクレーブ滅菌は安価であり，簡便かつ短時間で確実に滅菌できるが，高温となるため気管支鏡本体の滅菌は不可能である．周辺機器についても取扱説明書でオートクレーブによる滅菌が可能であることを確認して使用する．

2) ガス滅菌

エチレンオキサイドガスによる滅菌効果は高く，現在の滅菌法の主流となっている．しかし滅菌に長時間を要するため，被検者間での滅菌は不可能である．また以前からエチレンオキサイドの毒性，特に発癌性が問題となっている．

3) 低温プラズマ滅菌

過酸化水素を利用した低温プラズマ滅菌法は，殺菌効力がきわめて高いうえに毒物の残留が全くなく，さらに

ガス滅菌法に比べてきわめて短時間で滅菌できるなどの利点がある．ただし，過酸化水素は気管支鏡の内腔への浸透性が低いため，管の入り口にブースターを装着して内腔内に過酸化水素ガスプラズマを充填させる必要がある．また気管支鏡本体，周辺機器ともに使用できない場合があるため，プラズマ滅菌の使用についてメーカーに確認する必要がある．

d. 気管支鏡の保管

洗浄消毒された清潔な気管支鏡は，保管する前にメーカーの取扱説明書に沿ってアルコールフラッシュを行い乾燥させた後，乾燥した保管庫に保管する．保管の際には，それぞれの保管庫のメーカー取扱説明書で気管支鏡が適合していることを確認する．吸引ボタンや鉗子栓などは気管支鏡に装着せずに保管する．気管支鏡の保管時には周囲の器具や環境から病原体が伝播しないように留意する．

乾燥した保管庫が利用できない場合には，交差感染を防ぐために気管支鏡間のスペースを十分に保ち，吊り下げた状態で保管し，被検者に使用する前3時間以内に再度洗浄消毒する．キャリングケースは消毒できないため，キャリングケースに気管支鏡を保管しない．キャリングケースを使用する場合には，気管支鏡を入れる前と取り出した後に洗浄消毒する必要がある．

e. 気管支鏡の洗浄，使用履歴の管理

使用した気管支鏡およびリユースの付属品の履歴管理を行い，気管支鏡および付属品の洗浄消毒のプロセスを記録，保管しておくことが重要である．履歴管理を行うことにより，患者間で感染が増加するなどの不測の事態が生じたときにその軌跡を追うことが可能になる．気管支鏡の使用日時，患者氏名，内視鏡番号，担当者，自動洗浄消毒装置番号，洗浄消毒の各ステップ，洗浄消毒に関与したスタッフ氏名などを記録しておく．

4 おわりに

気管支鏡およびその周辺機器の洗浄・消毒・滅菌においては，気管支鏡検査の全ての被検者が感染源となる可能性があることを意識して感染対策に細心の注意を払う必要がある．また，検査や内視鏡の管理に従事する医療スタッフは，自身の感染防御対策を常に意識するとともに，検査室の清潔にも常に注意を払うことが求められる．

参考文献

1) British Thoracic Society Bronchoscopy Guidelines Committee : a Subcommittee of Standards of Care Committee of British Thoracic Society. British Thoracic Society guidelines on diagnostic flexible bronchoscopy. Thorax 56 : i1-i21, 2001
2) 千場　博：気管支鏡と感染対策．日本呼吸器内視鏡学会安全対策委員会（編）：手引書―気管支鏡検査を安全に行うために―．気管支学 27：388-390，2005
3) Shimono N, Takuma T, Tsuchimori N, et al : An outbreak of Pseudomonas aeruginosa infections following thoracic surgeries occurring via the contamination of bronchoscopes and an automatic endoscope reprocessor. J Infect Chemother 14：418-423, 2008
4) 坂田友美，西功，豊川真弘，他：内視鏡感染管理における内視鏡清浄度調査の重要性について．日本臨床微生物学会誌 22：35-41，2012
5) 千場　博：気管支鏡と感染対策．日本呼吸器内視鏡学会安全対策委員会（編）：手引書―呼吸器内視鏡診療を安全に行うために―(Ver.3.0), pp18-22, 2013
6) 消化器内視鏡の感染制御に関するマルチソサエティ実践ガイド作成委員会：消化器内視鏡の感染制御に関するマルチソサエティ実践ガイド〔改訂版〕．環境感染 28：S1-S27, 2013
7) 加藤誠也：結核院内（施設内）感染対策の手引き　平成26年版．厚生労働省インフルエンザ等新興再興感染症研究事業「結核の革新的な診断・治療及び対策の強化に関する研究」報告書，2014

（中村　敦）

第 II 章 準備と基本手技

1. 気管支鏡検査の適応，説明と同意
2. 気管支鏡施行前に行うべき問診，検査
3. 併存疾患に対する注意点
4. 抗血栓療法の管理
5. 患者の確認・前処置（絶食，アトロピン，その他）
6. 局所麻酔法
7. 鎮静法
8. 挿入・操作法
9. 観察と記録・モニタリング
10. 検査終了後の処置
11. 全身麻酔下気管支鏡
12. 小児の気管支鏡
13. 硬性気管支鏡（基本手技）
    - A 機器
    - B 硬性気管支鏡の基本手技
    - C 合併症

第Ⅱ章 準備と基本手技

1 気管支鏡検査の適応，説明と同意

> **要点** 気管支鏡検査の適応は広く，近年の技術進歩でさらに拡大している．肺内の病変ならば大部分の症例が適応になるが，病変の性状やサイズおよび気管支との関係，各施設の技術やスタッフ数によって適応症例の選択は異なるべきである．気管支鏡の絶対的禁忌はないが，相対的禁忌といえる症例や症例によっては施行すべきでない手技もあるため，リスクベネフィットを考慮した適応決定が重要である．説明と同意には気管支鏡検査の内容，目的，治療方針への影響，鎮静方法，起こりうる合併症などをわかりやすく伝えることが重要で，呼吸器内視鏡学会のホームページに掲載された各種説明書が参考になる（http://www.jsre.org/medical/kaitei.html）.

1 適応

気管支鏡検査は呼吸器疾患の診断と管理において，きわめて大きな役割を果たしている．さらに，近年の超音波技術を中心とした進歩によって，気管支鏡による診断力は格段に進歩した．また気管支鏡検査時の鎮静法の普及によって，より繊細で難しい気管支鏡操作も十分に時間をかけて行うことも可能となった．このような状況を背景に，分子標的薬や免疫療法といった新たな治療が導入された肺癌診療においては，気管支鏡での十分量かつ良質な生検検体の採取が肺癌診断の要諦の1つとなった．さらに治療の領域では従来の悪性腫瘍の気道病変に対するインターベンションのみでなく，喘息・COPDに対する治療にも気管支鏡の適応が拡がってきている．このように呼吸器の日常臨床に占める気管支鏡の役割は増加するばかりである．しかし，検査目的でも治療目的でも気管支鏡には自ずと限界もあり，各症例の疾患状況，各施設の技術力と診断力を総合し，患者の利益を最優先する観点で適応を決める必要がある．

a. 肺末梢病変に対する気管支鏡の適応（TBB）

肺末梢病変に対する診断アプローチには経気管支生検（transbronchial biopsy：TBB），CTガイド下生検（CT-guided needle biopsy：CTNB），外科的生検の3つの選択が考えられる．最も侵襲の少ない検査は気管支鏡検査であり，最近の鎮静法の普及によって気管支鏡が従来のように患者の苦痛を強いる検査ではなくなってきたことも考えると第一選択と考えられる．ただし，一般的にCTNBあるいは外科的生検の診断率は気管支鏡より高いので，個々の症例の条件によってはこれらの方法を診断法の第一選択にすることもあり得る．しかし，CTで発見される肺癌の多くが切除可能であり，CTNBが胸膜転移再発率を増加させるという報告[1]や，まれではあるが空気塞栓など重篤な合併症を起こすことを考えると，可能であれば気管支鏡検査を第一選択にするべきである．また外科的に切除すれば治療と診断も可能であり，ほぼ確実に診断可能であるが，CTで発見される肺末梢病変の一部は良性疾患であり，きちんとした診断ステップを踏まずに，やみくもに手術侵襲を加えてよいものではない．気管支鏡で術前に正しい診断が得られれば，肺癌切除手術においても，術式の予定が可能となり，術中迅速診断などによる外科医，病理医の余分なストレスを軽減することができる．

一方で，近年の健診・人間ドックへの胸部CT導入によって肺末梢病変については，サイズの小さい病変が次々と見つかるようになっており，こうした病変に気管支鏡診断が対応してゆくことが求められている．現在の初診の肺末梢病変は3cm以下の病変が大部分である．どの程度小さい病変までを経気管支生検（TBB）の対象とするのかは一定の見解はない．気管支内超音波（endobronchial ultrasound：EBUS）プローブとガイドシース（guide sheath：GS）を併用したTBB（EBUS-GS-TBB）の診断率を検討した報告では，長径20〜30mm

の陰影での診断率は，擦過細胞診，洗浄細胞診などを組み合わせて80％を超えており，20 mm未満の病変では60％程度であると報告されている[2,3]．いずれにせよ，検査前のthin section CT（0.5～1.0 mmスライス）で病変に関与する気管支が存在するのかどうか（CT bronchus sign[3]）を詳細に同定し[4]，病変に到達できる確率を評価することがきわめて重要である．場合によってはvirtual bronchoscopy画像などの技術も駆使して病変に到達する確率を上げる．またEBUS画像をしっかりと評価しEBUS-GS法などで確実に病変を採取することが重要である．thin section CTで少なくとも病変のごく近傍に到達する気管支が全くない（見えない）場合は気管支鏡以外の診断法を考慮する必要がある．また10 mm未満の病変に対するTBBの診断力は未解明であるが，上述のCT bronchus signが陽性であり，EBUS-GS法に習熟する術者であれば診断可能である．個々の症例の画像診断を丁寧に行うことが肺末梢病変に対する気管支鏡検査の適応決定に最も重要である．

また，小さな肺末梢病変の中には炎症性陰影（肺炎，器質化肺炎）もしばしば含まれており，腺癌など悪性腫瘍との鑑別が難しい場合には気管支鏡による精査を求められることがある．陰影の性状や区域を越えた広がりがあるかどうか（静脈走行との関係）などを注意深く読影し，炎症の可能性もある場合には気管支鏡検査直前に再度CTを確認すると陰影が消失していることもある．

b. 中枢病変に対する気管支鏡の適応〔endobronchial biopsy（EBB），endobronchial ultrasound-guided transbronchial needle aspiration（EBUS-TBNA）〕

胸部X線や胸部CTで肺門の腫大や縦隔リンパ節の腫大あるいは気管・気管支の異常を指摘されたとき，原因不明あるいは新たに生じた無気肺の所見を呈するとき，同一部位に繰り返し起こる肺炎症例などでは中枢気道病変を疑って気管支鏡を施行する．

中枢病変ではCT画像や血液検査，あるいは喀痰細胞診の陽性所見などを参考にして（細胞診が行われていればだが），扁平上皮癌や小細胞癌のように上皮を破壊して浸潤するような癌であるか，上皮下病変が主体で浮腫状狭窄に至っているかなど，ある程度予想して気管支鏡の種類，手技をあらかじめ選択する．

血痰や喀血を訴える症例，抗凝固療法を行っている症例など出血が多くなりそうな症例では，吸引チャネル径が2.6 mm以上の気管支鏡を選択する．また縦隔，肺門リンパ節腫大にはEBUS-TBNA（transbronchial needle aspiration）が有力な診断ツールとなる．小細胞癌のように上皮病変とリンパ節病変がともにある場合には，直視下生検でもEBUS-TBNAでも診断は可能である．術者によってはEBUS-TBNAを優先する場合もあると思うが，上皮所見の評価をおろそかにしない心構えが重要である．

また，中枢気管支の腫瘍病変では高度の気道狭窄を呈する症例での生検も必要になる．多くは悪性腫瘍（肺癌）であるので気道以外で生検できる箇所があれば，そちらを選択すべきであるし，超音波内視鏡下経食道針生検（endoscopic ultrasound-guided fine needle aspiration：EUS-FNA, endoscopic ultrasound with bronchoscope-guided fine needle aspiration：EUS-B-FNA）が可能な症例ではそちらを優先する[5]．しかし，気管・気管支内病変の生検をアプローチせざるを得ない場合，特に出血や生検後の浮腫によって気道閉塞を生ずる危険性に注意が必要である．この場合にはホットバイオプシー鉗子での生検，高周波スネア，生検とアルゴンプラズマ凝固（argon plasma coagulation：APC）の組み合わせなど，止血と気道開存に留意しながらの生検が必要である．狭窄が著しく高度である場合には，硬性鏡でのdebulkingやレーザー焼灼などが必要になることもあり，気道閉塞の危険が高い場合には硬性鏡のできる専門施設への搬送を検討する．

c. びまん性肺疾患に対する気管支鏡の適応〔transbronchial lung biopsy（TBLB），bronchoalveolar lavage（BAL）〕

1）急性経過のびまん性肺疾患

急性経過のびまん性肺疾患の多くは気管支鏡検査の適応がある．慢性線維化性間質性肺炎の急性増悪，急性間質性肺炎，薬剤性肺炎，好酸球性肺炎，器質化肺炎，過敏性肺炎，肺胞出血，免疫不全状態の日和見感染症などがあげられる．気管支肺胞洗浄（bronchoalveolar lavage：BAL）では起因菌の同定，増加する炎症細胞の同定，肺胞出血の有無の検索が可能であり，特徴的な所見が得られれば診断に直結する（ニューモシスチスの検出，好酸球性肺炎の好酸球増加，過敏性肺炎のリンパ球著明増加，肺胞出血の血性BAL液など）．器質化肺炎が疑われる場合には生検で肺胞内の器質化所見を証明することが必要であり，経気管支肺生検（transbronchial lung biopsy：TBLB）が必要である．器質化肺炎は，び

まん性陰影といっても末梢肺に斑状に分布することが多く，標的病変を決め，胸部CTで関与気管支をしっかりと同定してから，生検することも必要となる．

一方で急性経過のびまん性肺疾患では，しばしば呼吸不全を伴う．気管支鏡検査は必ず低酸素血症を悪化させる手技でありBALといえども一過性の呼吸状態の悪化は避けられない．呼吸不全の患者での気管支鏡検査では熟練したスタッフと人工呼吸などの呼吸補助を準備したうえで（あるいは併用して）施行することが必要である．どの程度の呼吸不全までBAL，TBLBが可能であるかの明確な基準はないが，検査によって得られる情報の有用性と患者の状態，自施設の呼吸管理の実力などを吟味したうえで，症例ごとに適応を吟味することが重要である．

2）慢性経過のびまん性肺疾患

多くは慢性の線維化を呈する間質性肺炎であり特発性肺線維症（idiopathic pulmonary fibrosis：IPF）を含む特発性間質性肺炎（idiopathic interstitial pneumonias：IIPs），膠原病性間質性肺炎，職業性肺疾患（じん肺症），サルコイドーシス，肺胞蛋白症などがこの群の主要な疾患であるが，悪性腫瘍（癌性リンパ管症，浸潤型粘液産生性腺癌，悪性リンパ腫など）や結核，真菌感染でも慢性経過のびまん性陰影を呈することがある．気管支鏡検査では主として悪性腫瘍，感染症など，検体から陽性所見が得られれば確定診断が可能である疾患を鑑別することが大きな目的の1つとなる．

BALは肺胞蛋白症，感染症など一部の疾患には診断に直結する意義があるが，慢性線維化性間質性肺炎では診断に直接結びつくことはない．しかし，他疾患との鑑別やBAL中リンパ球の増加するIIPs〔NSIP（non-specific interstitial pneumonia）など〕とIPFの鑑別の補助診断などに一定の有用性がある．また，多くの慢性線維化性間質性肺炎の診断は，肺の小葉構造を中心とした病理所見のパターン解析が重要であり，断片的な病理情報では診断できない．したがってTBLBの診断価値もBALと同様，間質性肺炎以外の疾患の鑑別という点に有用な部分が多い．悪性腫瘍，感染症，肺胞蛋白症，サルコイドーシスなどはTBLBで診断可能である．TBLBで肺胞内の器質化所見などが得られれば，亜急性の経過をとる器質化肺炎や一部のNSIP診断の参考になることもある．間質性肺炎が疑われる症例で外科的生検（胸腔鏡下肺生検）を予定している場合にTBLBを行うかどうかについては，個々の症例で他疾患との鑑別の重要度を鑑みて決定する必要がある．

また近年クライオプローブを使用したびまん性肺疾患の生検（transbronchial cryobiopsy）がわが国でも導入された．従来の生検鉗子にくらべてサイズが大きく挫滅も少ないため病理所見情報量は多く，びまん性肺疾患の診断に有力であるという報告も散見される[6]．ただし，cryobiopsyはあくまでも気管支を中心とした組織採取であり，病変と小葉辺縁との関係などの情報は外科的生検検体に及ばない可能性もある．今後，わが国での症例集積が待たれるところである．

3）びまん性肺疾患に対する気管支鏡検査適応のまとめ

びまん性肺疾患に対する気管支鏡検査の適応決定には急性，慢性の経過を問わず，画像診断あるいは身体所見，病歴，血液検査などによる検査前の鑑別診断が大変重要である．気管支鏡検査に何を期待しているかをよく自問自答したうえで，BAL TBLBによる診断力の限界を考慮して適応を決める必要がある．

d. その他の病変に対する気管支鏡

1）喀血，血痰

喀血や持続する血痰は気管支鏡検査の適応である．しかしこの場合も胸部CTで気管支拡張症あるいは空洞病変などの出血の原因になりそうな病変のスクリーニングは必須であり，その後で気管支鏡検査での内腔観察に進むべきである．CTで喀血する可能性のある病変を見つけたとしても，原因病変を1か所に決めつけてしまい，他の部位の観察がおろそかになってはならない．また，喀血症例のほとんどは，いったん止血された状態であるから気管支鏡観察で安易に血餅を除去してしまうと再喀血し難渋することがあるため，喀血に対する気管支鏡は施行するタイミングを十分考慮する必要がある．画像診断，血液検査，服薬内容などを十分吟味したうえで，十分な準備をもって行うほうが安全である．

2）治療的気管支鏡

悪性腫瘍などによる気道閉塞に対するレーザー照射，APC，ステント挿入などのインターベンションも最近は多くの施設で行われている．各施設の機器，術者およびチームの経験度などを総合してそれぞれの手技の適応を決めることが重要である．また近年では良性疾患においても難治性気管支喘息に対する気管支サーモプラスティ（bronchial thermoplasty）[7]や難治性気管支瘻に対するEWS（endobronchial Watanabe spigot）[8]などの治療的手技も盛んに行われている．それぞれの手技について，その適応と技術を十分習熟した施設が行うべきである．

2 禁忌

気管支鏡検査の絶対的禁忌はないといわれるが，手技によっては禁忌となりうる．重度の呼吸不全に対して熟練したスタッフが人工呼吸器などのバックアップを備えたうえでBALを慎重に行うことはあり得るが，気胸を起こせば死亡につながりかねない状況においては，TBLBは禁忌である．

a. 気管支鏡で生検してはいけない疾患

気管支鏡での観察は禁忌ではないが，決して生検してはいけない病変のあることに注意が必要である．気管支内に突出した蔓状血管腫，気管支動脈瘤などは大量出血を引き起こすので生検は禁忌である．気管支鏡可視範囲にある隆起性の病変については，時としてこれらの血管性病変との区別は難しいので，鑑別に迷うような病変は，すぐに生検せずに造影CTなどで確認してからあらためて検査をするか，気管支内超音波で病変の性状を観察するなどの慎重さが必要である．また肺末梢病変として肺動静脈瘻もまれに結節性病変と誤認されることがあるが，生検は禁忌である．肺梗塞も末梢の原因不明の浸潤影として検査の対象にあげられることがある．禁忌ではないが画像や血液検査その他で適切に診断すべき疾患であり，気管支鏡は一般的には行わない．これらの疾患もthin slice CTあるいは造影CTで注意深い読影があれば鑑別はまず可能である．

b. 気管支鏡の適応外の疾患

時として肺外病変，胸膜病変などが肺内の病変と鑑別が難しく生検の対象となっている事例に遭遇する．肺外病変は気管支鏡の適応外であることは明らかである．日頃からthin slice CTなどで病変と気管支の関与（気管支が読影できないときには肺動脈の関与）を詳細に読影する訓練をしていれば大抵は避けることができる．

c. 気管支鏡検査の相対的禁忌

上記の他，気管支鏡施行を中止あるいは待機しなければならない状況に注意が必要である．

まず気管支鏡は入院施設あるいはそれに準ずる集中治療のできる施設のない状況では施行してはならない．頻度は低いが出血や窒息などの致命的な合併症が起こりうる検査であり，緊急時の対応，入院ができない施設では気管支鏡検査は行うべきでない．

また，なんらかの理由で十分な数のスタッフが集まらない状況での気管支鏡検査開始も避けるべきである．現在では気管支鏡検査の際に鎮静を行う施設が増加しているが，鎮静下の気管支鏡検査を円滑かつ安全に行おうとすれば，バイタルサイン，呼吸状態などをチェックしつつ全身管理を行う麻酔鎮静に習熟した医師の存在が不可欠である．この他に術者と介助者，口腔内吸引を行う助手，生検材料など検体を処理する助手など気管支鏡検査に習熟したチームメンバーが5名程度必要である．EBUS-TBNAなど，検体処理に少し手間のかかるような手技では，さらに人数が必要である．これらの人数が確保できていない状況での気管支鏡検査はリスクが高い．順調に終了すればよいが，一度トラブルが起こった際には，迅速で冷静な行動をすることができない可能性がある．気管支鏡検査で（絶対に）死亡事故が起こってはならないのであり，十分な人数と各自の役割分担を明確にした検査チーム作りが，安全で診断率の高い気管支鏡検査の実践には必須である．

3 説明と同意

全ての医療行為のIC(informed consent)に共通する事柄であるが，説明される患者は，医学については全くわからない一般人であることを強く意識する必要がある．中には気管支と肺は全く別の臓器であると思っている人もいる．肺の病変を検査するのになぜ気管支鏡を使うのかを，肺の解剖学的構造を詳しく説明しながら，十分に患者が納得できる説明ができるよう医師の側も訓練が必要である．説明書は，図を加えてわかりやすく詳細に記載されたものが望ましく，ICの際に検査の概略と要点について，担当医あるいは主治医が手書きで図を書いたりイラストを示したりしながら，面談方式で実施することが推奨される．呼吸器内視鏡学会のホームページには参考となる説明書同意書のひな形が掲載されているので，是非参考にしてほしい(http://www.jsre.org/medical/kaitei.html)（図Ⅱ-1-1参照）．

a. 検査の一般的な説明

多くの検査に共通する項目であるが以下の項目は必ず説明書に記載しておく必要がある．
・現在の診断名あるいは可能性のある疾患名
・気管支鏡検査の目的，検査の具体的な内容（症例によって異なる），適応，検査の意義
・検査に伴う苦痛・合併症とその対応方法
・気管支鏡検査を受けない場合の不利益

> 「経気管支肺生検（TBLB；ティービーエルビー）」
>
> 経気管支肺生検（TBLB）の説明文書です．お読みになる前に必ず「気管支鏡による検査，治療について」をお読みください．
>
> 【概要】
> 経気管支肺生検（TBLB）とは，気管支鏡では見えない奥のほうの肺の一部をつまみ取る検査法です．経気管支肺生検は，びまん性肺疾患（「気管支鏡による検査，治療について」5頁Q&A12 注12参照）の場合に，治療法を決める目的で行います．経気管支肺生検の対象となる呼吸器疾患には，特発性間質性肺炎，過敏性肺炎，膠原病性間質性肺炎，薬剤性肺炎，好酸球性肺炎，サルコイドーシス，じん肺，肺癌（肺炎の形態をしめすもの），肺炎，リンパ腫や白血病などに合併する肺病変，肺移植後の拒絶反応の診断などが含まれます．その他にも肺の中に広がる病変をおこすさまざまな病気が含まれます．かん子（「気管支鏡による検査，治療について」5頁Q&A12 注9参照）を用いて肺の組織をつまみ取ります．肺はとても大きな臓器ですので，かん子で数回組織をつまみ取っても肺の働きには影響ありません．
>
> 【方法】
> ① エックス線透視台に仰向けに寝た状態で「気管支鏡による検査，治療について」2頁Q&A6に従って気管支鏡が入ります．
> ② 気管支鏡を通してかん子が肺に進みます．このときかん子は末梢の細い気管支の薄い壁を破って肺の辺縁に到達しますが，痛みは感じません．図は右肺の3箇所での経気管支肺生検を示します．
>
>
>
> 図　経気管支肺生検の方法

図Ⅱ-1-1　説明書の例
〔呼吸器内視鏡学会ホームページ，気管支鏡説明文書（http://www.jsre.org/medical/kaitei.html）より一部抜粋，図は臨床研修イラストレイテッド6 呼吸器系マニュアル　吉澤靖之編　矢野平一著　羊土社 2005 より転載〕

・鎮静を使用する場合には，鎮静に関する説明
・代替検査法の有無と内容
・同意撤回の自由

　また，同意とは別に重要な項目として服用薬剤，常用薬剤のチェックが必要である．抗凝固剤の服用については，外来での検査適応の決定時あるいは入院時などで複数回の確認が望ましい．

　これらに加えて，行う検査による当該施設の診断率も記載があるのが望ましい．本来，検査をして結果がわからなかったという事実は一般の人には受け入れ難いことであるが，残念ながら気管支鏡検査では，少なからず，検査しても治療に結びつく情報が得られないことがある．肺の疾患には悪性腫瘍だけでなく炎症性疾患もかなりの割合で含まれる．炎症性疾患の気管支鏡診断はさらに難しく，患者には肺疾患の病理診断はステップを踏んで侵襲の少ないものから進めるべきであることをわかりやすく説明することが必要である．また，各施設で可能な限り診断率を上げる努力をすべきであり，診断率があまりにも低い施設での気管支鏡検査は行うべきでない．診断率が100％ではない検査を行うことの意味，そこで得られる情報がどのようにその後の診断，治療に結びついてゆくかということを簡潔にわかりやすく説明する訓練も重要である．また，気管支（呼吸の道）に内視鏡を挿入するという行為自体が不安を誘うものであり，患者への説明では検査に対する不安に対応できるように，何でも質問できる雰囲気づくりも重要である．

b. 合併症に関する説明

　気管支鏡に伴う重大な合併症には低酸素血症，出血，心血管系（心筋梗塞，脳梗塞を含む），不整脈などが知られており，また頻度の高い合併症として気胸，検査後の発熱（感染）などがあげられる．死亡に至る重大事故もおよそ10万件に1件報告されている[9]．これらの合併症は患者に説明する義務があるが，過度に不安を募らせるような説明ではなく，自施設での頻度，合併症に対する対応，合併症のリスクを上回る検査の必要性などを説明することが必要である．

　また，行う手技や患者背景，病変の状況によって合併症の起こる確率は変動するので，それぞれの症例に応じて合併症の説明は強調される部分が異なる．たとえばTBLBで肺末梢の生検を行う場合には気胸の合併症が多くなるので，気胸が起こってしまった際の治療（脱気やドレナージなど）について説明が必要である．中枢の肺癌で血痰を生じている症例への気管支鏡は，再出血のリスクが高くなるので，検査中や検査後の喀血，血痰について話の重点をおく．血痰は患者本人にとっても衝撃的なので，検査後は少量の血痰はつきものであり，大量でない場合には心配ないことも話しておく．

　また，気管支鏡後の合併症として重要なものに検査後の感染がある．検査後の発熱・感染（肺炎，肺化膿症，腫瘍内感染など）はその後の治療を遅らせ，時に重篤な結果ももたらす注意すべき合併症である．現在のところ，高い有効性をもった予防策やハイリスク症例を選定できるエビデンスはないため，検査後，発熱など炎症悪化状態があればすぐに受診してもらうように患者に説明しておくことは大変重要である．また，気管支鏡検査後に一過性の咽頭痛を生ずることがある．軽度なものが多いがこれについてもあらかじめ説明しておくほうがよい．さらに，経口で挿入する気管支鏡検査ではマウスピースをくわえてもらうが検査中に歯が抜けたり欠けたりすることがある．あらかじめ説明するとともに，歯に問題がないか，なども事前に聞いておく．

最も重要な事柄として，検査後に心配な症状が出現したときにはすぐに連絡してもらえるような窓口（連絡先）を説明書などに明記しておくことも重要である．

c. 麻酔・鎮静に関する説明

咽頭の局所麻酔に加えて最近は鎮静剤の静脈内投与の事例も増えているので，両者についての説明が必要である．

咽頭局所麻酔は，患者の協力が必要であり咽頭反射には個人差があるので，実際に咽頭麻酔をかける現場での指導が重要である．ただし，事前の説明として局所麻酔でショックになった既往がないか（歯科の処置時など）はチェックできるようにすることが必要である．また検査後2時間程度は咽頭麻酔の影響で誤嚥してしまうので食事や水分摂取ができないことも説明する．

全身性の鎮静剤は施設ごとにミダゾラム，プロポフォール，オピオイド（フェンタニルなど）など，使用薬剤が異なる．使用している薬剤にあわせて説明が必要である．気管支鏡の鎮静術は標準的方法が確立しているわけではないので，各施設の実状にあわせて説明することが必要である．鎮静の深度も各施設で異なると思われるが，手術のように全く痛みを感じないような麻酔ではなく，鎮静には個人差があること，無意識で体動が激しくなることもあるので適宜手足の抑制を行う場合があることも説明の中に加える．

文献

1) Minezawa T, Okamura T, Yatsuya H, et al：Bronchus sign on thin-section computed tomography is a powerful predictive factor for successful transbronchial biopsy using endobronchial ultrasound with a guide sheath for small peripheral lung lesions：a retrospective observational study. BMC Medical Imaging 15：21, 2015
2) Asakura K, Izumi Y, Yamauchi Y, et al：Incidence of Pleural Recurrence after Computed Tomography-Guided Needle Biopsy in Stage I Lung Cancer. PLoS One 7：e42043, 2012
3) Minami D, Takigawa N, Morichika D, et al：Endobronchial ultrasound-guided transbronchial biopsy with or without a guide sheath for diagnosis of lung cancer. Respir Investig 53：93-97, 2015
4) 栗本典昭，森田克彦：末梢病変を捉える気管支鏡"枝読み"術．医学書院，2015
5) 沖昌英，山田有里紗，重松文恵，他：EUS(-B)-FNA．気管支学 38：422-426, 2016
6) Iftikhar IH, Alghothani L, Sardi A, et al：Transbronchial Lung Cryobiopsy and Video-assisted Thoracoscopic Lung Biopsy in the Diagnosis of Diffuse Parenchymal Lung Disease. A Meta-analysis of Diagnostic Test Accuracy. Ann Am Thorac Soc 14：1197-1211, 2017
7) Chupp G, Laviolette M, Cohn L, et al：Long-term outcomes of bronchial thermoplasty in subjects with severe asthma：a comparison of 3-year follow-up results from two prospective multicentre studies. Eur Respir 50：1700017, 2017
8) Morikawa S, Okamura T, Minezawa T, et al：A simple method of bronchial occlusion with silicone spigots (Endobronchial Watanabe Spigot；EWS®) using a curette. Ther Adv Respir Dis 10：518-524, 2016
9) 日本呼吸器内視鏡学会　安全対策委員会（編）：手引き書—呼吸器内視鏡診療を安全に行うために— version 4. 2017(http://www.jsre.org/medical/anzen_tebiki_4.pdf)

〈今泉和良〉

第II章 準備と基本手技

2 気管支鏡施行前に行うべき問診，検査

> **要点**
> - 血液検査，生化学的検査，凝固系検査は患者のリスクに応じて施行する．
> - 病変の局在を確認するため，胸部X線写真，必要に応じて胸部CTを撮影する．
> - 呼吸機能検査，SpO_2，動脈血液ガス検査，心電図検査は患者の合併症，リスクに応じて施行する．
> - 感染症検査の結果にかかわらず，気管支鏡検査施行時は標準および飛沫感染予防策を徹底する．また肺結核が疑われる症例では，あらかじめ喀痰抗酸菌塗抹検査を施行し，検査施行時には空気感染予防策をとる．

気管支鏡検査前には，患者の状態の十分な把握に努める．特に既往歴，アレルギー歴の聴取は重要である．患者の年齢，基礎疾患，合併症などを考慮し，適切な気管支鏡施行前検査を施行する．

1 胸部X線写真，CT

胸部X線写真は術前検査として施行する．胸部CTも必要に応じて撮影する．特に肺末梢病変の生検ではナビゲーションを想定した品質の胸部CTデータの保存が必要である．またEBUS-TBNAを施行する場合は，胸部造影CTの撮影も考慮する．

2 呼吸機能検査，動脈血液ガス検査

気管支鏡検査では，多くの症例で低酸素血症が起こる可能性がある．また鎮静を使用する患者，$FEV_{1.0}$やPEFR(peak expiratory flow rate)が低下している患者，および気管支鏡検査前より酸素の投与を必要とする患者では，より低酸素が起きやすい．また%1秒量が50％以下または1秒量が1L以下の重症COPD患者では合併症のリスクが増加するとされている[1]．そのため，肺病変を有する患者では，検査前に呼吸機能検査を行うことが必要である．

近年気管支鏡検査の際，ミダゾラム単独，あるいはミダゾラムとフェンタニルの併用による鎮静が用いられることが増えているが，ミダゾラムとフェンタニルの併用はミダゾラム単独より低酸素と低換気が起きやすいといわれている[2]．一方，重症COPD患者では，高CO_2血症を伴っていることがあり，酸素投与，鎮静剤の投与によりCO_2が上昇する可能性があるため，検査前に動脈血液ガス分析を行っておくことを考慮する．

3 血液一般・生化学的検査

血液検査，生化学的検査は患者のリスクに応じて行うことが望ましいと考えられているが，2016年に行われた日本呼吸器内視鏡学会安全対策委員会合同アンケート調査(以下アンケート調査)によると，術前の血液一般検査と生化学検査は90.0％の施設で全例に行われ，9.7％の施設では症例に応じて行われている[3]．わが国の医療水準，現状を考えるとルーチン検査と考えられる．

a. 凝固系検査，血小板検査

凝固系検査や血小板検査は，臨床的に凝固異常の可能性があるリスク因子(尿毒症，肝機能異常など)が存在する場合に測定する．しかし，出血を来した患者の2/3は，凝固検査は正常でリスク因子を有していなかった，ともされており[1]，生検を行う場合は常に出血に対応できる体制をとることが重要である．

4 心電図

心電図検査は術前のルーチン検査とはされていないが，気管支鏡による心拍数の増加，血圧の上昇などは心筋虚血や不整脈を惹起すると考えられている．そのた

め，気管支鏡検査前に心電図検査にて心疾患の有無をチェックしておくことが望ましい[1]．2010年アンケート調査では，心電図は64.6％の施設で全例に，32.8％で症例に応じて行われている[3]．

5 感染症

気管支鏡検査ごとに適切な洗浄・高水準消毒が行われ，標準予防策が適切になされれば，気管支鏡検査による患者間の交差感染防止を目的とした検査前の感染症チェックは不要である[4]．

一方，医療従事者を含む院内感染対策としては，標準予防策，飛沫予防策の遵守に加えて，患者の感染症情報の把握，共有は有用である．気管支鏡検査，特に生検を施行する場合，血液，喀痰などに医療従事者が曝露するリスクがある．そのため，外科手術と同様に事前に感染症をチェックしておくことが望ましい．

結核感染については十分な注意が必要である．臨床所見，画像所見から結核が疑われる場合は，検査前に喀痰抗酸菌塗抹検査をしておく．また，検査時には検査の順番を最後にする．陰圧対応可能な検査室で検査を行い，医療従事者はN95マスクによる空気感染予防策をとるべきである．

文献

1) Du Rand IA, Blaikley J, Booton R, et al：British Thoracic Society guideline for diagnostic flexible bronchoscopy in adults：accredited by NICE. Thorax 68：i1-i44, 2013
2) British Thoracic Society Bronchoscopy Guidelines Committee：British Thoracic Society guidelines on diagnostic flexible bronchoscopy. Thorax 56：i1-i21, 2001
3) 日本呼吸器内視鏡学会安全対策委員会(編)：手引き書―呼吸器内視鏡診療を安全に行うために― ver 4.0. 気管支学 39：s8-s18, 2017
4) 消化器内視鏡の感染制御に関するマルティソサエティー実践ガイド作成委員会(編)：消化器内視鏡の感染制御に関するマルティソサエティー実践ガイド(改訂版)．環境感染誌 28：s1-s28, 2013

〈姫路大輔〉

3 併存疾患に対する注意点

> **要点** 気管支鏡検査を施行される患者は，対象の呼吸器疾患以外にさまざまな特殊な病態を有することも多い．個々の患者の状態に応じた安全対策を講じるべきである．

2013年のBritish Thoracic Society(BTS)[1]の診断的軟性気管支鏡のガイドラインでは特殊病態として喘息，COPD，虚血性心疾患，高齢患者，免疫抑制状態があげられ，気管支鏡を施行する際の安全策が示されている．本項ではBTSガイドライン，「手引き書―呼吸器内視鏡診療を安全に行うために―(Ver.4.0)」[2]をもとに同様の病態の対策について述べる．

1 喘息

喘息患者に気管支鏡検査，特に気管支肺胞洗浄を行おうとする場合には，可能な限り喘息をコントロールしておくべきであると考えられ，気管支鏡検査を行う前には気管支拡張剤の吸入を考慮すべきである．喘息患者における気管支鏡施行後の1秒量の減少率は健常人と比較して有意差を認めないとの報告が多いが，気道過敏性が亢進している患者では気道攣縮を起こすことがあり，一秒量の著しい減少を認めることもある[3]．特に気管支肺胞洗浄では一秒量の減少が起こりうる．気管支鏡検査後の有害事象は3.5〜12%に起こると報告されている．気管支拡張薬の投与は一秒量の減少率を低下させることはないが，気管支鏡検査前に一秒量のベースラインを増やすので，検査直後の一秒量の絶対値を増加させる効果はあるようである．BTSガイドラインでも喘息患者では術前の気管支拡張薬投与が推奨されている．重症喘息患者では，気管支鏡検査後の合併症に経口ステロイド製剤の投与が必要となることが多い．

2 COPD

COPDの治療は検査前に最適化しておくべきである．COPDを有する患者の気管支鏡検査は正常な肺機能を有する患者と比較して危険が大きいと考えられる．特に，重症COPDの患者では合併症(肺炎，呼吸不全，酸素飽和度の低下)のリスクが高くなると報告されている[4]．またCOPD患者を鎮静するときには注意が必要である．低酸素血症を伴うCOPD患者では高炭酸ガス血症を伴っていることがあり，酸素投与により$PaCO_2$が上昇することがある．術前に動脈血ガス分析を行って$PaCO_2$を測定しておくことが推奨される．酸素飽和度が90%以上に保たれることが望ましいが，検査前に$PaCO_2$の上昇がみられる患者では，酸素投与は慎重に行う．また鎮静薬の投与も炭酸ガスの貯留をもたらす危険があるので，慎重に行う．パルスオキシメーターによる酸素飽和度よりも経皮的二酸化炭素分圧のほうが早く呼吸抑制を検出できるため，酸素飽和度に加えて経皮的二酸化炭素分圧もモニターすることが望ましい．

3 虚血性心疾患

心筋梗塞後の患者において，気管支鏡検査は虚血，循環動態の変動，不整脈，さらなる虚血発作などの危険性を上昇させる．活動性の心筋虚血では気管支鏡検査は避けるべきであり，心筋梗塞発症後は少なくとも4〜6週以降に延期すべきであると考えられる．心疾患を有しハイリスクと考えられる患者および心筋梗塞発症後の患者に気管支鏡検査を行う場合は，循環器内科医の協力を仰ぐべきである．急性心筋梗塞を発症した後の患者の検査では十分な酸素の投与を行い，検査中・検査後を通じて経皮酸素飽和度を少なくとも90%(PaO_2で約60 Torr)以上に保つことが望ましい．鎮静下に行い，心電図のモニタリングが必要である．心筋梗塞の発症4〜6週後になると，合併症の危険性は低まるとされる．BALを行う場合は，洗浄液の注入でさらに低酸素血症を来すことが

あり，そのため心臓や脳の虚血性疾患を合併する可能性がある．術前に動脈血液ガス分析による評価を行い，術中はパルスオキシメーターによる経皮酸素飽和度のモニターと，酸素吸入を行う．BAL後も注入液の残存により，低酸素血症が持続することがあるので注意が必要である．

4 高齢者

高齢というだけでは気管支鏡検査の禁忌とはならない．しかしながら，高齢者では併存疾患を有することが多く，気管支鏡検査のリスクが高くなる可能性がある．いくつかの報告では高齢者も合併症の発生率の上昇を起こすことなく気管支鏡検査を受けることができるとしているが，合併症として気胸と一過性低血圧の頻度が年齢とともに増加することを示唆する報告もある．80歳以上の患者では，高い合併症発生率と死亡率が報告されており，気管支鏡検査後に人工呼吸器管理を受ける頻度が高かった[5]．高齢者ではミダゾラムの代謝が低下しており，副作用が出やすいので注意する．麻酔深度は被検者への声かけに対する応答性で判断するが，パルスオキシメーターによる酸素飽和度よりも経皮的二酸化炭素分圧のほうが早く呼吸抑制を検出できるため，酸素飽和度に加えて，可能であれば経皮的二酸化炭素分圧もモニターすることが望ましい．また高齢者においては，施行後に一晩入院させたり，翌朝まで異常が生じないかどうか家族が注意することが望ましい．

5 免疫不全患者

免疫抑制状態にある患者に呼吸器系の異常が生じた場合，気管支鏡検査は有力な診断手段であるが，気管支鏡検査を施行する前に危険性について検討すべきである．BALやブラシによる検体採取，TBLBで合併症発生率が高かったとの報告がある．気管支鏡を用いて検体を採取した症例と非侵襲的な検体採取を行った症例の間で比較した研究では，気管支鏡によるサンプル採取によって死亡率が有意に低下することを示すことはできなかった．しかし，早期に気管支鏡検査を行って診断目的の検体採取を行うと，晩期に同様の目的で検体採取を行った症例と比較して，死亡率が減少することが示唆されている[6]．

以上より，免疫不全患者において非侵襲的な検査で診断がつかない場合，気管支鏡下のBALによって診断情報を得ることを考慮してもよいと考えられる．TBLBやブラシによる検体採取にはより慎重を期すべきである．

6 高血圧

前処置や麻酔薬の影響によって検査中の血圧が変動することはよく経験されるところであるが，重篤な合併症として脳出血も報告されているので，検査中も著しい血圧の変動はできるだけ避けたい．このため，検査日の朝，常用している降圧薬があれば内服を許可する．前処置後，検査直前の血圧測定によって通常の血圧よりかなり高いようであれば，降圧薬を投与してから検査に臨む．検査中は自動血圧計によって血圧をモニタリングし，適宜薬物によって血圧をコントロールする．

7 感染症

検査に当たっては，感染症の存在を前提として被検者間および医療関係者への感染予防処置を行うのが原則である．被検者からの感染予防処置のために，検査医は予防衣，マスク，手袋，帽子，ゴーグルを装着して検査を行う．使用した気管支鏡，処置具は1回使用するたびに消毒する．あるいはディスポーザブルを用い新規の被検者に対して常に滅菌した器具を使用する．各種感染症を疑う症例に対しては，特に感染防止に厳重に留意する．検査の侵襲によって感染巣の拡大が予想される場合は予防処置を講じる．HIV，B型・C型肝炎ウイルスなどの感染症例は院内の規定に従って使用器具や廃棄物の処理を行う〔第Ⅰ章3「感染対策，洗浄・消毒法」参照（→27頁）〕．

8 糖尿病

糖尿病患者で血糖コントロールが不良の場合，感染を起こしやすく，気管支鏡後に肺炎を併発することも考えられるので，検査後の肺炎発症などに留意する．

9 肝不全

局所麻酔に使用するリドカインは，その約90％が肝で代謝されることがわかっている．したがって，肝機能不全症例では代謝が遅延し，血中濃度が上昇する傾向があるため，使用量に注意し，リドカイン中毒を起こさないようにする．

文献

1) Du Rand IA, Blaikley J, Booton R, et al: British Thoracic Society guideline for diagnostic flexible bronchoscopy in adults: accredited by NICE. Thorax 68: i1-i44, 2013
2) 日本呼吸器内視鏡学会安全対策委員会（編）：河野光智：7 特殊病態下の安全対策．手引き書―呼吸器内視鏡診療を安全に行うために―(Ver.4.0)，pp43-48，2017
3) Djukanovic R, Wilson JW, Lai CK, et al：The safety aspects of fiberoptic bronchoscopy, bronchoalveolar lavage, and endobronchial biopsy in asthma. Am Rev Respir Dis 143：772-777, 1991
4) Peacock AJ, Benson-Mitchell R, Godfrey R：Effect of fibreoptic bronchoscopy on pulmonary function. Thorax 45：38-41, 1990
5) Rokach A, Fridlender ZG, Arish N, et al：Bronchoscopy in octogenarians. Age Ageing 37：710-713, 2008
6) Shannon VR, Andersson BS, Lei X, et al：Utility of early versus late fiberoptic bronchoscopy in the evaluation of new pulmonary infiltrates following hematopoietic stem cell transplantation. Bone Marrow Transplant 45：647-655, 2010

〔河野光智〕

第Ⅱ章 準備と基本手技

4 抗血栓療法の管理

> **要点**
> ・気管支鏡下に中枢気道生検，肺生検を行う場合，低用量アスピリンは継続してよいが，クロピドグレルは7日前から中止する．
> ・抗血栓薬を中止できないと判断される症例で，ヘパリンに置換する例では，抗血栓薬の内服を中止した翌日からヘパリンの持続点滴を行い，処置を開始する4時間前にヘパリン点滴を中止する．

1 抗血小板薬と抗凝固薬

　抗血栓療法には，抗血小板薬と抗凝固薬の2系統の薬剤が用いられる．抗血小板薬は，循環血液中の血小板を非活性状態に保ち，血小板相互の凝集を妨げることにより血小板血栓の形成を抑制する．抗血小板薬は，アスピリン，チエノピリジン誘導体（チクロピジン，クロピドグレル），シロスタゾールなどと，その他の抗血小板薬に分類される．

　抗凝固薬は血液凝固系の阻害作用をもつ薬剤をいい，ワルファリンとヘパリンが含まれる（表Ⅱ-4-1）．

2 休薬時のリスク

　抗血小板療法，抗凝固療法を受けている患者が観血的処置を受ける場合は，薬剤継続による出血性合併症と，中断による血栓症・塞栓症の相反する重篤な転帰をとることがある．2010年の呼吸器内視鏡学会の調査では抗血小板薬，抗凝固薬の休薬による血栓塞栓症は0.008％の発症率であった[1]．手術時の抗血小板薬と抗凝固薬の中止を考慮するときは，中止時の血栓症発症のリスクを評価することが推奨されている[2]．薬剤のなかには中止，継続について明らかなエビデンスが不十分なものもある．

3 抗血小板療法，抗凝固療法が行われている場合の管理

　抗血栓薬を使用している患者での気管支鏡検査では，出血量が有意に増加するとされる[3]．しかし，抗血栓薬を使用している状態での出血は，制御しうる範囲である

表Ⅱ-4-1 抗血栓薬の種類と休薬期間

分類	一般名	術前中止期間
抗血小板薬	クロピドグレル硫酸塩 チクロピジン塩酸塩 クロピドグレル硫酸塩/アスピリン プラスグレル塩酸塩 アスピリン イコサペント酸エチル オメガ-3脂肪酸エチル	7～14日
	チカグレロル	5日
	シロスタゾール	2日
	イフェンプロジル酒石酸塩 ベラプロストナトリウム サルポグレラート塩酸塩 リマプロストアルファデクス	1～3日
	トラピジル ジラゼプ塩酸塩水和物 ジピリダモール	1日
抗凝固薬	ワルファリンカリウム	3～5日
	ダビガトランエテキシラートメタンスルホン酸塩 リバーロキサバン エドキサバントシル酸塩水和物 アピキサバン	1日*

*：出血の危険性が高い場合は2日以上の休薬が望ましい．

とされる．このことから，気管支内生検やTBLBを計画するときは，低用量アスピリンは継続してよいとされる．クロピドグレルは7日前から中止する．

　消化器内視鏡診療ガイドライン[4]では，内視鏡検査をリスク別に分類し，通常の消化器内視鏡はアスピリン，アスピリン以外の抗血小板薬，抗凝固薬のいずれも休薬なく施行可能であるとしている．さらに，検査や治療手

技別に抗血小板薬，抗凝固薬の中止基準が推奨されている．気管支鏡検査は，観察およびBALは出血に関するリスクは低く，抗血栓薬の継続は可とされ，中止する場合は当日のみ中止として術直後より再開するとされている．

　気管支鏡検査では，用いる気管支鏡の種類，検査法，施設規模などの違いによって同じ検査でも施設によって，出血に関するリスクが異なる可能性がある．気管支鏡を用いて，中枢気道病変の擦過・生検，末梢病変の擦過・生検，EBUS-TBNA，高エネルギー装置を用いた治療などを行うときは，いずれの手技でも狭い気道に出血すると重篤な合併症につながる危険が高いこと，手技別にリスクを検討したエビデンスが存在しないことなどから，出血時のリスクをよく考えて，事前に抗血栓薬の継続や中止について検討する．

4　抗血小板薬と抗凝固薬の中止法

　薬剤の中止期間については，薬剤ごとに特性を考慮してあらかじめ中止期間を設定しておくとよい．表Ⅱ-4-1に代表的な抗血小板薬と抗凝固薬の手術時における中止期間の目安を示す．

　気管支鏡検査では，消化器内視鏡検査とは出血した際の危険性が異なるので，症例ごとに術前に血栓を形成した場合の危険性と出血した場合の危険性の兼ね合いを評価したうえでの対策が必要である．抗血栓薬を中止するときは，薬剤リストの中止期間を参考にして，検査予定日から逆算して薬剤を中止する．抗血栓薬を中止できないと判断される症例で，ヘパリンに置換する例では，抗血栓薬の内服を中止した翌日からヘパリンの持続点滴を行い，処置を開始する4時間前にヘパリン点滴を中止する．抗血栓薬をヘパリンに置換できない例では抗血栓薬を継続する．検査前にAPTT，PTINR，D-dimer，FDP，ATⅢなどの凝固線溶系の検査を適宜行う．

5　抗血栓薬のヘパリンへの置換法

　抗血栓薬を中止する場合のヘパリンへの置換は，施設によりさまざまな方法が用いられている．以下に代表的な方法をあげる[5]．

　ヘパリンを使用する際の一例としては，ヘパリンNaは200 U/kg/24 hrを目安に，抗血栓薬の休薬期間に応じて処置前より持続点滴する．具体的には，体重50 kgではヘパリンNa 10,000 U ＝ 10 mLを40 mLの生理食塩水で溶解して総量を50 mLとし，1時間に2 mLの速さで持続点滴する．検査前のAPTTが，ヘパリンの投与前の2倍の値になるように投与速度を調節する．

　処置・検査を行う6時間前にヘパリンの持続点滴を中止する．検査後に止血が確認された場合は，検査・処置の後4〜6時間経過してからヘパリンの持続点滴を再開する．抗血小板薬，抗凝固薬を再開した時点からヘパリンを漸減する．

文献

1) Asano F, Aoe M, Ohsaki Y, et al：Deaths and complications associated with respiratory endoscopy: a survey by the Japan Society for Respiratory Endoscopy in 2010. Respirology 17：478-486, 2012
2) Shulimzon TR：Israel Lung Association Task Force. Flexible bronchoscopy in Israel 2010: evidence-based clinical practice guidelines for the adult patient. A concise summary of the recommendations of the Israel Lung Association Task Force. Isr Med Assoc J 12：69-73, 2010
3) Du Rand IA, Blaikley J, Booton R, et al：British Thoracic Society guideline for diagnostic flexible bronchoscopy in adults: accredited by NICE. Thorax 68：i1-i44, 2013
4) 藤本一眞, 藤城光弘, 加藤元嗣, 他：抗血栓薬服用者に対する消化器内視鏡　診療ガイドライン．日本消化器内視鏡学会雑誌54：2075-2102, 2012
5) 大崎能伸：気管支鏡検査前の安全対策．日本呼吸器内視鏡学会安全対策委員会（編）：手引き書―呼吸器内視鏡診療を安全に行うために―（Ver. 4.0），pp8-18, 2017. http://www.jsre.org/medical/1712_tebiki.pdf

〔大崎能伸〕

第Ⅱ章 準備と基本手技

5 患者の確認・前処置（絶食，アトロピン，その他）

1 患者の確認

> **要点**
> 検査前にも，チェックリストなどを用いて，患者氏名，薬物アレルギーなどを最終チェックする．

患者が検査室に到着したときに，患者に氏名を名乗ってもらって本人であることを確認する．リストバンドなどによる確認を併用することが望ましい．また気管支鏡検査に関する説明と同意取得時に，既往歴，アレルギー歴について十分問診がなされ情報を把握しているが，再度問診に漏れがないかを最終確認する．その際，チェックリストの活用が望ましい[1,2]．

2 前処置

> **要点**
> ・気管支鏡検査前4時間の絶食が必要である．水は検査2時間前まで摂取してよい．
> ・気管支鏡検査前の硫酸アトロピンなどの抗コリン薬の投与は，臨床的利益がないことと，血行動態に関するリスクを増加させる可能性があることより，ルーチンに行うべきではない．

気管支鏡検査前は，誤嚥や逆流のリスクを減らすため，気管支鏡検査前4時間の絶食が必要である．水は検査2時間前まで摂取してよい[1]．降圧薬，抗不整脈薬などの常用薬は，検査直前でない限りは少量の水での内服は問題ない．糖尿病の血糖降下薬については，絶食時の低血糖のリスクがあるため内服しない．

これまで，気管支鏡検査の前処置として気道分泌抑制などの目的で，アトロピン硫酸塩，ヒドロキシジン塩酸塩などの各種薬剤が使用されてきた．2010年アンケート調査でも，アトロピン硫酸塩に関しては，約40%の施設でほぼ全例で，あるいは症例を選択して使用されていた[3]．

前投薬に関しては，今のところルーチンに行う有効性を示すエビデンスはない．よってBTSガイドラインでは，気管支鏡検査のルーチンの前投薬は示されていない[1]．また，アトロピン硫酸塩などの抗コリン薬の投与は，臨床的利益がないことと，血行動態に関するリスクを増加させる可能性があることより，ルーチンに行うべきではない．

文献

1) Du Rand IA, Blaikley J, Booton R, et al：British Thoracic Society guideline for diagnostic flexible bronchoscopy in adults：accredited by NICE. Thorax 68：i1-i44, 2013
2) World Health Organisation：Surgical Safety Checklist (2009). http://www.who.int/patientsafety/publications/tools/en/（accessed 2018-3-9）
3) Asano F, Aoe M, Ohsaki Y, et al：Deaths and complications associated with respiratory endoscopy：a survey by the Japan Society for Respiratory Endoscopy in 2010. Respirology 17：478-486, 2012

（姫路大輔）

第Ⅱ章 準備と基本手技

6 局所麻酔法

> **要点**
> ・気管支鏡検査時には，咳嗽を抑え，鎮静薬の量を減らすために，リドカインによる局所麻酔を用いる．
> ・咽頭喉頭，気管，気管支の局所麻酔では1％リドカインを用いる．
> ・必要最小限のリドカインを使用する．また患者状態を十分観察し，リドカイン中毒の自他覚症状の出現に注意する．常に救急対応ができる準備をしておく．

　気管支鏡検査において，苦痛と合併症のない検査のために，咽頭，喉頭，鼻腔および気管内局所麻酔は重要なポイントである．また咳嗽による内視鏡所見の修飾を防ぐために，適切に行う必要がある．

　種々の局所麻酔薬があるが，安全性の観点からリドカインの使用が推奨されている．気管支鏡検査前，および検査中におけるリドカインによる局所麻酔は，咳嗽を抑え鎮静薬の量を減らす効果があるため，行うことが推奨されている[1,2]．

　リドカインにはスプレー，溶液（1～4％），ゲルなどの各種製剤があるが，それぞれの特長を生かして利用する．リドカイン溶液の最適な濃度については，リドカインを散布する方法（spray-as-you-go technique）で行う場合，1％リドカインと2％リドカインで咳嗽抑制に関して差はないとの報告があり，より低い濃度のリドカインでも，より高い濃度と同等の気管支鏡検査時の咳嗽改善が得られることから，BTSガイドラインでは喉頭，気管，気管支の局所麻酔では1％リドカインの使用が推奨されている[1]．

　リドカインの禁忌としては，添付文書上「本剤の成分又はアミノ型局所麻酔薬に対し過敏症の既往歴のある患者」があげられている．また，「高齢者」「全身状態が不良な患者」「心刺激伝導障害のある患者」「重篤な肝機能障害又は腎機能障害のある患者」に対しては慎重投与することとなっている．

1 口腔咽頭・喉頭気管麻酔

　口腔咽頭の局所麻酔は，BTSガイドラインによると英国では10％リドカインスプレーで行われているが，最初からジャクソン式噴霧器による麻酔を用いてもよい[2]．

　ジャクソン式噴霧器を用いての咽頭，喉頭，気管麻酔は検査を成功させるために重要なポイントである．麻酔をかけるとき，患者には椅子に浅く腰掛け，上体を軽く前傾し，あごを前に突き出すような姿勢をとってもらう．舌表面と口腔内に少量のリドカインを噴霧したのち，患者，術者，あるいは補助者に患者の舌をガーゼで把持し前方に軽く引き出させる（図Ⅱ-6-1）．その後，口からの深呼吸をくりかえさせて，吸気のタイミングでリドカインを噴霧する．この際，間接喉頭鏡を用いて，噴霧器の先端を確認しながら行うと，正確に噴霧できる．舌根部，咽頭，喉頭と麻酔を追加しながら噴霧していく．最終的には声門を確認し，十分にリドカインを噴霧する．同時に気管内にも十分に噴霧する．

　体内に入るリドカインの量を減らすために，口内にたまったリドカインは飲みこまず，麻酔の間にガーグルベースンにはき出すよう説明しておく．また，咽頭反射の強い患者がいるので，いきなり咽頭後壁に噴霧を行うことは避け，徐々に麻酔を進めていく．

　ジャクソン式噴霧器を用いて麻酔を行う場合，ゴーグル，フェイスシールド，マスク，ガウン，手袋などのpersonal protective equipment（PPE）を着用し飛沫予防策を徹底することが重要である．

2 鼻腔内麻酔

　近年では，細径および極細径気管支鏡が多く使用されるようになっている．経鼻挿入を行う場合は，鼻腔の局所麻酔が必要である．経鼻挿入を行う場合には，スプ

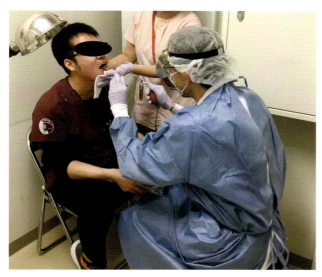

図Ⅱ-6-1　ジャクソン式噴霧器を用いての咽頭，喉頭，気管麻酔時の体位

レーよりゲルが患者に好まれ，有効であることから，鼻腔内局所麻酔は2％キシロカインゲルを用いることが推奨されている[1]．

3　気管支内麻酔

気管，気管支の局所麻酔は，気管支鏡を進めながらワーキングチャンネルからリドカインを散布する方法で行うことが多い(spray-as-you-go technique)．5～10 cc の注射器でリドカイン液を1 cc 吸ったあと，空気を4～9 cc 吸い，ワーキングチャンネルから注入する方法である．空気を注入することによって，チャンネル内のリドカインを気管支内に散布することができる．また，spray-as-you-go technique に比較して，カテーテルを使用した噴霧法により，リドカイン使用量や咳嗽誘発が有意に減少したとの報告がある[3]．リドカインのネブライザーの有効性については論議があり，最近のランダム化比較試験では有効性が示されていないことから，BTSガイドラインでは推奨されていない．

文献
1) Du Rand IA, Blaikley J, Booton R, et al：British Thoracic Society guideline for diagnostic flexible bronchoscopy in adults：accredited by NICE. Thorax 68：i1-i44, 2013
2) Wahidi MM, Jain P, Jantz M, et al：American College of Chest Physicians consensus statement on the use of topical anesthesia, analgesia, and sedation during flexible bronchoscopy in adult patients. Chest 140：1342-1350, 2011
3) Kenzaki K, Kondo K, Toba H, et al：A comparison of a novel bronchoscopic catheter spray device method and the conventional method under local anesthesia during bronchoscopic examination. J Jpn Soc Resp Endoscopy 29：92-97, 2007

〈姫路大輔〉

第Ⅱ章 準備と基本手技

7 鎮静法

> **要点**
> ・患者の意向，リスクファクターを評価し，経静脈鎮静を積極的に行う．
> ・主な鎮静薬はミダゾラム＋オピオイド．
> ・薬物情報，投与方法を理解し，拮抗薬，救急カートを準備して十分なモニタリング下で施行する．

1 はじめに

気管支鏡検査は，咳嗽や呼吸困難のため，他の内視鏡検査よりも苦しい検査と受け止められていた．近年，リンパ節病変に対するEBUS-TBNA，末梢小型病変に対する経気管支生検など，精密な操作と比較的長い時間を要する気管支鏡検査が増えている．バイオマーカー検索のためのre-biopsyなど，2回目の気管支鏡検査が必要となる場合もある．その一方で，「苦しくない内視鏡」に対する患者側の要望も高まっている．患者と術者の気管支鏡検査に対する満足度，診断治療成績を向上させながら，安全に手技を施行するためには，適切な鎮静が不可欠である[1]．

海外の気管支鏡に関する調査では，ルーチンに鎮静を行っている割合は，1991年の北米での調査で51％，2003年の英国での調査で76％である．しかしながら2010年の診療実態に関する日本呼吸器内視鏡学会安全対策委員会全国アンケート調査（2010年全国調査）[2]では，経静脈鎮静をルーチンに行っている施設は17％と少なく，64％の施設では行われていないことが判明した．2016年全国調査[3]では，ルーチンに行っている施設は49％と大幅に増加したが，24.7％の施設では行われておらず，海外と比較するとまだ十分に経静脈鎮静が行われているとはいえない．

2 定義とエビデンス

鎮静（sedation）とは，投薬により意識レベルの低下を惹起することである．気管支鏡検査における鎮静に関しては，いくつかのランダム化比較試験やコホートスタディで，鎮静薬の使用によって，①患者の検査に対する忍容度，満足度が増し，必要時に再検査を希望する頻度が増えること，②術者も手技が完遂でき，満足度が増加すること，③合併症は増加しないことが示されている．このようなエビデンスに基づき，British Thoracic Societyの診断的気管支鏡ガイドライン（以下BTSガイドライン）[4]，American College of Chest Physiciansの気管支鏡検査時の局所麻酔，鎮静などに関するステートメント（以下ACCPステートメント）[5]では，禁忌がない限り，経静脈鎮静を提供すべきであることが記載されている．一方，患者によっては鎮静なしでも問題なく気管支鏡検査を受けることができるので，事前に患者の希望と併存疾患の有無を考慮して鎮静薬の使用を決めることが重要である．

3 方法

必要とされる鎮静深度は，施行場所，手技の時間と難易度などによりさまざまだが，通常の診断的気管支鏡検査では中等度鎮静（意識下鎮静），つまり気道が開存，呼吸循環が保たれ指示に反応できる状態が目標である．治療的気管支鏡では，麻酔科医のサポート下でより深い鎮静を要することもある．鎮静深度の評価は，一般にRamsay ScaleやModified Observer's Assessment of Alertness/Sedation Scoreで行われる．鎮静薬の投与は，通常は気管支鏡医の責任で行われるが，患者によって鎮静効果が異なり必要量は予測できない．過鎮静にならないように少量ずつ追加投与をして，目標とする麻酔深度を保つことが重要である．過鎮静による呼吸抑制，無呼吸などに対応できるように，呼吸循環動態の十分なモニタリング（血圧，脈拍，心電図，経皮的動脈血酸素飽和度など）と救急カート，気道確保，呼吸管理などの

準備が必須である．検査中の鎮静薬とその投与量，鎮静深度を評価し記載を行う．救急時には，挿管処置を含めた呼吸管理，循環管理が速やかにできるようにしておく．

4 鎮静薬

ベンゾジアゼピン系鎮静薬は，鎮静，前行性健忘作用がある．患者の不快感を減らし手技に対する忍容性を高め，術者も手技が完遂でき満足度を増加させるので，気管支鏡検査において使用することが推奨されている．BTSガイドライン[4]およびACCPステートメント[5]では，即効性があり作用時間が短いミダゾラムが推奨されている．少量ずつ投与することで鎮静深度を調節できる．2016年全国調査[3]でも，使用している鎮静薬として76.9％の施設がミダゾラムをあげている．BTSガイドライン[4]では，①過投与を防ぐために低濃度（1 mg/mL）で使用すること，②初回投与量は，70歳以下は5 mgまで，70歳以上は2 mgまでと記載されているが，日本人は小柄であることを考慮する必要がある．その後は，反応を見ながら少量ずつ追加投与する．添付文書の用法として，歯科口腔外科領域における手術および処置時の鎮静があり，投与量はこれに準じて使用されている．ミダゾラムは，消化器内視鏡検査でも広く使用されているが，用法に内視鏡検査時の鎮静の記載がない．

ベンゾジアゼピン系鎮静薬の拮抗薬としてフルマゼニルが使用されるが，ルーチンに使う必要はない．2016年全国調査[3]では，ベンゾジアゼピン系鎮静薬を使用する施設において，ルーチンに拮抗薬を使用している施設が37.9％，症例を選択して使用している施設が38.2％，使用しない施設が23.9％であった．フルマゼニルの半減期はミダゾラムより短いので，フルマゼニル投与後に再度鎮静を起こす可能性があり注意が必要である．

プロポフォールは，鎮静，前行性健忘，手技に対する忍容性などの点で，ベンゾジアゼピン系鎮静薬単独またはオピオイド併用と同等の効果をもち，効果発現，回復が早い利点がある．しかし，プロポフォールの治療域は狭く個人差が大きいために，過量投与により容易に全身麻酔となる．さらにプロポフォールの拮抗薬はない．したがって，BTSガイドライン[4]では，麻酔科医のような専門医により使用することが推奨されており，原則として気管支鏡医単独で使用すべきではない．

オピオイドは鎮痛とともに軽い鎮静効果を発揮する．オピオイドはミダゾラムに追加すると，咳嗽反射の減少，リドカイン使用量の減少，患者の手技に対する忍容性が向上する．このためBTSガイドライン[4]，ACCPステートメント[5]ではオピオイドの併用を考慮すべき，あるいは推奨と述べられている．ACCPステートメント[5]では短時間作動型のオピオイドであるフェンタニルが推奨され，海外では多く使われている．2016年全国調査[3]で経静脈的鎮静を施行している施設のうち，ペチジン塩酸塩使用施設が10.9％，フェンタニル使用施設が4.4％であり，わが国ではオピオイド使用が低い点が問題である．オピオイド併用による重要な有害作用の増加は証明されていないが，過鎮静のリスクは上昇する可能性があるので注意が必要である．またフェンタニルの添付文書には喘息患者には禁忌と記載されている．ミダゾラムと併用する場合はオピオイドを先に投与し，その効果を見たうえで他の薬剤を投与することがBTSガイドライン[4]に記載されている．

ナロキソンはオピオイド拮抗薬で，オピオイドによる呼吸抑制や過鎮静を改善させる．ミダゾラムとオピオイドで過鎮静となった場合は，オピオイドを大量投与した場合を除き，最初にフルマゼニルの投与を行う[4]．

各薬剤の使用に際しては，必ず添付文書で投与方法と量，副作用，禁忌などを確認する．特に，呼吸不全，肝障害，腎障害，心不全患者，高齢者などでは過鎮静，呼吸抑制の可能性があるので，投与量に注意する．ベンゾジアゼピン系鎮静薬，フェンタニルは，CYP3A4により代謝されるので，これらの酵素を阻害する薬剤（抗真菌薬，抗ウイルス薬，Ca拮抗薬，マクロライド系抗菌薬など）を使用中には鎮静が遷延する可能性があるので，注意が必要である．

文献

1) 浅野文祐：3章 麻酔・鎮静，日本呼吸器内視鏡学会安全対策委員会（編）：手引き書—呼吸器内視鏡診療を安全に行うために— ver 4.0．気管支学 39：19-23, 2017
2) Asano F, Aoe M, Ohsaki Y, et al：Bronchoscopic practice in Japan：A Survey by the Japan Society for Respiratory Endoscopy in 2010. Respirology 18：284-290, 2013
3) Horinouchi H, Asano F, Okubo K, et al：Current status of diagnostic and therapeutic bronchoscopy in Japan：2016 national survey of bronchoscopy. Respir Investig 2018 (accepted)
4) Du Rand IA, Blaikley J, Booton R, et al：British Thoracic Society guideline for diagnostic flexible bronchoscopy in adults：accredited by NICE. Thorax 68：i1-i44, 2013
5) Wahidi MM, Jain P, Jantz M, et al：American College of Chest Physicians consensus statement on the use of topical anesthesia, analgesia, and sedation during flexible bronchoscopy in adult patients. Chest 140：1342-1350, 2011

（浅野文祐）

8 挿入・操作法

> **要点**
> ・検査開始前後にタイムアウトを行う.
> ・挿入法には経口法と経鼻法がある.
> ・気管支鏡を目的の部位まで進める場合，気管支鏡の前進後退，先端部の up-down，および回転操作を用いる.
> ・回転操作をきちんと行うために，①操作部を指先で握ること，②挿入部分をたるませないこと，そして，③脇を締めて操作すること，が重要である.

a. 検査開始の前に（タイムアウト）

検査前に，また鎮静開始前，気管支鏡挿入前にチェックリストなどを使用して，患者氏名，同意，アレルギー歴，抗凝固薬・抗血小板薬が中止されているか，予定している手技などをスタッフ全員で確認する[1,2].

b. 挿入法・操作法

挿入法は経口と経鼻の両経路がある．2010年調査では70％以上経口挿入している施設が95.7％であったが[3]，細径・極細径気管支鏡の使用の増加に伴い，経鼻挿入を選択する機会も増加すると思われる．

1 被検者の体位

局所麻酔ののち，被検者を検査台で仰臥位とする．経口挿入の場合は，マウスピースを噛ませたうえ，薬液が目に入らないようにガーゼなどで目を覆う（図Ⅱ-8-1）.

2 スコープの持ち方と操作

術者は被検者の頭側に立ち，気管支鏡操作部を左手で保持し，気管支鏡挿入部がたわまないように右手指で気管支鏡先端部を保持する．左母指でアングルレバーを上下する．左人差し指で吸引チャンネルを押し，吸引を行う（図Ⅱ-8-2a）.

気管支鏡操作は，①気管支鏡の前進と後退，②アングルレバー操作による先端部のup-down，および③回転操作，の3つの操作を組み合わせて行う．気管支鏡の安定した保持のために脇を締めて保持する．特に重要な操作は③の回転操作である．十分に気管支鏡を回転させるため，手のひらではなく（図Ⅱ-8-2b），指関節で操作部を保持する（図Ⅱ-8-2a）．そうすることで，手関節，指関節双方の屈曲，伸展を生かして気管支鏡を十分に回転させることができる（図Ⅱ-8-3）．また気管支鏡の十分な回転操作のために保持部分と先端分の追従性をよくすることが必要であり，気管支鏡を立てて持つこと，そして挿入部がたわまないように右手は気管支鏡の先端に近い部分を保持し，口腔内あるいは鼻腔内に進めていくことが重要である（図Ⅱ-8-4）．また局所麻酔は右手でリドカイン入りの注射器を助手より受け取り，鉗子用チャンネルからリドカインを注入する．

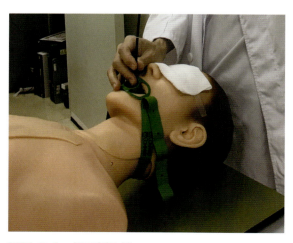

図Ⅱ-8-1　経口挿入法

3 経口挿入法

気管支鏡を進める際は，被検者の下顎を挙上し頸部を伸展させる．そのことで舌根部，咽頭部および喉頭蓋が開いて声門を確認しやすくなる．まず，目視で気管支鏡が確実に舌の上を喉頭に向けて挿入されていることを確認し，それから気管支鏡のモニターを見ながら挿入を行う．気管支鏡で舌表面を見ながら，正中部に沿って進み，軽くアップアングルをかけて舌根部に進むと口蓋垂が見える．次に喉頭蓋を目標にして進み，その後方（内視鏡画面では口蓋垂の下の空間）に進むと，声帯を直視することができる（図Ⅱ-8-5）．この際，喉頭，声門部の病変を見落とさないように注意深く観察する．嗄声を疑う症例では，声帯を観察しながら軽く発声させて，声

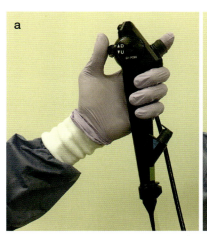
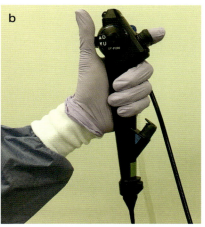

図Ⅱ-8-2 気管支鏡の持ちかた
a：指関節で保持している．b：手のひらで保持している．

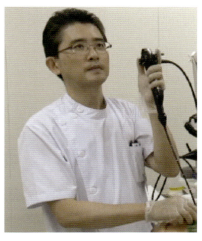

図Ⅱ-8-4 気管支鏡操作の基本
脇を締め，気管支鏡の挿入部分をしっかりと伸ばして操作を行う．そのことで，体の向きや腕，手首の動きを気管支鏡先端部に伝えることができる．

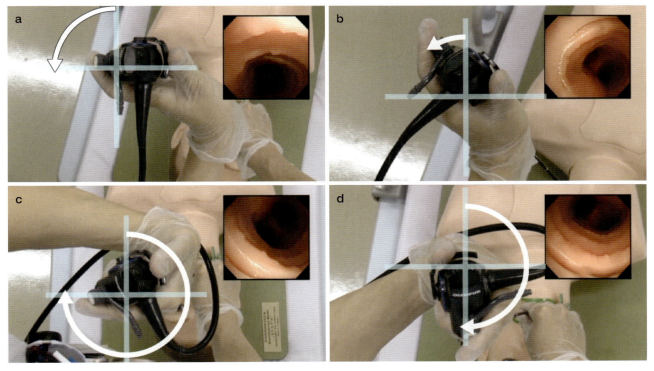

図Ⅱ-8-3 気管支鏡の握り方による観察範囲の違い
指先で操作部を握ることで，手首と指先の屈曲，伸展によりほとんどの方向を観察できる（a，b）．手のひらの部分で操作部を保持した場合，指先の屈曲，伸展操作が活用できないので，回転操作が不十分となり観察範囲が狭くなる（c，d）．

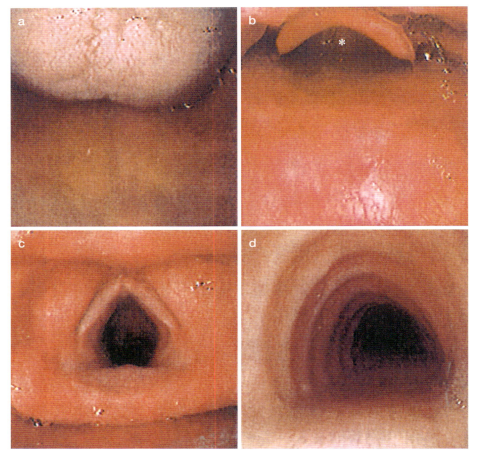

図Ⅱ-8-5　気管支鏡の気道への挿入法
a：舌表面を見ながら正中を進み，舌根部を越える．b：喉頭蓋が見えたらその後方（画面では下，＊）に進む．c：声門が見えたら，開いたときにすばやく声帯を通過する．d：声門下腔から気管へ進む．

帯麻痺の有無を確認する．
　声門を通過する際には，声帯の間隙が常に視野の中心に来るように気管支鏡を微調整しながら，呼吸性の変動を観察し，声門が開いた瞬間を狙って素早く気管支鏡を通過させる．声帯が閉じた状態，すなわち呼吸を止めた状態では挿入できないため，声帯が閉じている場合には，息を止めず呼吸を行うよう促し，声門を開かせ通過する．

4 気管支鏡ガイド下気管チューブ挿管

　通常の気管支鏡検査において，全例で気管挿管を行う必要はないが，出血のリスクが高い場合や，処置のために気管支鏡の出し入れを行うことが予想される場合には，気管チューブを挿管することも考慮する．この場合，気管支鏡ガイド下の挿管を行う．使用する気管チューブは，通常の生検，処置であればカフなしチューブでよい．気管チューブ内にリドカインゼリー，リドカインスプレーを適量いれてから気管支鏡を中に通し，チューブを気管支鏡の操作部下まで引き上げ，テープなどで軽く固定しておく（図Ⅱ-8-6）．その後，通常の気管支鏡検査と同様に気管支鏡を経口挿管し，気管支鏡の先端を気管分岐部あたりまで挿入したところで，気管支鏡先端をその部位に保持したまま，気管チューブを気管支鏡ガイド下に進めて挿管する．その際，下顎を挙上する，気管チューブを左右に軽く回して進めるなどすると挿管しやすい．

5 経鼻挿入法，挿管について

　気管支鏡の挿入については，多くの施設で経口挿管が行われている．しかし，経鼻挿管は，特に細径，極細径気管支鏡を用いる場合，鼻腔に与えるダメージも少なく，生理的な経路でもあり一般的に咽頭反射が軽いとい

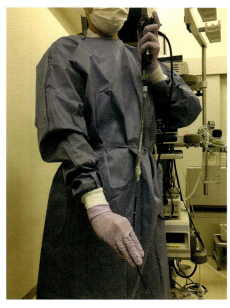

図Ⅱ-8-6　気管支鏡ガイド下気管チューブ挿管

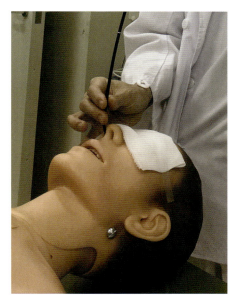

図Ⅱ-8-7　経鼻挿入法

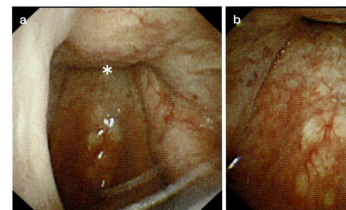
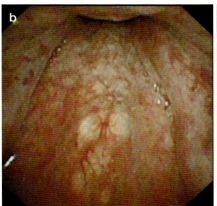
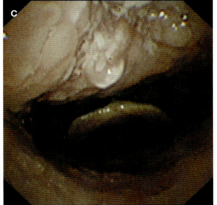

図Ⅱ-8-8　経鼻挿入法による気管支鏡の気道への挿入
a：総鼻道を抜けると後鼻腔へ到達する．＊の部分に進めていく．b：さらに進めていくと喉頭全体を見下ろす部分に到達する．
c：さらに進めると喉頭蓋を見下ろす部位に到達する．

う利点もある（図Ⅱ-8-7）．

　気管支鏡を挿入する前には，十分にリドカインゼリーなどを塗布し滑りをよくしておく．鼻腔も十分リドカインゼリーを用いて局所麻酔を行っておく．経口挿入と同様に，まずは目視で気管支鏡が咽頭に向かって垂直に鼻腔内へ挿入されていることを確認する．鼻腔を通過すると喉頭全体の視野が得られ，喉頭蓋，声帯を正面視できる（図Ⅱ-8-8）．

　経口挿管と同様に，全例で気管挿管を行う必要はないが，出血のリスクが高い場合や，処置のために気管支鏡の出し入れを行うことが予想される場合には，気管チューブを挿管することも考慮する．経口法と同様に，外径5 mm程度のチューブを経鼻的に留置することで，検査中に何度でも気管支鏡を出し入れできる．

文献

1) Du Rand IA, Blaikley J, Booton R, et al：British Thoracic Society guideline for diagnostic flexible bronchoscopy in adults：accredited by NICE. Thorax 68：i1-i44, 2013
2) World Health Organisation：Surgical Safety Checklist（2009）. http://www.who.int/patientsafety/publications/tools/en/（accessed 2018-3-9）
3) Asano F, Aoe M, Ohsaki Y, et al：Deaths and complications associated with respiratory endoscopy：a survey by the Japan Society for Respiratory Endoscopyin 2010. Respirology 17：478-486, 2012

（姫路大輔）

第 II 章 準備と基本手技

9 観察と記録・モニタリング

1 観察と記録

> **要点**
> ・質の高い内腔観察のためには，気管・気管支の正常解剖を理解することが重要である．
> ・画像記録，観察所見を適切な媒体に保存する．

　局所麻酔を行いながら，気管・気管支を観察していく．喉頭では声帯の動きと腫瘍の有無を観察する．気管では気管の偏位，表面の性状を観察しながら，気管分岐部まで到達する．右から観察する場合は，右主気管支，右上幹，右上葉各区域，亜区域支を観察し，次に中間幹，中葉支，と麻酔を追加しながら観察していく．

　観察の際は，要所要所の静止画を取り込み，記録を残しながら検査を進める．観察のポイントは，まず気管支入口部の位置，直径，分岐異常（過剰分岐，分岐欠如，転位気管支），気管支の圧排，狭窄，気管支分岐部の開大の有無である．次に気管支表面の性状をよく観察する．日本呼吸器内視鏡学会，日本肺癌学会合同で作成した「改訂気管支鏡所見分類」〔第 IV 章 1「新気管支鏡所見分類の意義」参照（→ 100 頁），第 IV 章 2「気管支鏡における病的所見，所見のとらえ方」参照（→ 102 頁）〕を参考にしながら変化がないか観察していく[1]．

　観察に際して，麻酔が不十分だったり，気管支鏡の先端が気管支内壁に強く接触すると咳嗽を誘発し，観察が不十分になる．さらに発赤や出血を来して所見を修飾してしまうので，十分な局所麻酔と慎重な気管支鏡操作が必要である．気管支鏡の操作に当たっては，気管支鏡が常に気管支内腔の中心にあるようにして行う．

　異常所見がない場合でも，気管の要所要所で画像を保存する．記録のポイントは，声帯，気管，気管分岐部を観察，記録したのち，右側は右主気管支，右上葉支，中間幹，中葉支，右 B^6，右底幹支，左側は左主気管支，左2次分岐部，上区支，舌区支，左 B^6，左底幹支などである．可視範囲の観察で写真を撮影する場合は，オリエンテーションがつきやすいように手前の分岐を写真の撮像範囲に含めることで，撮影位置が把握しやすくなる（図 II-9-1）．病変がある場合は，遠景，近景，あるいは角度を変えて何枚か撮影する．気管支分岐などとの位置関係がわかるような写真を残すことが重要である．大

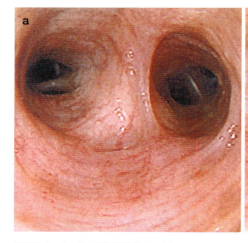 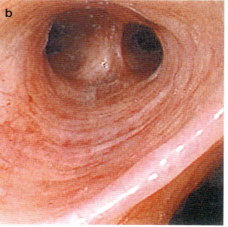

図 II-9-1　写真撮影時の工夫
a：中葉支入口部の写真だが，分岐の特徴が乏しいため，この写真から部位の同定をすることは困難である．b：手前の分岐を写真に加えることによって，中葉支であることがわかりやすくなる．

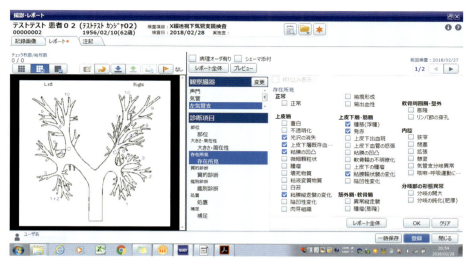

図Ⅱ-9-2　電子カルテ上の気管支鏡用所見記録用紙（例）
〔オリンパス社より提供〕

きさも推定できるよう鉗子などを用いて計測し，記録する．

画像記録は，接続したビデオシステムセンターに電子ファイルとして保存する．カラープリンターを用いてプリントアウトが可能である．また，電子カルテシステムとリンクすることで，電子カルテ上で画像の参照が可能となる．画像記録装置を接続することで，高画質の動画も保存できる．

観察所見は画像とともに，気管支鏡専用の所見用紙にスケッチや文章として記録するか，内視鏡ファイリングシステム，あるいは電子カルテ上の記録用紙に入力する（図Ⅱ-9-2）．

2 モニタリング

> **要点**
> ・気管支鏡検査中には，心拍数，血圧，およびSpO_2を繰り返し記録することが望ましい．
> ・SpO_2は全ての患者でモニタリングすることが勧められる．
> ・臨床的に不整脈のリスクがある患者の場合は，心電図モニターを装着する．

気管支鏡検査は，基本的には外来で安全に施行しうる手技であるが，種々の薬剤投与，気管支鏡の挿入，検査処置に伴い，呼吸・循環動態に変化が生じる．気管支鏡検査中はSpO_2の低下が一般的にみられる．また，気管支鏡は心拍数や血圧などを増加させる．そのため，気管支鏡検査中には，心拍数，血圧，およびSpO_2を繰り返し記録することが望ましい[2]．特にSpO_2は全ての患者でモニタリングすることが勧められる．具体的には自動血圧計による血圧測定，パルスオキシメーターによるSpO_2モニタリングを行う．また臨床的に不整脈のリスクがある患者の場合は，心電図モニターを装着する．さらに静脈ラインを鎮静開始前までに確保し，検査後バイタルが安定するまで維持することが勧められる．

文献
1) 清嶋護之，丹羽宏，栗本典昭，他：気管支鏡所見分類の改訂．気管支学　40：401-413，2018
2) Du Rand IA, Blaikley J, Booton R, et al：British Thoracic Society guideline for diagnostic flexible bronchoscopy in adults：accredited by NICE. Thorax 68：i1-i44, 2013

（姫路大輔）

第Ⅱ章 準備と基本手技

10 検査終了後の処置

> **要点**
> - 生検施行後 1～2 時間後に胸部 X 線写真を撮影する．ただし，生検後 2 時間以上たってから気胸が発症する場合もあり，患者の症状，状態を注意深く観察する．
> - 気管支鏡を受けた患者に対しては，気管支鏡の合併症（発熱，気胸など）やその対処法を十分に説明し，説明文書も提供する．
> - 気管支鏡検査で鎮静を受けた患者は，検査後一定時間は車や機械の運転，法的な書類へのサインなどは行わないように指導する．

　気管支鏡検査後，特に生検後は処置を必要とする血痰，疼痛，呼吸困難などがないことを確認する．終了時もチェックリストなどを用いてチェックすることが望ましい．

　胸部 X 線写真については，BTS ガイドラインでは患者が気胸を疑わせる症状を訴えたり，臨床的に気胸が疑われるときに撮影することが推奨されている[1]．一方，わが国では医療事情の違いもあり多くの施設で生検後 1～2 時間で胸部 X 線写真の撮影が行われている．2 時間以上経過してから発症する気胸も決して少なくなく，患者に生検後の遅発性気胸について十分に説明し，気胸の症状と，症状が現れた際のとるべき行動について記載した文書を提供することが必要である．

　近年，鎮静下の気管支鏡検査が主流となってきており，外来患者の場合は，1～2 時間程度の安静ののち，①バイタルサインが安定し，②人，場所，時間などについて認識する基本的精神運動機能が回復し，③自他覚的にふらつきなく通常歩行可能であるなど，基本的運動・平衡機能が回復していることを確認したうえで，帰宅を許可する．また鎮静後は原則付添人と帰宅すべきであり，やむをえず単独帰宅を許可する場合は，帰宅許可時間を通常より長めに設定するなどの安全策をとる必要がある[2〜4]．さらに経静脈鎮静法を受けた後，当日の車の運転や重要な判断を要する仕事は避けなければならない．これら帰宅後指示を含む周術期の注意事項については，術前に口頭および紙面にて行い，承諾を得ておく必要がある[5]．

　気管支鏡後の発熱（post bronchoscopy fever）は，小規模の研究で 5～10％の頻度で起こる可能性が示唆されている．PBF は典型的には BAL 施行平均 8 時間程度（4～24 時間）後に 13％の頻度でみられるとされており，実臨床でもしばしば経験される．一方，抗菌薬の投与は PBF や肺炎などを予防しないとされている[5]．

　気管支鏡に関連した菌血症は 6～8％にみられるのみで，多くはコアグラーゼ陰性または陽性ブドウ球菌，非溶血性あるいは β 溶血性連鎖球菌，*Citrobacter* 属，*Klebsiella* 属によるものとされている．一方，BTS ガイドラインでは気管支鏡前の抗菌薬投与により心内膜炎，気管支鏡後の発熱，肺炎を予防することはできないと記載されている．気管支鏡を含む上下気道の処置において，心内膜炎に対する抗菌薬の予防投与は必要ないことが，2008 年 3 月に発表された英国医療技術評価機構（National Institute for Health and Care Excellence：NICE）のガイダンスで示されている[6]．またわが国における「感染性心内膜炎の予防と治療に関するガイドライン」（2008 年改訂版）でも，感染性心内膜炎の予防を目的とした抗菌薬の投与は推奨されていない[7]．

　以上より，感染性心内膜炎や発熱，肺炎の予防を目的とした気管支鏡前の抗菌薬投与は通常は行わない．一方で，EBUS-TBNA などでは，重篤な感染症の報告があり，抗菌薬の投与は一律に行うことなく，患者の状態や手技の内容などにもとづき，個別に考慮すべきである．

　また，患者に対して気管支鏡後の発熱に関してインフォームドコンセントの中で十分な説明を行い同意を得ることが必要であり，発熱が認められた場合の対処法を示した説明用紙を渡すことも重要である[5]．

文献

1) Asano F, Aoe M, Ohsaki Y, et al : Deaths and complications associated with respiratory endoscopy : a survey by the Japan Society for Respiratory Endoscopyin 2010. Respirology 17 : 478-486, 2012
2) Practice Guideline for Intravenous Conscious Sedation in Dentistry, 2nd ed. 2017
3) The American Society of Anesthesiologists Task Force on Postanesthetic Care : Practice guidelines for postanesthetic care. Anesthesiology 118 : 291-307, 2013
4) The American Society of Anesthesiologists Task Force on Sedation and Analgesia by Non-Anesthesiologists : Practice guidelines for sedation and analgesia by non-anesthesiologists. Anesthesiology 96 : 1004-1017, 2002
5) Du Rand IA, Blaikley J, Booton R, et al : British Thoracic Society guideline for diagnostic flexible bronchoscopy in adults : accredited by NICE. Thorax 68 : i1-i44, 2013
6) Centre for Clinical Practice at NICE : Prophylaxis Against Infective Endocarditis in Adults and Children Undergoing Interventional Procedures. London : National Institute for Health and Clinical Excellence(NICE), 2008
7) 日本循環器学会：感染性心内膜炎の予防と治療に関するガイドライン（2008年改訂版），2008

（姫路大輔）

第Ⅱ章 準備と基本手技

11 全身麻酔下気管支鏡

> **要点** 硬性気管支鏡には全身麻酔が行われる．完全静脈麻酔が多いが，状態によっては吸入麻酔による導入が行われる．

　近年，通常の気管支鏡においては，声がけで応答が認められるレベルの鎮静が行われることが多くなった．成人の気管支鏡において全身麻酔が適応される状況は，①硬性気管支鏡，②患者の不安が極端に強いなどの理由で中程度までの鎮静では気管支鏡が施行できない場合，③長時間の手技が行われる場合などが該当する．このトピックスに焦点を当てたガイドラインは存在しないが，UpToDateに，成人の気管支鏡における麻酔についての項があるので[1]，本項ではそれを基本として，日本麻酔科学会の作成した「麻酔薬および麻酔関連薬使用ガイドライン 第3版」でわが国の現状を反映させる内容とした．

1 硬性気管支鏡

　硬性気管支鏡の手技に関しては，別項を参照されたい〔第Ⅱ章13「硬性気管支鏡（基本手技）」参照（→67頁）〕．硬性気管支鏡を行う場合には全身麻酔が必要で，麻酔科に依頼して管理してもらうことになる．麻酔にあたっての基本的なモニタリングは通常の全身麻酔と同様で，酸素化（吸気酸素濃度，パルスオキシメーター），換気（呼気二酸化炭素濃度，回路接続アラーム，カプノモニター），循環（心電図，動脈血圧），体温などが行われる．これに加えて，適宜，麻酔深度や筋弛緩のモニターが行われる[2]．事前に担当麻酔科医に行う予定の手技と想定されるリスクを伝え，それにふさわしい麻酔管理を協議するべきである．麻酔法としての選択は，完全静脈麻酔（total intravenous anesthesia：TIVA）か吸入麻酔か，筋弛緩薬を使用するか，換気方法をどうするか，体外補助循環（extracorporeal membrane oxygenation：ECMO）を使用するかどうかである．

a. 完全静脈麻酔（TIVA）

　TIVAでは，経静脈脈的に麻酔薬を安定的に投与することができる．硬性気管支鏡においては，処置により頻回に換気が中断されるため，吸入麻酔よりも麻酔深度の調整が確実である．また，硬性気管支鏡では閉鎖式の換気は原理上不可能で，多くの換気が体外に漏れるが，TIVAでは漏れた吸入麻酔薬を医療スタッフが吸入することを避けることができる．多くの場合，半減期の短いプロポフォールとレミフェンタニルが使用される．また，ジェット換気を行う場合には，吸入麻酔薬の気化器を接続できる構造になっていないので，TIVAを使用することになる．

　日本麻酔科学会の「麻酔薬および麻酔関連薬使用ガイドライン第3版」によれば，プロポフォールを全身麻酔に使用する場合には，1～2.5 mg/kgの投与で導入を行い，4～10 mg/kg/hrの投与速度で維持することで適切な麻酔深度が得られるとされている[3]．プロポフォールには，薬物動態モデルを用いて輸液ポンプの投与速度を調節し，血中薬物濃度を調節するtarget-controlled infusion（TCI）機能に対応した専用のシリンジポンプが用意されており，これを用いた投与も行われる．この場合，麻酔維持に必要な予測血中濃度は，2～5 μg/mLとされている．本剤には，鎮痛作用と筋弛緩作用はないため，必要に応じてオピオイドや筋弛緩薬を併用する必要がある．局所麻酔薬の併用や侵襲の大きさによって麻酔維持に必要な薬物量は異なるので，調節が必要である．禁忌は，本薬剤の成分に過敏症の既往のある者，小児への長期大量投与で，ASA分類Ⅲ，Ⅳの患者[4]，循環器障害のある患者，高齢者へは少量を緩徐に投与することされている．投与時に血管痛を生じるので，太い静脈から投与すること，鎮痛剤を先行投与することが奨められている．

　レミフェンタニルは短時間作用のため，フェンタニルに比較して，術後の呼吸抑制の懸念が少ないという利点がある．主に持続注入で使用され，0.25～0.5 μg/kg/min

で開始して投与量を調節し,手術終了時まで持続投与を続けることとされている[5]. 禁忌は,本剤またはフェンタニル系化合物に対して過敏症の既往がある者である. 高齢者では,血圧低下が起こりやすいため投与量の減量など,慎重な投与が求められる.

b. 吸入麻酔

気道狭窄があり,硬性鏡により迅速に気道の確保が行えるかどうか不確かな場合には,吸入麻酔薬を用いた自発呼吸を残しながらの麻酔導入が行われる. 導入に使用される吸入薬は,気道刺激性の少ないセボフルランが選択されることが多い. 自発呼吸の間は筋弛緩薬を使用せず,オピオイドも呼吸抑制を避けるため最小限にする. 導入が得られたら,硬性鏡の手技を開始する前に,セボフルランからイソフルランに変更する. これは,イソフルランのほうがセボフルランよりも血液溶解性が高く,硬性鏡の手技に伴い麻酔ガスの気道内への供給が一時的に中断した場合でも,麻酔深度の変動を小さく抑えることができるからである. 気道の安全が確保されたら,TIVAに変更する場合もある.

日本麻酔科学会の「麻酔薬および麻酔関連薬使用ガイドライン第3版」によれば,セボフルランは,マスクによる急速吸入導入に単独あるいは亜酸化窒素併用により使用されるとされ,直ちに導入に要する最高濃度での使用が可能である. 8%あるいは3%で使用され,欧米では8%での導入が多く行われているが[6],一方,患者の臨床状態によって調節が必要であるとされている. 禁忌は,悪性高熱症およびその疑いのある患者とされている. また,重大な副作用としては,悪性高熱,横紋筋融解症,ショック,アナフィラキシー様症状で,その他の副作用では,腎障害などがあげられている.

イソフルランは,導入に使用する場合は酸素もしくは酸素・亜酸化窒素混合ガスとで行い,濃度は0.5%から始めて徐々に上げることとされている[6]. 維持は2.5%以下で行われる. 禁忌は,本薬または他のハロゲン化麻酔薬に対して過敏症のある患者,血族に悪性高熱がみられた患者とされている. 副作用は,悪性高熱などがあげられている.

c. 筋弛緩

欧米では,20分未満の処置にはスキサメトニウムを使用し,それ以上の時間を要する場合にロクロニウムが使用される[7]. わが国においては,スキサメトニウムについては,副作用が多く,また,ロクロニウムが2007年に使用可能になったことであまり用いられないようになっている[8]. ロクロニウムを拮抗するにはスガマデクスが用いられる.

ロクロニウムは,非脱分極型の筋弛緩薬であり,従来使用されていたベクロニウムよりも作用発現時間が早いため,気管内挿管においてプライミングの必要がない. 成人の気管内挿管にあたっては,$0.6 \sim 0.9$ mg/kgの静注が行われ,術中必要に応じて$0.1 \sim 0.2$ mg/kgの追加投与が行われる. 持続注入を行う場合には7 μg/kg/minで開始し,調節する. 禁忌は本剤の成分または臭化物に対して過敏症の既往のある患者である. 副作用は,ショック,アナフィラキシー様症状,遷延性呼吸抑制などである.

スガマデクスはロクロニウムまたはベクロニウムによる筋弛緩を選択的に拮抗する作用がある. 原則として筋弛緩モニター下に使用する. 浅い筋弛緩状態には1回2 mg/kgを,深い筋弛緩状態には1回4 mg/kgをボーラス投与する. 禁忌は,本剤の成分に対して過敏症の既往のある患者である. 慎重投与は,腎機能障害,高齢者,肝機能障害,新拍出量低下などとされている. 重大な副作用として,ショック,アナフィラキシー様症状,心停止,高度徐脈などがあげられている.

d. 換気方法

硬性気管支鏡の操作に対応できるようにするため,バッグの手押しによる陽圧換気が基本である. 麻酔ガスを使用する場合は,上述のとおり,漏出した麻酔ガスによる手術室の汚染が問題となる.

一方,ガスが排出される十分な気道径がある場合には,ジェットベンチレーションも考慮される. 一般的な換気条件は,呼吸回数$20 \sim 30$回/min,駆動圧$18 \sim 25$ mmHg,吸気時間30%とされている[1]. ジェットベンチレーションでは,気胸や縦隔気腫といった圧外傷に特に注意を払う必要がある.

e. 体外補助循環

特に気道狭窄が高度で,狭窄の解除に時間がかかる可能性のあるハイリスク症例については,麻酔科とECMOの装着について十分に協議を行う. ECMOは低酸素血症を回避するうえで,きわめて有効であるが,使用に際してはヘパリン化を要することがあるので,リスクとベネフィットを十分に検討する必要がある.

2 軟性気管支鏡

　ラリンジアルマスクあるいは気管内挿管を使用して，検査を行う．わが国ではあまり行われないが，欧米ではEBUS-TBNAが全身麻酔下に行われる報告がある．気管内挿管下にEBUS-TBNAを行う場合には，気管支鏡の太さを考慮して，ID 8.5〜9.0のチューブを使用する．麻酔方法は，TIVAが選択されることが多い．詳細は，硬性気管支鏡における全身麻酔に準じる．

文献

1) Alfille PH, Mountjoy J：Anesthesia for adult bronchoscopyAnesthesia for adult bronchoscopy. https://www.uptodate.com/contents/anesthesia-for-adult-bronchoscopy
2) 日本麻酔科学会：安全な麻酔のためのモニター指針．http://www.anesth.or.jp/guide/pdf/monitor3.pdf
3) 日本麻酔科学会：Ⅲ 静脈関連薬．麻酔薬および麻酔関連薬使用ガイドライン 第3版．http://www.anesth.or.jp/guide/pdf/publication4-3_20170227s.pdf
4) American Society of Anesthesiologists：ASA Physical Status Classification System. https://www.asahq.org/resources/clinical-information/asa-physical-status-classification-system
5) 日本麻酔科学会：Ⅱ 鎮痛薬・拮抗薬．麻酔薬および麻酔関連薬使用ガイドライン 第3版．http://www.anesth.or.jp/guide/pdf/publication4-2_20170227s.pdf
6) 日本麻酔科学会：Ⅳ 吸入麻酔薬．麻酔薬および麻酔関連薬使用ガイドライン 第3版．http://www.anesth.or.jp/guide/pdf/publication4-4_20170227s.pdf
7) Modest VE：Anesthesia for tracheal surgery. https://www.uptodate.com/contents/anesthesia-for-tracheal-surgery
8) 日本麻酔科学会：Ⅵ 筋弛緩薬・拮抗薬．麻酔薬および麻酔関連薬使用ガイドライン 第3版．http://www.anesth.or.jp/guide/pdf/publication4-6_20170227s.pdf

〈桜田　晃〉

12 小児の気管支鏡

> **要点** 小児（幼児）への気管支鏡が必要となるのは，大半が気道異物の診断と除去である．異物誤嚥の最も多い1歳以下の幼児は気管径が成人の1/2以下しかなく，使用可能な細径気管支鏡では鉗子孔サイズの問題から有効な鉗子を使用できないことが多い．また実施の忍容性が低いため全身麻酔を必要とすることが多く，このために気道確保・換気補助を必要とする場合も多い．気道挿管下に気管支鏡検査を行ったのでは気管支チューブより細い気管支鏡を使用せざるを得なくなるため，麻酔をラリンジアルマスク下に行ったうえでできるだけ径の大きな軟性気管支鏡を使ったり，あえて硬性鏡を挿入して補助換気を維持しながら検査・処置を実施するなどの工夫が必要になる．

1 はじめに

　一般呼吸器診療において，小児や幼児に気管支鏡検査が実施される頻度はきわめて低い．対象となるのは気管気管支軟化症，先天性気管狭窄症，挿管後気管狭窄症などの気道病変に対する診断目的の実施，あるいは肺胞蛋白症や囊胞性肺線維症に対する気管支肺胞洗浄，肺移植における気管支吻合部の確認や拒絶反応診断に対する経気管支肺生検などである．これらは特殊な症例として，通常は限られた専門施設で実施される[1]．

　一般呼吸器疾患の臨床において小児気管支鏡検査が求められるのは，誤嚥性気道異物に対する検査と摘出処置（気道インターベンション）が代表である（図Ⅱ-12-1）．小児気道異物は診断と処置において高度の緊急性を伴うため，小児呼吸器疾患の専門施設に搬送する余裕がない場合が多い．したがって成人の呼吸器専門施設において，しかも基本的には成人の器具を用いての対処が求められることが多いのである．

　小児の気道は当然のことながら成人に比較して狭く，気管支鏡操作によって容易に狭窄や閉塞，損傷を来しやすい．このため，日頃成人に対する気管支鏡に習熟している施設であっても，小児に対してはきわめて用心深く取り組む必要がある．本稿では，一般呼吸器外科の立場から小児呼吸器内視鏡検査と処置について解説する．

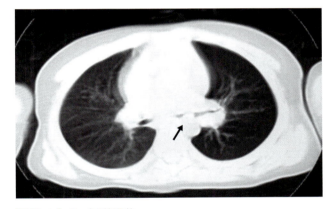

図Ⅱ-12-1　気道異物
左主気管支に嵌頓した気道異物（ピーナツ，→）．主気管支は完全閉塞し，チェックバルブ作用により左肺が過膨張しているのがわかる．

2 特殊性

a. 小児の特殊性

1）気管支鏡検査に対する忍容性の低さ

　気管支鏡検査を行うに当たって小児患者の際立った特徴は，処置に対する忍容性の低さである．小学生以下（12歳以下）の患者では，成人で行うようなリドカイン噴霧による喉頭・声門および気管粘膜の局所麻酔と鎮静のみによる気管支鏡実施はきわめて困難である．局所麻酔で無理に気管支鏡を実施すると過度の緊張やいきみに加え，気管支鏡の刺激で声門浮腫を来したり，喉頭～気

道の損傷を起こす可能性がある．何よりも，このような状況では落ち着いて観察や処置を実施することはできない．成人と同様の局所麻酔のみで十分な気管支鏡検査が可能なのは，少なくとも高校生以上である．小児患者に安全で精度の高い気管支鏡検査・処置を行うには，後述するような注意深い麻酔が必要である．

2）小児の気管サイズ

小児の気管直径は成人に比し細径で，新生児では4 mm 程度，1歳で4〜5 mm，5歳に達してようやく10 mm 程度となる．一方，成人気管は15〜20 mm とされている．気管支鏡関連機器を小児に適応する際には，それぞれの器具のサイズと対象とする小児患者の気道径に留意し，適切な器具を準備・使用しなければならない．

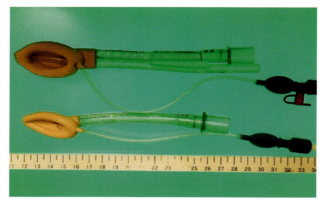

図 II-12-2　ラリンジアルマスク
喉頭内の声門直前に留置し，換気を行うための器具．気道挿管することなく気道を確保する器具として救急医療や麻酔科領域で使用される．声門および声門下腔に与える刺激が少ない．

3 | 麻酔法

a. 小児気管支鏡麻酔の基本

小児気管支鏡は，かつては硬性鏡による実施が基本であった．極細径気管支鏡（直径 2.2 mm）が登場したために軟性鏡による実施も可能となった．軟性気管支鏡にせよ硬性気管支鏡にせよ小児（特に幼児）に対して成人と同様に鎮静（ジアゼパム）と局所麻酔（リドカイン）のみでこれを実施することはできない．全身麻酔あるいは全静脈麻酔で実施するのが最も安全である．その際，気管径の小さな小児に対しては気道確保が問題となる．通常の経口気道挿管を行ったのでは，気管チューブの肉厚によって挿入できる気管支鏡の径が制限される．この点を解決するために，最近はラリンジアルマスク（laryngeal mask airway：LMA）による気道確保が導入された[2]（図 II-12-2）．

b. ラリンジアルマスク換気による麻酔

LMA は概ね 5 kg 以上の児であれば挿入可能とされている[3]．LMA は気道内に直接挿管をすることなく，声門直上の喉頭内に特殊な形状のマスクを挿入して換気を確保する器具である．救急隊員によって緊急気道確保の手段として使用されることで知られている．LMA を経由して声門から気管内に気管支鏡を挿入することが可能であり，声門を通過してかつ換気を障害しないサイズの気管支鏡であればいずれでも使用可能である（図 II-12-3）．

LMA による麻酔により，大径の気管支鏡が挿入でき

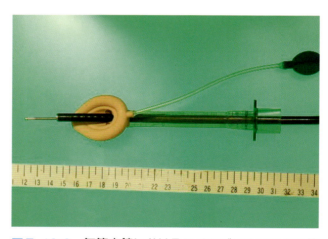

図 II-12-3　気管支鏡におけるラリンジアルマスクの使用
図のように，ラリンジアルマスクで換気を維持しながら気管支鏡を挿入する．気管チューブで気道を確保して気管支鏡を挿入する場合に比較して大径の気管支鏡が使用可能である．

ることは，気道異物の除去に大変有利である．すなわち，LMA によって鉗子孔の大きな気管支鏡を用いることができれば，より大きな摘出鉗子を使用することが可能となるため，異物の除去が大変効率的になる．

LMA は気道挿管よりも声門や気道への刺激が少なく，声門浮腫も起こしにくいとされているが，あまり繰り返し気管支鏡で声門の通過を繰り返すと声門浮腫を来し，緊急挿管も困難になるような事態も起こり得るので注意を要す．

4 軟性気管支鏡と硬性気管支鏡

気管支鏡には軟性気管支鏡と，鋼鉄のパイプ状形状をした硬性気管支鏡がある（図Ⅱ-12-4）．軟性気管支鏡は主として直接観察所見による診断や，鉗子を使用した組織生検あるいは選択的な肺胞洗浄液採取に用いられる．硬性気管支鏡では光学視管による観察に加え，鋼製で把持力の強い鉗子を用いることによる異物除去や効率的な組織生検，瘢痕・腫瘍組織の除去，加えて硬性鏡そのものを切離ブレードとして用いるdebulkingあるいはcore-outと呼ばれる組織切除が行われる．

a. 軟性気管支鏡

通常の診断用（成人用汎用型）気管支鏡の直径は6 mmであり，5歳以下の幼児に使用するには径が大きすぎる．極細径の気管支鏡として最も径が小さいものでは2.2 mm（OLYMPUS, N20）のものがあり，このサイズであれば乳児でも使用可能である[4]．しかしこのサイズの気管支鏡では鉗子孔が設置されていないため，機能は観察のみとなる．処置孔を持った機種の最小径のものは2.8 mm（OLYMPUS, XP60）であり，これの鉗子孔は1.2 mmである．

b. 硬性気管支鏡

硬性気管支鏡は円筒形の金属パイプ様の形状をしており，各種の径が用意されている（図Ⅱ-12-4）．7.0～13.2 mmの幅がある．内径は外径よりも概ね0.5～1 mm小さく，最も細径のものは外径7.0 mm/内径6.5 mm（青色筒）である．これに5.5 mm直径の硬性鏡スコープを挿入して観察をしながら検査を行うが，硬性鏡鉗子の最小径のものは1 mmであるため，青色筒では鉗子を挿入する余裕がなく，観察のみが可能となる．

5 目的

a. 診断

小児における軟性気管支鏡・硬性気管支鏡の診断的利用は，一般呼吸器診療においては気道異物の確認に対して行われることが最も多い．通常はCT断層撮影などの画像診断で異物の存在が疑われ，気管支鏡による観察で診断が下され，気管支鏡鉗子によって異物除去が実施されることとなる．そのほか，先天性食道閉鎖，気管狭窄症，気管軟化症に対しても診断的気管支鏡が実施されることがある．近年は3D-CT画像診断技術などの進歩により気道の画像診断が格段に進歩したため，気管支鏡だけで小児の気道病変が診断されるのはまれとなってきた．

b. 治療

小児に気管支鏡が最も力を発揮するのは，気道異物除去を主体とする気道インターベンション治療においてである．LMA下に径の比較的大きな（すなわち鉗子孔サイズも大きな）気管支鏡を使用して異物を除去する機会が増えてきた．また，硬性気管支鏡であっても，細径硬性鏡（外径7.0 mm内径6.5 mm）に極細径の気管支鏡（2.2 mm）とシャフト径1 mmの硬性鏡用の細径異物鉗子で幼児に対する異物除去も可能である．また，これらの手技に気道バルーンやレーザー・マイクロターゼ器具を併用することで，気道狭窄に対する対処も可能である．極細径気管支鏡の開発とLMAによる非挿管気道確保によって，小児の気管支鏡検査・処置の幅も近年広がってきたのである．

6 まとめ

小児の気管支鏡を実施する際，最も重要なのは呼吸に関する安全性の確保であり，それは麻酔である．筆者らは小児気管支鏡を試みる際，手術室内において麻酔科による全身麻酔か全静脈麻酔下に実施するようにしている．適切な麻酔下に落ち着いて実施できる環境を作ることが，この手技の中で最も大切なことと考える．

LMAは気管支鏡・気道インターベンションにとって有用な器具ではあるが，LMAによる気道確保下の麻酔

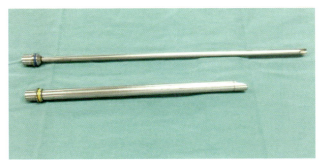

図Ⅱ-12-4　硬性気管支鏡
外径は7.0～13.2 mm（7.0 mm青，8.0 mm緑，10.0 mm赤，12.0 mm黒，13.2 mmオレンジ；EFER社デューモンブロンコスコープ）で内径は外径よりも概ね0.5～1 mm小さい．

では，喉頭痙攣・声門浮腫による突然の声門閉鎖に遭遇することがある．麻酔科には声門閉鎖の緊急時に備えるように依頼しておくことも大切であろう．筆者らは，幼児患者に対してLMAを用いた気管支鏡検査の実施中に浮腫性の声門狭窄に遭遇し，最後に残ったわずかな声門間隙からガイドワイヤを通し，これを経由してチューブエクスチェンジャーを挿入して緊急気道確保が可能となった症例なども経験した．できるだけ落ち着いた操作環境を確保するために慎重な麻酔を行うこと，そして気管支鏡であれ硬性気管支鏡であれ，症例に対して使用可能な器具の準備を周到にしておくことがその次に大切な点である．

文献

1) Ratjen F, Nicolai T：Pediatric bronchoscopy. Paediatric Respiratory Reviews 5：S21-22, 2004
2) Nussbaum E, Zagnoev M：Pediatric fiberoptic bronchoscopy with a laryngeal mask airway. Chest 120；614-616, 2001
3) 松本　悠，秦　美暢，笹本修一，他：ラリンジアルマスクと軟性気管支鏡を用いた小児気管支異物摘出の1例．気管支学 31：10-14, 2009
4) 臼井規朗，鎌田振吉，石川士郎，他：新生児・乳幼児の気道病変に対する細径ファイバースコープの使用経験　日本小児外科学会雑誌29：775-782, 1993

〈白石武史〉

第Ⅱ章 準備と基本手技

13 硬性気管支鏡（基本手技）

> **要点** 呼吸器内視鏡医にとって，硬性気管支鏡手技は必須ではないが，この手技を身につけることにより，患者に供給できる検査・治療の選択肢の幅は格段に広がる．実際に硬性気管支鏡を取り扱わなくても，患者にとって最良の気管支鏡検査・治療を選択するうえで，軟性気管支鏡だけでなく硬性気管支鏡についての知識を深めておく必要がある．

1897年にKillianが気道異物の除去に硬性気管支鏡を初めて臨床使用して以来，120年以上が経過した．1966年に軟性気管支鏡が開発され，硬性気管支鏡の果たす役割は急速に軟性気管支鏡に取って代わられ，一時は硬性気管支鏡の使用は急激に衰退した．しかし最近では硬性気管支鏡を用いた気管支鏡インターベンションの重要性が再認識されるとともに，あらたな気管支鏡技術や機器の進歩，麻酔技術の改善やあらたな薬剤の開発，インターベンションを必要とする肺癌をはじめとする患者の増加に伴い，徐々に普及し始めている．日本呼吸器内視鏡学会の調査によると1988年には硬性気管支鏡を使用している施設は1.5%[1]にすぎなかったが，2016年には18.7%[2]にまで増加している．

本項では硬性気管支鏡の基本手技を中心に解説する．

A 機器

硬性気管支鏡は，EFER社，KARL STORZ社，RICHARD WOLF社，NOVATECH社から販売されており，いずれもシリコンステント留置に対応している．

図Ⅱ-13-1にEFER社の硬性気管支鏡を示す．体格，気管径，目的により，適切なサイズの硬性気管支鏡を選択する．上部気管の病変に対しては，短く側孔のない気管用硬性気管支鏡を利用できる．また，下部気管や気管支の病変に対しては，長く前方側壁に換気用側孔のある気管支用の硬性気管支鏡が利用でき，症例ごとに使い分けることが可能である．硬性気管支鏡の先端は斜角形状で（図Ⅱ-13-1b），これにより腫瘍や組織を削りとることが可能である．

硬性気管支鏡はベースと外筒からなり，ベースを硬性気管支鏡外筒の口側に接続して使用する．ベースにはメインポート，処置用チャンネル，換気ポートの3つの開口部がある（図Ⅱ-13-1c）．換気時の空気漏れを防ぐため，メインポートおよび処置チャンネルにはゴムキャップを装着する．

硬性気管支鏡は軟性気管支鏡同様，モニター画面で内視鏡画像を確認しながら使用することが多い．テレスコープにカメラヘッド（図Ⅱ-13-1d）とライトガイド（図Ⅱ-13-1d）を装着し，ビデオシステムおよび光源装置に接続し，モニター画面に内視鏡画像を写す．

硬性気管支鏡での処置には，硬性の直達鉗子を使用する．各種サイズの把持鉗子の他，ハサミ鉗子などさまざまな種類のものが利用可能である（図Ⅱ-13-1e）．

硬性気管支鏡による処置では，軟性気管支鏡を併用するため，軟性気管支鏡および光源・モニター装置も用意する必要がある．

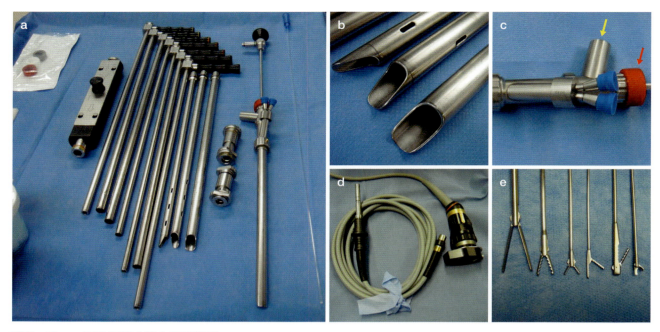

図Ⅱ-13-1　硬性気管支鏡と周辺機器
a：EFER-DUMON 硬性気管支鏡セット，b：硬性気管支鏡先端，c：ベース．メインポート（赤ゴムキャップ部分，→），処置用チャンネル（青色ゴムキャップ部分），換気ポート（図上方，→）の3つの開口部がある．d：カメラヘッドとライトガイド，e：硬性鉗子および処置具．

B　硬性気管支鏡の基本手技

1 術前の準備

患者の状態（理学所見，検査所見，服薬内容など）を事前に十分把握し，硬性気管支鏡処置のプランニングをしておく．手術の概要，予想される利益，不利益などのインフォームドコンセントを十分に行う．特に硬性気管支鏡処置の場合，呼吸の状態をしっかり把握するとともに，頸の伸展具合，頸椎損傷の有無，動揺歯の有無を確認する必要がある．通常の全身麻酔に準じ，当日は絶飲食とする．

2 麻酔と換気

硬性気管支鏡には全身麻酔が必要である．麻酔の方法に関しては施設ごとに異なり，一定の見解はない[3〜5]．気道狭窄患者の全身麻酔において筋弛緩薬の投与は，気道狭窄が悪化し低酸素症を来しやすくなるため，自発呼吸下に麻酔を行うべきであるという報告がある一方で，筋弛緩薬を使用した調節呼吸のほうが安定した呼吸管理ができるという報告もある[3]．

以下筆者の施設での麻酔方法につき記述する[3]．

調節麻酔は全静脈麻酔で行う．プロポフォール（目標血中濃度調節投与，target controlled infusion：TCI，$3\,\mu g/mL$），レミフェンタニル（$0.03〜0.48\,\mu g/kg/min$）を開始し，フェンタニル（$100\,\mu g$）を投与する．入眠後にマスク換気が可能なことを確認した後，ロクロニウム（$0.6\,mg/kg$）を投与し，硬性気管支鏡を気管内に挿入する．硬性気管支鏡が気管内に挿入できたら，麻酔器を硬性気管支鏡の換気ポートに接続し換気を行う．空気漏れなく効率よく換気ができるよう，湿らせたガーゼで口腔内をパッキングする．術中は bispectral index（BIS）値60以下を目標としプロポフォールおよびレミフェンタニルを調節，体動に応じて適宜ロクロニウムを追加する．術中は $FiO_2\,1.0$ で維持し，アルゴンプラズマ凝固や

高周波スネアを行う場合は，適宜 FiO$_2$ 0.4 以下に下げる．手術終了と同時にプロポフォール，レミフェンタニルを中止し，自発呼吸が出たら硬性気管支鏡を抜去する．自発呼吸が不十分な場合は補助換気を行い，スガマデクス（2 mg/kg）を投与しリバースを行う．

自発呼吸下の麻酔は全静脈麻酔で行う．まずプロポフォール（TCI 1～1.5 μg/mL），レミフェンタニル（0.01～0.17 μg/kg/min）を開始する．入眠後に 1% リドカインを用いて上喉頭神経ブロックを行う．上気道および気管内に気管支鏡によるリドカイン麻酔を行った後，硬性気管支鏡を気管内に挿入する．硬性気管支鏡が気管内に挿入できたら，麻酔器を硬性気管支鏡の換気ポートに接続する．術中は BIS 値 60 以下を目標としプロポフォールおよびレミフェンタニルを，自発呼吸を温存できるように調節する．術中は FiO$_2$ 1.0 で維持し，焼灼を行う場合は，適宜 FiO$_2$ 0.4 以下に下げる．SpO$_2$ が下がった場合は，用手陽圧換気による補助を適宜行う．手術が終了したら，プロポフォール，レミフェンタニルを中止し，自発呼吸が出たら硬性気管支鏡を抜去する．自発呼吸が不十分な場合は補助換気を行う．

気道狭窄が強く換気が不十分になる場合は，ジェット換気が有効なことがある．ジェット換気はその取り扱いや合併症を熟知したエキスパートが行うべきである．また，換気困難が予想されるような重篤な症例に対する硬性気管支鏡治療は，有事の場合に体外循環（extracorporeal membrane oxygenation：ECMO）を使用できる施設で行われるべきである．

筆者の施設では，熟練した麻酔科医のもと筋弛緩薬を使用した調節呼吸下の麻酔のもとに硬性気管支鏡を行うことが多い．麻酔の方法や，使用できる機器は施設により異なるため，麻酔医が安全に行える慣れた麻酔方法を用いるのがよい[4]．症例により最適な麻酔方法や対策，準備は異なるため，術者と麻酔医が緊密に連携し，情報を共有することが肝要である[5]．

3 硬性気管支鏡手技

a. 硬性気管支鏡の保持

硬性気管支鏡を右手で保持する（図Ⅱ-13-2）．テレスコープと硬性気管支鏡外筒が前後に動かないように親指と人差し指の付け根でしっかりと挟み込み固定する（図Ⅱ-13-2）．モニター画面に硬性気管支鏡の先端開口部全体が見える位置でテレスコープと硬性気管支鏡を保持

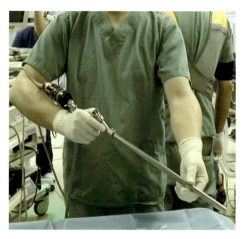

図Ⅱ-13-2 硬性気管支鏡の保持

するのがよい．テレスコープが回転すると上下左右の方向を見失うことがあるため，硬性気管支鏡の上下左右とテレスコープの上下左右の相対的な位置が動かないように操作する．

b. 患者の体位

軟性気管支鏡同様，患者の体位は仰臥位で，術者は患者の頭側に立って行う．少し頭を下げ，口腔から気管を直線化すると硬性気管支鏡が挿入しやすい．

c. 硬性気管支鏡の挿入

患者の歯を保護するため，可能であればマウスピースを使用する．左手で開口し硬性気管支鏡を挿入する．硬性気管支鏡が患者の上顎歯を損傷しないよう，左手指を患者の歯と硬性気管支鏡の間に添えて硬性気管支鏡を操作する．硬性気管支鏡は，まず患者に対して直角に口腔内挿入し（図Ⅱ-13-3a），その後，硬性気管支鏡を水平に倒し，患者の舌を硬性気管支鏡の先端で押し上げながら慎重に声門方向に進めていく．喉頭蓋が見えたら（図Ⅱ-13-3b），その下に硬性気管支鏡先端を進め，喉頭蓋を持ち上げると声門が観察できる（図Ⅱ-13-3c）．ここまでは，硬性気管支鏡の先端がモニター画面の上方（患者の前面）に位置するように進めるが，声帯に囲まれた声門は縦方向の開口なので，硬性気管支鏡の先端を 90°時計回りまたは反時計回りに回転し（図Ⅱ-13-3d），硬性気管支鏡先端で声帯を傷つけないようにして声門を通過させ回転をもどす（さらに 90°回転させてもよい）（図Ⅱ-13-3e）．気管内に硬性気管支鏡が挿入できたら，麻酔器を硬性気管支鏡の換気ポートに接続する．気管壁に接触しないように慎重に硬性気管支鏡を下部気管に進

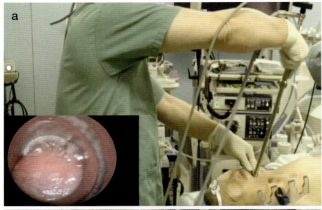
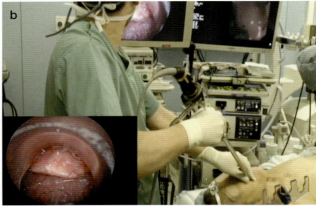
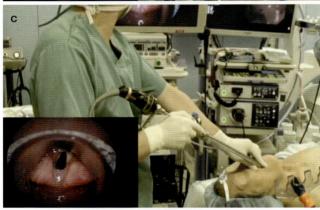
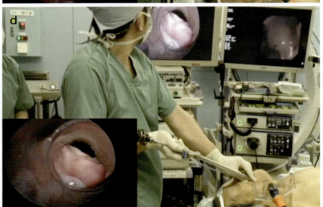
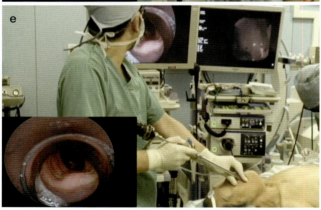

図Ⅱ-13-3　硬性気管支鏡の気管内挿入
a：左手で開口し，歯を保護しながら硬性気管支鏡を口腔内に直角に挿入する．b：舌を上に押し上げながら硬性気管支鏡を進めると喉頭蓋が観察できる．c：喉頭蓋をくぐると，正面に声門が観察できる．d：声門を通過する際，声帯を傷つけないよう硬性気管支鏡を90°時計回りまたは反時計回りに回転する．e：声帯を通過したら回転をもどし，気管壁を傷つけないようさらに硬性気管支鏡を進める．

めていく．硬性気管支鏡先端の方向のコントロールは患者の頭位を変換させることにより可能である．気管内を観察したい場合は患者の頭を正中位に（図Ⅱ-13-4b），右主気管支の方向に硬性気管支鏡の先端を向けたい場合は頭を左に（図Ⅱ-13-4a），左主気管支の方向に向けたい場合は患者の頭を右に（図Ⅱ-13-4c）傾ける．硬性気管支鏡を保持する際も，硬性気管支鏡先端で気管壁を傷つけないように常に注意を払うべきである．

d. 硬性気管支鏡を用いた処置

硬性気管支鏡自体を使用する処置として，硬性気管支鏡先端で，狭窄部位を削り気道を開通させる機械的コアリングが可能である（図Ⅱ-13-5）．硬性気管支鏡を狭窄部位に押し当て，先端を時計回りまたは反時計回りに回転させ，組織を削り取りながら少しずつ硬性気管支鏡を進めていく．削った部分は硬性気管支鏡側面で圧迫止血が可能である．中枢気道の狭窄を効率よく解除することが可能である．

軟性気管支鏡で摘出の難しい気道異物の摘出にも用いられる（図Ⅱ-13-6）[6]．さまざまな処置具を使用でき，安定した呼吸管理下に摘出を行うことができることが利点である．

中枢気道の大量喀血の止血も適応となる．やはりさまざまな処置具を使用でき，安定した呼吸管理下に止血処

硬性気管支鏡（基本手技）

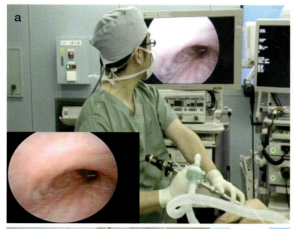
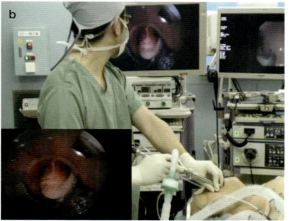
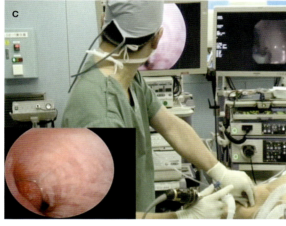

図Ⅱ-13-4　硬性気管支鏡での左右気管支の観察
a：右気管支の観察．患者の頭を左に傾ける，b：気管内の観察．患者の頭は正中位，c：左気管支の観察．患者の頭を右に傾ける．

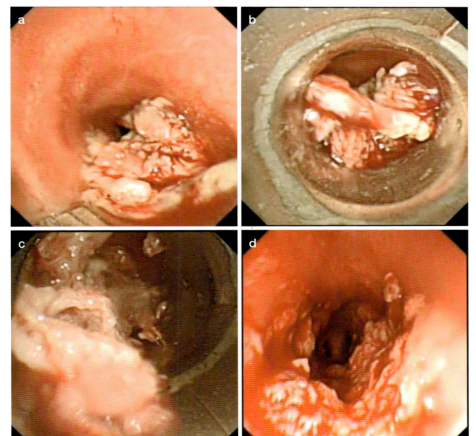

図Ⅱ-13-5　硬性気管支鏡による機械的コアリング
a：食道癌の気管浸潤，b：硬性気管支鏡先端を腫瘍に押し当て，回転させながら進めてコアリングを行う，c：切り取られた腫瘍が硬性気管支鏡内に入る，d：機械的コアリング後の気管．

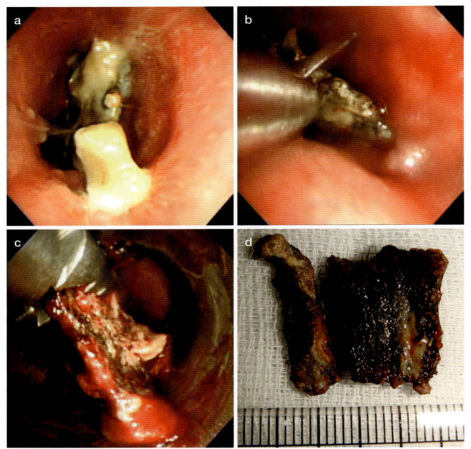

図Ⅱ-13-6 硬性気管支鏡を用いた異物除去
a：左主気管支の長期介在異物（39年間，木片）．前医で2度軟性気管支鏡による摘出を試みたが摘出できず，b：硬性鋏鉗子で2片に分離，c：硬性把持鉗子での摘出，d：摘出した木片．

置を行うことができる利点がある．硬性気管支鏡先端側壁で直接圧迫する方法，綿球やガーゼを把持鉗子で把持し直接圧迫止血する方法，ステントを留置しステントで圧迫止血を図る方法などが選択可能である．また軟性気管支鏡を併用し，バルーンによる閉塞やAPCなどを用いた止血が可能である．

e. 硬性気管支鏡の抜去

処置が終わり，麻酔医の硬性気管支鏡抜去の許可が出れば，硬性気管支鏡を抜去する．気道内腔の分泌物を吸引しながら，ゆっくりと力を加えずに抜去する．硬性気管支鏡施行後に声帯浮腫を来すことがあり，抜去時に声帯浮腫がないことを確認する．

C 合併症

合併症の多くは麻酔や硬性気管支鏡下に施行する治療手技に関連し，経験ある術者が行った場合，硬性気管支鏡手技自体に関連するものはまれである．最も頻度が高いのは咽頭痛で，通常2日程度で軽快・消失する．その他，頻度は低いが，硬性気管支鏡による咽頭，舌，歯牙や気管の損傷，声帯浮腫，喉頭けいれんなどがあげられる．

American College of Chest Physiciansのグループにより行われた悪性中枢気道狭窄に対する気管支鏡治療に関する多施設登録研究（AQuIRE）からのデータによる

と，硬性気管支鏡を用いた内視鏡治療症例に関連した合併症は3.4％，死亡につながる重篤な合併症は0.5％，術後30日における生存率は83％と報告されている[7]．

硬性気管支鏡手技を安全に行うには経験と技術が必要であり，術者は十分トレーニングを受けてこの手技を習熟しておく必要がある．また，術前に患者の状態の把握に努め，最善の準備を心がけるとともに，麻酔医をはじめとする関連スタッフと緊密な連携をとりながら硬性気管支鏡手技を行うことが肝要である．

文献

1) 於保健吉, 斉藤　宏, 坪井正博, 他：日本における気管支鏡の現況と将来. 気管支学 11：315-324, 1989
2) 堀之内宏久：2016年アンケート調査からみた日本における気管支鏡検査・治療の実態. 第25回日本呼吸器内視鏡学会気管支鏡専門医大会テキスト 26-35. 2018
3) 岡本さくら, 宗宮奈美恵, 坂　英雄, 他：気管・気管支ステント留置術における麻酔方法による呼吸状態の比較―自発呼吸 vs 筋弛緩薬を投与した調節呼吸, 後ろ向き観察研究―. 日臨麻会誌 36：404-411, 2016
4) Pathak V, Welsby I, Mahmood K, et al：Ventilation and anesthetic approaches for rigid bronchoscopy. *Ann Am Thorac Soc* 11：628-634, 2014
5) 古川欣也, 沖　昌英, 白石武史, 他：日本呼吸器内視鏡学会気道ステント診療指針作成ワーキング・グループ. 気道ステント診療指針―安全にステント留置をおこなうために―. 気管支学 38：463-472, 2016
6) Kogure Y, Oki M, Saka H：Endobronchial foreign body removed by rigid bronchoscopy after 39 years. Interact Cardiovasc Thorac Surg 11：866-868, 2010
7) Ost DE, Ernst A, Grosu HB, et al：Complications following therapeutic bronchoscopy for malignant central airway obstruction：Results of the AQuIRE Registry. Chest 148：450-471, 2015

（沖　昌英）

第III章 気道の解剖と正常気管支鏡所見

1. 気道の解剖と正常気管支鏡所見
2. 気管支鏡検査に必要なCT解剖と基礎知識

第Ⅲ章 気道の解剖と正常気管支鏡所見

1 気道の解剖と正常気管支鏡所見

> **要点**
> - 気管支鏡検査を行うためには気管・気管支の解剖，分岐，命名などの正常所見を理解しておくことが必要である．
> - 特に気管支壁の層構造の理解は重要であり，異常所見解析の基礎となる．2018年に改訂された日本呼吸器内視鏡学会の気管支鏡所見分類では内視鏡的層別用語が変更されており，これに沿って記述した．

　質の高い気管支鏡検査を行うためには，まず気管・気管支の正常像を知ることが必要である．気管支鏡下に観察している部位（区域解剖学）と同部の組織学的な構造（構造解剖学）を知って，初めて正しい所見の解析が可能となる．

　2018年に改訂された日本呼吸器内視鏡学会の気管支鏡所見分類[1]では解剖学的用語との整合性をとることを目的に，気管支鏡検査における層別用語に粘膜，粘膜下という用語は使用せずに上皮，上皮下，壁内といった用語を用いることとなった．

　末梢気管支分岐の理解は，肺末梢結節に関与する気管支に対して正確に気管支鏡を挿入し，生検精度を向上させるための重要な要素となる．極細径気管支鏡は通常径気管支鏡と比較し，より末梢の気管支まで到達可能となっており，これまで以上に末梢気管支の分岐を理解することが重要である．

1 気道の構造

a. 気管（図Ⅲ-1-1）

　気管では前方から左右側方にかけて馬蹄形の軟骨が規則正しく配列し（軟骨輪部），軟骨の欠如する背側には平滑筋からなる膜様部が観察される．軟骨はその形態から軟骨輪と呼称される．気管には通常16～20個の軟骨がみられ，気管腔の2/3～4/5周を占めている．内視鏡的には膜様部の上皮下層に存在する弾力線維層が所々で束状に肥厚して，5～7条の縦走襞を形成して配列[2]する．

　これらの太い縦走襞は0.1～0.2 mm幅の細い襞の集合体である．また軟骨部にも細い縦走襞が全周に観察されるが，表面からの凹凸としては認識できない[3]．壁の厚さは軟骨部では1.5 mm，膜様部では0.5 mmである[2]．

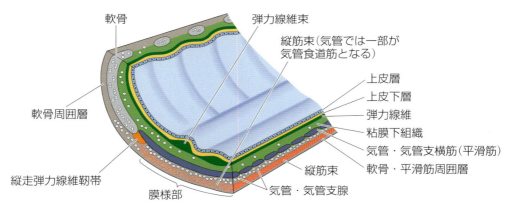

図Ⅲ-1-1　気管および肺外気管支割面模式図
〔於保健吉，雨宮隆太：気管支ファイバースコピー　その手技と所見の解析・気管支ビデオスコピーとその解説，第6版．医学書院，1994より改変〕

b. 気管支

内視鏡的に観察可能な気管支は部位と構造上の相違から，肺外気管支と肺内気管支に分類される．

1）肺外気管支

主気管支，中間気管支幹，中葉気管支を除く葉気管支を指す．

肺外気管支（図Ⅲ-1-1）は気管に類似し，内視鏡的には馬蹄形の軟骨輪と背側の膜様部が観察される．肺外気管支は左右主気管支から中葉支を除く肺葉気管支までで，軟骨輪部の気道を占める割合は気管よりも小さくなり1/2〜2/3程度である．軟骨は，左主気管支（約4cm）では9〜12個，右主気管支（1.5〜2.0cm）では6〜8個が一定の間隔をもって並ぶ[3]．

気管膜様部の縦走襞は主に右主気管支へと連続している．膜様部は上葉・下葉入口部で，軟骨輪の消失に伴って消失する．右中葉への膜様部の延長はなく，右中葉支は構造学的には肺内気管支に分類される．

弾力線維は全周性に認められるが，軟骨部では薄く，まばらに存在する．膜様部では弾力線維は太く，厚くなり，内視鏡ではっきりとした縦走襞として認識される．

2）肺内気管支

中葉気管支，区域気管支より末梢側の気管支を指す．

肺内気管支（図Ⅲ-1-2）では軟骨が小さな板状となり，気管支壁全周に不規則な飛び石状配列を示すようになる．軟骨配列の変化に伴い，浅層に弾力線維束よりなる縦走襞，深層に平滑筋よりなる輪状襞が全周に出現する．

例えば右上葉気管支以下では右主気管支膜様部で4〜5本であった襞が全周性に8〜10本の細い襞となる．これらの縦走襞は気管や主気管支膜様部の縦走襞よりも一般に顕著となるが，これらは約0.7mm幅である．

また，深層に存在する平滑筋により形成された輪状襞も全周に観察される（図Ⅲ-1-6）．
これらの内視鏡下に観察される輪状襞は縦走襞ほど明瞭ではないが，第Ⅶ次あるいはそれより末梢側の気管支では縦走襞よりも輪状襞が明瞭になり，縦走襞が不明瞭化する[3]．

2 気管，気管支分岐角

気管支の分岐形態にはシャープな鋭型と丸い鈍型がある．正常気管支における分岐は以下のようになる．

A：鈍型分岐，鋭型分岐のいずれかを呈する部位：気管分岐部，各葉支分岐部，左肺上区支と舌区支分岐部，右肺上葉の区域支分岐部，左肺上区の区域支分岐部，左$B^{1+2}c$，左右B^6亜区域支分岐部．

B：常に鋭型分岐を示す部位：中葉支の区域支分岐部，舌区支の区域支分岐部，左右肺底区の区域支分岐部，A以外のすべての亜区域支およびそれより末梢の分岐部．

3 気管支壁の組織学的構造と正常気管支鏡所見

肺門部扁平上皮癌のような上皮層を主体とした腫瘍性病変を粘膜型と分類[4]してきた経緯から，気管支鏡検査時に用いる「粘膜」という層別用語は上皮層を想起させることが多かった．しかし組織学的な気管支粘膜は粘膜上皮，基底膜，上皮下組織（粘膜固有層＋弾力線維束＋粘膜下組織）より構成されるため，気管支鏡の層別用語との間に離齬が生じていた．このため今回，改訂された気

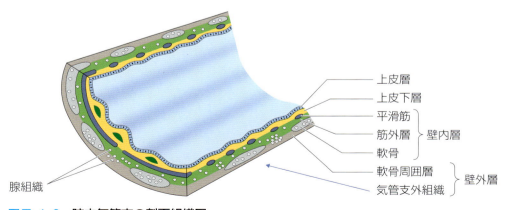

図Ⅲ-1-2 肺内気管支の割面組織図
〔於保健吉，雨宮隆太：気管支ファイバースコピー　その手技と所見の解析・気管支ビデオスコピーとその解説，第6版．医学書院，1994より改変〕

表Ⅲ-1-1　内視鏡的層別用語（病型分類）と含まれる構造物および正常気管支鏡所見

内視鏡的層別用語（病型分類）		含まれる解剖学的構造物	正常気管支鏡所見
上皮層（上皮型）		上皮	透明，滑沢
		基底膜	
上皮下層（上皮下型）		血管（気管支静脈系）疎性結合組織など	上皮下血管
		弾力線維	縦走襞
壁内層（壁内型）	筋層	平滑筋	輪状襞
	筋外層	腺組織	（観察されない）
	軟骨層	軟骨	軟骨・軟骨輪
壁外層（壁外型）	軟骨周囲層（外膜）	疎性結合組織など	（観察されない）
	気管支外組織	リンパ組織など	（観察されない）

*表Ⅲ-1-1は肺内気管支について整理したものである．肺外気管支とは弾力線維層の分布，軟骨の形態など組織学的相違点が存在するため，正常所見に若干の相違点がみられることに留意して頂きたい．
〔気管支鏡所見分類の改定：日本呼吸器内視鏡学会気管支鏡所見分類ワーキンググループ，気管支学 40：401-413，2018 より〕

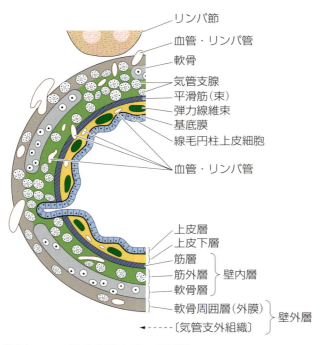

図Ⅲ-1-3　肺内気管支壁の層構造
〔日本肺癌学会編：気管支鏡診断．臨床・病理 肺癌取扱い規約，第8版．金原出版，p151，2017 より改変〕

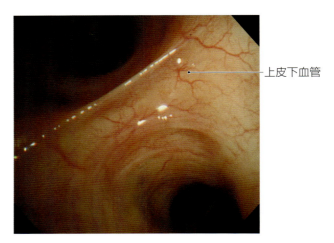

図Ⅲ-1-4　上皮・上皮下血管
正常例では上皮は半透明～透明であり，上皮を介して上皮下層にある血管網が観察される．

管支鏡所見分類では気管支鏡検査における層別用語（内視鏡的層別分類）を上皮層，上皮下層，壁内層，壁外層とし，粘膜という用語は用いないこととなった[1]．

表Ⅲ-1-1に内視鏡的層別用語とそれぞれの層に含まれる解剖学的構造物，対応する正常気管支鏡所見を示した．肺内気管支は表層より，上皮層，上皮下層，壁内層，壁外層よりなる．壁内層は筋層，筋外層，軟骨層により，壁外層には軟骨周囲層と気管支外組織により構成される（図Ⅲ-1-3）

気管支壁を構成する構造物に着目した正常気管支鏡所見を提示する[5]．

a. 上皮層（図Ⅲ-1-4）

上皮は線毛円柱上皮細胞が極性をもって配列する透明な層であり，光の透過性がよい．このため正常では半透明～透明であり，そのものを観察するのは困難である．正常の上皮は光沢のあるガラスと同じであり，通常の気管支鏡検査ではこの透明な上皮を介して上皮下層にある白色の縦走襞や血管網を観察している．扁平上皮化生や

扁平上皮癌の上皮内進展などにより，この上皮が置換されると上皮細胞の極性が消失して透見性が失われる．上皮と上皮下層の間には基底膜があるが，内視鏡的には上皮と合わせて上皮層として扱う．

b. 上皮下層

上皮下層とは基底膜直下から筋層直上の層までをいい，この層には血管（主に気管支静脈系），気管支腺のduct，弾性線維束，疎性結合組織などが存在している．通常の気管支鏡検査で観察できるのは血管，弾性線維束（縦走襞として），気管支腺の開孔部などである．気管支鏡の照明光が粘膜組織を透過する距離は0.5 mm前後であり，この深さは多くの例で上皮下層までにあたる．気管支鏡検査で色調の変化として観察されるのは上皮下層のみであるともいえる．

1) 上皮下血管（図Ⅲ-1-4）

通常，透明な上皮を介して上皮下層にある血管が観察可能である．通常，これらの血管は数十μmであり，網目状，樹枝状と表現される血管網として認識される．これらの血管のほとんどは気管支静脈系の血管である．

2) 弾性線維束，縦走襞（図Ⅲ-1-5）

上皮下の比較的浅い層には気管支長軸方向に走行する弾性線維が存在している．この弾性線維が気管支鏡検査では縦走襞として認識される．肺外気管支の膜様部ではこの弾性線維は大きな束となっており，白色の索状物として認識される．肺内気管支では縦走襞を全周性に配列する．

c. 壁内層

1) 筋層，輪状襞（図Ⅲ-1-6）

筋層は肺内気管支の上皮の深層に長軸方向に対して輪状ないしらせん状に分布する平滑筋であり，内視鏡的には輪状襞[2]として観察される．肺外気管支の弾力線維層は肺内気管支の平滑筋層に移行して，漸次深層が出現する．

内視鏡学的に筋層は光を透過させず，筋外層の色調は平滑筋層が障壁となり，表面からは認識困難である．気管支壁における気管支動脈の分布は通常，筋外層までであり，前述のように腫瘍新生血管の一部を除いては内視鏡下に観察される赤色の血管は上皮下層の静脈系血管である．

2) 筋外層

筋外層は平滑筋と軟骨の間の層であり，気管支腺の50％以上がこの部に分布している．筋外層の色調，血管

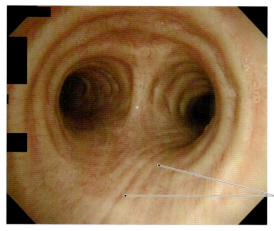

図Ⅲ-1-5　気管分岐部・縦走襞
上皮下の比較的浅い層に存在する弾性線維束が縦走襞として認識される．

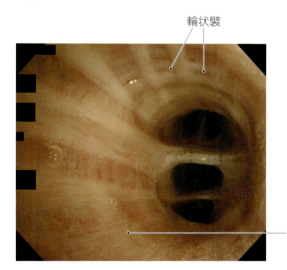

図Ⅲ-1-6　肺内気管支，輪状襞，縦走襞
肺内気管支の壁内層には輪状ないしらせん状に分布する平滑筋があり，内視鏡的には輪状襞として観察される．全周性に縦走襞が観察される．

（血管腫も含め）は平滑筋が残存する限り，色透過性観察の障壁となり，気道内腔面からの認識が不可能であるが，壁内型腫瘍の圧縮強調した縦走襞[5]として同層の病変の存在を識別できることがある．

3) 軟骨層（軟骨輪，軟骨）（図Ⅲ-1-7）

軟骨層は組織解剖学的には軟骨線維層といい，遊離軟骨片と軟骨間および軟骨周囲の膠原組織，弾力線維から成っている．内視鏡的に正常例の軟骨は気管，気管支壁の深層に位置しているために気管，肺外気管支までは軟骨輪と，それ以降は徐々に飛石状となって，表面の凹凸として認識されるにとどまる．しかし萎縮性気管支炎や軟骨自体が増生するような病的な状態においては，白色の

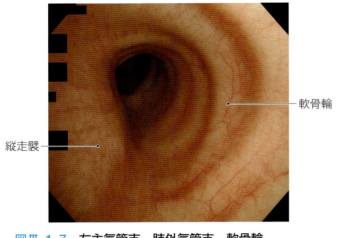

図Ⅲ-1-7　左主気管支，肺外気管支，軟骨輪
正常例の軟骨は気管，気管支壁の深層に位置しているため，気管，肺外気管支までは軟骨輪，それ以降は徐々に飛石状となって表面の凹凸として認識されるにとどまる．

隆起物として軟骨そのものを観察することが可能となる．

d．壁外層

1）気管支周囲・気管外組織層

気管支周囲組織は疎な結合織で，脂肪組織，気管支動脈・静脈，神経，リンパ組織，気管支腺の一部が分布している．リンパ節や周囲臓器，この部の病変などの増大により内視鏡的には気管支壁外からの圧排像[5]として観察されるようになる．

4　気管支分岐の命名と分岐異常

a．気管支の区域解剖学の基本的事項
（図Ⅲ-1-8）[4]

気管支の命名法については，本書では『肺癌取扱い規約，第8版』の『気管支鏡診断，Ⅰ気管支分岐と分岐次数』[4]をもとに，日本呼吸器内視鏡学会気管支鏡所見分類委員会の定義を用いる．

通常径気管支鏡で観察可能な範囲は体形や年齢さらに同一人でも部位によって異なるが，一般には亜区域（Ⅲ次）〜亜々区域（Ⅳ次）気管支までである．一方，極細径気管支鏡を用いるとⅤ次，Ⅵ次，Ⅶ次レベルまでの挿入が可能であり，同部までの命名が必要になっている．

気管支は，葉気管支をⅠ次気管支とし，以下Ⅱ次（区域支），Ⅲ次（亜区域支）と命名する．

気管支分岐命名は一定の法則のもとに行われ，2ないし3本に分岐する同レベルの気管支に対して，上方→下方，後方→前方，外側方→内側方（縦隔側）の順番に番号や記号をつけていく．

前記の法則に従いⅡ次気管支である区域気管支は1から順に10までの番号，Ⅲ次気管支はa・b・c，Ⅳ次気管支はⅰ・ⅱ・ⅲ，Ⅴ次気管支はα・β・γの順に命名する．Ⅵ次気管支以降の末梢気管支はx，yと命名する．

基本的な気管支の命名法はその気管支の分岐方向と分布領域からみて上方，後方または外側方のものをa/ⅰ/α/xとし，下方や前方または内側のものをb/ⅱ/β/yとする．Ⅵ次気管支以降の分岐命名はⅤ次気管支までの命名に続けてxyで，B^3aiαxyxxのように連続表記する．

右肺はB^1aiαxが，左肺はB^{1+2}aiαxが肺尖部に走行するため，上記の法則に基づいて命名していく．ただし，左B^3に関しては上記の命名法の法則が逆になっているので注意が必要である．

日本呼吸器内視鏡学会においても内視鏡的な気管支分岐命名法はこれらの法則に沿って行われている[6]．

b．気管支の命名と略称

気管支分岐命名委員会[7]は区域支までは「支」を，亜区域支より末梢は「枝」の字を用いているが，現在の気管支鏡的命名ではすべて「支」の字を用いているのが一般的であり，本書では「支」の字を用いて記述している．

気管支の命名や略称について日本呼吸器内視鏡学会と日本肺癌学会の合同気管支鏡所見分類委員会では，以下の命名法に統一している[6]．

- main bronchusは主気管支とする．
- lobar bronchusは葉気管支とし，上葉気管支は上葉支の略，中葉気管支は中葉支の略，下葉気管支は下葉支の略を可とする．
- basal bronchusは底幹気管支とし，底幹支あるいは底区支の略を可とする．
- upper division bronchusは上区気管支とし，上区支の略を可とする．
- lingular bronchus（Lower division bronchus）は舌区気管支とし，舌区支の略を可とする．
- truncus intermediusは中間気管支幹とし，中間幹の略を可とする．
- 右上中間幹分岐部と左上下葉支分岐部は右2次分岐部，左2次分岐部という略号を可とする．

c．分岐命名法と分岐の頻度（図Ⅲ-1-9）

気管支鏡検査時には以下の要領により気管支分岐の命名を行う．

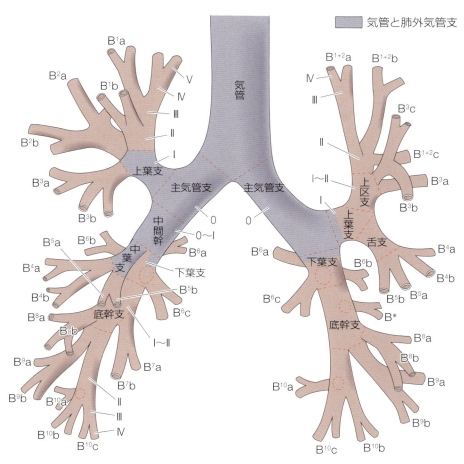

図Ⅲ-1-8　気管支の命名と次数

主気管支	0次
中間気管支幹（中間幹）	0-Ⅰ次
上葉気管支（上葉支），中葉気管支（中葉支），下葉気管支（下葉支）	Ⅰ次
上区気管支（上区支），舌区気管支（舌支），底幹気管支（底幹支）	Ⅰ次-Ⅱ次
区域支	Ⅱ次 ………………… B^1
亜区域支	Ⅲ次 ………………… $B^1a\ B^1b$
亜々区域支	Ⅳ次 ………………… $B^1ai\ B^1aii$
	Ⅴ次 ………………… $B^1ai\alpha\ B^1ai\beta$
	Ⅵ次 ……… $B^1ai\alpha x\ B^1ai\alpha y$
	Ⅶ次 …… $B^1ai\alpha xx\ B^1ai\alpha xy$

Ⅳ次，Ⅴ次気管支の命名に関しては，すでに命名されている亜区域支a，bの分岐に準じてi，iiおよび，α，βと命名する．したがって，その気管支の分岐方向と分布領域からみて上方，後方または外側方のものをiあるいはαとし，下方，前方または内側方のものをiiあるいはβとする．Ⅵ次以降の分枝はxとyの2分岐で表し，Ⅴ次気管支までの方法に準じて，上方，後方，外側方をx，下方，前方，内側方をyとしてⅤ次気管支に連続して表記する．

〔日本肺癌学会編：気管支鏡診断．臨床・病理　肺癌取扱い規約．第8版．金原出版，p150，2017より改変〕

1）左肺上葉

上葉支のほとんどは上区支（B^{1+2} と B^3）と舌支（$B^4 + B^5$）に二分岐する．まれに B^{1+2}，B^3，B^{4+5} が3分岐することがある．

上区支は基本的には $B^{1+2}a$ を基準として反時計回りに命名する（図Ⅲ-1-9a）．

舌区支は上区方向に走行（あるいは舌支の最も中枢側から単独で分岐）する B^4 を基準として時計回りの命名を基本とする（図Ⅲ-1-9b）．

上区支は B^{1+2} と B^3 に2分岐する型が72%を占め，残りは $B^{1+2}c$ が直接分岐する3分岐型である．

左舌区支は頭尾方向に B^4 と B^5 に分岐する．Ⅲ次分岐は外側から内側方向という原則に当てはめると B^4a，B^4b，B^5a，B^5b と時計回りに命名することになる．並列

a. 左上区支の典型的な分岐の命名法とその頻度

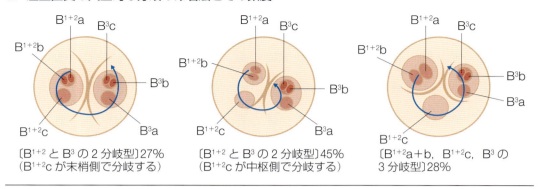

〔B^{1+2} と B^3 の 2 分岐型〕27%
（$B^{1+2}c$ が末梢側で分岐する）

〔B^{1+2} と B^3 の 2 分岐型〕45%
（$B^{1+2}c$ が中枢側で分岐する）

〔$B^{1+2}a+b$，$B^{1+2}c$，B^3 の 3 分岐型〕28%

b. 左舌区支の典型的な分岐の命名法とその頻度

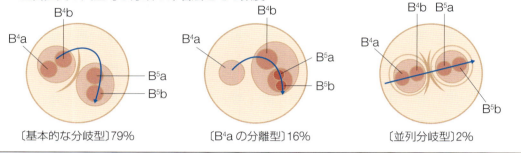

〔基本的な分岐型〕79% 〔B^4a の分離型〕16% 〔並列分岐型〕2%

c. 左下葉気管支の命名法

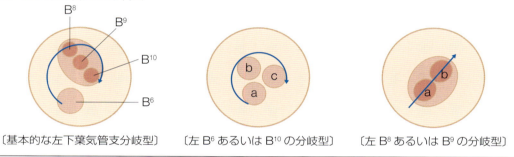

〔基本的な左下葉気管支分岐型〕 〔左 B^6 あるいは B^{10} の分岐型〕 〔左 B^8 あるいは B^9 の分岐型〕

d. 左底区支の典型的な分岐命名法とその頻度

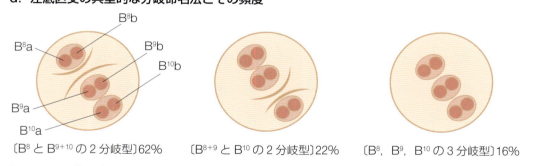

〔B^8 と B^{9+10} の 2 分岐型〕62% 〔B^{8+9} と B^{10} の 2 分岐型〕22% 〔B^8，B^9，B^{10} の 3 分岐型〕16%

図Ⅲ-1-9　典型的な気管支分岐の命名法とその頻度　　　　　　　（次頁へつづく）

〔於保健吉，雨宮隆太：気管支ファイバースコピー　その手技と所見の解析・気管支ビデオスコピーとその解説，第 6 版．医学書院，1994 より〕

に分岐するときも原則に沿って外側から内側にむけて順に命名すればよい（図Ⅲ-1-9b）．

2）左肺下葉（図Ⅲ-1-9c, d）

B^6 が分岐して肺底区（S^8，S^9，S^{10}）に分岐する各区域支が枝分かれするまでの共幹枝を底幹と呼称する．底幹は前外側方から後内側方へ B^8，B^9，B^{10} の順に分岐する．

各亜区域支の分岐命名は，B^6 と B^{10} は最初に分岐する亜区域支を a とし，時計回りに a, b, c と命名する．B^8 と B^9 は外側に走行する気管支を a，内側（実際には横隔膜側に分布している）に走行する気管支を b と命名する．

底幹から区域支の分岐は B^8 と B^{9+10} が 62%，B^{8+9} と B^{10} の分岐が 22%，B^8 と B^9 と B^{10} の 3 分岐が 16% で

e. 右上葉気管支の典型的な分岐の命名法とその頻度

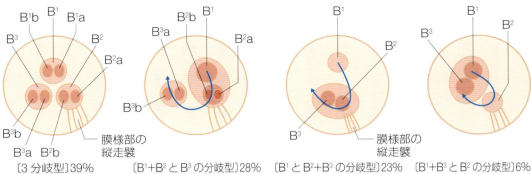

f. 中葉支の典型的な分岐の命名法とその頻度

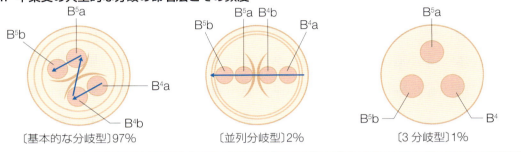

g. 右下葉気管支の命名法

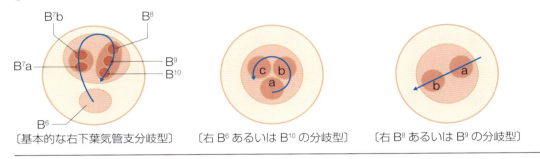

h. 右底区支（B^7を除く）の典型的な分岐の命名法とその頻度

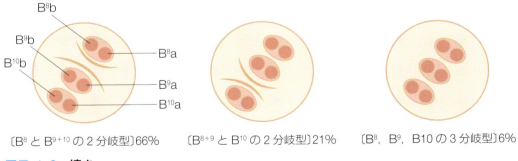

図Ⅲ-1-9　続き

ある．

3）右肺上葉（図Ⅲ-1-9e）

　気管からの膜様部の太い縦走襞は右主気管支が上葉気管支膜様部に連続走行し，そのまま B^2 へと連続移行する．右 B^2 を指標として肺尖部への分岐を B^1，腹側への分岐を B^3 と命名する．

　右上葉の区域支の完全な三分岐型は39％である．他は区域支が共幹枝の形態をとる．$B^1 + B^2$ と B^3 の分岐が28％，B^1 と $B^2 + B^3$ の分岐が23％，$B^1 + B^3$ と B^2 の分岐が6％である．

4）右肺中葉（図Ⅲ-1-9f）

　中葉支は B^4 が外側方，B^5 が内側方に分布するため，

B^4 を同定した後に，上外側方向に走行する B^4a を基準としてジグザグに B^4b, B^5a, B^5b とする命名を基本とする．中間気管支幹の縦走襞は中葉気管支へ連続する襞はなく，中葉支には膜様部も存在しない．

5）右肺下葉（図Ⅲ-1-9g, h）

右肺下葉の気管支の分岐形態は左肺下葉と異なり，底幹の縦隔側から B^7 が分岐している．他は左肺と同様である．B^6, B^8, B^9, B^{10} の亜区域支の命名法は左肺と対称的となる．

d. 正常気管支鏡所見，各気管支の分岐症例

1）喉頭部（図Ⅲ-1-10）

気管支鏡において最初に確実に観察すべき部位である．特に喀痰細胞診陽性の症例では咽喉頭癌の発生も考えられるため，丁寧な観察が必要である．可能であればnarrow band imaging（NBI）を用いて観察も行う．また嗄声などが認められる例では反回神経麻痺や声帯ポリープなどの病変の有無についても観察が必要である．

2）気管（図Ⅲ-1-11）

気管では前方から左右側方にかけて馬蹄形の軟骨が規則正しく配列し（軟骨輪部），軟骨の欠如する背側には平滑筋からなる膜様部が観察される．軟骨はその形態から軟骨輪と呼称される．気管には通常16〜20個の軟骨がみられ，気管腔の2/3〜4/5周を占めている．内視鏡的には膜様部の上皮下層に存在する弾力線維層が所々で束状に肥厚して，数条の縦走襞を形成する．

3）気管分岐部（図Ⅲ-1-12）

気管は第5胸椎の高さで左右の気管支に分かれ，気管分岐部を形成する．気管膜様部に形成された縦走襞は左右の主気管支に連続する．気管膜様部の縦走襞は主に右側へと走行し，一部は右上葉気管支から右B2へと連続して入っていく

気管膜様部の縦走襞が左右主気管支に分かれて連続する例は約50%[8]であり，その場合，大部分の気管膜様部縦走襞の右主気管支に連続し，左主気管支には気管から1〜2本の襞が連続[2]する．左主気管支膜様部襞が分岐部あるいはそれより末梢側で新しい縦走襞が形成される例が約50%[8]ある．

通常，太い縦走襞は右側では4〜5本，左側では3〜4本が観察される．

気管分岐部の稜には気管前壁から約0.8 mm幅の縦走襞が形成[2]されていることがあるが，見えにくい．

気管分岐角度は平均65°であり，左主気管支は直線状でなく，わずかに末梢側が頭側に弓状に曲がり，ゆるやかな弧状を呈している．

4）左主気管支（図Ⅲ-1-13）

左主気管支は約4 cmと長く後壁に膜様部があり，同

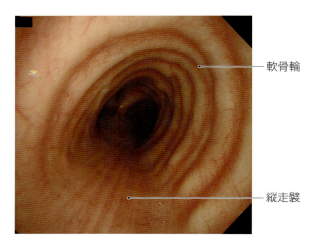

図Ⅲ-1-11　気管

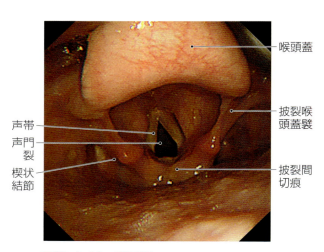

図Ⅲ-1-10　喉頭部

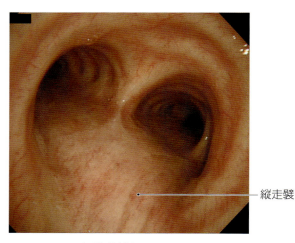

図Ⅲ-1-12　気管分岐部

部には縦走襞が観察される．前壁〜側壁は軟骨輪より構成されている．その遠位部では上幹と下幹とB⁶の分岐が認められる．左主気管支膜様部の縦走襞は一部がB⁶へ走行するが，大部分は底幹に連続する．

5）左上下葉支分岐部（図Ⅲ-1-14）

左上幹と下幹の分岐部は鋭型と鈍型のいずれも呈しうる．

6）左上葉支（図Ⅲ-1-15）

左上幹は不明瞭ながら平滑筋よりなる輪状襞が認められる．この輪状襞は通常上幹から舌支にかけてはっきりと認められる．肺尖やや背側方向に上区支，横隔膜側やや前方に舌支が分岐している．左上葉支は右上葉支に認められるような主気管支膜様部の縦走襞の連続性の移行は認められない．

7）上区支（図Ⅲ-1-16）

上区支はほとんどでB^{1+2}とB^3に分岐する．左上幹からB^{1+2}とB^3の範囲は肺門部扁平上皮癌の好発部位であるが，$B^{1+2}a+b$など分岐角の問題より観察が困難な部位もあり注意を要する．

8）舌区支（図Ⅲ-1-17）

舌支支は右肺の中葉支にあたる気管支であり，上下に拡がって分岐することが多い．舌支には平滑筋による輪状襞が観察される．

9）左下葉支，左B^6，左底幹支（図Ⅲ-1-18〜20）

B^6に対して肺底区の区域支が腹側から背側へB^8，B^9，B^{10}の順に分岐している．下幹では全周性に縦走襞が出現し，末梢へ連続している．縦走襞の下層には輪状襞も観察される．

10）右主気管支〜右上葉中間幹分岐部（図Ⅲ-1-21）

右主気管支は太く，短く（1.5〜2.0 cm），その外側より右上幹が分岐している．主観の膜様部に5〜7条の縦走襞が認められ，この襞の2〜3本は右上葉支へ，残りが中間気管支幹に連続する．上葉支後壁の縦走襞はB^2に連続する．

図Ⅲ-1-13 左主気管支

図Ⅲ-1-15 左上葉支

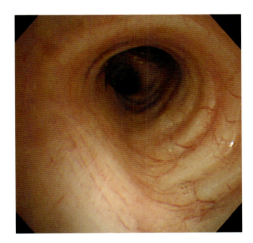

図Ⅲ-1-14 左上下葉支分岐部

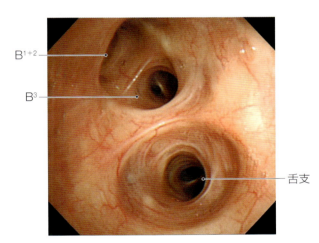

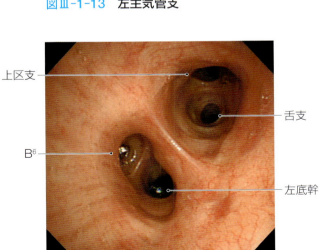

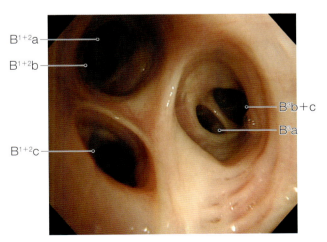

図Ⅲ-1-16 上区支

11）右上葉支（図Ⅲ-1-22）

右主気管支からの縦走襞が B^2 に連続するので，これを目安に B^2 を同定する．

12）中間気管支幹（図Ⅲ-1-23, 24）

右上幹を分岐した後，中葉支を分岐するまでを中間気管支幹あるいは中間幹という．その末梢部では中葉，底幹，B^6 の 3 本の太い気管支が前後に並んで観察されるのは中間気管支幹の特徴であり，分離肺換気用のチューブ

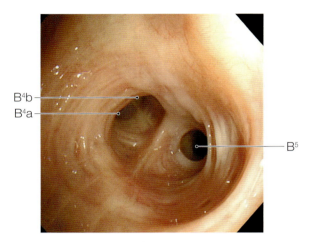

図Ⅲ-1-17　舌区支

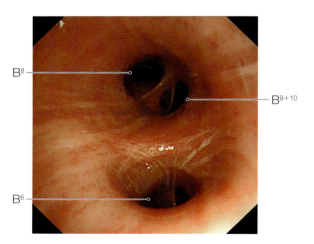

図Ⅲ-1-18　左下葉支

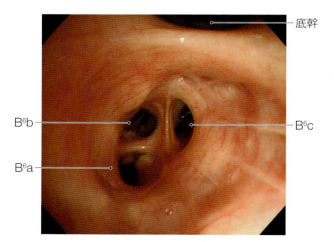

図Ⅲ-1-19　左 B^6

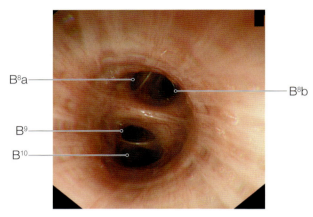

図Ⅲ-1-20　左底幹支

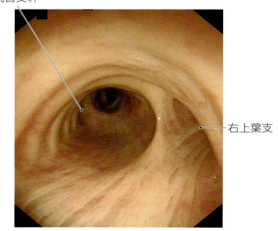

図Ⅲ-1-21　右主気管支〜右上葉中間幹分岐部

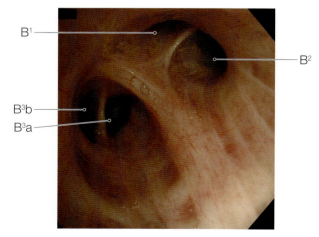

図Ⅲ-1-22　右上葉支

挿入時において左右気管支の区別に役立つ所見である．

13）中葉支（図Ⅲ-1-25）

中間幹の下端でその前方へ分岐する．肺外気管支であるが，肺内気管支の壁構造を有する．輪状襞が最も明瞭に観察される気管支の1つである．中葉支は長さ約10 mm，内径7～8 mm前後であり，他の葉気管支と比べ長く，細い．

14）右B^6（図Ⅲ-1-26）

B^6は各区域支の中で最も太く，外側より後方に分岐する．B^6は区域支の中では分岐のバリエーションが多い気管支である．

15）右底幹支（図Ⅲ-1-27）

B^6が分岐した後の下幹を底幹といい，肺底区に分布する気管支がそれぞれ分岐する．底幹は最も中枢側で心臓の右辺縁領域を支配するB^7を分岐する．

e．分岐異常

気管支の分岐異常は気管支の本数が正常に比べて多くなる過剰分岐と本数が少ない分岐欠如，本来の位置とは異なる位置から分岐している転位気管支に分類される．その位置や本数が大きく異なるもののみを分岐異常とし，多少の分岐形態や位置の異常は特殊な例を除きB^*のように生理的な変化の範疇に入れている．

分岐異常の頻度は0.6％前後にみられ，その約70％が右肺上葉を中心に気管から中間幹の範囲に観察される．

1）過剰気管支

正常気管支に加えて区域解剖学的に知られている以外の過剰な気管支をいう．副心臓支が最も有名である．中間幹の内側から縦隔側に向かって分岐する異常気管支である．

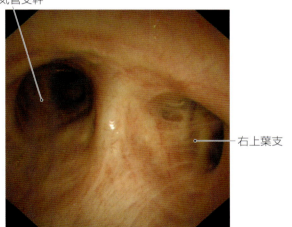

図Ⅲ-1-23　右上葉支・中間幹分岐部

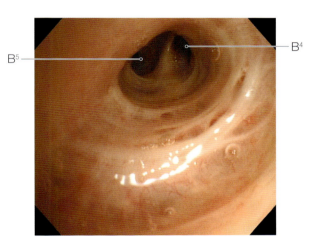

図Ⅲ-1-25　中葉支

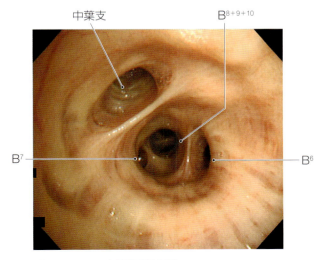

図Ⅲ-1-24　中間気管支幹

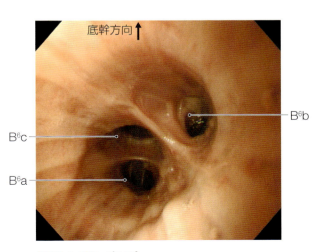

図Ⅲ-1-26　右B^6

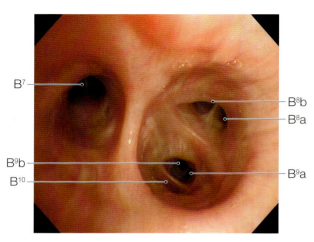

図Ⅲ-1-27　右底幹支

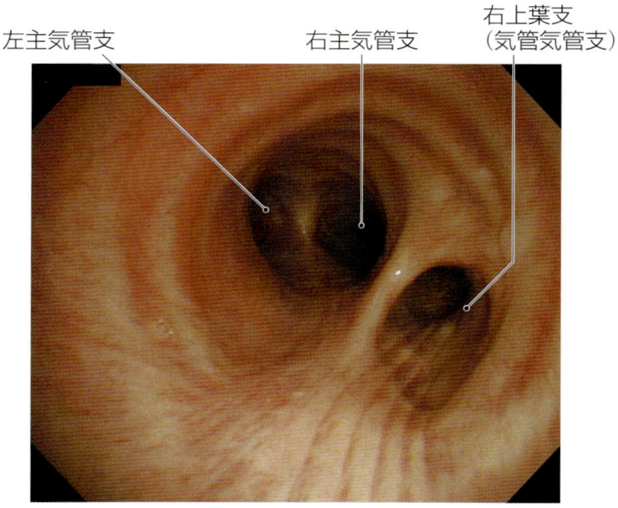

図Ⅲ-1-28　転位気管支
気管右側壁より直接右上葉支が分岐している．

2）転位気管支（図Ⅲ-1-28）

転位気管支は分岐異常の約70％を占め，気管支の分岐が本来の位置から離れて1本ないし複数本にて転位分岐している．肺葉性の異常は通常右肺上葉に認められ，気管気管支と呼称される．転位性区域気管支の中で見ると，右肺上葉に関連する分岐異常が約70％と多く，次いで左主気管支より分岐するB^{1+2}（約20％），中間幹から分岐する右B^{6}a（約10％）である．

文献

1) 清嶋護之，丹羽　宏，栗本典昭，他：気管支鏡所見分類の改定．気管支学　40：401-413，2018
2) 山下英秋，高瀬　昭，尾川　寿，他：気管支肺胞系の構造．結核研究の進歩　20：1-26，1957
3) Monkhouse WS, Whimster WF：An account of the longitudinal mucosal corrugations of the human tracheo-bronchial tree, with observation on hose of some animals. J Anat 122：681-695, 1976
4) 日本肺癌学会編：気管支鏡診断．肺癌取扱い規約，第8版．金原出版，pp.149-165，2017
5) 於保健吉，雨宮隆太：気管支ファイバースコピー　その手技と所見の解析・気管支ビデオスコピーとその解説，第6版．医学書院，1994
6) 雨宮隆太，池田徳彦，今泉和良，他：新しい気管支鏡所見分類（案）．気管支学　33：75-82，2011
7) 藤沢武彦，田中　満，坂　英雄，他：気管支ワーキンググループ報告：Ⅵ次気管支以後の分岐命名．気管支学　22：30-331，2000
8) 田中良太，雨宮隆太，朝戸裕二，他：気管分岐部膜様部縦走襞の内視鏡所見よりみた検討．日本気管食道科学会雑誌，52：235-239，2001

（清嶋護之）

第Ⅲ章 気道の解剖と正常気管支鏡所見

2 気管支鏡検査に必要なCT解剖と基礎知識

> **要点** 気管や気管支周囲の血管の走行やリンパ節の位置などの把握は，気管・気管支内に観察される異常所見の理解に必要であり，EBUS-TBNA などの穿刺手技や組織生検時の安全確保にとっても重要である．気管支鏡検査に必要とされる CT 解剖と基礎知識について記述した．

肺末梢病変の診断を目的とした TBB や TBLB といった検査前には病変の存在する区域や関与気管支を同定することが必要である．また EBUS-TBNA などの中枢気道部の穿刺手技などを伴う検査前には病変の位置や大きさ，血管との位置関係を把握しておくことが必要である．

このように疾患の良悪性や検査手技の種類にかかわらず，少なくとも検体採取を目的とした気管支鏡検査の前には胸部 CT を撮影しておく必要がある．

近年，胸部 CT 検査のほとんどはマルチスライス CT で行われており，そのデータを用いることにより virtual bronchoscopic navigation (VBN, 第 4 章) や中枢部における気管支と血管の関係性が一目瞭然となる 3D 表示なども可能となっている．

本項では CT 画像における肺の区域解剖とともに，気管支と血管，リンパ節などの関係などの気管支鏡検査を行ううえで知っておくべき CT 検査の知識について述べた．

1 CT の区域解剖

日本肺癌学会では肺癌取扱い規約第 8 版の中で「胸部 CT の撮影指針」[1] について述べており，胸部 CT の撮影や画像表示法はこの撮像条件に則って行うことが必要である．

CT 画像による肺区域の同定には major fissure や minor fissure の同定，並走する気管支・肺動脈の同定，亜区域間を走行する肺静脈の同定が必要とされる．高分解能 CT の使用によりこれらの構造は末梢に至るまで，かなり明瞭に描出されるようになった[2]．

major fissure は高分解能 CT でスキャンを行うと細い線として認められる．minor fissure は横断像ではスライス面と平行になってしまうため，三角形や円形の無血管野として示される．

CT 画像における気管支の分岐命名は〔第Ⅲ章 1-4「気管支分岐の命名と分岐異常」参照（→ 80 頁）〕の気管支分岐命名に準じて行えばよく，基本的には気管支と併走する血管が肺動脈である．動脈と静脈は一定の間隔を置いて交互に走行している．各区域の気管支透亮像が識別可能な範囲の肺動脈・肺静脈の判別は容易であるが，末梢側ほど血管分枝の数が増加し正確な区別が困難となる．

一般的な分岐を示す症例における胸部 CT の横断像の区域解剖について記載した．肺の横断模式図は山下の原図[3]を基にした．

a. 右肺（図Ⅲ-2-1〜6）[3]

1）右肺上葉

図Ⅲ-2-2 は右主気管支，上葉支が分岐する範囲の横断図である．上葉支から B^3 が分岐し，次いで B^3b が前方に水平に走行することが多い．B^3a は V^2（中心静脈の末梢側）の前方で外側に走行する．V^2 の後方で B^2b が B^2 から分岐して外側へ走行する．B^1 は上葉支から上方へ分岐するので図Ⅲ-2-1 で正切像として現れる．

2）右肺中葉

中葉支は中間気管支幹から斜め前方に向かって 10 mm 前後の管腔として分岐する（図Ⅲ-2-4）．中間気管支幹（長さ約 2.5 cm）の前方から外側にかけて中間肺動脈幹が接している（図Ⅲ-2-3, 4）．中葉支は外側に B^4，内側に B^5 が分岐走行する．

3）右肺下葉

図Ⅲ-2-4 では，中間気管支幹から前方に中葉支，後方に下葉支から B^6 が分岐している．このレベルでは葉

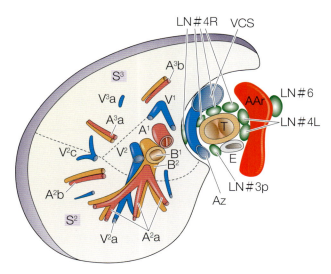

AAr：大動脈弓部，Az：奇静脈，VCS：上大静脈，T：気管，E：食道

図Ⅲ-2-1 右上葉（厚さ5mm）；B^1，B^2の分岐部レベル
〔山下英秋：CTの区域解剖．松井英介（編），きのう　きょう　あした（第12回肺癌診断会記録集），pp.48-59，肺癌診断会私家版，1987より改変〕

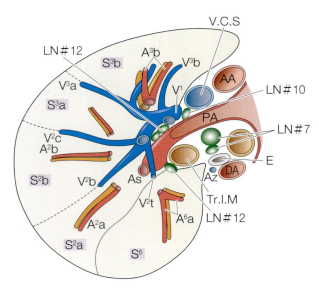

CV：中心静脈，Tr.I.M：中間気管支幹，As：上行動脈

図Ⅲ-2-3 右上葉（厚さ10mm）；S^3，中間気管支幹レベル
〔山下英秋：CTの区域解剖．松井英介（編），きのう　きょう　あした（第12回肺癌診断会記録集），pp.48-59，肺癌診断会私家版，1987より改変〕

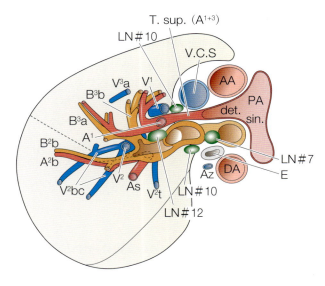

AA：上行大動脈，DA：下行大動脈，As：上行動脈（通常A^2）

図Ⅲ-2-2 右上葉（厚さ12mm）；右上葉支レベル
〔山下英秋：CTの区域解剖．松井英介（編），きのう　きょう　あした（第12回肺癌診断会記録集），pp.48-59，肺癌診断会私家版，1987より改変〕

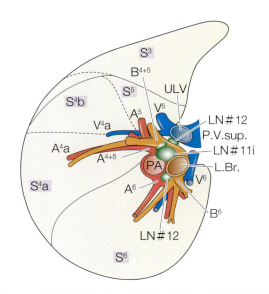

P.V.sup.：上肺静脈，L.Br.：下葉支，ULV：上葉肺静脈

図Ⅲ-2-4 右中下葉（厚さ8mm）；右中葉支，B^6の分岐部レベル
〔山下英秋：CTの区域解剖．松井英介（編），きのう　きょう　あした（第12回肺癌診断会記録集），pp.48-59，肺癌診断会私家版，1987より改変〕

間が観察され，前方に水平裂，後方に斜裂がある．B^6区域支は他の区域支に比べ太く短いことが特徴である．亜区域支は3枝に分かれ，B^6bもしくはB^6cのどちらかは水平に走行する．

下葉支はB^6分岐後に底幹となり，B^7を縦隔側に分岐し，B^8，B^9，B^{10}が種々の分岐形態で横隔膜側に走行する．B^7は通常下肺静脈の前方を横隔膜側に走行する（図Ⅲ-2-6）．底区の亜区域支のうちB^8a，B^9a，$B^{10}a$は外側胸壁方向に分岐走行し，B^8b，B^9b，$B^{10}b$，$B^{10}c$が横隔膜側を支配する枝となる．

b．左肺（図Ⅲ-2-7～10）[3]

1）左肺上葉上区

左上葉支は右中葉支の高さより約1cm高位にあり，

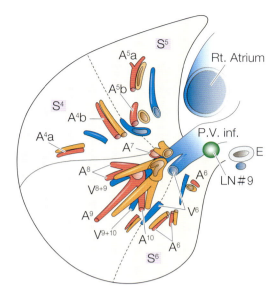

P.V.inf.：下肺静脈，E：食道，Rt. Atrium：右房

図Ⅲ-2-5　右中下葉（厚さ15 mm）；右底幹気管支，下肺静脈レベル
〔山下英秋：CTの区域解剖．松井英介（編），きのう　きょう　あした（第12回肺癌診断会記録集），pp.48-59，肺癌診断会私家版，1987より改変〕

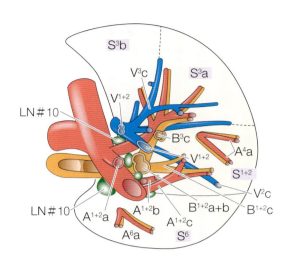

図Ⅲ-2-7　左上葉（厚さ25 mm）；上区支，B^{1+2}，B^3の分岐部レベル
〔山下英秋：CTの区域解剖．松井英介（編），きのう　きょう　あした（第12回肺癌診断会記録集），pp.48-59，肺癌診断会私家版，1987より改変〕

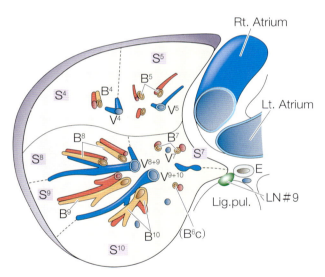

E：食道，Lt. Atrium：左房

図Ⅲ-2-6　右中下葉（厚さ15 mm）；右B^8，B^9，B^{10}レベル
〔山下英秋：CTの区域解剖．松井英介（編），きのう　きょう　あした（第12回肺癌診断会記録集），pp.48-59，肺癌診断会私家版，1987より改変〕

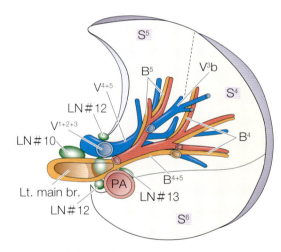

Lt. main br.：左主気管支

図Ⅲ-2-8　左上葉（厚さ25 mm）；舌区支レベル
〔山下英秋：CTの区域解剖．松井英介（編），きのう　きょう　あした（第12回肺癌診断会記録集），pp.48-59，肺癌診断会私家版，1987より改変〕

右上葉支よりも約1.5 cm下位にある．上葉支は上方へ上区支（B^{1+2} + B^3），前外側方へ舌区支（B^4 + B^5）が分岐する．上区支は上後方へB^{1+2}，上前方へB^3が走行する．

2）左肺上葉舌区

舌区支は外上方へB^4，内下方へB^5が分岐走行する（図Ⅲ-2-8）．図Ⅲ-2-8は舌区肺動脈（A^4 + A^5）が前方のA^3の下位から分岐する縦隔型（20％前後）である．

B^4 + B^5の上位をA^4 + A^5が走行し，B^4 + B^5の下位に沿って舌区静脈（V^4 + V^5）が走行する．

図Ⅲ-2-9は舌区肺動脈（A^4 + A^5）が葉間肺動脈幹から分岐する葉間型（75％）である．A^4 + A^5分岐はA^6より下位から分岐し，B^4 + B^5の外側に沿ってV^4 + V^5が走行する．

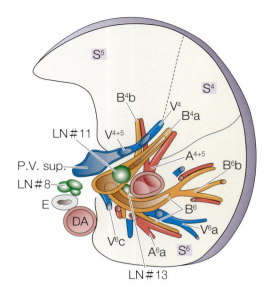

P.V.sup.：上肺静脈

図Ⅲ-2-9　左舌区，下葉（厚さ10 mm）；舌区支，B⁶の分岐部レベル
〔山下英秋：CTの区域解剖．松井英介（編），きのう　きょう　あした（第12回肺癌診断会記録集），pp.48-59，肺癌診断会私家版，1987より改変〕

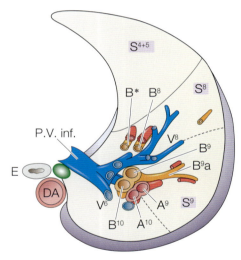

P.V.inf.：下肺静脈

図Ⅲ-2-10　左下葉（厚さ25 mm）；左底幹気管支，下肺静脈レベル
〔山下英秋：CTの区域解剖．松井英介（編），きのう　きょう　あした（第12回肺癌診断会記録集），pp.48-59，肺癌診断会私家版，1987より改変〕

3）左肺下葉

左下葉支からB⁶が後外側に水平的に分岐する（図Ⅲ-2-9）．左下葉支からのB⁶分岐の高さは，右下葉支からのB⁶分岐の高さに比べ通常高位に位置している．左下葉にはB⁷が欠如し，B⁸から分岐する．B⁸，B⁹，B¹⁰の気管支，肺動脈，肺静脈の分岐走行は基本的には右下葉肺と同様である（図Ⅲ-2-10）．

2　気管支と周囲臓器との関係

a. 気管支周囲の血管の走行

気管支鏡検査を行ううえで気管支と周囲組織，特に血管の走行との関係を把握しておくことは重要なことである．特にEBUS-TBNAなどの気管支壁を穿刺するような手技を行ううえではその周囲を走行する血管の解剖を理解しておくことが必要である（図Ⅲ-2-11〜15）[4]．

気管支内腔のどの方向に血管が位置するかをシェーマで示した（図Ⅲ-2-16）[5]．実際には個人差があるため参考程度とするべきであるが，基本的な解剖を知っておくことで超音波気管支鏡下に描出される血管の認識が容易になる．

b. リンパ節

EBUS-TBNA（第Ⅳ章を参照）などによるリンパ節穿刺手技の前には胸部CTでリンパ節の位置や大きさ，性状をよく確認しておくことが必要である．リンパ節の命名は肺癌取扱い規約のリンパ節部位のCT読影基準に従って行われる（表Ⅲ-2-1，図Ⅲ-2-17）[1]．

代表的なリンパ節と気道腔内の位置関係について図Ⅲ-2-18に示した．

3　気管支鏡所見分析時のCT画像による補完

マルチスライスCTの導入により，任意の断層面でスムーズな画像再構成が可能となっている．このためconventional CTの時代と比較すると肺門部発生肺癌についてもその検出能は著しく向上している．しかし平坦型や肥厚型の肺門部早期扁平上皮癌などの検出，病変の広がりの最終判断，組織診断を含めた確定診断など，気管支鏡でしか確認ができない事項も変わらず存在している．

気管支鏡検査が超音波を用いない限り気管支壁外と深部の壁内病変の診断が困難であるのに対して，CT検査は気管支内腔と気管支壁外の既存構造や病変を同一画像に描出可能な検査方法である[5]．

この両者の診断能力の相違を認識し，気管支鏡診の劣っている部分をCT検査で補完して完全な診断に近づけるよう努力すべきである．

気管支鏡検査に必要なCT解剖と基礎知識

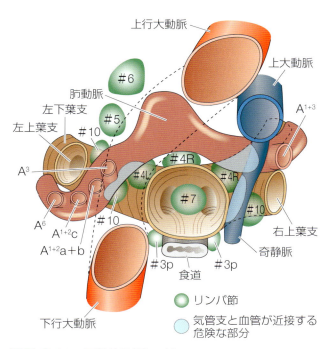

図Ⅲ-2-11　気管分岐部レベル
〔於保健吉, 雨宮隆太：気管支ファイバースコピー　その手技と所見の解析・気管支ビデオスコピーとその解説, 第6版. 医学書院, 1994 より改変〕

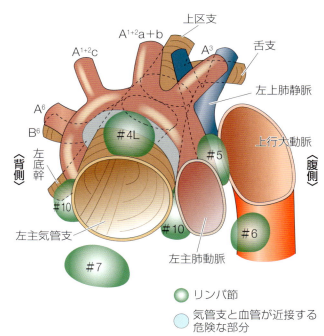

図Ⅲ-2-12　左主気管支レベル
〔於保健吉, 雨宮隆太：気管支ファイバースコピー　その手技と所見の解析・気管支ビデオスコピーとその解説, 第6版. 医学書院, 1994 より改変〕

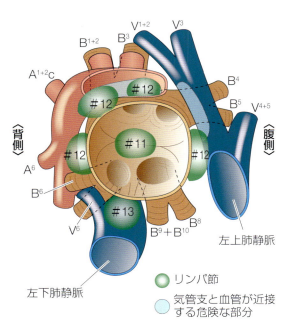

図Ⅲ-2-13　左上葉支と下葉支分岐部レベル
〔於保健吉, 雨宮隆太：気管支ファイバースコピー　その手技と所見の解析・気管支ビデオスコピーとその解説, 第6版. 医学書院, 1994 より改変〕

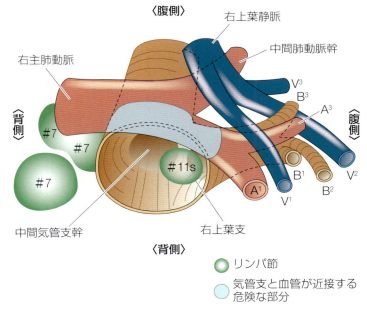

図Ⅲ-2-14　右主気管支, 上気管支と中間気管支幹分岐部レベル
〔於保健吉, 雨宮隆太：気管支ファイバースコピー　その手技と所見の解析・気管支ビデオスコピーとその解説, 第6版. 医学書院, 1994 より改変〕

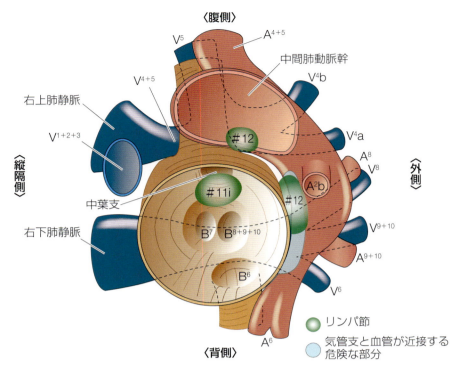

図Ⅲ-2-15　中間気管支幹レベル

〔於保健吉，雨宮隆太：気管支ファイバースコピー　その手技と所見の解析・気管支ビデオスコピーとその解説，第6版．医学書院，1994より改変〕

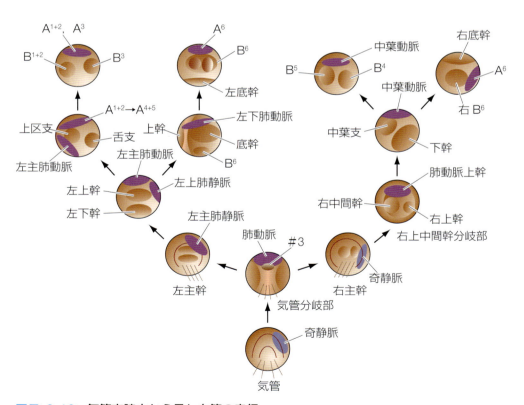

図Ⅲ-2-16　気管支腔内から見た血管の走行

表Ⅲ-2-1　リンパ節部位の CT 読影基準

#1	鎖骨上窩リンパ節（図Ⅲ-2-17a, b, c）：輪状軟骨下縁から正中において胸骨柄上縁・左右において鎖骨までの範囲に存在するリンパ節．気管正中線を境界として#1R・#1L と左右を区別する．

上部縦隔リンパ節

#2	上部気管傍リンパ節（図Ⅲ-2-17a, b, c, d）：
#2R	（図Ⅲ-2-17a, c, d）；右肺尖，胸膜頂より尾側で，胸骨柄上縁から気管と左腕頭静脈尾側の交差の範囲で気管左外側縁の右側に存在するリンパ節．
#2L	（図Ⅲ-2-17a, b, d）；左肺尖，胸膜頂より尾側で，胸骨柄上縁から大動脈弓上縁の範囲で気管左外側縁の左側に存在するリンパ節．
#3	血管前・気管後リンパ節（図Ⅲ-2-17c, e）：
#3a	血管前リンパ節（図Ⅲ-2-17c, e）：胸膜頂から気管分岐部レベルに存在し，胸骨より後，右側では上大静脈前縁線より前，左側では左総頸動脈より前に位置するリンパ節．
#3p	気管後リンパ節（図Ⅲ-2-17c, e）：胸膜頂から気管分岐部レベルに位置し，気管後壁線より後に位置するリンパ節．
#4	下部気管傍リンパ節（図Ⅲ-2-17a, b, c, e）：
#4R	（図Ⅲ-2-17a, c, e）；気管と左腕頭静脈尾側の交差から奇静脈下縁に存在し，右気管傍リンパ節と気管前リンパ節を含み気管左外側縁の右側に存在するリンパ節．
#4L	（図Ⅲ-2-17a, b, e）；大動脈弓上縁から左主肺動脈上縁に存在し，動脈管索内側のリンパ節を含み気管左外側縁の左側に存在するリンパ節．

大動脈リンパ節

#5	大動脈下リンパ節（図Ⅲ-2-17a, b, e）：大動脈弓下縁から左主肺動脈の間に存在し，動脈管索に対して横に存在する大動脈下リンパ節．
#6	大動脈傍リンパ節（図Ⅲ-2-17a, b, e）：大動脈弓上縁から大動脈弓下縁の間に存在し，上行大動脈と大動脈弓に対し前と横のリンパ節．

下部縦隔リンパ節

#7	気管分岐下リンパ節（図Ⅲ-2-17a, f）：気管分岐部から，左側で下葉支上縁まで右側で中間幹の下縁までに存在するリンパ節．
#8	食道傍リンパ節（気管分岐下より下方）（図Ⅲ-2-17a）：左側で下葉支上縁，右側で中間幹の下縁から横隔膜までに存在し，気管分岐部リンパ節を除く食道壁と正中線の右あるいは左に接して位置するリンパ節．
#9	肺靱帯リンパ節（図Ⅲ-2-17a）：下肺静脈から横隔膜までの肺靱帯内に位置するリンパ節．

N1 リンパ節

#10	主気管支周囲リンパ節（図Ⅲ-2-17a, f）：右側で奇静脈下縁，左側で肺動脈上縁から両側葉間領域までに存在し，肺静脈と主肺動脈の近位部を含む主気管支と肺門脈管に直接接したリンパ節．
#11	葉気管支間リンパ節（図Ⅲ-2-17a）：葉気管支の起点の間に位置するリンパ節．右側に関しては，上葉支と中葉支間を#11s とし，中葉支と下葉支間を#11i とする．
#12	葉気管支周囲リンパ節：葉気管支に接して位置するリンパ節．
#13	区域気管支周囲リンパ節：区域気管支に接して位置するリンパ節．
#14	亜区域気管支周囲リンパ節：亜区域気管支に接して位置するリンパ節．

注 1）リンパ節の命名に迷ったときは，小さい番号のリンパ節名を選ぶ．
　　例：#2 と#4 では#2，#7 と#8 では#7
　2）左主肺動脈の左側に接して存在するリンパ節は左#10 とする．

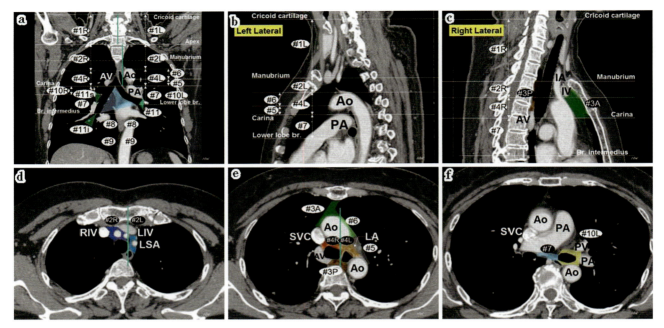

図Ⅲ-2-17　リンパ節部位のCTアトラス

Ao（大動脈），AV（奇静脈），Br.（気管支），IA（腕頭動脈），IV（腕頭静脈），LA（動脈管索），LIV（左腕頭静脈），LSA（左鎖骨下動脈），PA（肺動脈），PV（肺静脈），RIV（右腕頭静脈），SVC（上大静脈），気管左外側縁（−）．

〔日本肺癌学会（編）：画像診断分類．臨床・病理 肺癌取扱い規約，第8版．金原出版，p24，2017より〕

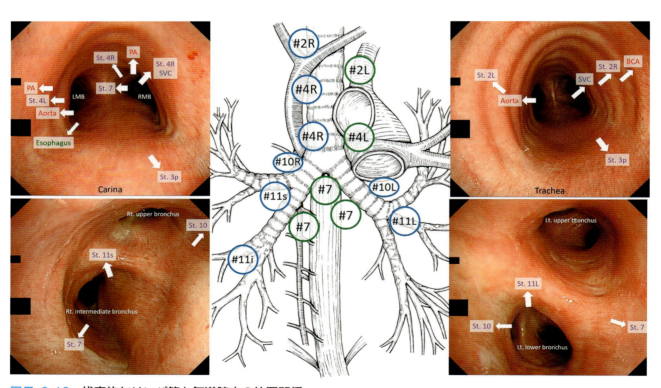

図Ⅲ-2-18　代表的なリンパ節と気道腔内の位置関係

St.：station（リンパ節ステーション），PA：pulmonary artery（肺動脈），SVC：superior vena cava（上大静脈），BCA：brachiocephalic artery（腕頭動脈）．

〔中島崇裕先生より提供〕

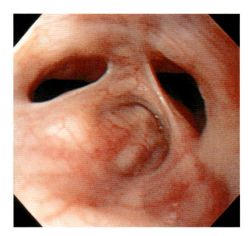

図Ⅲ-2-19　左 B¹⁰bii
肺動脈による壁外性圧排像が認められる．

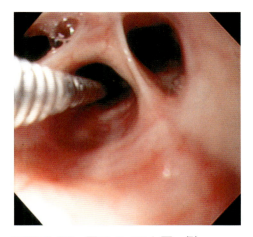

図Ⅲ-2-20　図Ⅲ-2-19 と同一例
鉗子挿入により圧排像が消去した．

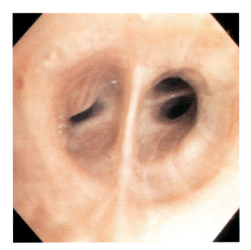

図Ⅲ-2-21　左 S³a の腺癌例
左 B⁴ 上壁より圧排性変化がみられる．鉗子挿入により圧排像がなくなる．

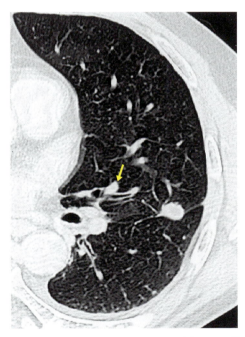

図Ⅲ-2-22　図Ⅲ-2-21 と同一例の CT 像
B⁴ と B⁵ の分岐部に V⁴(→)が観察される．

a．上皮型病変

　CT 画像上，上皮型病変は二次性変化も含め種々のタイプの陰影として描出される．末梢肺に無気肺や閉塞性肺炎を起こしている例ではその CT 所見より病変の存在部位を考え，気管支鏡検査を行う必要がある．

　喀痰細胞診陽性，胸部 X 線写真無所見例の CT 検査では HRCT 画像による気管から亜区域気管支レベルまでの気道内の詳細な観察が必要である．このような方法により小さな結節隆起型病変の中に CT 画像上，病変を指摘可能な例がある．もちろん CT で無所見であったとしても，気管支鏡による内腔観察は必須である．

b．上皮下型病変，壁内型病変

　内視鏡的にリンパ節以外の壁外性変化を起こす臓器として気管・気管支に隣接する血管による影響が少なからずある．気管中央左側壁にはしばしば大動脈弓部の動脈硬化に起因する拍動した狭窄を認める．また区域支より末梢気管支では時に肺動脈・肺静脈が気管支を圧排狭窄する．この狭窄は拍動を伴わず，鉗子を末梢気管支に挿入してコイル部分で狭窄部を圧迫すると容易に既存の気道内径への復元がなされ(図Ⅲ-2-19, 20)，鉗子越しに正常粘膜を有する末梢気管支が観察される．しかし鉗子を抜去すると緩徐に狭窄した内径に戻る．このような血管圧排による壁外性変化は CT 画像と比較することにより壁外の病的病変に起因するものでなく，既存の肺動脈

や肺静脈からの影響によることが確認できる(図Ⅲ-2-21, 22).

4 | 気管支鏡とCT検査の関連性

新しい技術の導入により，CT画像と気管支鏡検査との関連性はますます強くなっている．

ヘリカルCTで得られたデータを用いたVBNは末梢肺病変までの気管支ルートの仮想気管支鏡画像を使って，気管支鏡を誘導することにより検査時間の短縮，診断率の向上に寄与している[6]〔第Ⅳ章8「仮想気管支鏡ナビゲーション(virtual bronchoscopic navigation：VBN)・電磁ナビゲーション(electromagnetic navigation：EMN)」参照(→145頁)〕．

三次元CTにより気管支鏡が挿入できない気道狭窄の遠位側の情報を得ることができ，狭窄・閉塞部の立体的な長さ，幅の測定が可能となる．気管支形成術やレーザー治療，ステント挿入などの内視鏡的治療の術前検査として非常に有用である．

CT検査の特徴・利用方法を理解し，適宜使用することにより，気管支鏡検査をより有用にすることが可能となる．その結果，各自の診断能力や治療成績も向上させることが可能となる．

文献

1) 日本肺癌学会(編)：画像診断分類．肺癌取扱い規約，第8版．金原出版，pp.13-50，2017
2) 中田肇，伊藤春海(編著)：肺の正常CT解剖．胸部CT，第3版．秀潤社，2001
3) 山下英秋：CTの区域解剖．松井英介(編)，きのう　きょう　あした(第12回肺癌診断会記録集)，pp.48-59，肺癌診断会私家版，1987
4) 於保健吉，雨宮隆太：気管支ファイバースコピー　その手技と所見の解析・気管支ビデオスコピーとその解説，第6版．医学書院，1994
5) 日本呼吸器内視鏡学会(編)：気管支鏡―臨床医のためのテクニックと画像診断，第2版．医学書院，2008
6) 浅野文祐，宮澤輝臣，編著：気管支鏡ベストテクニック第2版．中外医学社，2017

(清嶋護之)

診断方法

第 IV 章

1. 新気管支鏡所見分類の意義
2. 気管支鏡における病的所見，所見のとらえ方
   - A 観察項目および所見用語
   - B 肺癌の進展様式と気管支鏡所見
   - C 用語の使い方の実例
3. 外科的治療と気管支鏡所見
4. 気管支腔内超音波断層法 (endobronchial ultrasonography：EBUS)
   - A ラジアル型 EBUS
   - B コンベックス走査式超音波気管支鏡 (Convex 型 EBUS)
5. 自家蛍光気管支鏡 (autofluorescence bronchoscopy：AFB)
6. 狭帯域光観察 (narrow band imaging：NBI)
7. 極細径気管支鏡 (ultrathin bronchoscopy)
8. 仮想気管支鏡ナビゲーション (virtual bronchoscopic navigation：VBN)・電磁ナビゲーション (electromagnetic navigation：EMN)
9. 共焦点レーザー内視鏡 (confocal laser endomicroscopy：CLE)
10. 光干渉断層診断 (optical coherent tomography：OCT)
11. 検体採取法と処理法
    - A 直視下検体採取法と末梢検体採取法
      （鉗子生検，擦過，キュレット，針吸引，気管支洗浄，気管支肺胞洗浄を含む）
    - B クライオ生検
    - C 検体処理法

第Ⅳ章 診断方法

1 新気管支鏡所見分類の意義

> **要点**
> 2011年の日本呼吸器内視鏡学会，日本肺癌学会が共同作成した気管支鏡所見分類（案）が改訂された．主な改訂点は気管支内腔の観察概要を形態所見としてまず記載し，その次に内視鏡的層別に所見を記載するようにしたことである．従来，気管支鏡的に"粘膜"とされてきた層は，組織学的には上皮層を示すもので，解剖学的な命名と齟齬があった．今回の改訂では解剖学的名称と整合性をとるために，"粘膜"，"粘膜下"という用語の使用は取りやめて，上皮層および上皮下層，壁内層，壁外層という用語を使用し，解剖学的層別構造の理解を容易にした．

1 はじめに

2010年以前における気管支鏡所見に関する分類は肺癌取扱い規約初版（1979年）[1]に記載されたものが最初で改訂を重ねられたが，その対象は主として肺癌で良性疾患を網羅したものではなかった[2,3]．また気管支鏡所見を表現するための用語は限られており，所見用語の統一がなされておらず，研究や所見の共通理解の障壁となっていた．

日本肺癌学会での肺癌取扱い規約の改訂に合わせて，2006年日本呼吸器内視鏡学会において良性疾患にも対応可能な所見分類の作成を目指して気管鏡所見分類委員会が組織された．所見分類の作成作業は日本肺癌学会と合同で進められ，2011年に気管支鏡所見分類（案）が作成された[4]．肺癌だけでなく炎症性疾患などのあらゆる呼吸器疾患に対応するとともに，気管支鏡所見記載に関する用語の共通化を図り一定の成果を得たが，この分類は十分に普及するには至らなかった．その要因として以下のようなことが考えられた．
① 組織解剖学的既存構造と内視鏡所見の関連性の理解がしにくかった．
② 所見用語，分類が複雑かつ内容も多く，理解が難しく使いづらかった．
③ 所見に関する写真が乏しく，所見用語に理解が得られにくかった．
④ 気管支鏡所見分類（案）でとどまっており，この分類に沿ったテキストなどの発行物がなかった．

今回，2011年気管支鏡所見分類（案）が普及に至らなかった点を踏まえ，気管支鏡所見分類の新たな普及を目指して，所見用語の簡略化，それに対応した気管支鏡写真の選択，粘膜や上皮といった解剖学的用語との整合性の問題などについてワーキンググループで検討を行い，2011年気管支鏡所見分類（案）を改訂した．

2 今回の改訂点

気管支鏡所見の分析で求められることは，層別に病変の存在部位を解き明かすことである．しかし，いきなり層別所見を読み解くのは初学者に理解を得がたいことから，今回の改訂では気管支内腔の観察概要をまず記載するために，形態所見を最初の基本的分類とした．つまり最初の観察項目として病変の広がり（限局性か非限局性か），表面の性状（色調），気道内腔の変化を取り上げた．気道内腔の変化では狭窄性変化，拡張性変化，隆起性変化，平坦性変化（高さ2 mmまでの病変），陥凹性変化，その他の変化を記載できるようにした．まずどのような色調の病変か，狭窄があるのか，拡張があるのか，内腔に隆起性病変があるのかということを記載するようにした．狭窄は最も重要な所見であるので，腫瘍の場合には外圧性（腔外性）か，腔内性かその混合性狭窄かを記載できるようにし，さらに瘢痕性狭窄，軟化症・excessive dynamic airway collapse（EDAC）などの機能性狭窄にも対応できるようにした．

次は，気管支鏡所見の読みで最も重要な層別の所見の記載である．層別所見の観察には時間を要することから観察概要の記載後に，内視鏡層別に観察するようにした．

気管支内腔の上皮から順に外側に向かって上皮下血管所見，上皮下層の弾力線維束を反映する縦走襞，平滑筋を反映する輪状襞，軟骨・軟骨輪の所見を記載し，主たる病変の部位がどこなのかを理解しやすいようにした．

3 解剖学的用語との整合性

従来肺癌取扱い規約では粘膜主体型/粘膜型，粘膜下主体型/粘膜下型という言葉が用いられてきた．組織学的には気管支"粘膜"とは上皮，基底膜，上皮下組織（粘膜固有層＋弾力線維束＋粘膜下組織）を指すものとされている．しかし，気管支鏡所見でいう粘膜主体型/粘膜型とは主に上皮層を主体とし，粘膜下主体型/粘膜下型は上皮下組織以下の層を主体とするものであるので，解剖学的用語と気管支鏡的用語とは乖離があった．そこで今回の改訂では解剖学的用語と整合性をとるために，"粘膜"，"粘膜下"という用語の使用は取りやめて，上皮層および上皮下層，壁内層，壁外層という用語を使用することとした．この変更により，組織解剖学的既存構造と内視鏡所見の関連性の理解が深まるものと考える．

4 画像所見

気管支鏡所見の理解を深めるために，正常所見も含めて各病的所見の画像所見をできる限り多く掲載した．それぞれの解説では層別の所見を理解しやすいように努めた．

5 おわりに

この所見分類は形態分類である観察概要を重要視し，その次に層別の理解を深めるようにした．2011年案と比較してコンパクトにまとまったので，使いやすく改訂できたと考えている．多くの気管支鏡医がこの所見分類を使用することによって全国共通で所見を共有し，1枚の気管支鏡写真を同じ土俵でディスカッションできることを期待している．

文献

1) 日本肺癌学会編：気管支鏡所見分類．肺癌取扱い規約，初版．金原出版，pp.41-54, 1979
2) 日本肺癌学会編：気管支鏡所見分類．肺癌取扱い規約，第7版．金原出版，pp.149-162, 2010
3) 日本肺癌学会編：気管支鏡診断．肺癌取扱い規約，第8版．金原出版，pp.149-165, 2017
4) 雨宮隆太，池田徳彦，今泉和良，他：新しい気管支鏡所見分類（案）．気管支学 33：75-82, 2011

注

本項は，日本呼吸器内視鏡学会の了解のもと，下記の委員会報告から転載した．
清嶋護之，丹羽宏，栗本典昭，小林英夫，坂英雄，渋谷潔，古川欣也，浅野文祐：気管支鏡所見分類の改訂．気管支学 40：401-413, 2018 より

（丹羽　宏）

第IV章 診断方法

2 気管支鏡における病的所見，所見のとらえ方

> **要点** 気管支鏡検査では，気管支壁の正常構造を理解したうえで異常所見の解析を行うことが重要である．異常所見を認めた際にはその形態変化の概要（形態分類）を記載し，その後に既存構造に沿った解析を行い，病変の層別の主座や発生部位について推定を行う．本稿では2018年に改訂された日本呼吸器内視鏡学会の気管支鏡所見分類[1]に沿う形で，異常所見の（層別分類）解析方法について記述した．

質の高い気管支鏡検査のためには気管・気管支の正常解剖，特に壁の層構造を理解・記憶することが重要である．異常所見を認めた際にはまず病変の広がりや色調，狭窄の有無や種類，その程度，病変が隆起性，平坦性，陥凹性なのか？ などの形態変化についてまず記載し，その後に気管支腔内の既存構造の変化に着目して病変の主座・発生部位・進展形式を推定する．

肺癌については各組織型の増殖進展様式の理解に基づいて，肺癌の組織型ならびに進行程度を推測することも重要である．

今回の改訂では最初の観察項目として異常所見の概要を形態所見として記載する形となった．この観察項目としては病変の広がり（限局性か非限局性か），表面の性状（色調），気道内腔の狭窄性変化，拡張性変化，隆起性変化，平坦性変化（高さ2 mmまでの病変），陥凹性変化，その他の変化が含まれる．

次に層別分類として上皮，上皮下血管，縦走襞，輪状襞，軟骨輪などの層別の既存構造の変化に着目し，病変の主座，発生部位，進展形式，進展範囲を解析する形となっている．

今回の気管支鏡所見分類の改訂[1]に沿う形で気管支鏡の異常所見の解析方法について以下に記載した．

観察項目および所見用語

表IV-2-1[1]に気管支鏡検査を行う際に観察すべき項目とその順序，所見を表現するための用語を示した．異常所見を見た際にはまず病変の広がり，表面の性状，気道内腔の変化などの形態の把握（形態分類）を記載することとなっている．次に既存構造の変化に着目して病変の主座について層別分類を記載し病変の主座，発生部位，進展様式の解析を行っていく形となった．

1 形態分類

気管支鏡検査時に気道内腔に異常所見を認めた場合はまずその形態について観察項目の順に所見用語を用いた記載を行う．

a. 病変の広がり

異常所見を認めた際にはまず病変が限局性か非限局性なのかについて判定を行う．限局性とは全体を気管支鏡の一視野で収めることができるようなものであると考えればよい．非限局性病変はサルコイドーシスやアミロイドーシスなどの全身性疾患の気管支病変，気管支炎，悪性疾患など良悪性にかかわらずさまざまな疾患で観察されうる．

表IV-2-1 観察項目および所見用語

観察項目	観察小項目	所見
1. 形態分類		
①病変の広がり		限局性，非限局性
②表面の性状	色調	正常，発赤，白色調**，黒褐色調
③気道内腔の変化	狭窄性変化	（　）％狭窄，閉塞などの表現で程度を記載する．層別解析の後に外圧性（壁外性）狭窄，腔内性狭窄，混合性狭窄，瘢痕性狭窄，機能性狭窄を記載する．
	拡張性変化	拡張**
	隆起性変化*	結節，ポリープなど
	平坦性変化*	浮腫・腫脹，肥厚，顆粒状・凹凸不整，小結節など
	陥凹性変化	びらん，潰瘍
	その他の変化	白苔，壊死，瘢痕，瘻孔，憩室，萎縮など
④気管・気管支分岐角		開大
2. 内視鏡的層別分類		
①上皮		透明，滑沢（正常）
		透見性の消失
②上皮下血管所見	可視性	明瞭（正常）
		不明瞭化，消失
	密度，太さ	正常
		拡張（怒張）・増生，口径不同
		減少**
	その他の血管所見	赤色点，らせん状
③縦走襞 （上皮下層の弾力線維束を反映）		正常
		強調・明瞭化
		断裂，消失，不明瞭化
		肥厚，圧縮強調
		Bridging folds
④輪状襞 （平滑筋を反映）		正常
		強調・明瞭化
		消失・不明瞭化
⑤軟骨輪（気管・肺外気管支） 　軟骨（肺内気管支）		正常
		強調・明瞭化
		消失・不明瞭化
		増生性変化
		変形

*：隆起性変化と平坦性変化は病変の高さで区別する．前者は高さおおよそ2mm以上の病変であり，これは生検鉗子の幅とおおよそ一致する．
**：加齢による萎縮性変化がおこると，上皮下組織量が減少する．この結果，気管支内腔は拡張し，上皮下血管は減少し，血流減少により白色調の色調変化が生じるので，病的変化との鑑別を要する．

〔清嶋護之，他：気管支鏡所見分類の改訂．気管支学 40：401-413，2018 より転載〕

b. 表面の性状-色調について

気管支表面の色調は炭粉沈着や上皮性病変が存在しない場合，観察可能な上皮下組織の血流量（＝血色素量）によって決定される．発赤は上皮下組織の血流増加を表す所見であり，気管支炎や進展した肺癌などで観察可能である．また白色調への変化は観察可能な上皮下の血流量の減少を示す所見であり，萎縮性の気管支炎の他に腫瘍の上皮直下までの進展，貧血などで認められる（図Ⅳ-2-1）．気管支内腔における黒褐色の色調変化は上皮下の炭粉沈着を見ている所見である（図Ⅳ-2-2）．

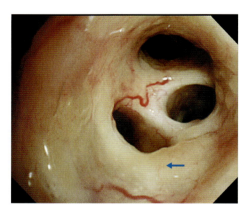

図Ⅳ-2-1　色調変化-白色調
上皮層の光沢を保持した白色調変化が区域支周辺を主体として広範に認められる．矢印（→）部では上皮下血管が観察できなくなっている．サルコイドーシスのプラークである．

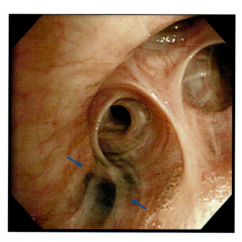

図Ⅳ-2-2　色調変化-黒褐色調
炭粉沈着：右上葉B³入口部に黒褐色の色素沈着を認めた（→）．色素沈着より浅層に縦走襞が観察されており，病変の主座は上皮下深層であることが推測される．気管支内腔における黒褐色の色調変化は上皮下の炭粉沈着を見ている所見である．

c. 気道内腔の変化

狭窄や拡張，隆起，陥凹など認めた形態異常を所見としてまず記載する．

1）狭窄性変化

狭窄は最も重要な所見であり，腫瘍性の場合には狭窄の種類がステントや気管支鏡下の切除などの治療手技に直結する．このため気道内腔の狭窄についてはその形態によって外圧性（壁外性），腔内性，混合性，瘢痕性，機能性などに分類して記載する．狭窄性病変を呈する頻度の高いものは，腫瘍性疾患である．この場合，既存壁構造の変化に着目し，どの層に存在する病変により狭窄が起こっているのかを推測する．このことによって，どのような疾患による狭窄なのかを診断することが可能である．狭窄の程度は，50％狭窄や1/3狭窄などの表現により，記載する．

①外圧性狭窄：縦隔腫瘍や食道癌，大動脈瘤などの壁外性病変による気管支壁の圧排，狭窄を表す（図Ⅳ-2-3）．外圧性狭窄は観察時に気道腔内に病変を認めないものであり，気道腔内に明らかな病変を認める場合は混合性狭窄に分類する．ステント治療の適応となりうる．気管支鏡下の病変切除や焼灼の適応ではない．

②腔内性狭窄：腔内性狭窄は病変の大半が気管支腔内に発育したものであり，気管支鏡下の切除適応となり得る病変である（図Ⅳ-2-4）．その発生部位は上皮層や上皮下層であることが考えられる疾患であり，病変の大部分が気管支腔内に露出した状態である．気管支鏡

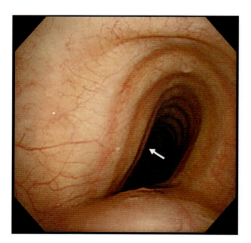

図Ⅳ-2-3　外圧性（壁外性）狭窄
前縦隔腫瘍による中部気管の外圧性狭窄（⇒）：気管軟骨は変形しているものの，軟骨輪の形態は保たれている．上皮下血管は正常よりやや目立つ程度である．縦隔腫瘍や食道癌，大動脈瘤などの壁外性病変による圧排を表す所見である．

下切除のよい適応であり，通常ステント治療の適応とはならない．

③混合性狭窄：上皮下層，壁内層，壁外層，他臓器に発生した病変が気管・気管支壁および壁外を主体として発育し，その一部から過半が気管支腔内に発育した状態である（図Ⅳ-2-5）．病変の性状にもよるが，気管支鏡下の病変切除や焼灼やステント治療の適応となりうる．

④瘢痕性狭窄：気管支結核，気管支損傷，気管支形成後など軟骨の破壊や変化を伴う疾患の治癒後に認められる狭窄パターンである（図Ⅳ-2-6）．気管支鏡下の治療では改善が困難な状態である．

⑤機能性狭窄：気管・気管支軟化症や excessive dynamic airway collapse（EDAC）などの気管・気管支内腔の支持組織の異常による生理的範囲を超えた呼気時の気道狭窄所見である（図Ⅳ-2-7）．

2）拡張性変化

拡張性変化は Mounier-Kuhn 症候群や気管支拡張症などの疾患で認められる（図Ⅳ-2-8）．また加齢による萎縮性変化では上皮下組織の萎縮・菲薄化があり，気管支内腔は正常と比較して拡張することになる．通常より末梢の気管支が観察できることより，気管支内腔の拡張を認識することができる（図Ⅳ-2-32）．

3）隆起性変化

①結節：2 mm 以上の高さを有する隆起性の変化を指す．さまざまな腫瘍性病変，良性疾患で認められる所見である（図Ⅳ-2-9，Ⅳ-2-10）．結節様，結節状などの表現で用いてもよい．

②ポリープ：有茎性の隆起性病変を指す．良性の腫瘍性病変や非中枢発生肺癌の中枢進展の際に認められる（図Ⅳ-2-11，Ⅳ-2-12）．ポリープ様，ポリープ状などの表現で用いてよい．

4）平坦性変化

2 mm 未満の高さの気道内腔の変化を指す．

①浮腫・腫脹（図Ⅳ-2-13）：炎症や腫瘍細胞が気管支壁，特に上皮下浅層におよぶことにより，気管支壁は

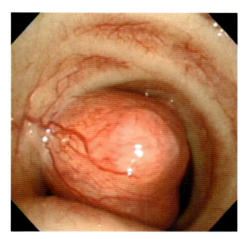

図Ⅳ-2-4　腔内性狭窄

気管左側壁より発生した過誤腫：内腔は 80％ほど狭窄している．気管・気管支腔内を主座とする病変によって気道が狭窄した状態であり，平滑筋腫や過誤腫などの良性病変で観察されることが多い．

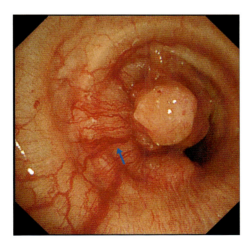

図Ⅳ-2-5　混合性狭窄

気管腺様囊胞癌：左側壁より隆起した病変により内腔は 1/2 ほど狭窄している．病変の基部では隆起の表面（→）に拡張した上皮下血管，縦走襞を観察することができ上皮下以深にも病変は存在すると思われる．上皮下層，壁内層，壁外層，他臓器より発生し気道腔内に進展した病変によって気道が狭窄した状態．

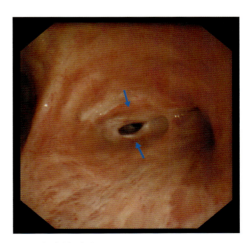

図Ⅳ-2-6　瘢痕性狭窄

食道癌手術による瘢痕狭窄例：中間気管支幹入口部に膜様の狭窄を認める（→）．気管支結核，気管支損傷，気管支形成後など軟骨の破壊を伴う疾患の治癒後に認められる狭窄パターンである．

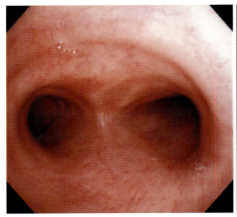 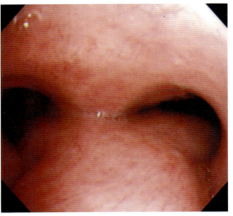

図Ⅳ-2-7　機能的狭窄
気管気管支軟化症：吸気時と呼気時の気管分岐部の写真．気道表面に変化はないものの，呼気時のみに異常な気道狭窄が観察される．EDACでも観察される所見である．

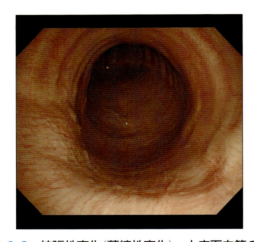

図Ⅳ-2-8　拡張性変化（萎縮性変化），上皮下血管の減少
拡張性変化：右肺中下葉切除後の気管・気管支拡張．気管膜様部が外に向かって膨隆するような拡張像を呈している．病因は不明である．

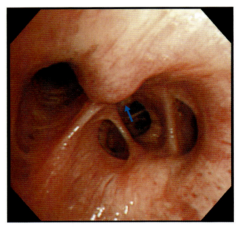

図Ⅳ-2-10　隆起性変化-結節型
気管支動脈蔓状血管腫：右中間気管支幹に半球状の結節型の隆起性病変を認める（→）．病変の表面には縦走襞と通常の上皮下血管が観察される．色調の変化もなく，平滑筋層より深層に存在する病変であることがわかる．血管性病変は鉗子で圧迫し，消退することにより鑑別可能である．

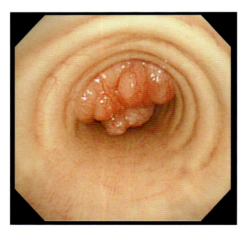

図Ⅳ-2-9　隆起性変化-結節型
気管腺様嚢胞癌：気管前壁に内腔を80％狭窄する多結節性の結節性隆起性病変を認める．上皮は滑沢で軟骨輪に異常はなく上皮下に発生し，気管壁内に留まって進展している．

浮腫状となる．咳嗽や気管支炎，癌性リンパ管症などで認められる．

②肥厚（図Ⅳ-2-14）：主として気管支分岐部が厚くなった際に用いる用語であり，同部に発生した扁平上皮癌や扁平上皮化生で認められることが多い．

③顆粒状・凹凸不整（図Ⅳ-2-15）：気管支表面の凹凸不整な変化を指す．非限局性の病変であることが多い．サルコイドーシスや肺癌など良悪性にかかわらず認められる所見である．平坦型の肺門部早期扁平上皮癌や非早期肺扁平上皮癌の表層浸潤型進展ではわずかな凹凸不整が認められることが多いが，色調の変化のみが異常所見の場合もある．

気管支鏡における病的所見，所見のとらえ方

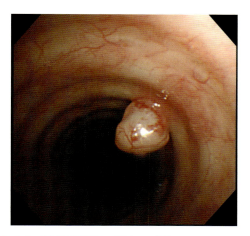

図IV-2-11　隆起性変化-ポリープ型
軟骨性過誤腫：気管上部に認められた病変の表面には上皮下血管が認められるが，病変は全体に白色調であり，病変が上皮直下に迫っていることがわかる．ポリープ型は有茎性の隆起性変化を指す．

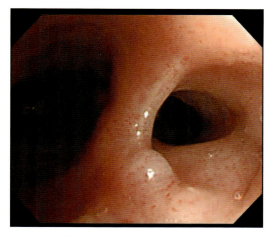

図IV-2-14　平坦性変化-肥厚
扁平上皮癌：右中葉支 B^4, B^5 分岐部が肥厚しており，小さな赤色点の所見を伴っている．扁平上皮癌の所見である．分岐手前の半球状の病変は結節状の隆起性変化と表現される．

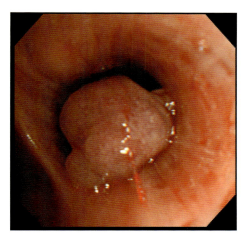

図IV-2-12　隆起性変化-ポリープ型
左底幹に露出するポリープ型の進展を呈する腺癌：病変の主体はその遠位部に存在している．

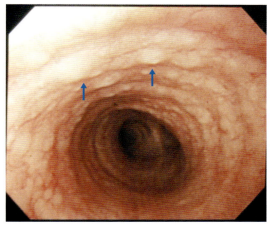

図IV-2-15　平坦性変化-凹凸不整
サルコイドーシス：気管軟骨輪の走行に一致した領域を主とし，黄白色調で径 1～2 mm 程度のなだらかな凹凸不整病変（→）が広範に分布する．上皮は滑沢であり上皮層よりも深部から生じた病変である．

④小結節（図IV-2-16）：高さが 2 mm に満たないわずかな隆起性病変に用いる所見用語．良悪性にかかわらず観察される可能性がある．

5）陥凹性変化（図IV-2-17）
　びらん・潰瘍など．周囲の気管支表面より陥凹した変化であり，上皮および上皮下組織の一部の欠損したものを観察している．気管支結核や扁平上皮癌の一部で観察される．

6）その他の変化
①白苔・壊死（図IV-2-18）：白苔や壊死は正常上皮の欠損を示唆する所見である．扁平上皮癌や転移性肺腫瘍，アスペルギルス症などの感染症などで観察される．

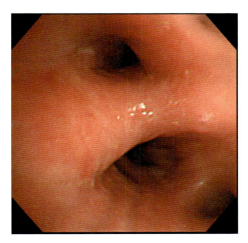

図IV-2-13　平坦性変化-浮腫
慢性気管支炎：右中葉下葉気管支分岐部．気管支内腔は全体に浮腫状であり，気管支分岐部も鈍である．炎症の他に腫瘍細胞浸潤などでも認められる所見である．

107

②瘢痕性変化(図Ⅳ-2-19)：気管支結核，気管支損傷，気管支形成後狭窄などの治癒後に認められる所見である．
③瘻孔(図Ⅳ-2-20)：気管支瘻や気管食道瘻などで認められる所見である．
④憩室：気管支憩室で認められる所見．盲端で終わっている．
⑤萎縮：加齢や萎縮性気管支炎などにより上皮下組織量が減少すると気管支内腔は拡張し，白色調を呈する(図Ⅳ-2-32)．

d. 気管・気管支分岐角-開大(図Ⅳ-2-21)

気管支の分岐形態にはシャープな鋭型と丸い鈍型がある．必ず鋭型であるべき気管支分岐角が，鈍型となっている場合にはその分岐部に何らかの問題が生じていると考える．正常の気管支分岐角については第Ⅲ章1-2「気管，気管支分岐角」(→77頁)を参照のこと．

葉気管支レベルの気管支分岐角の開大は気管支間の腫瘍やリンパ節の腫大によって生じることが多いが，区域支や亜区域支のレベルでは上皮下層の腫瘍浸潤や炎症細胞浸潤によっても気管支角の開大は生じる．

気管支分岐角の開大を認めた場合には，既存構造の変

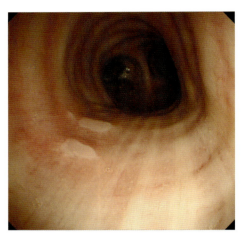

図Ⅳ-2-16　平坦性変化-小結節
扁平上皮癌の気管支壁転移：気管膜様部軟骨部境界付近に認められたごくわずかな隆起性変化．縦走襞，上皮下血管の透見性は消失している．平坦型は2 mm未満の隆起性変化を指す．高さの判定には生検鉗子の横幅(2 mm)を用いるとよい．

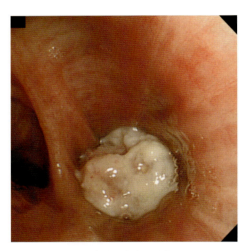

図Ⅳ-2-18　その他の変化-白苔・壊死
扁平上皮癌：右B^{8+9+10}気管支入口部に露出する白苔壊死を伴ったポリープ型と思われる隆起性病変．白苔や壊死は正常上皮の欠損を示唆し，通常，扁平上皮癌で観察されることが多い所見である．

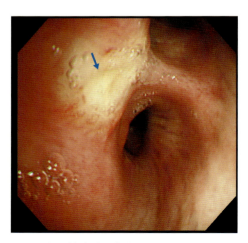

図Ⅳ-2-17　陥凹性変化-潰瘍
気管支結核：右主気管支腹側に認められた潰瘍性の病変(→)．白色調変化の中心部は周辺と比較して陥凹を呈している．

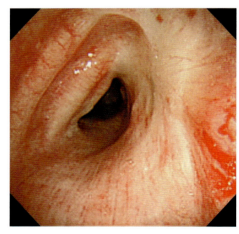

図Ⅳ-2-19　その他の変化-瘢痕性変化
結核性瘢痕性気管狭窄．50%狭窄：気管右側を中心に白色調を呈し上皮下血管に乏しい．左側の軟骨輪は残っているが，右側の軟骨輪は消失・短縮して膜様部が右側壁にまで牽引されている．軟骨までにおよぶ結核性潰瘍性変化の瘢痕性変化で咳嗽時にほぼ完全閉塞する機能性狭窄を伴い，軟化症を呈していた．

化よりどのレベルに異常が存在するかを明らかとし，診断を行う必要がある．

2 層別分類

a. 上皮-透明・滑沢，透見性の消失

正常な粘膜上皮は透明や滑沢と表現される状態であり，つややかな上皮を通して上皮下の血管や縦走襞などが観察される．上皮に病変がおよぶとこの透見性が失われることとなる（図Ⅳ-2-22）．扁平上皮癌や気管支結核などで認められることの多い所見である．

b. 上皮下血管所見

気管支鏡で観察される血管は，主に上皮直下に存在し，数十μmの大きさである．これより浅層に病変が及べば，この血管の観察性に問題が生じる．また縦隔内の血流量や局所の腫瘍，炎症の有無など，さまざまな状態が上皮下の血管密度や血管径に影響を及ぼすこととなる．

1）可視性，透見性の消失（図Ⅳ-2-22）

上皮下血管が不明瞭になることはこれより浅層，上皮（もしくは上皮浅層）に病変があることを表す．上皮下血管が観察不可能となることは，不明瞭化と同様に，これより浅層に病変があることを表す．

2）上皮下血管の減少（図Ⅳ-2-8）

白色調への色調変化と同様に観察可能な正常な上皮下浅層組織の減少を示す所見であり，萎縮性の気管支炎の他に腫瘍の上皮直下までの進展，貧血などで認められる．

3）密度，太さ（図Ⅳ-2-23，Ⅳ-2-24）

上皮下血管の増生は上皮下の血流増加を表すものであり，血管径の拡張も伴っていることが多い．この所見は肺癌のリンパ節転移や縦隔腫瘍，サルコイドーシス，上大静脈症候群など，さまざまな病態で観察される．図Ⅳ-2-23は肺癌の縦隔リンパ節への転移腫大による血流増加に起因すると思われる異常所見である．

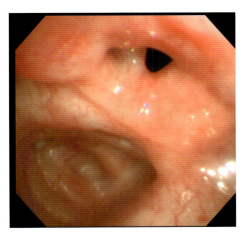

図Ⅳ-2-20 その他の変化-瘻孔
右肺中下葉切除後に施行した右肺上葉切除後に発生した右上葉気管支の断端瘻：右上葉気管支断端に一致して瘻孔が認められる．同部の周囲に発赤した隆起が認められるが，既存の気管支構造は消失している．

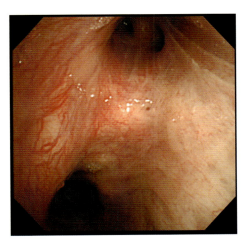

図Ⅳ-2-21 気管・気管支分岐角-開大
リンパ節転移を伴う腺癌の診断：右上葉支と中間気管支幹の分岐部開大を示す．葉気管支レベルの気管支分岐角の開大は気管支間の腫瘍やリンパ節の腫大によって生じることが多いが，区域支や亜区域支のレベルでは上皮下層の腫瘍浸潤や炎症細胞浸潤によっても気管支角の開大は生じる．

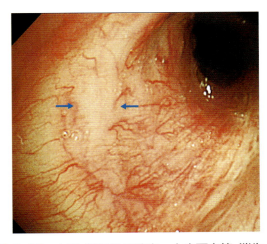

図Ⅳ-2-22 上皮-透見性の消失，上皮下血管-消失
サルコイドーシス：右上葉支入口部前壁（→）に，上皮層の白濁化と上皮下血管透見性の消失が認められる．通常，透明または滑沢である上皮が混濁することが，上皮の透見性の消失につながる．上皮下血管は上皮下のごく浅い層より存在するため，その消失も上皮性病変の存在を意味する．

4）その他の血管所見

赤色点は腫瘍や病変内を進展する血管が観察される所見である．通常は上皮下層に存在している血管は扁平上皮化生などで上皮に肥厚が生じるとこの内部に進展し，上皮に向かって立ち上がってくる形となる．この血管は気管支鏡の解像度や観察方法にもよるが，らせん状や点状の血管として観察される．扁平上皮癌ではより大きな点状の血管所見として観察されうる．扁平上皮癌，扁平上皮化生の他に乳頭腫などで観察される（図Ⅳ-2-25〜Ⅳ-2-27）．

c. 縦走襞

縦走襞は上皮下の比較的浅層に存在する弾性線維の束を見ているものであり，通常の気管支鏡検査で観察できる範囲のほぼ全域に分布している．気管支鏡検査時には常にその存在の有無に注意を払わなければならない．その不明瞭化や消失はそれより浅い層，すなわち上皮や上皮直下に病変が及んでいることを示し，圧縮強調や肥厚は，筋外層や，弾性線維より深層の上皮下層などに病変が及んでいることを表す所見である．

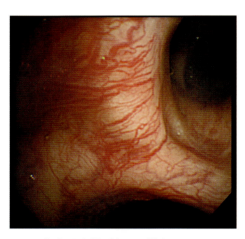

図Ⅳ-2-23　上皮下血管-拡張・増生
上皮下血管の増生は上皮下の血流増加を表すものであり，当然，血管径の拡張も伴っている．この所見は肺癌のリンパ節転移や縦隔腫瘍，サルコイドーシス，上大静脈症候群など，さまざまな病態で観察される．写真は肺癌の縦隔リンパ節への転移腫大による血流増加に起因すると思われる異常所見である．

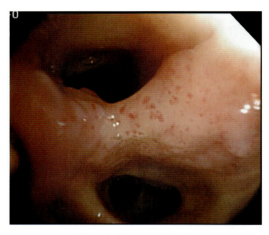

図Ⅳ-2-25　その他の血管所見-赤色点
扁平上皮癌：左B⁹aとbとの分岐部は肥厚しており，この肥厚した部位に立ち上がってくる点状かららせん形の腫瘍血管（赤色点）の増生が観察される．赤色点は腫瘍内を進展する拡張した血管を観察する所見であり，扁平上皮癌の他に乳頭腫などで観察される．

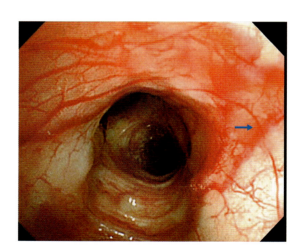

図Ⅳ-2-24　上皮下血管-口径不同
サルコイドーシス：左上葉支入口部．上皮層の光沢は保たれ，細かな上皮下血管と，やや深部（矢印で示す両者の交差部に注目）にその10倍程度の径を有す太い血管（気管支静脈）の混在が観察される．

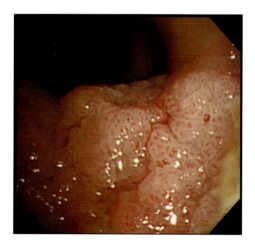

図Ⅳ-2-26　その他の血管所見-赤色点
左主気管支入口部に認められた扁平上皮癌：不整な結節型の隆起性病変を認め，病変内部には赤色点の所見をみる．

1）強調・明瞭化（図Ⅳ-2-28）

　縦走襞周囲の上皮下組織が萎縮すると相対的に縦走襞が強調され，観察されることとなる．萎縮性の気管支炎で観察される．

2）断裂・消失・不明瞭化（図Ⅳ-2-29）

　これらの縦走襞の変化は弾性線維より浅層に病変が及んでいることを表す．病変が厚くなるに従い，縦走襞は不明瞭化より消失へと至る．

上皮を進展する扁平上皮癌や気管支結核などの上皮の欠損を伴う病変などで認められる所見である．

3）肥厚・圧縮強調（図Ⅳ-2-30）

　腫瘍が主に壁内層に進展することによって既存の縦走襞が圧縮され，強調された所見として認められる．腺癌や，小細胞癌など上皮下，壁内主体型の進展をする肺癌で認められる所見である．

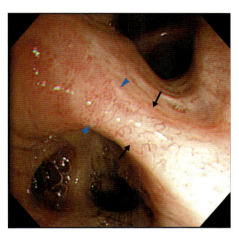

図Ⅳ-2-27　その他の血管所見-赤色点
左上下幹分岐腹側には軽度増生した樹枝状の血管網（→）が観察されるが，その背側では点状の血管，赤色点（▶）が観察される．同部の生検では扁平上皮化生内に進展した血管が観察された．

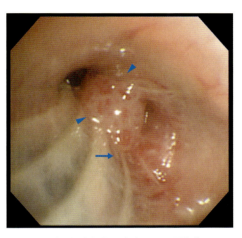

図Ⅳ-2-29　縦走襞-断裂・消失・不明瞭化
左上区内に露出する扁平上皮癌：縦走襞は腫瘍により断裂されており（→），腫瘍内には赤色点が認められる（▶）．縦走襞-断裂・消失・不明瞭化は弾性線維より浅層に病変が及んでいることを表す．上皮を進展する扁平上皮癌や扁平上皮化生で認められる所見である．

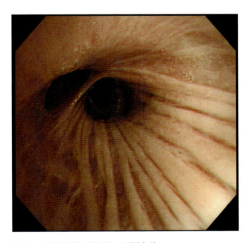

図Ⅳ-2-28　縦走襞-強調・明瞭化
萎縮性気管支炎：中間気管支幹．白色の縦走襞が明瞭に観察される．襞と襞の間隙は周囲より陥凹している．縦走襞周囲の上皮下組織が萎縮すると相対的に縦走襞が強調され，観察されることとなる．萎縮性の気管支炎で観察される．

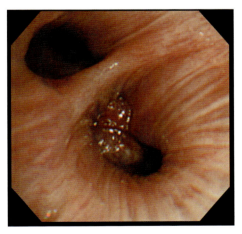

図Ⅳ-2-30　縦走襞-圧縮強調
小細胞癌：中間気管支幹より底幹支．通常より縦走襞が強調して観察され，同部で上皮下層，壁内層に腫瘍の進展があるものと判断される．底幹支口には上皮型の隆起型病変を認める．主に筋外層に腫瘍が進展することによって既存の縦走襞が圧縮され，強調された所見として認められる．腺癌や，小細胞癌など上皮下層，壁内層型の進展をする肺癌で認められる所見である．

4) Bridging folds（図Ⅳ-2-31）

気管支壁外，壁内層などより圧排を受けることにより，縦走襞が盛り上がって見える所見である．この際には病変の頂上において縦走襞や輪状襞が観察されるどうか，色調の変化があるかどうかが壁進展の程度（気管支壁のどの層まで浸潤しているか）を判断する根拠となる．

d. 輪状襞

輪状襞は上皮下の深い層に存在し，気管支を輪状に取り囲む平滑筋の束を見ているものである．通常，中葉気管支や底区気管支で観察されやすいが，丁寧に観察することにより他部位でも観察可能である．

1）強調・明瞭化（図Ⅳ-2-32）

萎縮性気管支炎などで上皮下組織が萎縮することによって輪状襞が明瞭化する．

2）消失・不明瞭化（図Ⅳ-2-33）

輪状襞の消失・不明瞭化は平滑筋輪より浅層に病変が及んでいることを表す．上皮性病変，上皮下病変いずれの病変でも変化が現れることになるが，縦走襞に変化がない場合は上皮下のみの病変であることがわかる．肺癌

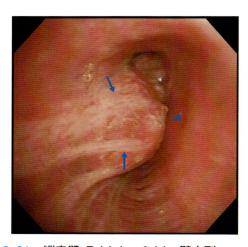

図Ⅳ-2-31　縦走襞-Bridging folds-壁内型
頭頸部原発扁平上皮癌の肺門部リンパ節転移巣増大による左主気管支壁浸潤：縦走襞の盛り上がり（→）が認められ，同部では病変は上皮直下以深にとどまる．病変の頂上（▶）では縦走襞が断裂しており上皮下浅層には進展している．壁内層などより圧排を受けることにより，縦走襞が盛り上がって見える所見である．

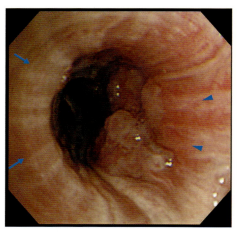

図Ⅳ-2-33　輪状襞-消失・不明瞭化-壁内＋上皮下型
右底幹に認められた扁平上皮癌：→では観察される輪状襞が▶の部分では観察されない．同部では縦走襞は観察されていることより，上皮下の深層への腫瘍の進展があるものと思われる．輪状襞の消失・不明瞭化は平滑筋輪より浅層に病変が及んでいることを表す．同部では壁内型，その末梢側の結節状隆起性変化部分では上皮下型と判断される．

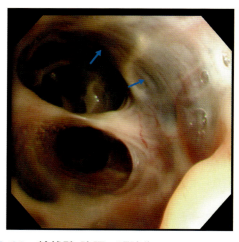

図Ⅳ-2-32　輪状襞-強調・明瞭化
萎縮性気管支炎．左底幹：上皮下組織が萎縮することによって輪状襞が強調される（→）．

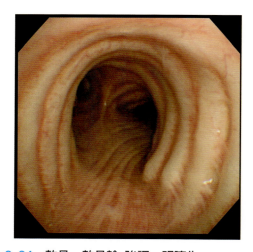

図Ⅳ-2-34　軟骨・軟骨輪-強調・明瞭化
萎縮性気管支炎．気管：気管軟骨間の陥凹が目立ち，軟骨表面も蒼白調である．軟骨輪や軟骨が強調される所見は，上皮下組織の萎縮によって得られる．

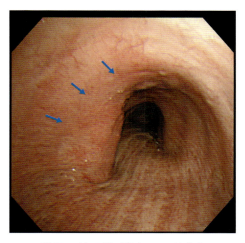 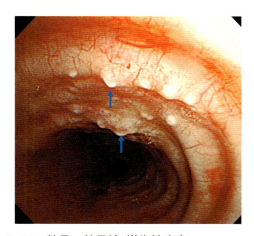

図Ⅳ-2-35　軟骨・軟骨輪-消失・不明瞭化
気管左側壁に認められた肺扁平上皮癌のリンパ節転移の壁内進展：管下部左側壁が内腔に向かって突出しており，軟骨輪が消失している（→）．色調変化に乏しく，病変浸潤範囲は壁内層までにとどまるものと思われる．軟骨輪より浅層に病変がおよぶことによって軟骨輪が消失・不明瞭化する．

図Ⅳ-2-36　軟骨・軟骨輪-増生性病変
気管気管支骨軟骨形成症：気管前壁の軟骨輪上に，上皮層が保持された高さ2 mm以下の凹凸不整な白色調変化を認める（→）．気管気管支骨軟骨形成症で認められる所見．

の上皮下進展時には輪状襞をしっかりと認識することが病変範囲の特定につながる．

e．軟骨・軟骨輪

軟骨輪，軟骨は，通常の気管支鏡検査では表面の凹凸として認識されるにとどまる．しかし，萎縮性気管支炎などで上皮下組織が萎縮すれば，軟骨そのものを観察することが可能となるし，逆に軟骨より浅層に病変がおよべば観察が困難となる．

1）強調・明瞭化（図Ⅳ-2-34）

軟骨輪や軟骨が強調される所見は，上皮下組織の萎縮によって得られる．萎縮性変化で観察される所見である．

2）消失・不明瞭化（図Ⅳ-2-35）

軟骨輪より浅層に病変がおよぶことによって軟骨輪が不明瞭化する．その他にも癌性リンパ管症や肺癌の気管支壁浸潤などさまざまな疾患により観察される所見である．

3）増生性変化（図Ⅳ-2-36）

軟骨に一致した不規則な隆起，平坦性変化．軟骨の病的な過形成，増生によって認められる所見である．気管気管支骨軟骨形成症（tracheobronchopathia osteochondroplastica）などで認められる．

B　肺癌の進展様式と気管支鏡所見[2]

これまで肺癌の内視鏡所見分類として粘膜主体型/粘膜型，粘膜下主体型/粘膜下型という言葉が用いられてきた[3,4]．しかし実際には気管支鏡所見における粘膜主体型/粘膜型病変とは扁平上皮癌のような上皮層を主座とした病変であり，粘膜下主体型/粘膜下型病変は上皮下組織以深の層を主体とするものであった．

正常所見の章に記載したように，今回の気管支鏡所見分類の改訂では解剖学的用語と整合性をとるために"粘膜""粘膜下"という用語の使用は取りやめて，上皮層および上皮下層，壁内層という用語を使用することとした．したがって，病型分類ではこれまでの粘膜型を上皮型へ，粘膜下主体型をその深さによって上皮下型，壁内型へと変更した．

このため肺癌取扱い規約との間に差異が生じている

が，肺癌取扱い規約における粘膜型が改訂所見分類における上皮型に，粘膜下型が上皮下型と壁内型に一致するものである．

早期肺癌は上皮層を病変の主体とする病変であり，その形態に基づいて平坦型，結節型，早期ポリープ型に分類されている[4]．これらはいずれも非早期癌分類の上皮型（文献4では粘膜型と分類されている）病変の表層浸潤型，結節隆起型，ポリープ型と一致する所見を呈するものと考えてよい．上皮型病変については早期肺癌と非早期肺癌を区別せずにその所見を説明する．

1 上皮（主体）型増殖

上皮型増殖は病変の主座が上皮に存在する病変であり，肺門部の早期扁平上皮癌や非早期肺癌の中枢進展部の一部として観察される．病変の大部分が上皮層に限局した腫瘍の気管支鏡所見は，既存の縦走襞の肥厚や断裂・消失，上皮下層の既存血管の消失，上皮の不透明化や凹凸不整などである．壊死組織の付着は上皮の欠損を意味し，上皮主体型病変と考えてよい．

a. 平坦型，表層浸潤型（図Ⅳ-2-16，Ⅳ-2-37）

主に上皮のみの病変であり，肺門部早期扁平上皮癌や扁平上皮化生において観察される．上皮に限局する場合は上皮の不透明化や縦走襞の肥厚・不明瞭化といったごくわずかな所見を呈するのみである．しかし癌の浸潤が上皮下層までおよぶと縦走襞は不規則な融合像を呈し，深部に浸潤するにつれて表面が凹凸不整となる．結節型やポリープ型でもその先進部では表層浸潤傾向を占めることが多いので注意を要する．

b. 結節型（図Ⅳ-2-25，Ⅳ-2-29，Ⅳ-2-38）

腫瘍は限局性の広基性に隆起した結節状の増殖を示し，気管支を狭窄・閉塞する．粘膜下において比較的広汎な進展を認めることがある．腫瘍が増大し気管支を閉塞するとポリープ型との鑑別が困難となる．

c. 早期ポリープ型

腫瘍は茎を有し，気管支内腔にポリープ状に突出発育し，気管支内腔を狭窄ないし閉塞する．

2 上皮下・壁内（主体）型増殖

腫瘍の主座が上皮下以深に存在する病変であり，非早期肺癌で認められる所見である．この場合，腫瘍が上皮に被覆された状態で増殖するため，腫瘍表面は滑沢であり壊死物質の付着は認めない．上皮下層の既存血管は拡張こそあれ観察が可能であり，この点も上皮主体型病変との違いである．上皮下型と壁内型は縦走襞や血管所見により鑑別が可能であり，このことにより詳細な病変の把握が可能となる．

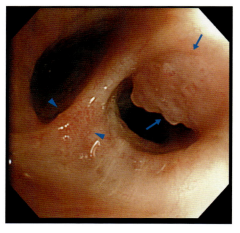

図Ⅳ-2-38　肺癌-上皮型-結節状の隆起性変化（→），扁平上皮化生-肥厚型の平坦性変化（▶）
B⁶a+c 気管支は結節状の隆起性病変により狭窄している．病変部では縦走襞は観察されず病変表面には赤色点が認められる．病変部の末梢気管支には異常はなく，生検で扁平上皮癌の診断であった．内視鏡的早期肺癌に合致するものである．B⁶b 気管支との分岐部には肥厚状の平坦性変化があり，らせん状の血管所見が認められる．生検では扁平上皮化生の診断であった．両病変間に連続性はなかった．

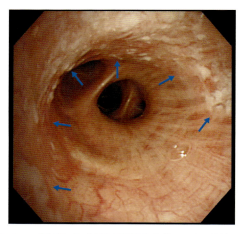

図Ⅳ-2-37　肺癌-上皮型-平坦性変化-凹凸不整
気管支内腔に凹凸不整な変化を認める．同部では上皮下血管の透見性や縦走襞が消失しており，上皮型の病変であることがわかる．非早期扁平上皮癌の上皮進展部をみた像である．

a. 上皮下型(図IV-2-39)

腫瘍は上皮下組織に浸潤増生する．線毛円柱上皮に被覆されており，病変の表面に既存血管の増生や樹枝状の怒張を伴うことが多い．病変が上皮下のごく浅い層に及べば縦走襞は観察が不可能になる．小細胞癌で認められることが多い．

b. 壁内型(図IV-2-30, IV-2-31, IV-2-33, IV-2-35)

腫瘍は壁外から浸潤し，筋外層や軟骨周囲層に多量に増殖する．しかし上皮下層の腫瘍浸潤は無いか，あってもわずかである．このため壁内型では筋外層や軟骨周囲層に増殖した腫瘍浸潤による特徴的な，圧縮強調された不整な異常縦走襞像が観察される．気管支内腔は種々の程度に狭窄ないし閉塞する．主に腺癌や小細胞癌で観察される．

c. 壁外型(→104頁, 図IV-2-3)

気管支壁外からの圧迫狭窄(閉塞)像を指す．多くは壁外のリンパ節による圧排であり，軟骨より内側の上皮下層，筋層や筋外層には腫瘍浸潤がないか，あってもわず

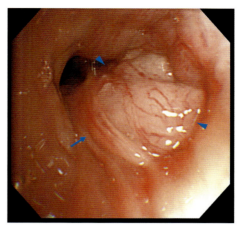

図IV-2-39 肺癌-上皮下型-結節状の隆起性変化
白色調の結節状隆起性変化(►)による右上葉支の混合性狭窄所見を認め，B^1，B^2気管支は閉塞している．隆起性病変表面の上皮下血管は拡張しており，縦走襞の bridging folds の所見を伴う．色調変化(平滑筋より浅層)，上皮下血管の観察性(上皮層の脱落無し)，縦走襞の bridging folds (縦走襞より深層)より病変の主座が上皮下にあることがわかる．上皮下進展をする小細胞癌である．

かである．気管支内腔は種々の程度に圧排狭窄されている．

C 用語の使い方の実例

2018年に改訂された日本呼吸器内視鏡学会の気管支鏡所見分類[1]を用いた所見の記載，層別解析例を提示する．

1 症例1：扁平上皮癌

a. 左主気管支，左上下幹分岐部
(図IV-2-40, IV-2-41)

左上葉支入口部を閉塞する隆起性病変(—)を認める．下葉支に走行する縦走襞(—)に変化は認めない．左主気管支から上下葉支入口部背側はなだらかに隆起しており(—)，病変による圧排が疑われる．その表面の縦走襞に(—)変化はみられず，色調変化もないことより同部位の病変の進展は壁内以深と思われる．

b. 左上葉支(図IV-2-42, IV-2-43)

近接すると左上葉支は尖形狭窄(先細りの狭窄)を呈しており，病変は同部位では壁内，壁外にあり非早期肺癌と思われる．さらに左上葉支入口部の結節状の隆起性病変は白苔をかぶっており(—)，その背側には赤色点を伴う肥厚状の平坦性変化を認める(—)．いずれも上皮主体型病変に特徴的な所見であり，血管所見(赤色点)も合わせ第一に扁平上皮癌が疑われる．これらの所見は肺扁平上皮癌の中枢進展による上皮主体型病変部によるものである．その周囲には縦走襞の断裂所見(—)を認め，この部位までは，上皮から少なくとも上皮下浅層までの腫瘍進展がある．

c. 左上下幹分岐部（図Ⅳ-2-44, 45）

さらに左上下幹分岐部に近接すると微少な上皮下血管の増生があり（▬），同部周囲では縦走襞の不明瞭化が認められる（▬）．これらは上皮層の肥厚に伴う所見であり，同部位には扁平上皮癌の直接浸潤はないと思われるが扁平上皮化生などが疑われるので，本症例では切除領域には含めるべきである．

これらの気管支鏡所見より，術式としてスリーブ左上

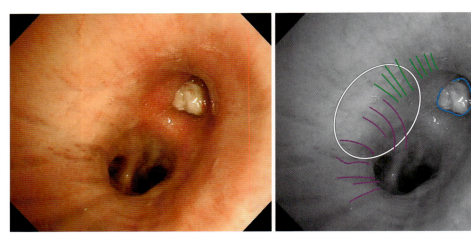

図Ⅳ-2-40　症例1　左主気管支，左上下幹分岐部　　図Ⅳ-2-41　左図のシェーマ

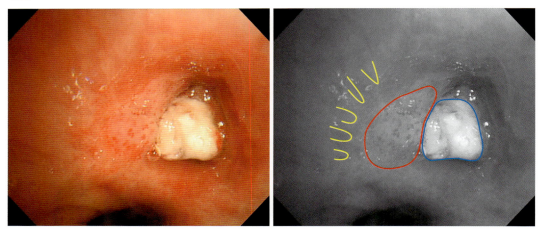

図Ⅳ-2-42　症例1　左上葉支　　図Ⅳ-2-43　左図のシェーマ

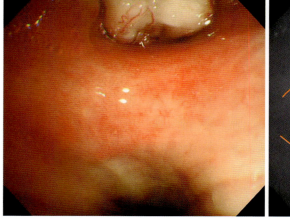

図Ⅳ-2-44　症例1　左上下幹分岐部

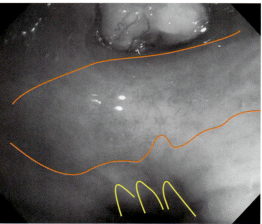

図Ⅳ-2-45　左図のシェーマ

葉切除術も考慮されるが下葉支の切除マージンが問題となると思われる．

d. CT画像（図Ⅳ-2-46）

左上葉発生の扁平上皮癌．左上下幹分岐部への進展が認められる．

本症例では左肺全摘術が行われた．

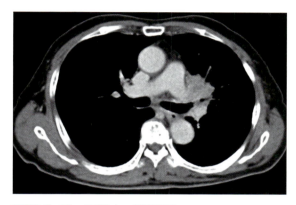

図Ⅳ-2-46　症例1　CT画像

2 症例2：小細胞癌

a. 気管分岐部（図Ⅳ-2-47）

気管下部膜様部の縦走襞は正常に観察され，軟骨輪，分岐部ともに異常を認めない．

b. 中間気管支幹（図Ⅳ-2-48）

中間気管支幹には末梢に行くに従い狭窄しており，縦走襞の圧縮強調が認められる．同部位には壁内を主体とした病変があるものと思われる．

c. 中間気管支幹遠位（図Ⅳ-2-49，50）

さらに奥へ進むと，底幹支は結節状の隆起性病変により閉塞されており，中葉支入口部も同様の病変で狭窄しており，同部は原発巣に近いものと思われる．同部位から中間気管支幹近位部までには縦走襞の圧縮強調所見があり，壁内層への広範な腫瘍浸潤が疑われる．また中葉

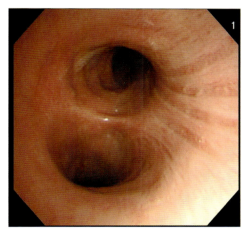

図Ⅳ-2-47　症例2　気管分岐部

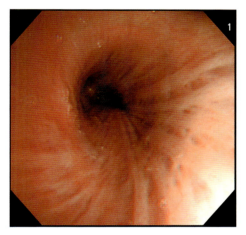

図Ⅳ-2-48　症例2　中間気管支幹

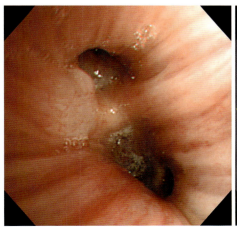

図Ⅳ-2-49　症例2　中間気管支幹遠位

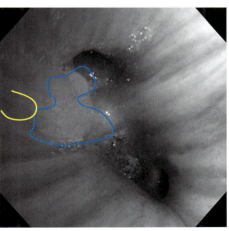

図Ⅳ-2-50　左図のシェーマ

分岐部および中葉入口部には縦走襞の不明瞭化(⇒)と白色調の色調変化(→)があり，壁内層から上皮下への腫瘍進展があるものと思われる．気管支表面は透明，滑沢であることから上皮への進展は明らかではなく上皮下主体病変である．さらに広範な壁内および上皮下進展が認められることより，下葉(もしくは中葉)発生の小細胞癌が疑われる．

文献

1) 清嶋護之，丹羽　宏，栗本典昭，他：気管支鏡所見分類の改訂．気管支学 40：401-413, 2018
2) 於保健吉，雨宮隆太：気管支ファイバースコピー　その手技と所見の解析・気管支ビデオスコピーとその解説，第6版．医学書院，1994
3) 雨宮隆太，池田徳彦，今泉和良，他：新しい気管支鏡所見分類(案)．気管支学 33：75-82, 2011
4) 日本肺癌学会(編)：気管支鏡診断．肺癌取扱い規約，第8版，金原出版，pp149-165, 2017

〔清嶋護之〕

第Ⅳ章 診断方法

3 外科的治療と気管支鏡所見

> **要点**
> 外科的治療において，気管支鏡所見は術式選択や術後処置の判断材料となるため重要である．術前に気管・気管支形成術が予想される場合には気管支鏡検査が必須で，進展範囲の観察，術式に影響を与える気管分岐部，葉気管支分岐部を観察するとともに，浸潤範囲の確認，切離部位決定のために生検を実施する．また，手術適応の決定のためには，呼吸器外科医を含むグループでのカンファレンスが必須である．術後には瘻孔形成や気道狭窄の原因となる気管支切除断端や吻合部の虚血性変化の有無を観察する．

1 はじめに

外科的治療のための気管支鏡は，病変の確定診断目的とは違った観点から行われる．術前では，手術適応や気管支形成術などの術式選択の判断材料となる腫瘍の位置と浸潤範囲を注意深く観察する．外科医が重要視する所見や画像は診断的気管支鏡とは異なるため，手術前に再度気管支鏡を行うことも少なくない．術後では，採痰や気管支断端部や吻合部の治癒過程の観察のために行う．また，症例によっては硬性鏡によるインターベンションか，気管・気管支形成術などの外科的切除かの治療方針の判断に迷うこともあるため，呼吸器外科医を含むグループカンファレンスによって手術を含む治療方針を決定する必要がある．

2 手術適応決定のための気管支鏡の手順と重視する所見

病変の位置と範囲を同定することが最重要である．手順としては，まず声門の観察，声門下から気管の観察を行う．次に，病変の位置情報が観察者以外にもわかるように，気管分岐部から2次，3次と分岐部を撮影範囲に入れながら気管支内腔を撮影していき，病変部まで到達する．そのうえで，切除断端の予想をつけるため，中枢側および可能であれば末梢側の正常部と病変との境界域を接写で撮影する．気管支鏡下に所見を認める癌の増殖形態は，「上皮主体型」「上皮下主体型」「壁内型」「壁外型」があり[1]（第Ⅴ章「各種疾患の気管支鏡所見と診断」参照），「壁内型」「壁外型」の気管気管支壁への浸潤の判断には endobronchial ultrasonography（EBUS）が有用である．「上皮主体型」で境界がわかりづらい場合は，自家蛍光観察（autofluorescence imaging system：AFI）や狭帯域光観察（narrow band imaging：NBI）も有用である．近年はCT画像によって気管壁への浸潤をある程度予測できるが，上皮への浸潤範囲については気管支鏡でしか判断できない．

a. 声門および声門下

気管支鏡を喉頭に挿入後，まず患者に発声させて声帯の動きを観察する．反回神経麻痺がある場合は，甲状腺癌の気管浸潤や気管癌，縦隔リンパ節転移による影響が考えられる．特に左側の反回神経麻痺は，大動脈弓下での肺門部癌や大動脈下リンパ節転移など，進行癌を疑う所見である．

声門下には輪状軟骨，それに続き気管軟骨が確認できる．輪状軟骨に病変が達している場合には病変の進展範囲が腹側のみか背側にまで及んでいるのか，背側にまで達している場合には左右のいずれかを観察しておく（図Ⅳ-3-1）．外科的には輪状軟骨腹側は部分切除可能で，背側の片側のみならば同側の反回神経麻痺をきたすが切除端々吻合が可能である．背側の全周に及ぶ場合には，両側の反回神経麻痺をきたすため，声帯を残すか否か切除術式を考慮することになる．

b. 気管から気管分岐部，主気管支

気管はその半分の長さである5cm，10軟骨輪程度が

切離可能とされている．それ以上になると減張を置いても物理的に端々吻合による再建吻合は難しく，縦隔気管瘻造設を考慮することになる．気管支鏡施行の際には，①気管分岐部から腫瘍尾側までの距離，②腫瘍の長径，③腫瘍頭側から声門までの距離を測定し，CT 所見と合わせて切除部位の判断材料とする（図Ⅳ-3-2）．浸潤部の判断が難しい場合は，複数個所生検を行う．

　主気管支の腫瘍や気管分岐下リンパ節転移から気管分岐部に腫瘍が及んでいる場合は，しばしば分岐角が鈍的になるため，分岐部の生検や transbronchial needle aspiration cytology（TBAC）を行って術前に浸潤の有無を確認する．気管分岐部に浸潤を認めた場合，気管分岐部形成術が必要になる（図Ⅳ-3-3，および後述の本項 3「気管気管支形成を伴う手術術式」参照）．

c．気管支

　末梢型肺癌ではほとんど特徴的な気管支鏡所見はないが，内腔に露出している場合は，肺葉切除が可能か浸潤範囲を慎重に判断する．肺門にかかる中心型肺癌では，気管支形成術が可能か否かを判断できる所見が大切である．観察する際には，上皮の透明性，上皮下血管の不明瞭化の有無，縦走襞の断裂などの有無を判定し，中枢側はどこまで病変があるのか観察する．判断に迷う場合は複数個所生検を行う．また鋭的であるべき分岐角が鈍的になっている際には，隣接した腫瘍やリンパ節からの圧排や浸潤を考え，分岐部の生検や TBAC を施行しておくことが望ましい．悪性所見が認められれば，気管支形成術（図Ⅳ-3-4），あるいは片肺全摘術の適応となる（図Ⅳ-3-5）．加えて右側では中葉と下葉間の分岐部への浸潤（図Ⅳ-3-6），左側では上区支と舌区支分岐部への浸

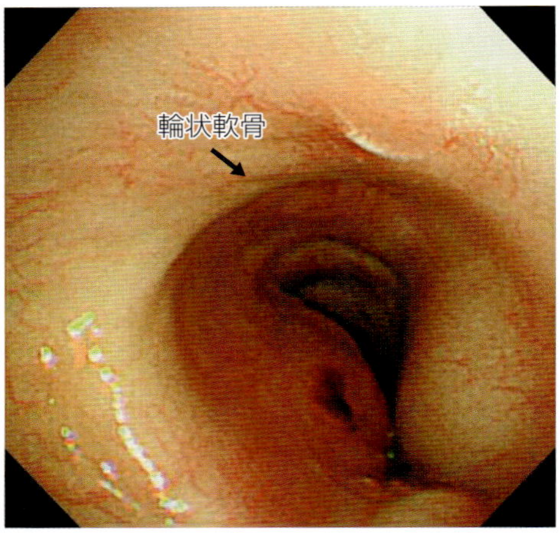

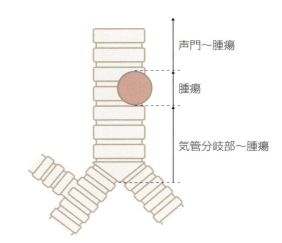

図Ⅳ-3-2　気管浸潤の計測

図Ⅳ-3-1　輪状軟骨への浸潤
甲状腺癌の気管浸潤．腫瘍は壁外型であるが，輪状軟骨（→）にかかる．輪状軟骨を一部切り込んだ気管管状切除となった．

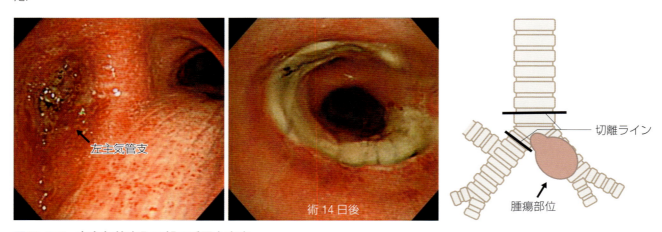

図Ⅳ-3-3　左主気管支入口部の扁平上皮癌
主気管支を閉塞する腫瘍が気管分岐部から気管に進展．左管状肺全摘術を施行した．

外科的治療と気管支鏡所見

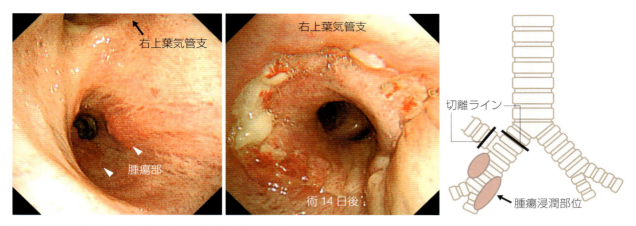

図Ⅳ-3-4　右中間気管支幹の神経内分泌大細胞癌
腫瘍は中間気管支幹に広く浸潤し，上葉気管支分岐部から距離が近かったため，中下葉管状切除術となった．

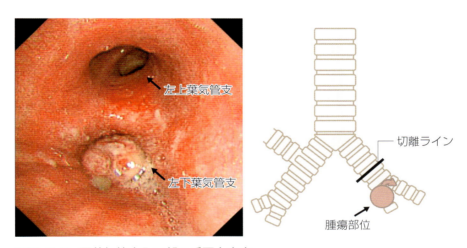

図Ⅳ-3-5　下葉気管支入口部の扁平上皮癌
分岐部が鈍角で発赤し，癌の浸潤があった症例．左下葉管状切除を試みたが，術中迅速診断で上葉支断端にまで癌浸潤を認め，左肺全摘術を施行した．

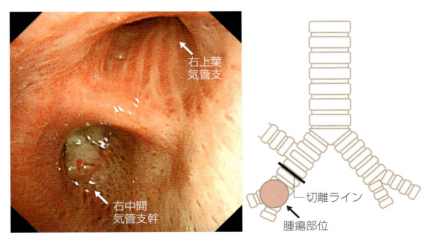

図Ⅳ-3-6　中間気管支幹の扁平上皮癌
上葉気管支分岐部の分岐角は鋭で上皮は正常．右中下葉切除術となった．

潤は手術術式に影響するので，慎重に気管支鏡所見を把握するとともに生検を実施しておく[2]．

3 気管気管支形成を伴う手術術式

外科的気管支鏡の検査所見および生検やTBACの診断結果は，手術術式に直接影響する．気管気管支形成術では複雑な再建が必要になることもあり，臨床医のより深い理解のために，代表的な手術術式と再建後の図を示す．

a. 気管管状切除

腫瘍の浸潤部を管状に切離した後，端々吻合によって再建を行う術式である（図Ⅳ-3-7）．腫瘍が輪状軟骨に浸潤している場合でも，片側のみならば対側の反回神経は温存できるため，嗄声は必発であるが吻合は可能である（図Ⅳ-3-8）．気管切離部分が長く，端々吻合が不可能な場合は，縦隔気管瘻による気道再建が必要である．

b. 気管分岐部切除

片側の主気管支から気管分岐部に腫瘍が浸潤している場合，気管分岐部切除を伴う管状肺全摘術を行う．再建には気管と主気管支が端々吻合される（図Ⅳ-3-9）．分岐部のみに腫瘍が限局している場合，分岐部切除後の再建には気管側の1つの孔と左右の主気管支側の2つの孔の吻合が必要で，さらに口径差もあるため，術式に工夫がなされてきた．二連銃方式（double-barrel 再建；図Ⅳ-3-10）やMontage再建（図Ⅳ-3-11）などが行われている．

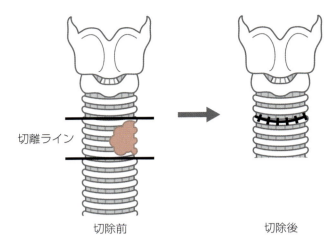

図Ⅳ-3-7　気管管状切除術

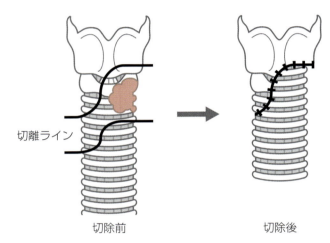

図Ⅳ-3-8　輪状軟骨切除を伴う気管管状切除術

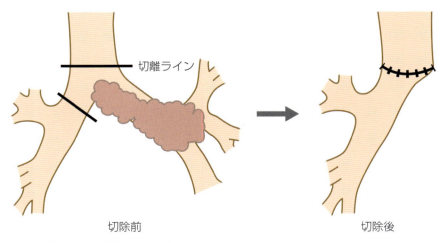

図Ⅳ-3-9　管状左肺全摘出術

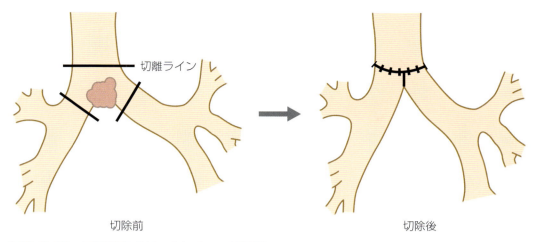

図Ⅳ-3-10　二連銃方式（double-barrel 再建）

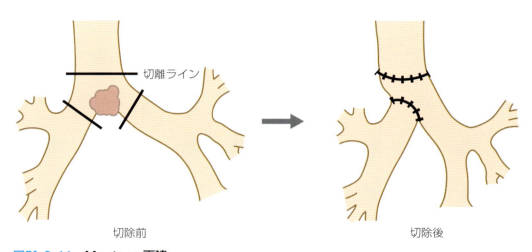

図Ⅳ-3-11　Montage 再建

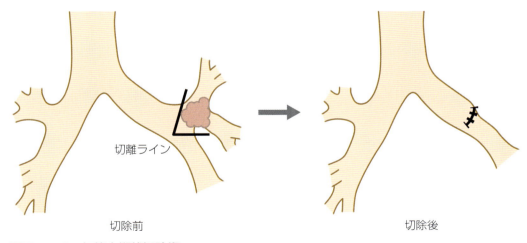

図Ⅳ-3-12　気管支楔状切除術

c．気管支切除

　左右の主気管支，上葉あるいは中葉の葉気管支，区域気管支などにみられる限局性腫瘍に対して行われる．切除範囲が少ない場合は楔状切除（図Ⅳ-3-12），気管支全周を切除する必要がある場合は管状切除（図Ⅳ-3-13）が選択される．

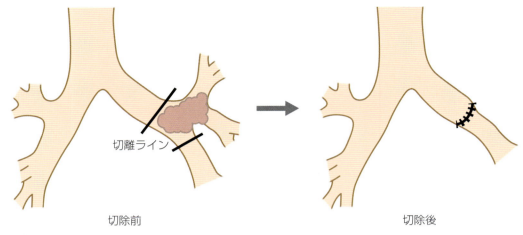

図Ⅳ-3-13　気管支管状切除術

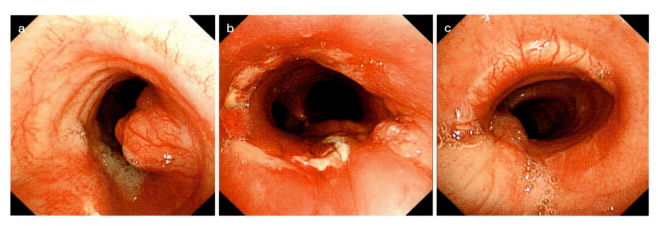

図Ⅳ-3-14　気管切除と治癒過程
a：腺様嚢胞癌．腫瘍は3軟骨輪にわたり，膜様部に存在．5軟骨輪分の気管切除となった．b：気管切除後1週間，c：気管切除後5か月．

4 術後の気管支鏡の重要所見

臨床上は主に採痰目的で行っているが，同時に切除断端や吻合部の治癒過程の観察も重要である．

a. 肺全摘術あるいは肺葉切除後

肺全摘術では，左右主気管支断端が長く残ると虚血となる可能性がある．また縫合糸や自動縫合器の針のゆるみは気管支断端瘻に直結するため注意深く観察が必要である．手術中あるいは術直後に断端の性状と遺残気管支の長さを確認することは大切である．

b. 気管および気管支形成術後

吻合部の所見は，創傷治癒過程に従って経時的に変化する（図Ⅳ-3-14）．気管分岐部形成では吻合部の治癒に少なくとも7週間はかかるとされており[3]，気管支形成

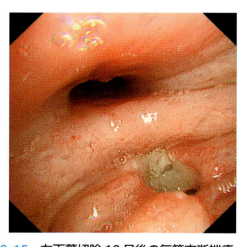

図Ⅳ-3-15　右下葉切除16日後の気管支断端瘻
右下葉気管支断端腹側に黄白色の壊死を認め，背側に瘻孔を形成している．

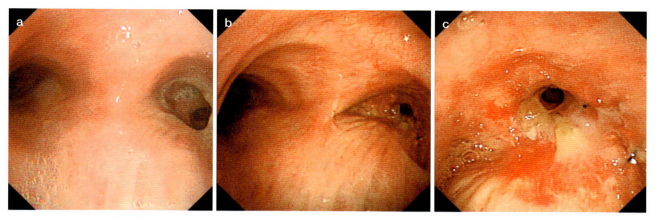

図Ⅳ-3-16　右上葉管状切除と吻合部狭窄
a：切除後1週間，b：切除後8か月，c：切除後8か月の拡大像．吻合部は肉芽形成によって術後徐々に狭窄し，定期的な拡張術を施行した．

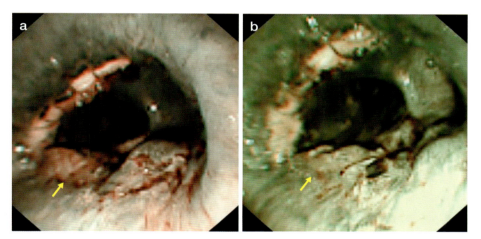

図Ⅳ-3-17　右肺移植後の吻合部NBI像
a：移植後1週間の右主気管支吻合部．黒緑色の部分は血流を反映しているが，吻合部の内側から背側膜様部（→）の血流は，やや不良であった．b：移植後2週間．膜様部の色調は周囲と同程度となり，血流は改善傾向である．

術であっても治癒過程を観察するために，退院まで1週間おきに気管支鏡検査を行う．気管支吻合線より末梢側の気管支壁の虚血性変化は術後7〜12日目にかけて出現し，吻合部の血流が完成するのは2週間目以降とされる[4]．その後治癒してゆくが，白苔の遷延や潰瘍形成が認められる場合には，瘻孔形成，あるいは遅発性の気管軟化症や吻合部狭窄に進展する可能性が出てくる（図Ⅳ-3-15，Ⅳ-3-16）．血流の評価については，NBIも有用である（図Ⅳ-3-17）．

文献

1) Sekine Y, Saitoh Y, Chiyo M, et al：Characteristics of tumor extension requiring bronchoplasty and pneumonectomy in patients with lung cancer and positive bronchoscopic findings. Surg Today 36：491-498, 2006
2) 奥村栄：気管・気管支形成術　呼吸器外科テキスト，pp82-86　南江堂，2016
3) Akamine S, Kawahara K, Takahashi T, et al：Bronchoscopic evaluation of bronchial healing after carinal reconstruction. Surg Today 26：407-412, 1996
4) 川原克信：気管支形成術後の気管支動脈の再生に関する実験的研究．長崎医学会雑誌　55：199-244, 1978

（土谷智史・永安　武）

第IV章 診断方法

4 気管支腔内超音波断層法
（endobronchial ultrasonography：EBUS）

A ラジアル型 EBUS

要点 ラジアル型 EBUS は，気管支壁の深達度診断，肺末梢病変の診断に使用される．肺末梢病変の経気管支生検にラジアル型 EBUS は推奨されている．

1 目的と適応

消化器疾患を中心にした体腔内超音波断層法の普及に伴い，気管支内腔から走査する気管支腔内超音波断層法が行われるようになってきた．気管支腔内超音波断層法（EBUS）には，ラジアル型細径超音波プローブを用いて気管支壁・気管支壁近傍の気管支短軸断層画像を得るものと，先端にコンベックス型超音波プローブを装備した超音波気管支鏡で気管支長軸断層画像を得る方法がある．ラジアル型は気管支短軸画像を得ることができるため，気管支壁層構造診断，肺末梢病変の位置の同定・内部構造などの評価に用いる．超音波断層法では，その探触子の発する超音波の周波数が高周波になるにつれ高分解画像になるが，超音波が組織に penetrate する距離が短くなるために探触子から短い距離の領域しか観察できない．

近年，肺癌の遺伝子変異検索のための再生検においては，より正確な位置から，より多くの細胞・組織を回収する必要があるため，EBUS による位置診断の重要性が増してきている．

2 使用機器

ラジアル型細径超音波プローブは，直径1mm 台から2mm 前後のカテーテルタイプの形状をしており，その先端に回転する高周波超音波探触子（代表的には20 MHz）が装備されている．その高周波のため探触子から 0.5〜2 cm 離れた領域を観察することになる．

3 方法

a. 気管支壁の深達度診断

気管支壁の深達度診断は，光線力学的治療（photodynamic therapy：PDT）を代表とする気管支腔内治療を行う場合，得ておきたい情報である．EBUS による気管支壁深達度診断では，超音波プローブをバルーンシースに挿入し，先端のバルーンを生理食塩水で膨らませ，気管支壁と超音波プローブの間の空気を排除して走査し超音波画像を得る．20 MHz の細径超音波プローブによる気管支壁層構造においては，肺外気管支軟骨部，肺内気管支は5層構造を，肺外気管支膜様部は3層構造を呈する（図IV-4-1）と報告されている[1,2]．これらの層構造の中での各高エコー層は，超音波が組織を進むときに組織の変わる境界での反射により生じる境界エコーである．光線力学的治療は気管支軟骨より浅い病変で治療効果が優れており，肺外気管支軟骨部，肺内気管支の5層の中で，軟骨を示す第4層（低エコー層）を追うことが大切になる．また，壁外からの浸潤，特に食道癌の気管・気管支浸潤の診断の可能性も検討されてきている．

b. 肺末梢病変の診断

肺末梢病変の診断において，ラジアル型細径超音波プローブによる EBUS の有用性が多く報告されてきた．EBUS は，20 MHz と高周波であり高分解能な画像を得ることができ，肺末梢病変内にある血管，気管支，石灰

化，壊死などの内部構造を描出できることが報告[3]されている．また，EBUSによる肺末梢病変の良悪性診断では，病変内部エコーの輝度の均一性と血管の開存の有無が重要視されている[3]．

肺末梢病変に到達するためには，正確な気管支の経路を把握する必要がある．そのためにCT画像からコンピューターによる仮想気管支鏡ナビゲーション（virtual bronchoscopic navigation：VBN）[4]と，医師自らがCT画像を観察し関与気管支を同定する方法[5]がある．この気管支経路の情報を基にして気管支鏡を末梢気管支に誘導し，気管支鏡の鉗子口を経由して擦過・生検を行う．CT画像において気管支が病変に入っている病変では，診断率が高いと報告されている[6]．

近年，肺末梢病変内の気管支の位置を正確に把握し，その位置から肺末梢病変の細胞・組織を回収する手技としてガイドシース法（EBUS using a guide sheath：EBUS-GS）[7]が普及してきている（図Ⅳ-4-2）．ガイドシース法の利点は，ブラシ，生検鉗子をガイドシース（GS）に挿入することで，気管支の同じ位置にブラシ・生検鉗子を複数回誘導でき病変からの細胞・組織の回収が可能になることである．GSを被せた超音波プローブが病変内に到達し，超音波プローブの周囲360°が病変に覆われている場合を"within"（図Ⅳ-4-3），プローブが病変辺縁に到達しプローブが病変に接している場合を"adjacent to"と呼んでいる．withinのほうが生検による診断率が高い．細胞・組織を回収するために，EBUSで

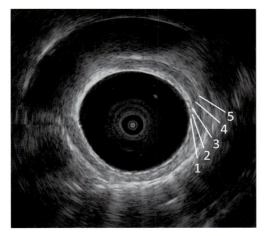

図Ⅳ-4-1　20 MHzでの気管支壁層構造
肺外気管支の軟骨部は，5層構造を示し，内腔より，第1層（高エコー）は境界エコー，第2層（低エコー）は上皮下組織，第3層（高エコー）は気管支軟骨内側縁の境界エコー，第4層（低エコー）は気管支軟骨，第5層（高エコー）は気管支軟骨外側縁の境界エコーであった．

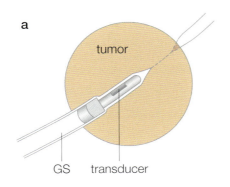
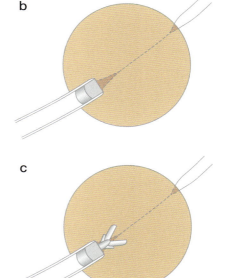

図Ⅳ-4-2　EBUS-GS
a：ガイドシースを被せた超音波プローブで病変を描出する．
b：病変内に到達したことを確認し，超音波プローブを抜去し，ガイドシースを病変内に留置する．
c：生検鉗子などをガイドシースに挿入し，病変内から細胞，組織を回収する．
〔浅野文祐，宮澤輝臣：気管支鏡ベストテクニック改訂第2版．中外医学社，p110, 2017より〕

同定した病変の位置を擦過・生検するようにX線透視画像でプローブ・GS先端の位置を確認し記憶しておくことが大切である．特に下葉の病変は呼吸に伴いX線透視画像で移動が大きく，病変の位置の決定に注意を要する．EBUS-GSでの生検回数は5〜6回でピークに近づくとの報告[8]があり参考にすべきと考えられる．また，GS下の生検による出血はGS内に誘導され，生検後にGSを留置することで止血する場合が多く，患者・気管支鏡医に恩恵がある可能性が考えられている．

EBUSを上手に使用するためには，EBUSによる画像の質の向上・維持が必要であり，教育セミナー・教育コンテンツなどからの情報の共有に心掛ける．また，気管支鏡検査を上手に行うためには，自らの気管支鏡手技を書き出し，その中で問題解決を繰り返し，自分の気管支鏡手技の標準化を絶えず行うことが大切である．

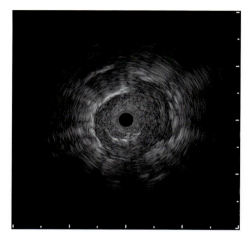

図Ⅳ-4-3　末梢病変のEBUS画像
超音波プローブが病変内（within）に誘導されている．

4 成績

ラジアル型EBUSによる肺癌の検出感度は，最近のメタアナリシスで72.4〜73％[9,10]，また仮想気管支鏡，ラジアル型EBUS，ガイドシースが診断率向上に寄与する[11]と報告され，ACCPガイドライン2013年版，肺癌診療ガイドライン2018年版で肺末梢病変の経気管支生検にラジアル型EBUSを行うように推奨されている[12,13]．

5 合併症

ラジアル型EBUS自体による合併症は報告されていない．

文献

1) Kurimoto N, Murayama M, Yoshioka S, et al：Assessment of Usefulness of Endobronchial Ultrasonography in Determination of Depth of Tracheobronchial Tumor Invasion CHEST 115：1500-1506, 1999
2) Miyazu Y, Miyazawa T, Kurimoto N, et al：Endobronchial ultrasonography in the assessment of centrally located early-stage lung cancer before photodynamic therapy. Am J Respir Crit Care Med 165：832-837, 2002
3) Kurimoto N, Murayama M, Yoshioka S, et al：Analysis of the internal structure of peripheral pulmonary lesions using endobronchial ultrasonography. Chest 122：1887-1894, 2002
4) Asano F, Shinagawa N, Ishida T, et al：Virtual bronchoscopic navigation combined with ultrathin bronchoscopy. A randomized clinical trial. Am J Respir Crit Care Med 188：327-333, 2013
5) 栗本典昭，森田克彦：末梢病変を捉える気管支鏡"枝読み"術．医学書院，2015
6) Asano F, Shinagawa N, Ishida T, et al：Virtual bronchoscopic navigation improves the diagnostic yield of radial-endobronchial ultrasound for peripheral pulmonary lesions with involved bronchi on CT. Intern Med 54：1021-1025, 2015
7) Kurimoto N, Miyazawa T, Okimasa S, et al：Endobronchial ultrasonography using a guide sheath increases the ability to diagnose peripheral pulmonary lesions endoscopically. Chest 126：959-965, 2004
8) Yamada N, Yamazaki K, Kurimoto N, et al：Factors related to diagnostic yield of transbronchial biopsy using endobronchial ultrasonography with a guide sheath in small peripheral pulmonary lesions. Chest 132：603-608, 2007
9) Steinfort DP, Khor YH, Manser RL, et al: Radial probe endobronchial ultrasound for the diagnosis of peripheral lung cancer: systematic review and meta-analysis. Eur Respir J 37: 902-910, 2011
10) Ali MS, Trick W, Mba BI, et al: Radial endobronchial ultrasound for the diagnosis of peripheral pulmonary lesions: A systematic review and meta-analysis. Respirology 22: 443-453, 2017
11) Wang Memoli JS, Nietert PJ, Silvestri GA: Meta-analysis of guided bronchoscopy for the evaluation of the pulmonary nodule. Chest 142: 385-393, 2012
12) Rivera MP, Mehta AC, Wahidi MM: Establishing the Diagnosis of Lung Cancer: Diagnosis and Management of Lung Cancer, 3rd ed: American College of Chest Physicians Evidence-Based Clinical Practice Guidelines. Chest 143: e142S-165S, 2013
13) 日本肺癌学会（編）：Ⅰ．肺癌の診断　3．確定診断．肺癌診療ガイドライン2018年度版，金原出版，pp.17-16，2018

（栗本典昭）

B コンベックス走査式超音波気管支鏡（Convex 型 EBUS）

> **要点** EBUS-TBNAでは，コンベックス走査式超音波気管支鏡の到達範囲内において，リアルタイムガイド下での針生検を行う事ができる．安全かつ高精度な検査を行うためには，解剖を含めた知識および技術の習得に加え，放射線画像診断をもとにした事前の検査計画が重要である．

　コンベックス走査式超音波気管支鏡(convex probe endobronchial ultrasound：CP-EBUS)は 2002 年にわが国で臨床応用された．気管支鏡先端にコンベックス型の超音波プローブおよび鉗子孔を有することで，Bモード画像をはじめとする超音波画像をリアルタイムに観察しながら，穿刺針を用いた針生検〔超音波気管支鏡ガイド下針生検(endobronchial ultrasound-guided transbronchial needle aspiration：EBUS-TBNA)〕を行うことができる．EBUS-TBNA は先行していた経食道生検法である超音波内視鏡ガイド下針生検(endoscopic ultrasound-guided fine needle aspiration：EUS-FNA)を参考に開発された経気管支生検法であるが，CP-EBUS を食道に挿入し経食道的気管支鏡下穿刺吸引生検法(endoscopic ultrasound with bronchoscope-guided fine needle aspiration：EUS-B-FNA)を行うことも可能である．図Ⅳ-4-4 にて詳述するが EBUS-TBNA は経気管支アプローチであるため，CP-EBUS が到達可能であれば，縦隔リンパ節のみならず肺門リンパ節も生検可能である．一方で食道に接する縦隔リンパ節である食道傍リンパ節(#8)や肺靱帯リンパ節(#9)は経食道アプローチである EUS-(B)-FNA でなければ生検できない．また背側に位置する一部の気管分岐下リンパ節(#7)や腫大した大動脈下リンパ節(#5)は，経食道アプローチのみで生検可能な場合もあり，検査開始前に CT などで十分に生検の計画を立てておくことが重要である．

1 目的と適応

　EBUS-TBNA では気管・気管支に接する病変であり，かつ Convex 型 EBUS が到達可能な範囲にある病変について，リアルタイムガイド下の針生検が可能である．また EUS-(B)-FNA として生検を行う場合には，食道に接する病変の針生検が可能である．いずれの場合においても，採取検体による病理診断を行うことが目的となる．適応については，肺癌症例におけるリンパ節ステージング以外にも，サルコイドーシスやリンパ腫などのリンパ増殖性疾患，各種縦隔腫瘍および肺結核などの感染性疾患も適応となることがある．最近では，肺癌治療におけるバイオマーカー診断のための検体採取も重要な適応である[1]．なお再生検における EBUS-TBNA を含めた気管支超音波併用生検の有用性がわが国より報告されている[2]．

2 方法（使用機材と手技）

　検査の施行に際しては，Convex 型 EBUS および EBUS 接続が可能な超音波観測装置が必要である．気管支鏡画像と超音波画像を対比しながら検査できるように，モニター2台を並列して並べるとよい(図Ⅳ-4-4)．現在市販されている専用穿刺針の太さは 25 G，22 G，21 G，19 G であり，材質や穿刺針先端の形状，側孔の有無など，さまざまな特徴を有している．

　EBUS-TBNA は局所麻酔下に施行可能であるが，苦痛軽減のため鎮静剤を使用した中等度鎮静下での検査が望ましい．麻酔科医の同席による高度鎮静下や全身麻酔下に検査を行っている施設もある．EBUS-TBNA を行ううえで，気管・気管支内腔からみた解剖学的位置関係は，検査を円滑に行ううえで非常に重要であり，検査前に対象症例の CT 画像と気管支内腔からの解剖学的位置関係をよく把握しておくことは必須である(図Ⅳ-4-5)[3]．実際の手技は Convex 型 EBUS および専用穿刺針の操作について，トレーニングコースなどを活用し十分に習熟しておく必要がある．米国胸部疾患学会(American College of Chest Physicians：ACCP)より EBUS-TBNA の手技に関して，7項目の evidence-based graded recommendations と5項目の ungraded consensus-based state-

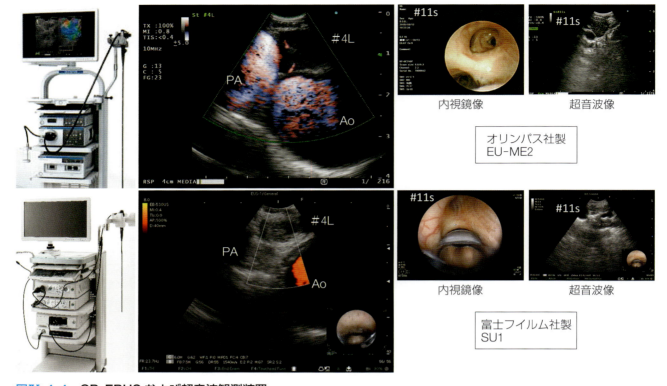

図Ⅳ-4-4　CP-EBUSおよび超音波観測装置
PA：pulmonary artery（肺動脈），Ao：aorta（大動脈）

ments を含むガイドラインが発表されている（表Ⅳ-4-1）[4]．

生検検体の処理に関しては，最適化された処理の方法は確立されていない．しかし，バイオマーカー診断のために検査を行う場合には，採取された検体が目的とする検査に使用できるかどうか十分に注意を払う必要があり，検体不良を避けるために迅速細胞診を行うことが勧められる[5]．なお，日本病理学会よりゲノム診療用病理組織検体取扱い規程が公開されており，事前に確認しておくことをお勧めする．

3 成績

a. 肺癌リンパ節ステージング

ACCP ガイドライン第3版[6]では，EBUS-TBNA およびEUS-FNA はいずれも感度89％，特異度100％と報告されており，両者を併施した場合には感度91％，特異度100％と診断率はさらに改善する（表Ⅳ-4-2）．低侵襲ながら高精度診断が可能なこれらの超音波内視鏡ガイド下針生検法は，実施可能な施設において"best first test"であるとされている．

European Society of Gastrointestinal Endoscopy（ESGE）/European Respiratory Society（ERS）/European Society of Thoracic Surgeons（ESTS）ガイドライン[7]においては，EBUS および EUS の併用が推奨されており，併用した場合の診断精度に関しては，縦隔リンパ節転移検出における感度はどちらを先行して使用するかに関係なく有意に向上し，また経食道アプローチについてはEUS-FNA と EUS-B-FNA には差がないことが報告されている[8]．なお，リンパ節ステージングにおいては，少なくとも左右の下部気管傍リンパ節（#4Lおよび#4R）と気管分岐下リンパ節（#7）を含む3ステーション以上の生検が推奨されている[6]．日本肺癌学会による「肺癌診療ガイドライン2018年版」でも，縦隔リンパ節転移の有無で治療法が異なる症例において，画像検査で縦隔リンパ節転移を疑う場合には，EBUS-TBNA，EUS-FNA による病理学的診断を行うことが推奨されている[9]．肺癌症例における EBUS-TBNA を用いたリンパ節転移診断においては，CP-EBUS による超音波画像上のリンパ節所見が穿刺に際して参考となることが報告されており（図Ⅳ-4-6），特に同一ステーション内に複数のリンパ節が存在する場合の穿刺優先順序の決定などに役立つ[10,11]．最近では，関心領域内の組織の相対的な硬

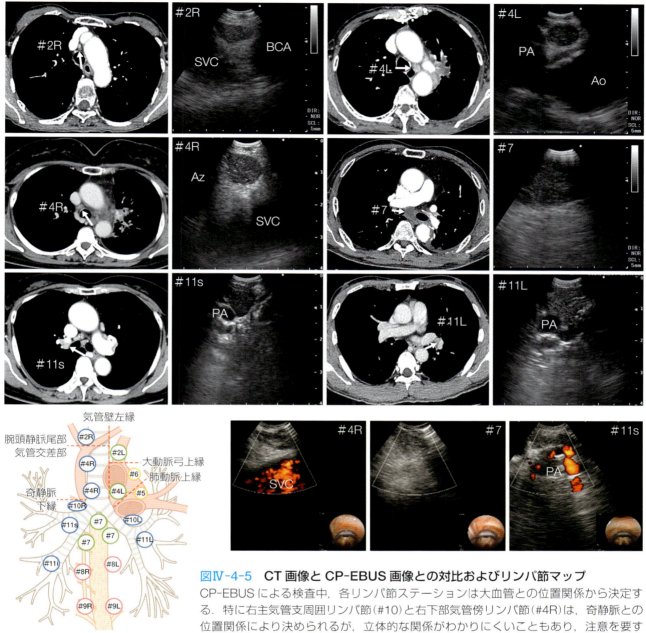

図Ⅳ-4-5 CT画像とCP-EBUS画像との対比およびリンパ節マップ
CP-EBUSによる検査中，各リンパ節ステーションは大血管との位置関係から決定する．特に右主気管支周囲リンパ節(#10)と右下部気管傍リンパ節(#4R)は，奇静脈との位置関係により決められるが，立体的な関係がわかりにくいこともあり，注意を要する．各リンパ節ステーションと，一般に到達可能なモダリティを図中に示した．
SVC：superior vena cava（上大静脈），Az：azygos vein（奇静脈），BCA：brachiocephalic artery（腕頭動脈），PA：pulmonary artery（肺動脈），Ao：aorta（大動脈）．

さを画像化するエラストグラフィー技術の有用性も紹介されている．

b. リンパ増殖疾患に対する EBUS-TBNA

GRANULOMA study[12]により，Stage Ⅰ/Ⅱサルコイドーシスが疑われる症例において，超音波内視鏡ガイド下針生検法による診断率は既存診断法よりも有意に高いことが報告された．現在では，Stage Ⅰ/Ⅱサルコイドーシスが疑われる症例に対してEBUS-TBNA/EUS-FNAは，まず考慮すべき検査とされている．

一方でリンパ腫の診断におけるEBUS-TBNAの診断精度に関しては，ガイドライン上は低侵襲診断法として考慮してもよいとされているものの，他疾患の診断ほど高いエビデンスはない[6]．リンパ腫の診断においては，リンパ腫のサブタイプまで決定しなければならないが，針生検では組織構築全体を把握することは不可能であり，また対象となる病変全てを検索できるものではない．EBUS-TBNAでの診断にはフローサイトメトリーや

表Ⅳ-4-1　EBUS-TBNA手技に関するガイドライン

Evidence-based graded recommendations
1. EBUS-TBNA施行時の麻酔は，moderate sedation（ドルミカムなどの使用による）もしくはdeep sedationのどちらでも構わない（Grade 2C）．
2. EBUS-TBNA穿刺針の選択においては，21G針および22G針のどちらでも構わない（Grade 1C）．
3. 検体の採取に際しては，迅速細胞診を使用しても使用しなくても構わない（Grade 1C）．
4. EBUS-TBNAを非小細胞肺癌もしくは非小細胞肺癌が疑われる症例に対して，診断／ステージング目的で施行する場合には，病理診断に加えて遺伝子検査を行うための追加検体を採取することを推奨する（Grade 1C）．
5. EBUS-TBNAのトレーニングに際しては，種々のトレーニング機材の使用を推奨する（Grade 2C）．
6. サルコイドーシスを疑うリンパ節腫大を認める症例に対しては，診断目的にEBUS-TBNAを行うことを推奨する（Grade 1C）．
7. 肺結核を疑うリンパ節腫大を認め，検体採取が必要な場合には，EBUS-TBNAによる診断を行うことを推奨する（Grade 1C）．
Ungraded consensus-based statements
1. EBUS-TBNAを施行する際に，超音波画像所見の特徴によって，良悪性を推測することができる．しかし，診断確定のためには検体を採取することが必要である．
2. EBUS-TBNAによる検体採取時には，吸引はかけてもかけなくても構わない．
3. 肺癌を疑う症例に対して，迅速細胞診を併用せずにEBUS-TBNAを行っている場合には，同一検体採取部位に対して最低3回の穿刺を行うことを推奨する．
4. EBUS-TBNA術者のスキルを客観的に評価するためには，EBUSスキルアセスメントテストを用いるべきである．
5. リンパ腫の診断に対してEBUS-TBNAは，低侵襲な初めに行う検査法として許容できる．

〔Wahidi MM, Herth F, Yasufuku K, et al：Technical Aspects of Endobronchial Ultrasound-Guided Transbronchial Needle Aspiration：CHEST Guideline and Expert Panel Report. Chest 149：816-835, 2016 より〕

表Ⅳ-4-2　各診断モダリティによる肺癌リンパ節ステージングの比較

	感度	特異度	コメント
非侵襲的診断法（画像診断）			
CT	55%	81%	いずれも組織学的な確認が必要
PET	77%	86%	
低侵襲診断法			
CTガイド下経皮生検（TTNA）	94%	100%	
経気管支針生検（TBNA）	78%	100%	EUS/EBUSを組み合わせたとき，感度91%，特異度100%
EUS-FNA	89%	100%	
EBUS-TBNA	89%	100%	
外科的生検法			
縦隔鏡検査	81%	100%	
VATS生検	99%	100%	

〔Silvestri GA, Gonzalez AV, Jantz MA, et al：Methods for staging non-small cell lung cancer：Diagnosis and management of lung cancer, 3rd ed：American College of Chest Physicians evidence-based clinical practice guidelines. Chest 143：e211S-e250S, 2013 を改変〕

染色体分析，fluorescence in situ hybridization（FISH）など多角的な解析が不可欠であり[13]（図Ⅳ-4-7），限られた生検検体を最大限活用できるように，迅速細胞診を活用した採取検体のトリアージおよび適切な配分が必要である[14]．

4 合併症と対策

　日本呼吸器内視鏡学会調査[15]では，EBUS-TBNAによる合併症発症率は1.23%であり，出血，気胸，スコープの破損などが報告されている．解剖の理解や機器の取り扱い方法の習熟などで回避可能な合併症もあり，十分な知識および技術を習得した後に検査を行うことが必要である．日本呼吸器内視鏡学会では，地方会および定期学術集会開催時に定期的なトレーニングコースを開催しており，これらを有効活用して安全かつ高精度な診断が可能となるよう努められたい．合併症の内訳に関しては出血の頻度が最も高いが，縦隔炎を含む重症感染症は大きな問題であり，その予防は今後の課題である．穿刺針を清潔に保つことはもちろんのこと，気管支鏡が通過する

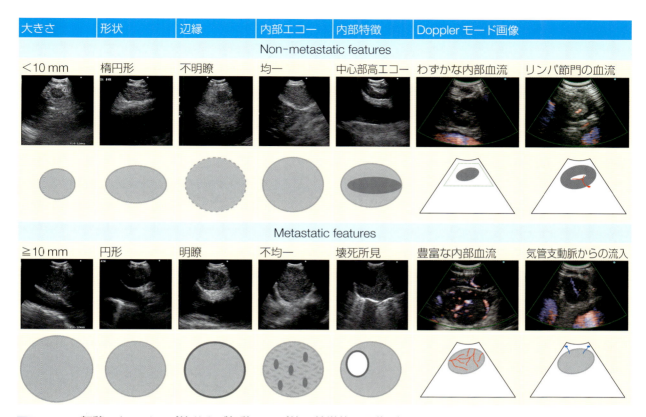

図IV-4-6 転移のないリンパ節および転移リンパ節に特徴的な画像所見

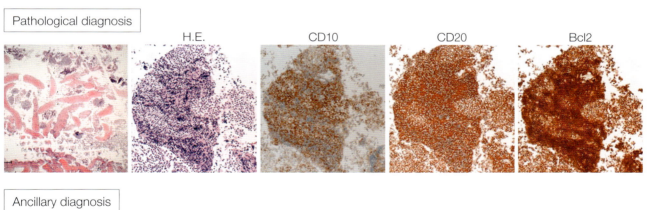

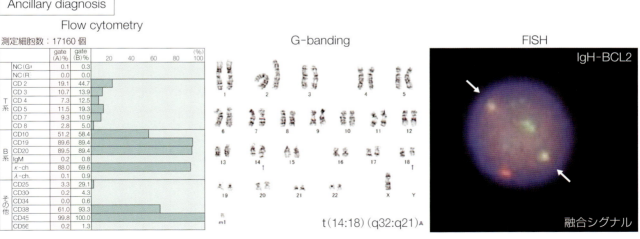

図IV-4-7 EBUS-TBNAによるリンパ腫診断の一例
免疫染色を含む病理診断に加え，flow cytometry，G-banding，FISHの結果を総合的に判断し，最終的に濾胞性Bリンパ腫と診断された．

部位に常在する，特に口腔内常在菌を含む細菌への対策は，念頭に置いておくべきである[16]．

文献

1) Nakajima T, Yasufuku K, Fujiwara T, et al：Recent advances in endobronchial ultrasound-guided transbronchial needle aspiration. Respir Investig 54：230-236, 2016
2) Izumo T, Matsumoto Y, Chavez C, et al：Re-biopsy by endobronchial ultrasound procedures for mutation analysis of non-small cell lung cancer after EGFR tyrosine kinase inhibitor treatment. BMC Pulm Med 16：106, 2016
3) Nakajima T, Yasufuku K：The techniques of endobronchial ultrasound-guided transbronchial needle aspiration. Innovations（Phila）6：57-64, 2011
4) Wahidi MM, Herth F, Yasufuku K, et al：Technical Aspects of Endobronchial Ultrasound-Guided Transbronchial Needle Aspiration：CHEST Guideline and Expert Panel Report. Chest 149：816-835, 2016
5) Trisolini R, Cancellieri A, Tinelli C, et al：Randomized Trial of Endobronchial Ultrasound-Guided Transbronchial Needle Aspiration With and Without Rapid On-site Evaluation for Lung Cancer Genotyping. Chest 148：1430-1437, 2015
6) Silvestri GA, Gonzalez AV, Jantz MA, et al：Methods for staging non-small cell lung cancer：Diagnosis and management of lung cancer, 3rd ed：American College of Chest Physicians evidence-based clinical practice guidelines. Chest 143：e211S-e250S, 2013
7) Vilmann P, Clementsen PF, Colella S, et al：Combined endobronchial and esophageal endosonography for the diagnosis and staging of lung cancer：European Society of Gastrointestinal Endoscopy（ESGE）Guideline, in cooperation with the European Respiratory Society（ERS）and the European Society of Thoracic Surgeons（ESTS）. Endoscopy 47：545-559, 2015
8) Korevaar DA, Crombag LM, Cohen JF, et al：Added value of combined endobronchial and oesophageal endosonography for mediastinal nodal staging in lung cancer：a systematic review and meta-analysis. Lancet Respir Med 4：960-968, 2015
9) 日本肺癌学会（編）：Ⅰ．肺癌の診断　5．病期診断．肺癌診療ガイドライン2018年版，金原出版，pp39-47，2018
10) Fujiwara T, Yasufuku K, Nakajima T, et al：The utility of sonographic features during endobronchial ultrasound-guided transbronchial needle aspiration for lymph node staging in patients with lung cancer：a standard endobronchial ultrasound image classification system. Chest 138：641-647, 2010
11) Nakajima T, Anayama T, Shingyoji M, et al：Vascular image patterns of lymph nodes for the prediction of metastatic disease during EBUS-TBNA for mediastinal staging of lung cancer. J Thorac Oncol 7：1009-1014, 2012
12) von Bartheld MB, Dekkers OM, Szlubowski A, et al：Endosonography vs conventional bronchoscopy for the diagnosis of sarcoidosis：the GRANULOMA randomized clinical trial. JAMA 309：2457-2464, 2013
13) Jin M, Wakely PE Jr：Endoscopic/Endobronchial Ultrasound-Guided Fine Needle Aspiration and Ancillary Techniques, Particularly Flow Cytometry, in Diagnosing Deep-Seated Lymphomas. Acta Cytol 60：326-335, 2016
14) Jain D, Allen TC, Aisner DL, et al：Rapid On-Site Evaluation of Endobronchial Ultrasound-Guided Transbronchial Needle Aspirations for the Diagnosis of Lung Cancer：A Perspective From Members of the Pulmonary Pathology Society. Arch Pathol Lab Med 142：253-262, 2018
15) Asano F, Aoe M, Ohsaki Y, et al：Complications associated with endobronchial ultrasound-guided transbronchial needle aspiration：a nationwide survey by the Japan Society for Respiratory Endoscopy. Respir Res 14：50, 2013
16) 藤原大樹，中島崇裕，豊田行英，他：EBUS-TBNA（Endobronchial ultrasound-guided transbronchial needle aspiration）施行後の発熱に関する臨床的検討．気管支学　37：11-15，2015

（中島崇裕）

第IV章　診断方法

5 自家蛍光気管支鏡
（autofluorescence bronchoscopy：AFB）

> **要点**
> 喀痰細胞診異常や中枢気管支の病変を疑う症例がよい適応である．
> 通常の気管支鏡で発見困難な，気管支の早期癌や異型化生の診断率向上に有用である．

1 目的と適応

中心型早期肺癌はその形態により，平坦型，結節型，早期ポリープ型に分類される[1]が，特に平坦型は気管支粘膜の微細な変化しか呈さないことがあり，通常の気管支鏡では局在同定に難渋することがある．平坦型では浸潤範囲が10 mm以下の症例は上皮内癌である可能性がきわめて高いと考えられており，早期発見がレーザー治療などによる根治に直結する．このような中枢気管支の早期病変を発見する検査法として自家蛍光気管支鏡（autofluorescence bronchoscopy：AFB）が用いられている[2,3]．異型化生も同様でAFBにより感度は上昇する．

2 原理・方法

青色波長（420～460 nm）の励起光を気管支の正常部に照射すると，緑色波長領域（480～520 nm）の自家蛍光が発生する．一方，癌病巣ではこの波長域の自家蛍光強度が低下するため，正常部と病変部の自家蛍光強度の差を高感度カメラで捕捉し，コントラストを増幅することにより通常の気管支鏡では認識困難な早期病変も発見しうるというのがAFBの原理である[4]（図IV-5-1）．

病変部での自家蛍光の減弱は，粘膜下層の細胞外基質（collagen，elastinなど）から発生する自家蛍光が病変による粘膜の厚みでブロックされること，腫瘍内の内因性蛍光物質（flavin-adenine dinucleotide, nicotinamide-adenine dinucleotide phosphate, tryptophanなど）の量が減少していること，腫瘍や炎症で血管が増生しヘモグロビンにより自家蛍光がマスクされることなどが原因となる．Lamらによりこの気管支の自家蛍光の特性が内視鏡診断に応用され，現在に至っている[2,4]．

最初に白色光，続いて自家蛍光観察を行う．白色光で異常が疑われる部位，AFBで自家蛍光が減弱している部位を認識し，生検する．AFBのみで発見されるような微小な病変は，白色光下に生検を試みても病変を認識できないので，正確な検体採取にならない可能性がある．このような場合は自家蛍光画面下に生検を行うことを推奨する．一方，慢性炎症などで気管支粘膜が肥厚していたり，血管が増生している部位では自家蛍光画像では"異常"として認識されるため偽陽性となる．検査中の出血は白色光画像と対比することにより多くが判別可能であるが，適切な麻酔と丁寧な検査を心がける[5]．

3 成績・有用性

多くの報告で気管支の早期癌や異型化生病変に関し，AFB，あるいは白色光との併用により，白色光単独では発見困難な病変も発見しうることが報告されている[2,3,6]．21のAFBに関する研究を解析したメタアナリシスでは上皮内病変に対する白色光とAFB併用の白色光単独に対する相対感度は2.04で進行癌では1.15であると述べている[6]．多くの報告でAFBは気管支の早期病変の診断率向上に有益であるとされている．とりわけ隆起を伴わず気管支粘膜のわずかな変化のみを呈する病変は白色光では発見困難なことが多く，AFBで自家蛍光強度が低下している所見のみで発見されることも多い．したがって，喀痰細胞診異常の場合の病変の局在診断などがよい適応となる．また，中心型早期肺癌の気管支浸潤範囲に関しても白色光に比し正確な評価が可能であるため，内視鏡的レーザー治療の適応決定や治療に際しての正確なレーザー照射が可能になる[3]．AFBは特別な前処置も不要で，検査時間の延長も数分程度であるため，日常の気管支鏡検査の精度向上に有益であると考える．

日本肺癌学会による「肺癌診療ガイドライン2018年

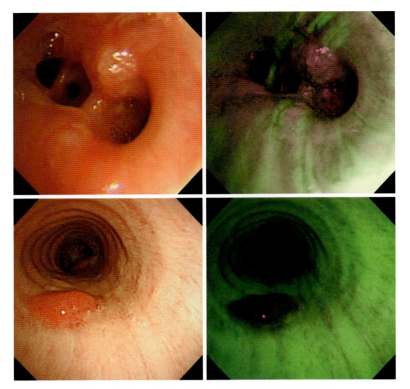

図Ⅳ-5-1　中心型肺癌の気管支鏡と自家蛍光気管支鏡所見

版」では，中枢気道の前浸潤性病変や早期癌が疑われる症例に，自家蛍光観察を併用するように提案されている[7]．

　AFBは癌に特異的な変化を認識しているわけではないので，異型化生と早期癌との鑑別は困難である．あくまで最終診断は生検によらねばならない．

　中心型早期肺癌は病変の長径が増すに従い，気管支壁への深達度が進むとされる．中枢病変の質的診断にはAFBとともに深達度診断には超音波検査などを用いて包括的に行うことが推奨される．

4　合併症と対策

　合併症の発生に関しては通常の気管支鏡と同等と考える．検査対象が中枢気道の病変を疑う症例が多いため，高喫煙者で低肺機能や虚血性心疾患を併発していることが多いのも事実である．この点は留意が必要である．

5　結語

　末梢型の肺癌が増加する一方，中心型肺癌は減少傾向にあるが，早期に発見できればPDTなどの低侵襲治療により根治することが可能である．中心型早期肺癌のマネージメントにおいてAFBは早期発見，診断，治療法決定，経過観察と，そのほとんどを網羅している．高度喫煙者などハイリスクの症例に対しては日常検査としても導入することが十分可能である．AFBとともにNarrow Band Imaging（NBI），超音波検査などを用いて気管支病変の包括的な質的診断を行うことが推奨される．

文献

1) 日本肺癌学会：肺癌取扱い規約（第8版）．金原出版，2017
2) Lam S, Kennedy T, Unger M, et al：Localization of bronchial intraepithelial neoplastic lesions by fluorescence bronchoscopy. Chest 113：696-702, 1998
3) Ikeda N, Hayashi A, Iwasaki K, et al：Comprehensive diagnostic bronchoscopy of central type early stage lung cancer. Lung Cancer 56：295-302, 2007
4) Lam S, MacAulay C, Hung J, et al：Detection of dysplasia ad carcinoma in situ with a lung imaging fluorescence device. J Thorac Cardiovasc Surg 105：1035-1040, 1993
5) 浅野文祐，宮澤輝臣：気管支鏡ベストテクニック改訂2版．中外医学社，2017
6) Sun J, Garfeld DH, Lam B, et al：The value of autofluorescence bronchoscopy combined with white light bronchoscopy compared with white light alone in the diagnosis of intraepithelial neoplasia and invasive lung cancer A meta-analysis. J Thorac Oncol 8：1336-1344, 2011
7) 日本肺癌学会（編）：Ⅰ．肺癌の診断　3．確定診断．肺癌診療ガイドライン2018年度版，金原出版，pp.17-16, 2018

〈池田徳彦〉

第IV章 診断方法

6 狭帯域光観察
(narrow band imaging：NBI)

> **要点** NBIは，光デジタル法による画像強調観察（Image-enhanced Endoscopy）であり，従来の白色光から，血液中のヘモグロビンに強く吸収され，かつ広く深く拡散しない光を抽出した狭帯域光による観察技術である．気管支上皮〜上皮下の微細な血管を詳細に観察することが可能で，気管支鏡下における扁平上皮癌の多段階発癌過程におけるangiogenesisを描出できる．

1 適応

中枢気道病変の前浸潤性病変や早期肺癌が疑われる症例．

2 原理と方法

a. Narrow Band Imaging：NBI

NBIは，従来の面順次式撮像方式で用いられているRGBの光学フィルターの帯域を制限することにより内視鏡照明光の分光特性を変更することで，上皮表面からの血管や微細模様の強調表示を行う光デジタル法による画像強調技術である．ヘモグロビンが，青色の光に加え緑色の光に対して強い吸収特性があることを利用し，青色とともに緑色の狭帯域の光を照射することにより，上皮表面から深層の微細構造，特に毛細血管を明瞭に描出することが可能になる．一般に生体における光の深達度は，波長が短いほど浅くなることが知られており，またヘモグロビンが青色の光に対して強い吸収特性がある．これらの特性を利用し青色の狭帯域と共に緑色の狭帯域の光を照射することにより，上皮〜上皮下表面の微細構造，特に毛細血管を明瞭に描出することが可能になった．NBIの中心波長は，415 nm，540 nmであり，RGB color channelへの波長の割付は，B：415 nm，G：415 nm，R：540 nmと設定した（図IV-6-1）．現在市販のNBIシステムに搭載されているスペクトルであるが，血液に強く吸収される光として，また上皮で強く反射・散乱される光として，中心波長を415 nmと540 nmに最適化してあり上皮〜上皮下表層の血管や上皮微細模様，毛細血管が集まる領域が強調表示されることになる．415 nmの狭帯域光により上皮〜上皮下表層の血管像が茶色の色調で，540 nmの狭帯域光により表層下の血管像がシアン系の色調で描写されている．

b. 病理組織診断を推定できる，血管所見の解析に基づくNBI内視鏡診断法

気管支扁平上皮癌の多段階発癌におけるNBI画像の血管構築は以下のようにまとめることができる．squamous dysplasiaにおける気管支上皮の微細血管網の増生，蛇行，錯綜が認められる．さらに微細血管網の増生，蛇行，錯綜に加えさまざまな部位で点状の血管が観察される部位ではangiogenic squamous dysplasiaと呼ばれる病理組織学的変化が始まっている．上皮内癌から微小浸潤癌では，微細血管網の増生は，内視鏡で確認できなくなり点状の腫瘍血管に加え，さまざまな太さのらせん型あるいはスクリュー型の新生腫瘍血管が明瞭となってくる．微小浸潤癌〜肺門部早期肺癌，浸潤癌へと組織学的進行とともにその腫瘍血管は太く明瞭になり腫瘍表層へ立ち上がってくる．太い点状，らせん型あるいはスクリュー型の腫瘍血管として観察される（図IV-6-2）[1]．

c. ハイビジョン対応気管支ビデオスコープ（BF-H290）を用いたNBI観察

ハイビジョン対応気管支ビデオスコープ（BF-H290，先端部位外径6.0 mm）を用いた白色光観察では，臨場感に富み，立体感ある，みずみずしい気管支上皮〜上皮下の観察が可能になり，気管支壁の層構造を推定できる正常気管支鏡所見を捉えることが可能になった．すなわ

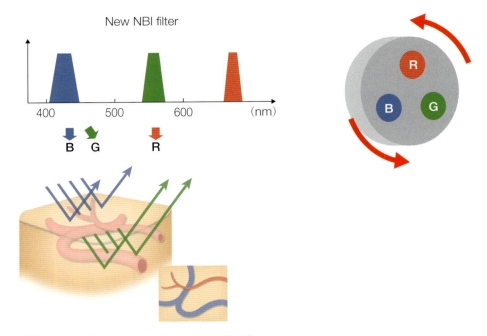

図Ⅳ-6-1　Narrow Band Imaging（NBI）

	Squamous dysplasia	ASD	CIS	Micro invasive	Invasive
微細血管網の増生，蛇行，錯綜	＋	＋	－	－	－
点状の血管	－	＋	＋	＋＋	＋＋＋
らせん型あるいはスクリュー型の新生腫瘍血管	－	－	＋	＋＋	＋＋＋

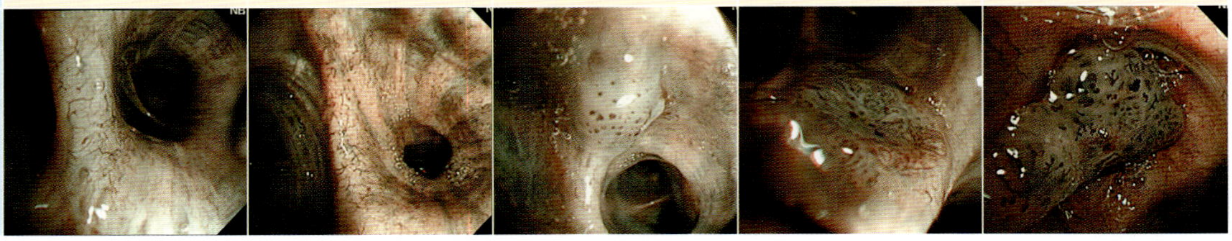

図Ⅳ-6-2　扁平上皮癌多段階発癌における血管構築の変化
ASD：Angiogenic squamous dysplasia，CIS：Carcinoma *in situ*.
〔Shibuya K, Nakajima T, et al：Narrow band imaging with high resolution bronchovideoscopy: A new approach for visualizing angiogenesis in squamous cell carcinoma of the lung. Lung Cancer 69：194-202, 2010 より〕

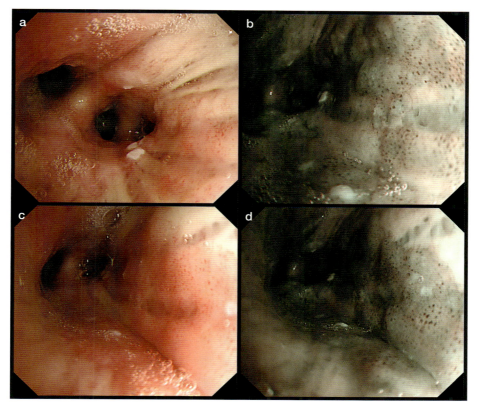

図Ⅳ-6-3　ハイビジョン対応気管支ビデオスコープを用いた白色光，狭帯域光観察
a，c：白色光観察．臨場感に富み，立体感ある，みずみずしい気管支上皮〜上皮下の観察が可能になり，気管支壁の層構造を推定できる正常気管支鏡所見を捉えることが可能になった．
b，d：狭帯域光観察．点状血管，らせん状あるいはスクリュー型腫瘍血管が明瞭に観察され，気管支dysplasia，上皮内癌における異常血管の把握が容易である．

ち，正常の気管支上皮は透明で，みずみずしく光沢があり，弾力線維束からなる白色の縦走壁，上皮下に存在する樹枝状の微小血管網，血管網，平滑筋からなる輪状壁，気管支軟骨等の詳細な観察が可能である．BF-H290を用いたNBI観察では，観察深度が向上し，遠点を明るく映し出し，より詳細な観察が可能である．点状血管，らせん状あるいはスクリュー型腫瘍血管が明瞭に観察され，気管支dysplasia，上皮内癌における異常血管の把握が容易である（図Ⅳ-6-3）．

d. NBIを組み合わせた拡大気管支ビデオスコープによる観察

蛍光気管支鏡で確認された正常蛍光部位および異常蛍光部位に対して，通常の白色光源を用いて拡大気管支ビデオスコープによる気管支の微細観察を行った後，光源をNBIに切り換え同一部位の観察を行った．さらに生検を施行し拡大気管支ビデオスコープ画像所見，NBI画像所見と病理組織学的所見とを比較検討した[2]．NBI観察時には，面順次式電子スコープシステムの光源装置filterを，Blue 1（青）：400〜430 nm，Blue 2（青）：420〜470 nm，Green（緑）：560〜590 nmの波長帯域をもつ狭帯域フィルターに変更した．NBIの青色光狭帯域波長である415 nmは，ヘモグロビンの吸光度に一致しており血管構造が鮮明に描出される．局在診断されたsquamous dysplasia 28部位中18部位におけるNBI-Blue 1画像では，気管支上皮〜上皮下の微細血管網の増生，蛇行，錯綜に加え，点状の血管の観察が可能であった（図Ⅳ-6-4）．NBI-Blue 1画像で捉えられた点状の血管は，形態計測の結果angiogenic squamous dysplasiaにおけるcapillary loopの径と一致した（図Ⅳ-6-5）．

3 成績

白色光観察と狭帯域光観察の比較のシステマチックレビューでは，検出感度がそれぞれ62％と100％と狭帯域光観察の感度が優れていると報告されている．一方狭帯

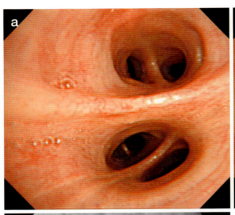
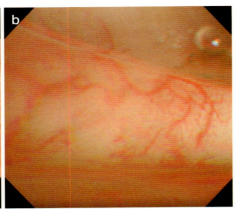
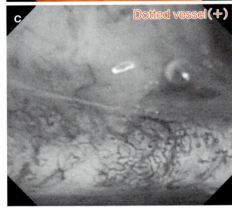

図Ⅳ-6-4　狭帯域光を組み合わせた拡大気管支ビデオスコープによる気管支上皮の観察

a：白色光観察では気管支分岐部の血管増生が見られる．b：拡大気管支ビデオスコープによる白色光観察の微細観察では微細血管網の増生，蛇行，錯綜が見られる．c：NBI-Blue1画像では，気管支上皮～上皮下の微細血管網の更なる増生，蛇行，錯綜に加え，点状の血管の観察が可能であった．

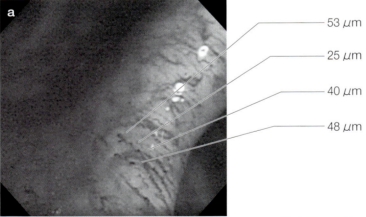
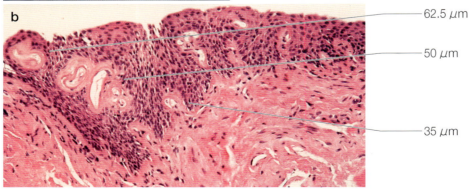

図Ⅳ-6-5　NBI-Blue1での点状の血管とangiogenic squamous dysplasiaにおけるcapillary loop径との比較

NBI-Blue1画像で捉えられた点状の血管は，形態計測の結果angiogenic squamous dysplasiaにおけるcapillary loopの径と一致した．

域光観察による検査の特異度は白色光観察と比べて低く，65％と43％と報告されている[3]．日本肺癌学会による「肺癌診療ガイドライン2018年版」では，中枢気道の前浸潤性病変や早期癌が疑われる症例に，白色光による気管支鏡検査に狭帯域光観察を併用することが提案(2C)されている[4]．

文献

1) Shibuya K, Nakajima T, Fujiwara T, et al: Narrow band imaging with high-resolution bronchovideoscopy: a new approach for visualizing angiogenesis in squamous cell carcinoma of the lung. Lung Cancer 69: 194-202, 2010
2) Shibuya K, Hoshino H, Chiyo M, et al: High magnification bronchovideoscopy combined with narrow band imaging could detect capillary loops of angiogenic squamous dysplasia in heavy smokers at high risk for lung cancer. Thorax 58: 989-995, 2003
3) Zhang J, Wu J, Yang Y, et al: White light, autofluorescence and narrow-band imaging bronchoscopy for diagnosing airway pre-cancerous and early cancer lesions: a systematic review and meta-analysis. J Thorac Dis 11: 3205-3216, 2016
4) 日本肺癌学会(編)：Ⅰ．肺癌の診断　3．確定診断．肺癌診療ガイドライン2018年度版，金原出版，pp.17-16, 2018

〔澁谷　潔〕

第IV章 診断方法

7 極細径気管支鏡
(ultrathin bronchoscopy)

> **要点** 極細径気管支鏡は，気管支鏡本体の細径化だけでなく，より大きな処置チャンネルの装備，内視鏡画質の向上を目標に改良されてきた．ラジアル型超音波プローブや仮想気管支鏡ナビゲーションと併用することにより，高精度の肺末梢病変診断が期待できる．

　気管支は分岐を繰り返し，肺の末梢に進むにしたがって細くなる．外径の大きな気管支鏡では，到達が中枢気管支に限られるため，より外径の小さな気管支鏡の開発が気管支鏡の登場以来の課題である．極細径気管支鏡に関する定義はないが，おおむね外径3.5 mm以下の気管支鏡をさす．

　従来，極細径気管支鏡の処置チャンネル径は，1.2 mm前後のもの（図IV-7-1）が主流であったが，使用できる処置具の大きさや種類に制限があることや吸引力が弱いことなどの欠点があった．しかし現在，1.7 mmの処置チャンネルを備える極細径気管支鏡（図IV-7-1）の臨床使用が可能となり，それらの欠点が大きく克服された．特に，ラジアル型超音波プローブが使えるようになったことにより，肺末梢病変の診断において極細径気管支鏡による超音波ガイド下生検（endobronchial ultrasound-ultrathin bronchoscopy：EBUS-UT）が可能となり，極細径気管支鏡の適応は格段に広がった．また，標的病変への気管支ルートを示すナビゲーションの効果を引き出すには，肺末梢領域での高い気管支の選択性をもつ気管支鏡の使用が不可欠である．その意味でも，極細径気管支鏡と仮想気管支鏡ナビゲーションの併用は合理的である．極細径気管支鏡は，併用効果のある機器を組み合わせて行う multimodality bronchoscopy の重要な一角を担う[1]．

1 | 目的と適応

　通常径の気管支鏡が通過できないような細いルートを通じて行う検査または処置が適応となる．最もよい適応は，肺末梢限局性病変の生検である．極細径気管支鏡を用いれば，病変に近接したうえで生検を行うことが可能である[1]．その他，気道狭窄症例の末梢気道の確認[2]，末梢気道や空洞内の観察[3]，細い気管チューブや輪状甲状間膜切開カニューレを通じての観察や痰の吸引，細い気道や末梢気管支の異物除去[4]，小児における気管支鏡検査などに用いることが可能である．

2 | 方法

　肺末梢限局性病変に対するEBUS-UTの方法について記載する．あらかじめ，thin slice CTを用いて，気管から病変に通じる気管支の同定をしておく．ナビゲーションが利用可能な場合，仮想気管支鏡画像を作成し，病変までの気管支ルートをイメージしておく〔第IV章8「仮想気管支鏡ナビゲーション（virtual bronchoscopic navigation：VBN）・電磁ナビゲーション（electromag-

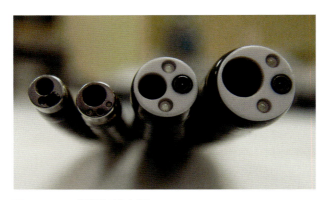

図IV-7-1　各種気管支鏡
左から，外径2.8 mm，処置チャンネル径1.2 mmの極細径気管支鏡，外径3.0 mm，処置チャンネル径1.7 mmの極細径気管支鏡，外径4.8 mm，処置チャンネル径2.0 mmの標準型気管支鏡，外径5.9 mm，処置チャンネル径3.0 mmの処置用気管支鏡．

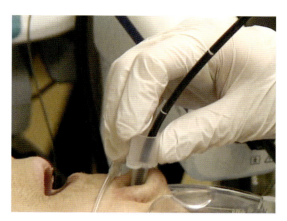

図Ⅳ-7-2　経鼻気管チューブ挿入

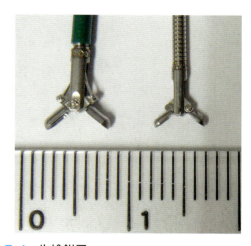

図Ⅳ-7-4　生検鉗子
左：1.9 mm 鉗子（標準型気管支鏡用），右：1.5 mm 鉗子（極細径気管支鏡用）．

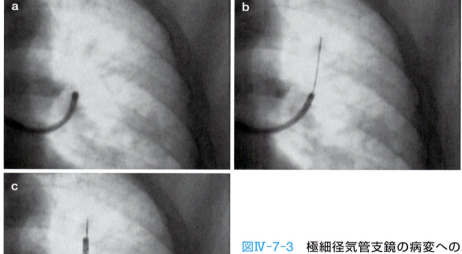

図Ⅳ-7-3　極細径気管支鏡の病変への近接法
a：極細径気管支鏡をX線透視下に病変方向に進める．b：EBUSプローブを病変に進め，病変までの気管支ルートを確認する．c：EBUSプローブをガイドにしてさらに極細径気管支鏡を病変に近づける．

netic navigation：EMN）」参照（→145頁）］．前処置，鎮静や局所麻酔方法は通常の気管支鏡検査に準じる．局所麻酔にはリドカイン，鎮静にはミダゾラムとフェンタニルの併用が推奨される[5]．

　経口的にも経鼻的にも検査は可能であるが，経鼻でカフなしの内径5.0 mm前後の気管チューブを極細径気管支鏡下に気管内に挿入しておくと（図Ⅳ-7-2），気管支鏡の出し入れが自由になること，気管支鏡のたわみが減って気管支鏡先端にトラクションがかかりやすくなること，気管支鏡の動きにより声帯や鼻腔粘膜を直接刺激することがないことなどの利点がある．

　気管・気管支内の麻酔を行い，観察を行った後，気管支鏡をナビゲーションや事前のCTによる関与気管支同定から予想した気管支内に進める．気管支鏡画像で気管支内腔が観察できなくなったら，X線透視で気管支鏡の方向や病変との距離を確認する．X線透視下にさらに気管支鏡を病変方向に進め，十分病変に近接できたらラジアル型EBUSプローブで病変を描出する．EBUSプローブが病変内に挿入できたことを確認したら，EBUSプローブをガイドにさらに気管支鏡を進める（図Ⅳ-7-3）．

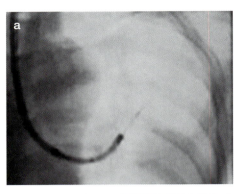 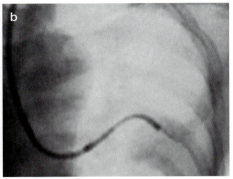

図Ⅳ-7-5 3.0 mm 極細径気管支鏡と 4.0 mm 気管支鏡の末梢気管支への侵入性の違い

a：4.0 mm 気管支鏡；気管支の選択が十分できず，末梢の屈曲した気管支ルートに EBUS プローブを挿入できていない．b：3.0 mm 極細径気管支鏡；末梢の屈曲した気管支ルート内に気管支鏡を進めることができ，EBUS プローブで容易に病変の描出が可能であった．

　極細径気管支鏡での生検の成功の鍵を握るのは，いかに気管支鏡を肺末梢の病変に近づけるかである．可能な限り病変に気管支鏡を近づけたうえで，X 線透視下に鉗子による生検を行う．鉗子が開きにくい場合には，鉗子を繰り返し前後に動かして開く．使用できる生検鉗子は通常の生検鉗子に比べカップが小さく（図Ⅳ-7-4），検体も小さい．したがって，採取検体量をかせぐために，生検回数を増やす（10 個程度の検体採取）などの工夫が必要である．鉗子による生検が終わったら，必要に応じてブラシや生理食塩水による気管支洗浄を行う．

3 成績

　ラジアル型 EBUS，仮想気管支鏡ナビゲーション，X 線透視をガイドに，3.0 mm 極細径気管支鏡を用いて行う EBUS-UT と 4.0 mm 気管支鏡およびガイドシース（guide sheath：GS）を用いて行う EBUS-GS の肺末梢病変診断に関する多施設無作為化比較試験[1]がわが国で行われた．3.0 mm 極細径気管支鏡は 4.0 mm 気管支鏡に比べ有意に末梢の気管支まで侵入することが可能であった（図Ⅳ-7-5）．長径 30 mm 以下の肺末梢病変に対する EBUS-UT の組織診断率は 74％ であり，EBUS-GS の 59％ に比べ有意に高かった．

　1.7 mm の処置チャンネルに使用できる生検鉗子は小さいものの，採取した検体を用いて肺癌の遺伝子変異解析を行うことは十分可能であることが報告されている[6]．

4 合併症と対策

　合併症の頻度は，通常の気管支鏡検査と同等である[1]．合併症の種類も通常の気管支鏡検査と同様であるが，極細径気管支鏡が臓側胸膜に到達し，気胸を起こした症例報告[7]がある．X 線透視で極細径気管支鏡の位置を確認することと，臓側胸膜に近い末梢領域で気管支鏡に強い力を加えたり，大きく動かしたりしないことが肝要である．

文献

1) Oki M, Saka H, Ando M, et al：Ultrathin bronchoscopy with multimodal devices for peripheral pulmonary lesions：a randomized trial. Am J Respir Crit Care Med 192：468-476, 2015
2) Oki M, Saka H：Thin bronchoscope for evaluating the stenotic airway during stenting procedure. Respiration 82：509-514, 2011
3) Oki M, Saka H, Sako C, et al：Cavitating invasive pulmonary aspergillosis visualized and diagnosed by ultrathin bronchoscopy. Chest 129：475-479, 2006
4) Oki M, Saka H, Kumazawa A, et al：Extraction of peripheral endobronchial foreign body using an ultrathin flexible bronchoscope. J Bronchol 11：37-39, 2004
5) Wahidi MM, Jain P, Jantz M, et al：American College of Chest Physicians consensus statement on the use of topical anesthesia, analgesia, and sedation during flexible bronchoscopy in adult patients. Chest 140：1342-1350, 2011
6) Oki M, Yatabe Y, Saka H, et al：Feasibility and accuracy of molecular testing in specimens obtained with small biopsy forceps：comparison with the results of surgical specimens. Respiration 89：235-242, 2015
7) Oki M, Saka H, Kitagawa C, et al：Visceral pleural perforation in two cases of ultrathin bronchoscopy. Chest 128：2271-2273, 2005

〔沖　昌英〕

第IV章 診断方法

8 仮想気管支鏡ナビゲーション（virtual bronchoscopic navigation：VBN）・電磁ナビゲーション（electromagnetic navigation：EMN）

> **要点**
> - ナビゲーションを用いた場合の診断率は通常気管支鏡より高く，合併症率は同等である．
> - 仮想気管支鏡ナビゲーション（VBN）：末梢病変への気管支ルートの仮想気管支鏡画像を利用して，直視下に気管支鏡や検体採取，処置器具をナビゲーションする方法である．
> - 電磁ナビゲーション（EMN）：電磁場を利用したナビゲーション方法で，電磁場上の情報とCT情報との位置合わせ（レジストレーション）が必須である．

1 はじめに

肺末梢病変の気管支鏡による診断率は十分でなく，2 cmより大きい病変の診断率は63％，2 cmより小さい病変の診断率は34％と報告されている[1]．診断率が不十分な理由の1つに，病変に至る気管支ルートを正しく選び，気管支鏡や検体採取器具を病変に誘導することができないことが挙げられる．この問題を解決するために，近年，気管支鏡ナビゲーション（navigational bronchoscopy）が普及してきた．

気管支鏡ナビゲーションは，CTから得られる3次元データを，気管支鏡検査中に得られる実際の患者情報と関連させて，気管支鏡や検体採取，処置器具を誘導する方法で，現在，仮想気管支鏡ナビゲーション，virtual bronchoscopic navigation（VBN）[2]と電磁ナビゲーション，electromagnetic navigation（EMN）[3]がある．仮想気管支鏡（virtual bronchoscopy：VB）は，ヘリカルCTデータによって得られたデータから，気管支鏡で観察したように気管，気管支内腔を3次元表示する方法で，VBNは末梢病変への気管支ルートの仮想気管支鏡画像を利用して，直視下に気管支鏡や検体採取，処置器具をナビゲーションする方法である．2016年の呼吸器内視鏡学会全国調査では，学会認定および関連施設の41.7％で使用されている．日本肺癌学会による「肺癌診療ガイドライン2018年版」では，肺末梢小型病変の経気管支生検にVBNを行うように提案されている[4]．EMNは，患者胸部を電磁場中に位置させ，電磁位置センターの位置情報と事前に撮影したCT情報を使って，検体採取，処置器具を病変までナビゲーションする方法である．気管支鏡ナビゲーションを用いた場合の診断率は通常気管支鏡より高く，合併症率は同等で，経皮肺生検より合併症率がかなり低いという利点がある．

2 目的と適応

a. 目的

気管支鏡，検体採取，処置器具を正確に短時間で肺末梢病変に対して誘導することで，肺末梢病変の診断と治療をサポートする．

b. 適応

1) 肺末梢病変の診断

特に関与気管支がある病変，小型病変，X線透視で描出されない病変はよい適応である．

2) 肺末梢病変の治療

放射線治療，手術のための経気管支マーキングなどに使用される．

3 方法（使用機器と手技）

a. VBN

1) 使用機器

VBN専用システムとして，Bf-NAVI®（サイバネットシステム），DirectPath®（サイバネットシステム），LungPoint®（Broncus），汎用ワークステーションとして，Ziostation®（Ziosoft），SYNAPSE VINCENT®（富士シス

テム），AZE Virtual Place（AZE）など．VBN システムは目標の設定により自動でルートが表示されること，気管支鏡検査室内で仮想画像を実際の気管支鏡画像と対比表示できることが特徴である．

2）手技

VBN の操作は，気管支鏡検査前に病変までの気管支ルートの仮想気管支鏡画像を作成するプランニング，気管支鏡検査時に仮想気管支鏡画像を利用して気管支鏡や検体採取，処置器具を誘導するナビゲーションの2つのフェーズから成り立つ．

プランニングでは，まず各 VBN システム，汎用ワークステーションの推奨の条件に合わせてヘリカル CT 撮影および再構成をする．仮想画像の精度は基となる CT データに依存するので，通常はスライス厚 1 mm 以下で再構成する．次に CT データを VBN システムや汎用ワークステーションに入力する．使用するシステムによっても若干異なるが，VBN システムでは自動的に気管支が抽出される．病変を目標として設定すると，病変あるいは，病変に到達する気管支がない場合は近傍の気管支へ複数のルートが自動で検索される．ルートは気管支樹，任意の multi-planar reconstruction（MPR）断面像，ray sum 法によって表示された画像（疑似 X 線透視）上に表示される．同時にルート上の仮想気管支鏡画像が表示され，仮想画像上には目標までのルートが線で表示される．ルートにそって仮想気管支鏡を病変まで動かすと，仮想気管支鏡の位置が気管支樹や断面像に表示されながら，対応する仮想気管支鏡画像が連動して表示されるので，気管支分岐ごとに気管支鏡や処置具を挿入すべき正しい気管支がわかる（図Ⅳ-8-1）．プランニングで重要な点は，必ず CT の断面像で，抽出された気管支ルートの終点と病変との位置関係，およびルート上の気管支，気管支分岐が正確に抽出されていることを確認することである．抽出されていない気管支は仮想気管支鏡画像で表示されないため，気管支鏡を正しく誘導できなくなる場合があるので注意が必要である．できるだけ近傍の気管支まで抽出し仮想画像を作成することで到達率を上げることができる．CT の画像条件とシステムの機種によるが，6次気管支程度まで仮想画像作成が可能とされている[5]．

ナビゲーションは，仮想気管支鏡画像を実像と合わせて対比表示しながら，仮想画像上に示された病変へのルートに従い気管支鏡を進める．気管支鏡挿入時には適宜回転操作が必要なので，こまめに仮想画像も回転させて実像と合わせながら，表示されるルートに従って各分岐で正しい気管支に気管支鏡や検体採取，処置器具を挿入していく．仮想画像を実像と合わせて動かすことで，実際の気管支鏡の位置をリアルタイムに気管支樹，疑似 X 線透視上に把握できるため，実際の X 線透視画像と対比することにより，気管支鏡検査をサポートできる．VBN により病変までの気管支ルートに沿って気管支

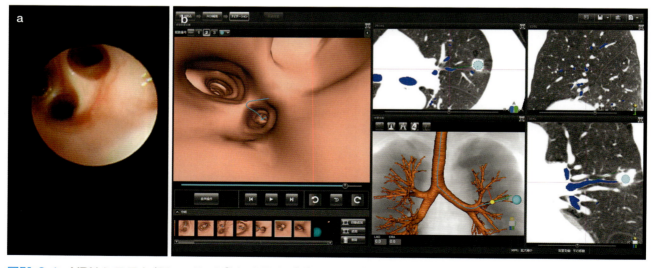

図Ⅳ-8-1 VBN システム（DirectPath®）によるナビゲーション（a：極細径気管支鏡画像，b：DirectPath 画面）
DirectPath 画面左：気管支ルート上の仮想気管支鏡画像．水色線が目標へのルート（lt B³ai βy に向かっている）．中央上：CT 横断面で水色丸が病変．中央下：気管支樹と疑似 X 線透視画像．気管支樹上の水色線が目標までのルート．ルート上の黄色丸は仮想気管支鏡の視点の位置を示す．右上：矢状断面．右下：冠状断面．各断面像で気管支の抽出状況（青色で表示）が確認でき，未抽出気管支を手動で追加抽出できる．

を直視下にできるだけ末梢気管支まで挿入した後，鉗子チャンネルからラジアル型EBUSプローブや鉗子などの生検器具を挿入する．検体採取，処置器具の病変への到達確認はX線透視，EBUS，CT，コンビームCTなどと組み合わせて行う（図IV-8-2）．VBNはEMNより手技が簡便でコストが安い．

b. EMN

1）使用機器

superDimension®（コヴィディエンジャパン），Edge™カテーテルシステム．

2）手技

プランニングでは，推奨された条件で両手を下ろした状態でヘリカルCTデータを撮影し，スライス厚1mmで再構成する．次にCTデータをsuperDimension®に入力すると気管支が自動で抽出される．病変を目標として設定後，断面上で病変に最も近い気管支を選択し，自動抽出されていた気管支と連結させて気管支ルートを作成する．EMNでは，検査中の電磁フィールド内での位置センサーのリアルタイムな位置情報と，検査前に撮影されたCT情報を統合する操作（レジストレーション）が必須で，これがナビゲーションの精度に大きく関与する．具体的には検査前のプランニング時にCT，仮想気管支鏡画像上に複数（5つ以上）のレジストレーションポイント（気管分岐，両側上葉分岐など）を設定しておく．

気管支鏡検査時には，あらかじめ電磁場を発生するボード（location board）を患者の下に敷き，呼吸移動と体動を補正する3つのセンサーを患者の胸壁につける．

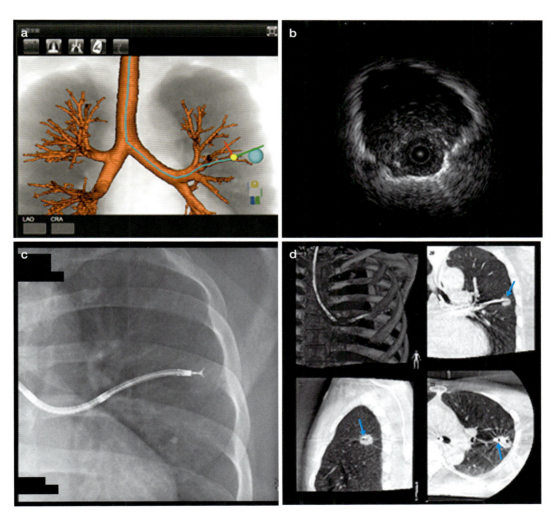

図IV-8-2 到達確認
a：気管支樹と疑似X線透視画像，b：EBUS画像．病変がwithinで描出されている，c：生検時のX線透視画像．気管支鏡の経路が疑似X線透視画像上の気管支ルートと一致している，d：コンビームCT画像．各断面像で鉗子が病変に到達している（→）．
lt B³aiβyまで極細径気管支鏡を直視下で挿入，Radial-EBUSで病変を確認後，生検した．

Edge™ カテーテルシステム(ロケータブルガイド：先端に位置センサー内蔵, extended working channel, EWC：ロケータブルガイドを通す先端が屈曲したカテーテル, テレスコープ：EWC を気管支鏡に接続しカテーテル操作するための器具)を気管支鏡の鉗子チャンネル(チャンネル径 2.7 mm 以上)に接続し検査を行う(図Ⅳ-8-3). 気管支鏡検査の最初に, 仮想気管支鏡画像上で表示されたレジストレーションポイントを見ながら, 対応する気管支内の部位に実際に位置センサーを接触させ, その位置を1つずつレジストレーションしていく. 最近は位置センサーを付けて両側の気管支を観察するだけで, 自動でレジストレーションされるようになった. レジストレーションが終わると, ナビゲーション用画面が表示される. 使用できる気管支鏡の外径が太いので末梢まで気管支鏡自体を誘導することは困難である. 通常は中枢気管支で気管支鏡の位置を固定し, モニターでルートが示された気管支樹, MPR 像上でカテーテル先端のセンサーの位置を表示しながら, カテーテルを操作して病変へナビゲーションする(図Ⅳ-8-4). X 線透視は電磁場を干渉するので, ナビゲーションの際には使用できない. センサーが目標に到達したと判断したら, 目標にカテーテルを残したままロケータブルガイドを抜いて生検器具に入れ替え, 必要があれば X 線透視を用いて病変から生検する.

EMN の保険適用は, 胸部 X 線検査で 2 cm 以下の陰影として描出される肺末梢病変, または通常の気管支鏡検査で到達困難と思われる肺末梢病変とされている. レジストレーションがずれると到達確認も不正確となり診断率が下がること, Edge™ カテーテルシステムなどのディスポーザブル器具が高額で保険償還されないこと, カテーテル操作が主で, 通常の気管支鏡手技とかなり異なるので習得には十分なトレーニングが必要であることが問題である.

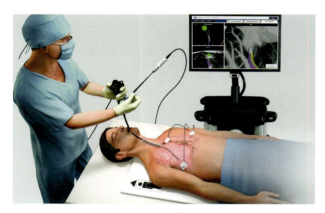

図Ⅳ-8-3 EMN システム(superDimension®)のシェーマ
患者の背部に電磁場ボードを敷き, 気管支鏡に Edge™ カテーテルシステムを装着して検査を行う.
〔コヴィディエンジャパン株式会社より提供〕

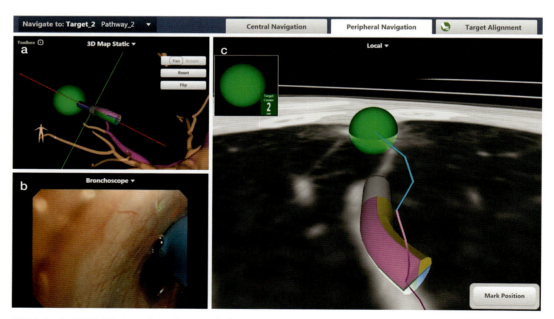

図Ⅳ-8-4 EMN システムによるナビゲーション
a：3D map static view. 病変(緑色丸)と気管支樹, 位置センサーが表示されている.
b：内視鏡画面. 位置センサーを備えたカテーテル(青色)が気管支に挿入されている.
c：Local view. 位置センサーを中心とした断面像と病変へのルート(ピンクおよび水色線)が表示される. 画面を見ながらカテーテルを操作し, 位置センサーを病変に誘導する.

4 成績

a. VBN

VBNは，主に肺末梢小型病変にCTガイド下極細径気管支鏡検査，X線透視下気管支鏡，ガイドシース併用気管支腔内超音波断層法（Endobronchial ultrasonography with a guide sheath：EBUS-GS）と併用して施行され，診断率は73.8%，2 cm以下の病変に対しては67.4%と良好な成績が報告されている[2]．各種のイメージガイド気管支鏡において行われたメタアナリシスではVBNの診断率は72.0%と報告されている[6]．

3 cm以下の小型病変に対するランダム化比較試験において，EBUS-GS併用下でVBNにより病変到達率，診断率の向上（VBN使用群80.4%，非使用群67.0%）と総検査時間の短縮が示された[7]．極細径気管支鏡使用下（EBUS非使用）では，VBNにより病変到達率は向上し，全体の7割を占める，右上葉の病変，肺野外層に位置する病変，X線正面写真で見えない病変において診断率が向上した[5]．これらのランダム化比較試験のメタアナリシスでは，VBNによる病変への到達率（VBN使用群91.8%，非使用群82.2%）および診断率（VBN使用群72.1%，非使用群62.5%）の向上を認めた[4]．VBNは直視下で気管支鏡を誘導するので，細径，極細径気管支鏡との相性がよく，極細径気管支鏡，EBUSとVBNの組み合わせにより，3 cm以下悪性病変の組織診断率81%と高い診断率が示されている[8]．

b. EMN

American College of Chest Physicians（ACCP）ガイドライン2013では，EMNの診断率は71%，気胸の合併症は4%と報告され，通常の気管支鏡検査で到達が困難と思われる末梢病変には，機器と熟練した術者がいるならEMNを使用することが推奨されている[1]．システマティックレビューでは，診断率は64.9%，気胸の合併症が3.1%であった[3]．各種のイメージガイド気管支鏡において行われたメタアナリシスではEMNの診断率は67.0%と報告されている[6]．EMN単独，EBUS単独，EMNとEBUSの併用の3群に分けたランダム化比較試験では，EMNとEBUSの併用群の診断率は88%で，EBUS単独の診断率69%やEMN単独の診断率59%に比較して高率であった[9]．

5 合併症と対策

VBNを使用した経気管支生検の合併症率は1.0%と報告され，VBN自体による合併症はない[2]．EMNを利用した経気管支生検の気胸合併率は3.1%，軽度から中等度出血の合併症率は0.9%と報告されている[3]．

文献

1) Rivera MP, Mehta AC, Wahidi MM：Establishing the Diagnosis of Lung Cancer：Diagnosis and Management of Lung Cancer, 3rd ed：American College of Chest Physicians Evidence-Based Clinical Practice Guidelines. Chest 143：e142S-165S, 2013
2) Asano F, Eberhardt R, Herth FJ：Virtual bronchoscopic navigation for peripheral pulmonary lesions. Respiration 88：430-440, 2014
3) Gex G, Pralong JA, Combescure C, et al：Diagnostic Yield and Safety of Electromagnetic Navigation Bronchoscopy for Lung Nodules：A Systematic Review and Meta-Analysis. Respiration 87：165-176, 2014
4) 日本肺癌学会（編）：I．肺癌の診断　3．確定診断．肺癌診療ガイドライン2018年度版，金原出版，pp.17-16, 2018
5) Asano F, Shinagawa N, Ishida T, et al：Virtual bronchoscopic navigation combined with ultrathin bronchoscopy. A randomized clinical trial. Am J Respir Crit Care Med 188：327-333, 2013
6) Wang Memoli JS, Nietert PJ, Silvestri GA：Meta-analysis of guided bronchoscopy for the evaluation of the pulmonary nodule. Chest 142：385-393, 2013
7) Ishida T, Asano F, Yamazaki K, et al：Virtual bronchoscopic navigation combined with endobronchial ultrasound to diagnose small peripheral pulmonary lesions：a randomised trial. Thorax 66：1072-1077, 2011
8) Oki M, Saka H, Ando M, et al：Ultrathin Bronchoscopy with Multimodal Devices for Peripheral Pulmonary Lesions. A Randomized Trial. Am J Respir Crit Care Med 192：468-476, 2015
9) Eberhardt R, Anantham D, Ernst A, et al：Multimodality bronchoscopic diagnosis of peripheral lung lesions：a randomized controlled trial. Am J Respir Crit Care Med 176：36-41, 2007

（浅野文祐）

9 共焦点レーザー内視鏡
（confocal laser endomicroscopy：CLE）

> **要点** 共焦点顕微鏡を細径化，小型化し内視鏡の鉗子口から挿入可能なプローブ型 confocal laser endomicroscopy（CLE）は，肺癌を疑う中枢気道あるいは末梢型肺腫瘍の real time な細胞，組織観察を可能にした．

1 共焦点レーザー内視鏡 Cellvizio® を用いた optical biopsy

　生体内の生きた細胞を real time に観察しその細胞，組織構造から病巣が悪性か否かの診断が可能な endoscopic microscopy の技術が発展してきた[1~3]．共焦点レーザー気管支内視鏡 Cellvizio® 100 システムでは，488 nm のレーザー光を3万本のオプティカルファイバーで構成された Cellvizio ミニプローベを通して対象となる肺癌疑いの腫瘍あるいは結節に照射しその画像を TV モニター上，400～1,000 倍に拡大し，顕微鏡観察と同レベルの micro 像が得られる．レーザー光によって励起された光はオプティカルファイバーに収束され光検出器へ誘導される（図Ⅳ-9-1）．これらの検出された光画像が再構築され，表面のみならず深部組織も観察することが可能になった．その際，蛍光造影剤フルオレセイン注射液を点滴静注することで細胞，組織像が明瞭に描出される．一般の気管支鏡検査で腫瘍の内視鏡像が確認可能な肺門部肺癌に加え，腫瘍の直接観察は不可能な末梢の肺癌に対しても径1.4 mm の細径 probe を用いることで real time な診断が可能となった．1 視野にて 600 × 600 μm の範囲の観察が可能であり，その深度は 0～50 μm である．

　また，蛍光造影剤フルオレセインを使用しないで，末

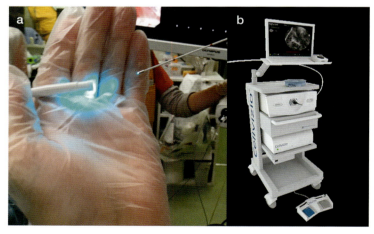

図Ⅳ-9-1　Cellvizio® 100 システム
a：488 nm の青色レーザー光が Cellvizio® ミニプローベ内のオプティカルファイバーを通じて，対象物に照射される．励起された光はオプティカルファイバーに収束され光検出器へ誘導される．これらの検出された光画像が再構築され，表面のみならず深部組織も観察することが可能になった．
b：488 nm のレーザーを搭載したスキャンユニット，映像記録，解析ソフト搭載の Confocal Processor，TV モニターで構成される．

梢肺の弾性線維の厚さや肺胞腔の径，小葉の微細血管の径などが観察され，これを応用した気腫肺や間質性肺炎への有用性が報告されている[4]．

2 原発性肺癌を疑う病巣に対するプローブ型共焦点レーザー内視鏡を用いた観察

胸部X線写真，CTにて肺癌を疑う腫瘍に対して，気管支鏡可視範囲に腫瘍の内視鏡所見が確認された症例は所属気管支を同定後，1.4 mm径のCellvizio®ミニプローベを挿入する．また気管支鏡無所見の肺末梢腫瘍に対しては，X線透視と超音波エコーの併用にて関与気管支を同定する．ガイドシース併用気管支腔内超音波断層法（endobronchial ultrasonography with guide-sheath：EBUS-GS）を用いて，細径超音波プローブを気管支鏡鉗子孔（内径2.0 mm）を介してガイドシース（内径1.7 mm）に挿入して肺末梢腫瘍まで誘導し，病巣に到達したことをEBUSにて確認後，細径超音波プローブのみを抜去し残したガイドシースを通して1.4 mm径のCellvizio®ミニプローベを挿入，腫瘍内へ密着させる．100 mLの生理食塩水に溶解された10%蛍光造影剤フルオレセイン注射液2〜5 mLの40〜60%（200〜250 mg）を点滴静注後，Cellvizio®ミニプローベを用いた細胞，組織観察を行う．

腺癌（図Ⅳ-9-2）と扁平上皮癌（図Ⅳ-9-3）の代表例を提示する．

肺癌ではconfocal endomicroscopyを用いた腫瘍細胞の観察が可能である．confocal endomicroscopy画像と細

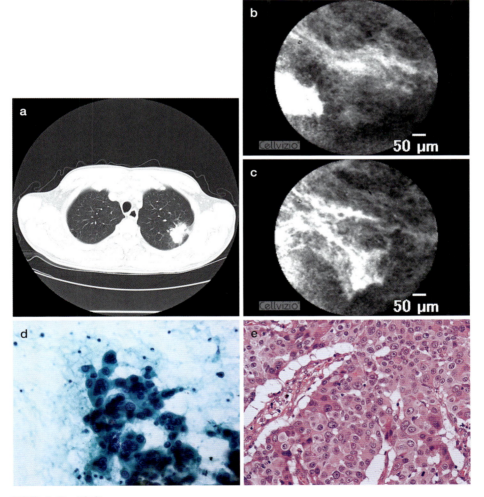

図Ⅳ-9-2 腺癌
a：胸部CTにて右肺S1+2に35 mm大の充実性腫瘍を認める．b，c：プローブ型CLEの観察では，大型で，濃染される円形から類円形の腫瘍細胞が，一部管腔構造を呈するように観察された．d，e：腫瘍捺印細胞診検体では核の濃染した円形細胞の集塊がみられた．HE組織標本でも円形，類円形の腫瘍細胞が管腔形成を伴い増殖している．腺癌と診断された．

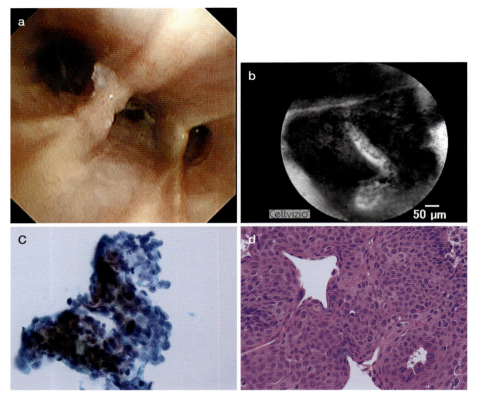

図Ⅳ-9-3　扁平上皮癌
a：気管支鏡で観察すると右 B⁹a が関与気管支であり B⁸ との分岐部までの腫瘍進展を認めた．b：プローブ型 CLE の観察では，濃染される楕円形から紡錘形の核を有する腫瘍細胞が，層状構造あるいは流れ状配列を呈する像が観察された．c, d：細胞診検体では核の濃染した楕円形-紡錘形細胞の集塊がみられた．組織標本でも紡錘形腫瘍細胞が層状構造を呈して増殖している．扁平上皮癌と診断された．

胞診断，病理組織診断との綿密な比較検討を重ね，confocal endomicroscopy を用いた呼吸器内視鏡医と臨床細胞診医，病理医によるリアルタイムな新たな生体内顕微内視鏡診断法が確立されることを期待したい．

文献

1) Hurlstone DP, Kiesslich R, Thomson M, et al: Confocal chromoscopic endomicroscopy is superior to chromoscopy alone for the detection and characterisation of intraepithelial neoplasia in chronic ulcerative colitis. Gut 57: 196-204, 2008
2) Hurlstone DP, Baraza W, Brown S, et al: *In vivo* real-time confocal laser scanning endomicroscopic colonoscopy for the detection and characterization of colorectal neoplasia. Br J Surg 95: 636-645, 2008
3) Fuchs FS, Zirlik S, Hildner K, et al: Confocal laser endomicroscopy for diagnosing lung cancer *in vivo*. Eur Respir J 41: 1401-1408, 2013
4) Newton RC, Kemp SV, Yang GZ, et al: Imaging parenchymal lung diseases with confocal endomicroscopy. Respir Med 106: 127-137, 2012

〔澁谷　潔〕

第 IV 章 診断方法

10 光干渉断層診断
(optical coherent tomography : OCT)

> **要点** OCT は，生体に対して非侵襲的な近赤外領域の低コヒーレンス光の干渉効果を利用して生体断層像を高分解能で撮影する画像診断技術である．呼吸器領域では中心型早期肺癌の気管支壁深達度診断に有用と考えられているが，末梢の GGO 病変や COPD の診断への臨床応用も検討されている．

1 開発

OCT は，眼科領域，冠動脈疾患に対する検査法として実臨床において既に普及しているが，呼吸器領域では研究開発段階にある．中心型早期肺癌の治療として光線力学的治療法（PDT）が施行されるが，気管支壁内への腫瘍の深達度が根治を得るために重要な要因となる．現在，深達度診断にはラジアル型気管支エコー検査が臨床応用され，気管支壁は5層に描出される．しかし，エコーの空間分解能は低く，画像上中心型早期癌の気管支壁各層への浸潤の判定に難渋することが多い．そこで，より空間分解能が高く気管支壁の層構造が詳細に捉えられる気管支鏡的診断装置として OCT の研究開発が進められている[1,2]．

最近では，末梢の GGO（ground-glass opacity）病変や COPD の診断にも応用できないか研究されている[3]．OCT の空間分解能は現在のところ 5～30 μm，深達度 2～3 mm 程度であるが，さらに高分解能で高精細なより深達度が得られる OCT 装置の研究開発が進められている．

2 原理

OCT は，生体に対して非侵襲的な近赤外領域の低コヒーレンス光源とマイケルソン干渉計を用い，光の干渉効果を利用して生体断層像を高分解能で撮影する技術である．

低コヒーレンス光とは，干渉性の悪い光（ランダムな波連）のことで，同じ波連が干渉した場合には強め合い，異なる波連が干渉した場合はほとんど打ち消し合う性質がある．マイケルソン干渉計の参照鏡をスキャニングすることで物体内部の測定点を選択し，干渉信号の発生位置から物体内の反射面の位置情報，また干渉信号の強弱から反射面の性質（構造情報）が得られる．これら2つの情報により，物体内部のどの位置にどのような反射面があるかを特定することができるため，断層画像の構築が可能となる．

3 呼吸器領域の OCT

気管支鏡チャネルから挿入されたプローブ先端より近赤外光が同心状に照射されるが，近赤外光は不可視であるためガイド光にて診断部位を確認する（図IV-10-1）．気管支壁の観察において，エコーに比べ OCT は深達度を得ることはできないが，空間分解能（5～30 μm）が高く気管支上皮や上皮下層の細かい組織所見が得られるため，optical biopsy による組織診断ができる可能性がある．通常の2次元画像の他に，pull back 機能を用いた気管支の立体画像の構築も可能な3次元 OCT も開発されている．

OCT は，中枢気管支病変のみならず，末梢の病変にも応用され始めている．気管支エコーでは捉えづらい微小変化の抽出に優れているため，COPD における末梢気管支の微細な壁の肥厚や肺胞構造破壊の観察[4,5]，末梢の GGO 病変の抽出にも有用と考えられる．また，気管支喘息における気管支壁変化の観察にも有用と考えられ，気管支サーモプラスティ（bronchial thermoplasty：BT）前後に OCT 検査を施行し，気管支壁のリモデリングや壁肥厚の変化をとらえた報告もある[6]．

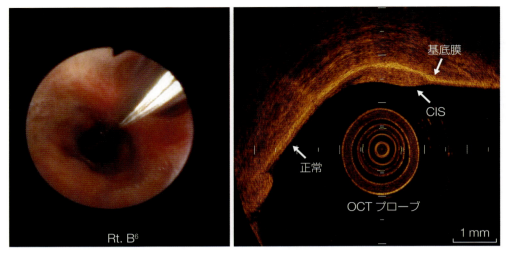

図Ⅳ-10-1　OCT画像（carcinoma *in situ*）
OCT画像で上皮の肥厚が見られるが基底膜は保たれており，carcinoma *in situ*（CIS）と診断された．
〔大谷圭志先生提供：使用機種：Lightlabs C7XR, St. Jude Medical, St. Paul, MN, USA〕

文献

1) Tsuboi M, Hayashi A, Ikeda N, et al：Optical coherence tomography in the diagnosis of bronchial lesions. Lung Cancer 49：387-394, 2005
2) Lam S, Standish B, Baldwin C, et al：In vivo Optical Coherence Tomography Imaging of Preinvasive Bronchial Lesions. Clin Cancer Res 14：2006-2011, 2008
3) 大谷圭志，池田徳彦：第3章　無症候性疾患に対する最近の考え方．6. Optical Coherent Tomography（OCT）．杉山幸比古，近藤丘，中西洋一，他（編）：呼吸器疾患診療の最先端，先端医療技術研究所，pp.75-78, 2015
4) Coxson HO, Quiney B, Sinn D, et al：Airway wall thickness assessed using computed tomography and optical coherence tomography. Am J Respir Crit Care Med 177：1201-1206, 2008
5) Ohtani K, Lee AM, Lam S, et al：Frontiers in bronchoscopic imaging. Respirology 17：261-269, 2012
6) Kirby M, Ohtani K, Lopez Lisbona RM, et al：Bronchial thermoplasty in asthma：2-year follow-up using optical coherence tomography. Eur Respir J 46：859-62, 2015

〔古川欣也〕

第IV章 診断方法

11 検体採取法と処理法

A 直視下検体採取法と末梢検体採取法
（鉗子生検，擦過，キュレット，針吸引，気管支洗浄，気管支肺胞洗浄を含む）

> **要点**
> ・気管支鏡検査を行う目的として，検体採取は最も頻度が高いが，基本的な動作を十分に習得してから手技に臨む．
> ・目的とする検査は何かを考えて，必要な検体採取法を選択する．
> ・起こりえる合併症に対する対策法（特に出血）を理解し，準備を整えて検査に臨む．

1 目的

目的とする検査に必要な検体採取法を確実に，安全に施行する．

2 検体採取法の種類

本項では，主な検体採取法として下記の8つを扱う．
a. 直視下生検（気管支内生検）
b. 経気管支肺生検（transbronchial lung biopsy：TBLB）
c. 経気管支生検（transbronchial biopsy：TBB）
d. ブラシ擦過
e. キュレット
f. 針吸引生検（細胞診）
g. 気管支洗浄
h. 気管支肺胞洗浄（bronchoalveolar lavage：BAL）

気管支鏡の可視範囲にある病変の生検は，気管支鏡第1版[1]，2版[2]ともに，直視下検体採取（生検）と表記されているが，英語では"inside"を語源とするendoを使用し，endobronchial biopsy（気管支内生検）と表現される．一方，可視範囲にない病変（末梢病変）への生検には，英語では"go beyond"を語源とするtransが使用される[3]．気管支鏡第1版では末梢孤立性病変（腫瘍）に対する生検を経気管支生検，transbronchial biopsy（TBB）として，びまん性病変（肺）に対する生検である経気管支肺生検，transbronchial lung biopsy（TBLB）と区別している[1]．一方，第2版では末梢病変に対する生検用語は経気管支（肺）生検，TBBまたはTBLBとして明確な区別をされずに表記されている[2]．

以上をふまえたうえで，本項では対象と手技の詳細が異なるためわかりやすいように，びまん性肺疾患などの診断に行う肺組織の採取を目的とした生検を経気管支肺生検（TBLB），肺癌などの末梢孤立性病変の診断に行う生検は経気管支生検（TBB）として，それぞれを説明した．

以下に方法ごとに，適応，使用機器，手技，成績，合併症と対策をまとめた．使用機器については，第I章「軟性気管支鏡の構造と機能」も参照していただきたい（→2頁）．

a. 直視下生検（気管支内生検）

1）適応

気管支鏡直視下に観察可能な気管，気管支内病変．
血管性病変（動静脈奇形，動静脈瘻，動脈瘤や静脈瘤など）は著しい出血を来すことがあり，生検は禁忌である．可視下生検で腫瘍性病変と間違いやすいものの中に，気管支動脈瘤がある．光沢のある広基性のポリープのときには，動脈瘤の可能性があることを常に念頭においておく必要がある．拍動がないかよく観察する他，閉じたままの生検鉗子の先端で病変を軽く押してみて，病

変の色調が蒼白化するあるいは隆起が圧排されることが動脈瘤の1つの特徴とされている．

2）使用機器

（針付き，針なし）生検鉗子，ホルマリン瓶．

3）手技

気管支鏡下に確認できる病変が対象だが，最初に病変を十分に確認して，正常気管支上皮が保たれているのか，病変の主座はどの深さにあるのかを確認する．中枢気管支壁は厚く，鉗子で気管支壁の向こうにある組織を採取するのは通常困難である．この場合一般的には吸引針生検を検討することになるが，使用する鉗子の大きさによっても組織を採取できるかどうかが変わってくる．上皮下に主体がある病変から組織を採取する場合には，同じ部位から生検を繰り返す必要がある（図Ⅳ-11-1）．壊死に覆われている組織の場合も，何度か生検を繰り返し，壊死の少ない病理学的な評価が可能な検体を採取するということを意識することが重要である．

使用する気管支鏡は，できるだけ大口径チャンネルを備えた処置用気管支鏡を用いることが好ましい．中枢気道における生検では，出血している気管支に気管支鏡を楔入させることで止血することはできない．よって，出血した際に吸引で対応できるように十分に準備が必要である．

目的となる病変が存在する気管支壁に対して，鉗子が平行に進んでいく位置に病変がある場合や，気管支鏡のアップアングルを目一杯かけても届きにくい位置（図Ⅳ-11-2）では，生検が困難な場合がある．このとき，ブラシなどで先に病変表面に傷を作ることで，鉗子が傷に引っかかり生検が可能となる場合もあるので，検査の順番を工夫することも重要である．針付き生検鉗子が有効な場合もある．

生検は，腫瘍などの柔らかい組織を採取する際には，ゆっくり引きちぎるように採ることで，鉗子のサイズよりも大きな検体を採取できることがある．出血が少量で，気管挿管をしている場合には，鉗子を気管支鏡の鉗子口内に引き入れずに気管支鏡ごと抜去したほうが，大きな検体の採取が可能となる．正常気管支壁は腫瘍組織よりも丈夫で固い．腫瘍を生検しているつもりで，ずいぶんと組織が固く引きちぎれないと感じたときには，生検している部分が正常気管支壁ではないか，見直したほうがよい．

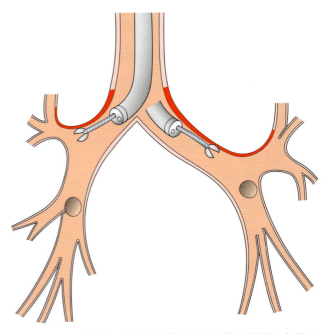

図Ⅳ-11-2　生検による組織採取が困難な部位（赤線の部分）

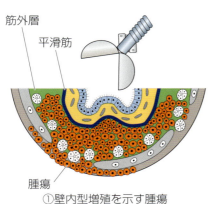
①壁内型増殖を示す腫瘍

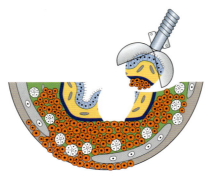
②最初に表層の粘膜を鉗子摘除する

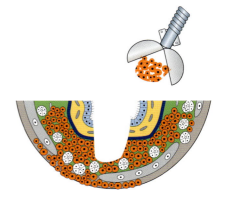
③さらに，より深部に増殖する腫瘍の採取を試みる

図Ⅳ-11-1　壁内型病変の生検

4）成績

可視病変だからといって，1回の生検で診断が確実に付くということではない．中心型肺癌（central bronchogenic carcinoma）に対する気管支内生検の診断感度は74%[3]とされている．これにブラシ擦過（診断感度61%），気管支洗浄（診断感度47%），針生検（診断感度56%）を加えると，中枢病変に対する気管支鏡検査の診断感度が88%まで高まる．また，サルコイドーシスに対する気管支内生検の診断率は41〜77%[4]と報告されている．

5）合併症と対策

日本呼吸器内視鏡学会が2010年に行った全国アンケート調査によると，中枢気道病変24,283件のうち，合併症はのべ320例（1.32%）であった．内訳は出血が216例（0.89%）で最も多く，続いて肺炎/胸膜炎36例（0.15%），気管支喘息21例（0.09%）となっている（表Ⅳ-11-1）．

出血対策としては，手技のところでも述べたように大口径の鉗子口を備えた処置用気管支鏡を用いたほうが安全性は高い．出血量が多く，血餅ができると大口径チャンネルでも吸引しきれないことがあるので，できるだけカフなし気管チューブを留置したうえで生検すると安全性は高まる．血管増生が目立つ病変から生検を行う際には，0.1%エピネフリン1 mLを生理食塩水で100倍に希釈した溶液を作製し，生検部位に3 mL程度散布してから生検してもよい．生検時の出血対策は，第Ⅱ章の気管支鏡の安全対策や，日本呼吸器内視鏡学会安全対策委員会の手引き書[5]も参考にしていただきたい．

b. 経気管支肺生検（transbronchial lung biopsy：TBLB）

1）適応

サルコイドーシス，過敏性肺臓炎，器質化肺炎などが疑われるびまん性肺疾患の末梢肺病変．

2）使用機器

（針なし）生検鉗子，ホルマリン瓶．

3）手技

TBB，TBLBともに生検を行う部分を直視下に確認できないので，X線透視下に生検を行うことが基本である．海外を中心に，X線透視を併用せずに生検を施行されている論文があり，BTSガイドラインでもX線透視を併用しない生検の気胸の発症率は3〜5%とされている．X線透視が気胸の発症率を下げることを直接証明したデータはないが，2010年の日本呼吸器内視鏡学会のアンケート調査によると，びまん性肺病変の診断における気胸の発症率は0.87%（表Ⅳ-11-1）とされており，X線透視の併用が寄与していると考えられる．

次に生検の手順を説明していく．まず始めに，目的とする関与気管支に生検鉗子を的確に挿入し，鉗子が胸膜に接する前に気管支鏡を十分に深く挿入する（図Ⅳ-11-3a）．このとき，目的の標的気管支には十分に局所麻酔液を噴霧していると思うが，末梢に気管支鏡を押し込む時，気管分岐部など中枢の気管・気管支に大きな力がかかることがあり，意識して中枢部分にも十分な局所麻酔をかけたほうがよい．気管支鏡の挿入が十分ではないと，鉗子で胸膜直下の作業を行う際に，患者の呼吸によって急に気管支鏡が末梢側に入り込むことがあり，気胸のリスクを高めてしまう．

鉗子の先端が生検予定部位に到達したことをX線透

表Ⅳ-11-1 診断的気管支鏡 病変別合併症件数

	総数	気胸	出血	肺炎/胸膜炎	気管支喘息	呼吸不全	リドカイン中毒	循環器関連	気道閉塞増悪	穿孔
中枢気道病変	320 (1.32)	1 (0.004)	216 (0.89)	36 (0.15)	21 (0.09)	8 (0.03)	8 (0.03)	13 (0.05)	17 (0.07)	0 (0)
肺門縦隔リンパ節病変	27 (0.51)	0 (0)	16 (0.30)	8 (0.15)	1 (0.02)	1 (0.02)	1 (0.02)	0 (0)	0 (0)	0 (0)
末梢孤立性病変	937 (1.55)	264 (0.44)	379 (0.63)	148 (0.25)	39 (0.06)	26 (0.04)	24 (0.04)	51 (0.08)	6 (0.01)	0 (0)
びまん性病変	356 (2.06)	151 (0.87)	76 (0.44)	36 (0.21)	13 (0.08)	63 (0.36)	9 (0.05)	7 (0.04)	1 (0.006)	0 (0)

以下，括弧内は%．
〔浅野文祐，青江基，大崎能伸，他：2010年全国アンケート調査からみた呼吸器内視鏡の合併症．気管支学 34：209-218，2012より〕

視下に確認する(図Ⅳ-11-3b).びまん性肺疾患を対象に末梢肺組織の採取を行う際には,胸膜近傍まで鉗子を進めるがX線透視が鉗子の進行方向と胸膜が直交するように,Cアームの角度を調整する.透視の角度を変更できない場合には,患者の体位を変えることで角度の調整を行う.びまん性肺疾患が対象で病変をどこから採取してもよい場合には,右B^2b,右B^3a,右B^4a,右B^8aなどの患者の正面からX線透視を出すと,角度調整をほとんど行わずに胸膜と鉗子の位置を見ることができる.葉間胸膜はあまり丈夫ではないので,壁側胸膜に接するB4a末梢などはよいが,中葉気管支のうち下葉との境界に向かう気管支では気胸の発症率が高く,びまん生検は避けるべきである.胸膜直下まで生検鉗子を進め,そこから鉗子を1〜2 cm手前に引いてから鉗子を開く(図Ⅳ-11-3c).このとき,鉗子が開いているかX線透視下に十分確認する.鉗子の開きが悪い際には,鉗子を持っている補助者は鉗子を開く操作のままで保持し,気管支鏡を持っている術者が,鉗子を細かく前後させる動作を行う.こうすることで徐々に鉗子が開くことがある.意識下鎮静で,患者が受け答えすることが可能な場合には,吸気をさせたタイミングで鉗子を開き(図Ⅳ-11-3c),呼気をさせたところで鉗子を軽く押しつけながら(図Ⅳ-11-3d),鉗子を閉じる(図Ⅳ-11-3e).息止めをさせたまま,胸痛がないことを確認してから鉗子を引き抜く.痛みがある場合には,壁側胸膜をなんらかの形で刺激していることを意味するので,そのまま生検してはいけない.鉗子を開き,ゆっくりと鉗子を気管支鏡の近くまで移動させ,不用意に肺を噛まないように気をつけながら鉗子を閉じて,若干中枢側に生検する位置を変更して生検を再開する.

鉗子を引き抜くと,血液が中枢側に流れ込んでくることがあるので,気管支鏡は深く挿入した位置を保ち,責任気管支を楔入したままの状態を保つ.適宜,血液を吸引しながら,出血の状態を観察し,止血されているようであれば,次の生検を行う.

間質性肺疾患に対して生検を行う場合,目標とする生検個数は一般的に4〜6個とされている[4].左右両側肺からの生検は,両側気胸発症のリスクがあるため同日には行わない.

4) 成績

びまん性疾患に対するTBLBの診断率は,いずれも古い文献における少数例を対象とした報告しかなく,明確な数字の提示は難しい.比較的検討の多いサルコイドーシスでは,肺野病変のあるⅡ期,Ⅲ期のサルコイドーシスが疑われる場合,診断率はそれぞれ50,75%と報告されている[6].Okiらの報告では,Ⅰ期,Ⅱ期のサルコイドーシスを対象に5つの生検検体採取を行い,診断率はⅠ期で31%,Ⅱ期で50%であったと報告している[7].

また,器質化肺炎に対しては感度64%,特異度86%という報告がある[8].

間質性肺疾患が対象の場合,病変が限局している場合にはX線透視の併用が診断率の向上に寄与するとされているが,びまん性疾患の場合には診断率に有意差がないとされている[6].

5) 合併症と対策

日本呼吸器内視鏡学会が2010年に行った全国アン

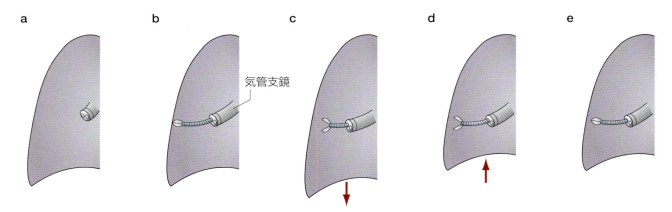

図Ⅳ-11-3 経気管支肺生検(TBLB)の手順
a:目的の気管支に鉗子を挿入し,X線透視下にまず気管支鏡を十分に楔入する.b:次に鉗子を胸膜直下まで進める.胸壁に鉗子が当たってもよいが,きわめて愛護的に操作する.c:鉗子を2 cm程引き抜き,患者に吸気させたタイミングで鉗子を開く.d:患者に息を吐かせながら,ゆっくりと鉗子を1 cm程押し込む.e:鉗子を閉じたところで痛みの有無を確認してから,生検鉗子を引き抜く.

表IV-11-2 診断的気管支鏡 手技別合併症件数

	総数	気胸	出血	肺炎/胸膜炎	気管支喘息	呼吸不全	リドカイン中毒	循環器関連	気道閉塞増悪	穿孔
観察のみ	76 (0.52)	8 (0.05)	20 (0.14)	7 (0.05)	16 (0.11)	3 (0.02)	10 (0.07)	10 (0.07)	2 (0.01)	0 (0)
鉗子生検	1,104 (1.93)	385 (0.67)	487 (0.85)	116 (0.20)	29 (0.05)	19 (0.03)	16 (0.03)	33 (0.06)	19 (0.03)	0 (0)
擦過	227 (0.47)	16 (0.03)	124 (0.25)	35 (0.07)	13 (0.03)	5 (0.01)	13 (0.03)	18 (0.04)	3 (0.006)	0 (0)
洗浄	91 (0.17)	0 (0)	29 (0.05)	38 (0.07)	4 (0.01)	13 (0.02)	0 (0)	7 (0.01)	0 (0)	0 (0)
TBNA	46 (0.53)	6 (0.07)	24 (0.28)	8 (0.09)	5 (0.06)	1 (0.01)	1 (0.01)	1 (0.01)	0 (0)	0 (0)
気管支肺胞洗浄	96 (0.77)	1 (0.008)	3 (0.02)	24 (0.19)	7 (0.06)	57 (0.46)	2 (0.02)	2 (0.02)	0 (0)	0 (0)

〔浅野文祐, 青江基, 大崎能伸, 他：2010年全国アンケート調査からみた呼吸器内視鏡の合併症. 気管支学 34：209-218, 2012より〕

ケート調査によると，びまん性病変17,309件のうち，合併症はのべ356例(2.06%)で発生している．内訳は気胸が151例(0.87%)で最も多く，続いて出血76例(0.44%)，呼吸不全63例(0.36%)，肺炎/胸膜炎36例(0.21%)となっている(表IV-11-1)．びまん性病変に対する検査の内訳は不明だが，鉗子生検(TBLB)と気管支肺胞洗浄がほとんどであろうと推測され，表IV-11-2も参考にすると，気胸，出血は，ほぼびまん性疾患に対するTBLBの合併症の数値と考えてよいものと思われる．

血管性病変(動静脈奇形，動静脈瘻，動脈瘤や静脈瘤など)は禁忌となっており，事前に造影CTなどの検査により同疾患が疑われる場合には，生検を行わない．他の手技と比較して呼吸不全の発生率が高いが，これは間質性肺炎などの背景疾患や感染症の重症度によるところが大きいと思われる．頻度が特筆すべきほど高いということではないが，適応についてはリスクベネフィットのバランスで慎重に検討すべきと考えられる．

出血への対策は責任気管支への気管支鏡の楔入が基本となる．一度，気管支鏡を手前に引き抜いてから出血量が多いことに気がついた場合でも，まずは気管支鏡で吸引しながら責任気管支への再挿入を試みる．前述した100倍希釈をしたエピネフリン生食を3 mL程度注入してもよい．冷却した生理食塩水を10〜20 mL程度注入することも有効であるとされている．トロンビンを注入することも有効であるが，中枢気道にトロンビンが漏れ出てくると，咳嗽を誘発することがあるので注意を要する．出血量が多く，対側気管支に出血が流れ込むような場合には，出血している患側を下にして患者に側臥位をとらせることで，健側の換気を保つことができる．出血量が多いと思われたときには，速やかにこの判断が必要となる．

気胸の有無は，疑う症状があるときには直ちに確認してもよいが，少なくとも2時間後に胸部X線写真を撮影して確認する[6]．

c. 経気管支生検（transbronchial biopsy：TBB）

1) 適応

気管支鏡直視下には見えない主に孤立性の腫瘍病変など．

2) 使用機器

（針なし）生検鉗子，ホルマリン瓶．

3) 手技

TBBもX線透視下に生検を行うことが基本である．TBLBの項でも述べたように，X線透視を使用しないと気胸の発症率が高まる可能性があり，診断率は低くなると考えられる．肺癌など病変が限局しているときに，thin slice CTで関与気管支が病変内に到達していない場合には，生検鉗子により検体を採取することは難しい．EBUSを使用した際のいわゆるadjacent to（→EBUS-GS法の項を参照，→127頁）となるような気管支から生検をする場合には，高い診断率は期待できない．まれに胸膜直下ほどの末梢領域では，気管支壁の一部とともに病変から組織が採れることはあるが，使用する鉗子の大きさ，生検する部位の気管支壁の厚さを想像しながら検査採取が可能かよく検討する．関与気管支がまったく

ない場合には，吸引針生検を行えないか検討をする．adjacent-toの位置からの検体採取となるが，気管支壁が厚い中枢病変が対象の際にも吸引針生検が行えないか検討したほうがよい．

手順だが，まず，CTで確認しておいた病変の関与気管支に気管支鏡を挿入する．この際にナビゲーションを利用すると誘導が正確で容易である〔第Ⅳ章8「仮想気管支鏡ナビゲーション（virtual bronchoscopic navigation：VBN）・電磁ナビゲーション（electromagnetic navigation：EMN）」参照（→145頁）〕．次に生検鉗子を挿入し，鉗子が胸膜に接する前に気管支鏡を十分に深く挿入する．びまん性肺疾患が対象の場合と異なり，限局した病変を狙うことになるので，鉗子が目的の関与気管支に的確に挿入されていることが重要である．気管支鏡の鉗子口は気管支鏡画面でみると3時方向に位置しており，まれに正面に見えている気管支の右隣の気管支に挿入してしまうことがある．始めに気管支鏡を限界まで挿入し，それから鉗子を挿入するのではなく，気管支鏡を挿入できる限界よりも少し手前で目的の気管支に鉗子を挿入し，それから気管支鏡を十分末梢に進めるとよい．小型の限局した病変から組織を採取する際には，X線透視で病変の位置と鉗子の位置を確認する際に，できるだけ複数の方向からX線透視をみて病変への到達を確認する（図Ⅳ-11-4a）．事前にラディアル型EBUSでも病変への到達を確認すると，確実である〔第Ⅳ章4「気管支腔内超音波断層法（endobronchial ultrasonography：EBUS）」参照（→126頁）〕．TBLBのときと同様に生検を行いたい部分から，わずかに鉗子を手前に引き，鉗子を開く．鉗子が開いていることをX線透視下に確認するが，特に圧排された気管支腔内で鉗子を開くのは難しいことがあり，鉗子の細かな前後の出し入れで鉗子を開く（図Ⅳ-11-4b）．あまり大きく出し入れすると挿入している気管支が変わってしまうことがあるので，特に呼吸性変動の大きい下葉の病変に対して生検を行う際には，生検位置が変わらないようにこの操作を行うことに注意が必要である．鉗子が開いたら（図Ⅳ-11-4c），わずかに鉗子を押し進め目的の位置で生検鉗子を閉じる（図Ⅳ-11-4d）．胸膜に近い病変のときには，痛みの有無を患者に確認したほうがよい．繰り返し生検を行いたい際には，気管支鏡先端の位置が変わっていないか確認してから鉗子を引き抜く．2回目の生検は出血が起きている中で鉗子を挿入することになるので，直視下に気管支の選択を行うことが困難な場合が多い．X線透視下に気管支鏡の先端位置，角度，鉗子の挿入角度，生検位置などの情報を，1回目の生検前によく確認しておけば，その角度を再現するように鉗子を挿入することで2回目の生検を行うことができる．出血が起きると，2回目以降はX線透視画像で病変が大きくなったように見え，当初の目的の病変の位置を見失うことがあり，最初の生検前の段階でX線透視画像を写真に撮影しておくと参考となる場合がある．出血が多くなると，採取できる検体が末梢血による凝血塊のみとなることもあり，採取した検体の状態を観察して，必要に応じて生検する場所の変更や，検査の中断を検討する．

目標とする生検個数は，少数例の報告しかなく明確な数字の提示は難しい．細径のEBUS-GSでは，最終的に診断のついた症例のうち95％の診断がつくためには5個の生検が必要であったという報告がある[9]．また極細

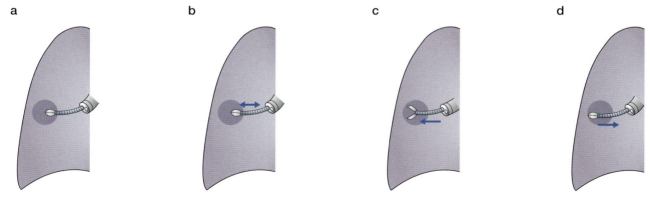

図Ⅳ-11-4　経気管支生検（TBB）の手順
a：X線透視で鉗子先端が病変に到達したことを確認する．b：介助者は鉗子を開く動作をし，術者が鉗子を細かく前後に動かし，鉗子を十分に開く．c：術者は鉗子を軽く押しつけながら，鉗子を閉じるように指示する．介助者は鉗子をゆっくり閉じる．d：胸膜直下であれば，鉗子を閉じたところで痛みがないことを確認してから，生検鉗子を引き抜く．

径気管支鏡では90％の診断がつくためには，少なくとも6個の必要であったと報告があり[10]，通常径の生検でもできるだけ複数個の生検個数が好ましいと思われる．しかし，本項で述べている通常の生検鉗子によるTBBでは出血が問題となり，5個6個と生検するのは多くの症例で困難と思われる．

検体採取処置が終了したら，止血をするために，2～3分間は気管支鏡を深く挿入した位置に保つ．出血量に応じて，適宜100倍希釈エピネフリン生食やトロンビンの散布を行う．止血ができていることを確認して検査を終了する．

4）成績

末梢型肺癌に対する気管支鏡検査（生検の他，ブラシ擦過や針生検を組み合わせた成績）の感度は78％とされている．このうち鉗子生検の感度は57％，ブラシ擦過は54％，洗浄細胞診は43％となっている．対象となる病変の大きさによって診断率は異なり，診断感度は2cm以上の病変であれば63％であるが，2cm未満の病変では34％とされている[3]．

5）合併症と対策

日本呼吸器内視鏡学会が2010年に行った全国アンケート調査によると，末梢孤立性病変60,275件のうち，合併症はのべ937例（1.55％）で発生している．内訳は出血が379例（0.63％）で最も多く，続いて気胸264例（0.44％），肺炎/胸膜炎148例（0.25％）となっている（表IV-11-1）．

血管性病変（動静脈奇形，動静脈瘻，動脈瘤や静脈瘤など）は禁忌となっており，事前に造影CTなどの検査により同疾患が疑われる場合には，生検を行わない．出血への対策はTBLBの項目で述べたものとほぼ同様である．

壊死傾向が強い病変など一般的な免疫機能が働きにくいと思われる病変での生検は肺炎/胸膜炎のリスクが高いと考えられる．気管支鏡検査後の感染予防のために抗菌薬を投与することは，勧めるだけの根拠に乏しく今後の課題である．少なくともルーチンでの抗菌薬投与は不要であるが，リスクが高いと考えられる症例に限っては，予防投与を検討してもよいだろう．

d. ブラシ擦過

1）適応

気管，気管支，肺末梢病変．

気管支鏡下に確認できる病変が可視病変に対して使用する場合，対象となる病変が表面に露出していないと，ブラシ擦過での検体採取は困難である．正常気管支上皮が保たれているのか，病変の主座はどの深さにあるのかを確認してブラシを使用するか考える．

2）使用機材

ブラシ，スライドガラス，生理食塩水を入れた滅菌スピッツ，95％エチルアルコール容器．

3）手技

可視病変に対して使用する場合は，なるべく壊死をしている部位や血流の豊富な箇所を避けて検体採取部位を決定する．検体採取部位と気管支鏡の位置が近すぎると，出血によりすぐに視界を失ってしまうので，可視病変のときにはあえて多少の距離をとって検体採取することも検討する．ブラシ擦過による出血は決して少なくはない．出血によりその後に予定していた鉗子生検ができなくなる可能性もあり，採取したい検体の優先順位に従って鉗子を先に使用するかブラシを先に使用するか検討する．ブラシは外套（シース）内に格納した状態で病変の近傍まで進める．介助者は，手元の操作でどの程度動かしたら，どの程度ブラシが動くのかを確認し，擦過する幅も決めておく．術者は目的の検体採取部位にブラシを進め，介助者に検体採取をしてもらう．介助者があらかじめ決めていたストロークでブラシを前後に動かし検体を採取する．このとき，術者の判断で気管支鏡の先端位置を変えて検体を広範囲から採取できるように調整してもよい．ブラシはシース内に完全に戻すと擦過している気管支が変わってしまうことがあるので注意をする．また，ブラシを介助者が出した位置で動かさず，術者がシースを前後させても擦過は可能である．検体が採取できたら，外套内にブラシが格納されたのを確認した後に，ブラシを抜去する．術者はそのまま止血処置に移行する．止血作業は直視下生検と同様である．

4）成績

中心型肺癌に対するブラシ擦過の感度は61％とされている．また末梢型肺癌に対する感度は54％である[3]．いずれの場合も生検よりも低い数字になっているが，生検鉗子とブラシ擦過を組み合わせることでいずれの対象に対しても診断率の上乗せが期待される．

5）合併症と対策

日本呼吸器内視鏡学会が2010年に行った全国アンケート調査によると，診断的気管支鏡103,978件のうち，擦過は48,759件に行われており，ブラシ擦過の他，キュレットによる擦過も含んだ数字になっている．手技別の合併症を示した表（表IV-11-2）では，擦過によりのべ227例（0.47％）で合併症が発生している．内訳は出血

が124例（0.25％）で最も多く，続いて肺炎/胸膜炎35例（0.07％）となっている．中枢気道病変あるいは末梢孤立性病変に対するブラシ擦過のみの合併症には記載がない．

出血に対する対策は前述のa.～c.で述べたとおりで，ブラシ擦過での出血も同様に対応する．

e. キュレット（鋭匙）

1）適応

肺末梢病変．（中枢気道病変）．

キュレットは擦過細胞診検体を採取できるという点においては，ブラシと同様であるが，気管支鏡が入らない末梢気管支において，中枢気管支から直進させるだけでは挿入ができない屈曲した気管支末梢にある病変が対象となる．また，中枢気道病変においてもブラシでは気管支鏡のアングルを精一杯使っても到達できないような部位に病変があるときに，キュレットを使って擦過をすることもあり得ると考えられる．

2）使用機材

キュレット鉗子，スライドガラス，生理食塩水を入れた滅菌スピッツ，95％エチルアルコール容器．

3）手技

擦過細胞診を試みるときには，通常はブラシ擦過を行う．しかし，病変に到達する気管支の分岐角がきつい場合には，ブラシでの擦過を諦めてキュレットに切り替えて病変へのアプローチを試みる．通常，末梢病変への到達はX線透視下に確認する．TBBの項でも述べたようにX線透視を使用しないと気胸の発症率が高まる可能性があり，診断率は低くなると考えられる．キュレットは第Ⅰ章にあるように，屈曲部が1つのものと2つのものがある．いずれを使用してもよいが，キュレットを操作する介助者は，挿入する前にどの程度の操作で，どの程度屈曲するかを把握しておく必要がある．キュレットは介助者が手元で操作することで，好みの方向に向けることができるが，末梢気管支に挿入してからX線透視下に思った方向にキュレットの方向を変えるのはかなり習熟しなくては難しい．ポイントとしては，まず末梢気管支にキュレットを進める前に，中枢気管支で直視下にキュレットを向けたい方向に向けてから末梢に挿入する．次にX線透視下に末梢にキュレットを進めながら目的の気管支を探る．キュレットを軽く曲げた状態で手前に引いてくるとき（図Ⅳ-11-5a）に，角度がカクンと変わる箇所（図Ⅳ-11-5b）があれば，そこに分岐がある可能性があり，少しだけキュレットの屈曲を強くしてキュレットを押し進める（図Ⅳ-11-5c）．分岐の部分にキュレットが引っかかる感触があったら，キュレットをゆっくり伸ばす（図Ⅳ-11-5d）．このとき術者は先端の位置が変わらないようにわずかにキュレットを手前に引かなければならないことがある．キュレットがまっすぐに伸びたら，ゆっくりとキュレットを進めていく（図Ⅳ-11-5e）．挿入前とは異なる角度で末梢に進んでいけば，目的達成である．中枢気管支のときに設定した角度が末梢気管支に入れると，角度が変わってしまうことは珍しくない．末梢気管支の走行角度の影響も受けることがあったり，また回転のトルクが時間をかけて，後から伝わることもあり，思う方向にキュレットが向かないことはよく遭遇する．末梢に入れたキュレットをX線透視下に角度調整するのは前述したように難しいことが多い．上下方向のどちらに向けることは比較的容易だが，難しいのは背側腹側方向に向けることである．たとえば，右B3aにキュレットをいれて，これを背側に曲げたいとしよう．この場合，まず上方向か下方向にキュレットが向いていることを確認する（図Ⅳ-11-6a）．キュレットの方向は軽い屈曲と伸展を繰り返して確認する．仮にキュレットが上に向いていることが確認できたとしたら（図Ⅳ-11-6b），ここから介助者はキュレットを右回しに回転させて，キュレットが背側になるまで回す．回転のトルクがスムーズに先端に伝わるためには，術者が細かくキュレットを出し入れする操作が有効な場合がある．キュレットを回転させるときには，介助者は一度キュレットを伸展させてから回転させる．目的の角度になったかの見極めが難しいので，細かくキュレットを曲げ伸ばししながら回しすぎないように注意する．

TBBのときと同様に，小型の限局した病変から組織を採取する際には，X線透視で病変の位置とキュレットの位置を確認する際に，できるだけ複数の方向からX線透視をみて病変への到達を確認する．キュレットで擦過を行う際には，キュレットを屈曲させた状態のまま術者がキュレットを前後させて行う．末梢気管支においてキュレットを最大限まで屈曲させると，キュレットの方向が大きく変わってしまうことがあるので，屈曲させるときは緩徐に操作を行う．術者のキュレットを前後に動かす動作に伴い，病変が一緒にX線透視下に動いていると，少なくとも病変のすぐ近傍からは組織を採取できている可能性がある．組織採取が終わったら，キュレットを伸展させた状態にして引き抜く．キュレットの匙が下を向くように保持して，採取した細胞をスライドガラスに叩いて落とす．細胞診検体の処理はブラシ擦過と同

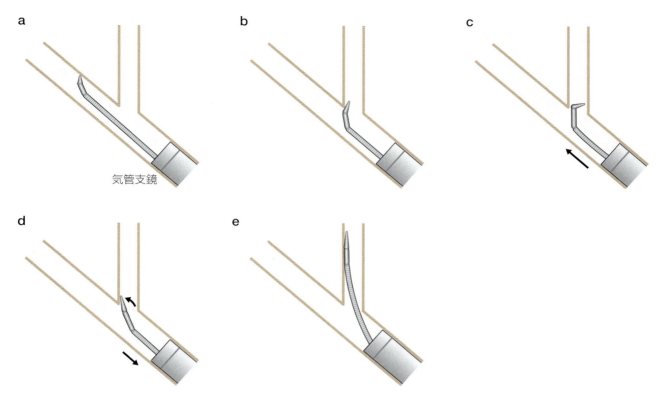

図Ⅳ-11-5　キュレット（鋭匙）の操作の基本
a：曲げたい方向にキュレットを向けたら，キュレットを軽く曲げて前後させ，目的となる気管支のあたりを探る，b：キュレットの角度がわずかながら変化する部分に分岐が存在している可能性がある，c：目的の気管支がありそうなところでキュレットを少し深く曲げ，ゆっくりとキュレットを押し進め，分岐の入口部に引っかける，d：キュレットの先端の位置が変わらないように，術者はわずかにキュレットを手前に引くようにしながら，介助者にキュレットを伸ばしてもらう，e：そのままゆっくりとキュレットを挿入し，挿入角度が変わったか確認する．

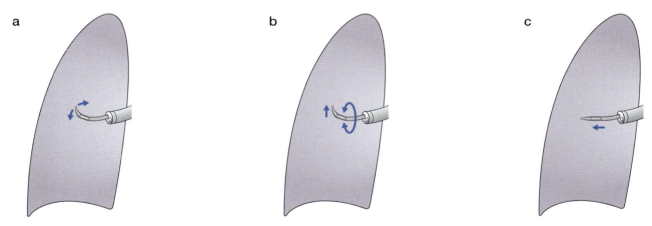

図Ⅳ-11-6　キュレットの先端の向きを腹側あるいは背側に調整する操作
a：まずキュレットを頭側か尾側にむける．方向を確認するときには，キュレットの軽い曲げ伸ばし操作で行うが，回転操作を行う際には，キュレットを伸ばした状態で行う，b：右肺では背側に向けたいのであれば，頭側からは右回し，尾側からは左回しで90°回転させると背側向きになる，c：目的の気管支を選んで挿入する操作は図Ⅳ-11-5と同様である．

様に行う．検体採取後の止血処置については，TBLB，TBBの項で記載したものと同様の対処を行う．

4）成績

ACCPの2013年の肺癌診断ガイドラインでもキュレットの感度についての記載はない[3]．Kawarayaらの報告によると可視病変のない肺癌と診断された1,372例のうち，121例にキュレットが使用され44例（36.4％）で陽性で，キュレット洗い液は82例中，21例（25.6％）で陽

性であったと報告されている[11].

5) 合併症と対策

日本呼吸器内視鏡学会が2010年に行った全国アンケート調査の中に，キュレットのみの合併症の項目はない．キュレットは擦過という項目内に含まれていると考えられる(表IV-11-2).

f. 針吸引生検(transbronchial needle aspiration：TBNA)

1) 適応

肺野末梢病変，直視下に観察可能な気管支壁外病変または上皮下深層に主座がある病変，縦隔・肺門リンパ節．
可視病変に対して使用する場合は，直視下生検のときと同様に病変の性状を十分によく確認して適応を考える．血管性病変(動静脈奇形，動静脈瘻，動脈瘤や静脈瘤など)は著しい出血を来すことがあり，十分な注意が必要である．気管支動脈瘤が除外できない腫瘍を疑う病変から組織採取を試みる際には，いきなり鉗子生検を行うよりは針生検のほうが出血のリスクは低い．しかし，それでもかなり危険な出血になる可能性があるので，止血処置がすぐに行えるように十分な準備をして処置に臨むことが求められる．

2) 使用機材

吸引生検針，陰圧用シリンジ(20 mL)，スライドガラス，生理食塩水を入れた滅菌スピッツ，95%エチルアルコール容器．
穿刺針には，側孔がついているものとついていないものがある．

3) 手技

介助者はあらかじめ，手元の操作でどの程度針が出るのかよく確認をしておく．穿刺針は必ず外套内に収めた形で鉗子口へ挿入する．可視病変に対して使用する場合でも末梢病変に対して使用する場合でも，可能な限り造影CTやEBUSなどの情報を集めて，周囲に大きな血管性病変がないか確認する．常に出血のリスクを意識して，穿刺部位はリスクを避けるように決定する．穿刺部位を決め，局所麻酔を十分にかけた後，まず術者は外套が気管支鏡から出ていることを直視下に確認する．穿刺部位よりもやや手前の距離がある段階で穿刺針を出し，気管支鏡を穿刺したい位置まで調整する．このとき針を出した段階で病変あるいは正常気管支壁を誤って穿刺しないように注意する．気管支鏡の角度がきつい場合には，針を出してから気管支鏡の角度を調整しているうちに気管支壁を傷つけてしまうことがあり，この場合は外套のみを出した状態で穿刺部位に気管支鏡を調整し，病変に外套を押し当てたまま穿刺針を進めることで病変への穿刺をする．このとき，あまり強く押すと外套ごと病変内に入ってしまうことがあり穿刺の深さを調整できなくなるので，注意が必要である．

針が病変に穿刺されたら，素早く陰圧用のシリンジを装着し陰圧をかける．このとき空気を逆に押し込むことがないように，陰圧をかけたら一定の圧を保つように保持するとよい．検体に血液の混入が多い場合には，穿刺中にシリンジのところまで血液が上がってくることがある．血液を確認したら，速やかに陰圧を解除する．陰圧がかかっていることを確認して，術者が穿刺針の外套を前後させて病変内で針が何度も前後に動くようにする．穿刺後は介助者が陰圧を解除し，シリンジを外す．穿刺針を外套内に収納したのを確認してから，術者は外套ごと引き抜く．

4) 成績

ACCPの肺癌診断のガイドラインにおいて，中枢型肺癌に対する針生検の感度は56%，末梢型肺癌に対する感度は65%となっているが，末梢病変は対象となった試験の数が少ないため，解釈には注意が必要とのコメントがついている[3]．このガイドラインのデータにも含まれているKawarayaらの報告では末梢型肺癌に対する針生検の感度は35%と報告されている[11]．

5) 合併症と対策

日本呼吸器内視鏡学会が2010年に行った全国アンケート調査によると，診断的気管支鏡103,978件のうち，TBNAは8,704件に行われている．手技別の合併症を示した表(表IV-11-2)では，TBNAによりのべ46例(0.53%)で合併症が発生している．内訳は出血が24例(0.28%)で最も多く，続いて肺炎/胸膜炎8例(0.09%)となっている．中枢気道病変あるいは末梢孤立性病変に対するTBNAのみの合併症には記載がない．

出血に対する対策は前述のa.~c.で述べたとおりで，TBNAでの出血も同様に対応する．

g. 気管支洗浄

1) 適応

肺感染症，肺末梢病変，気管支腔内に露出している病変など．

気管支洗浄は後述する気管支肺胞洗浄とは異なり，比較的少量の生理食塩水(10~30 mL)で病変近傍を洗浄して，その液を回収して細胞診や培養検査を行う．生検やブラシ擦過などの観血的な処置の後に，気道内にある細

胞，あるいは細菌を目的に追加検査として行われることが多く，単独の検査として行うことは一般的ではない．

2）使用機材

生理食塩水，シリンジ（20～50 mL）．

3）手技

感染症の検索を目的として行う際には，口腔内の細菌が気管支鏡のチャンネル内に入ってしまうと，いわゆるコンタミネーションとなってしまうので，なるべく口腔内では気管支鏡のサクションを使わずに，別のサクションチューブなどを使用する．気管支鏡を進めるときのリドカイン散布もできるだけ少量にする．これはリドカインに抗菌作用があることがわかっているためである．目的の気管支に直接気管支鏡を楔入あるいは，少し手前の部分で位置を定め，生理食塩水を注入し，素早く採痰コンテナーを取り付けて注入した液を回収する．気管支肺胞洗浄と比較して，比較的中枢の気道からの検体採取が目的のため，特に回収する陰圧を低圧に設定する必要はない．

4）成績

ACCPの肺癌診断のガイドラインにおいて，中枢型肺癌に対する気管支洗浄の感度は47％，末梢型肺癌に対する感度（手技の名称がBALとされている）は43％となっている[3]．

5）合併症と対策

日本呼吸器内視鏡学会が2010年に行った全国アンケート調査によると，気管支洗浄は53,927件に行われている．そのうち91例（0.17％）に合併症が発生している．内訳は肺炎/胸膜炎38例（0.07％）で最も多く，続いて出血が29例（0.05％）となっている（表Ⅳ-11-2）．中枢気道病変あるいは末梢孤立性病変それぞれに対する合併症として分割したものの記載はない．

h. 気管支肺胞洗浄
（bronchoalveolar lavage：BAL）

1）適応

びまん性肺疾患，肺感染症．

特にサルコイドーシス，過敏性肺炎，膠原病性間質性肺炎，薬剤性肺炎，肺胞蛋白症，肺胞出血，特発性間質性肺炎，抗好中球細胞質抗体（antineutrophil cytoplasmic antibody：ANCA）関連疾患，ニューモシスチス肺炎，サイトメガロウイルス肺炎など

2）使用機材

（37℃加温）生理食塩水，シリンジ（50 mL）3～4本，洗浄液回収用コンテナー．

3）手技

他の観血的な検体採取法と異なり，気管支肺胞洗浄あるいは気管支洗浄のみを行うのであれば抗血小板薬，抗凝固薬の中止は不要である．事前に撮影したCT情報をもとに施行部位を検討する．BAL液を回収する際には重力の影響を受けることがわかっており，中葉，舌区からの回収率が良好である．陰影の強い部位に施行するという考えと回収率を優先して部位を決定する考えがあるが，個々の症例における検査の目的から施行部位を考える必要がある．BALは気管支鏡を楔入し，中枢気管支に生理食塩水が漏れないように検査を行う．よって，使用する気管支鏡の外径によって，楔入する気管支の大きさすなわち洗浄を行う領域の広さが変わってくる．外径5.5 mm以上の気管支鏡を使用するときには，亜区域あるいは区域気管支へ楔入することになる．5.5 mmよりも細い気管支鏡では，亜区域あるいは亜亜区域気管支に楔入することになるので，検査対象と考えたい領域の広さも考慮して気管支鏡を選択する．無理に楔入すると，気管支を傷つけ出血してしまうことがある．末梢血の混入はBAL液の解析に影響を与えてしまうので，出血しないように十分な注意が必要である．楔入ができたら生理食塩水を気管支鏡から注入する．注入する生理食塩水は37℃に加温しておくと刺激が少なくてよい．日本国内では一般的に50 mLの生理食塩水の注入と回収を3回繰り返している施設が多い[12]．回収は注入したシリンジで用手的に行う方法や，回収用コンテナーを取り付けて，サクションの陰圧で回収する方法などがある．サクションの陰圧を使用する場合には，100 mmHg以下の低圧で行う．いずれの方法で行う場合でも，気管支が虚脱しないように注意する．うまく肺胞領域まで届いた液を回収できているときには，細かな泡を含んだ液が回収される．注入した生理食塩水の量に対する回収したBAL液の量から求める回収率は，50～70％程度とされており，30％を下回る場合は細胞分画の信頼性が低く，参考値と考えるのが妥当とされている[12]．一過性の低酸素血症をきたすので，原則両側肺には行わない．

4）成績

BAL液は総細胞数，細胞分画，CD4/8比などを求め，疑っている各疾患でみられる所見を示唆する結果であるか検討する．他に，BAL液そのものを細胞診や，各種培養検査に提出するなどして悪性疾患や感染症の診断にも用いられる．総細胞数や細胞分画には喫煙が影響を及ぼすことがわかっており，結果の解釈には注意が必要である．

5）合併症と対策

日本呼吸器内視鏡学会が2010年に行った全国アンケート調査によると，気管支103,978件のうち，気管支肺胞洗浄は12,409件に行われている．手技別の合併症を示した表（表Ⅳ-11-2）では，のべ96例（0.77％）で合併症が発生している．内訳は呼吸不全が57例（0.46％）で最も多く，続いて肺炎/胸膜炎24例（0.19％）となっている．

文献

1) 日本気管支学会（編）：気管支鏡—臨床医のためのテクニックと画像診断，第1版．医学書院，pp.68-84, 1998
2) 日本呼吸器内視鏡学会（編）：気管支鏡—臨床医のためのテクニックと画像診断，第2版．医学書院，pp.103-119, 2008
3) Rivera MP, Mehta AC, Wahidi MM：Establishing the Diagnosis of Lung Cancer：Diagnosis and Management of Lung Cancer, 3rd ed：American College of Chest Physicians Evidence-Based Clinical Practice Guidelines. Chest 143：e142S-65S, 2013
4) Bradley B, Branley HM, Egan JJ, et al：Interstitial lung disease guideline：the British Thoracic Society in collaboration with the Thoracic Society of Australia and New Zealand and the Irish Thoracic Society. Thorax 63 Suppl 5：v1-58, 2008
5) 日本呼吸器内視鏡学会安全対策委員会（編）：手引き書—呼吸器内視鏡診療を安全に行うために—（Ver. 4.0), 2017
6) Du Rand IA, Blaikley J, Booton R, et al：British Thoracic Society guideline for diagnostic flexible bronchoscopy in adults：accredited by NICE. Thorax 68 Suppl 1：i1-i44, 2013
7) Oki M, Saka H, Kitagawa C, et al：Prospective study of endobronchial ultrasound-guided transbronchial needle aspiration of lymph nodes versus transbronchial lung biopsy of lung tissue for diagnosis of sarcoidosis. J Thorac Cardiovasc Surg 143：1324-1329, 2012
8) Poletti V, Cazzato S, Minicuci N, et al：The diagnostic value of bronchoalveolar lavage and transbronchial lung biopsy in cryptogenic organizing pneumonia. Eur Respir J 9：2513-2516, 1996
9) Yamada N, Yamazaki K, Kurimoto N, et al：Factors related to diagnostic yield of transbronchial biopsy using endobronchial ultrasonography with a guide sheath in small peripheral pulmonary lesions. Chest 132：603-608, 2007
10) 坂　英雄：末梢小型陰影の診断．極細径気管支鏡による生検診断．気管支学　26：487-489, 2004
11) Kawaraya M, Gemba K, Ueoka H, et al：Evaluation of various cytological examinations by bronchoscopy in the diagnosis of peripheral lung cancer. Br J Cancer 89：1885-1888, 2003
12) 日本呼吸器学会びまん性肺疾患学術部会　厚生労働省難治性疾患政策研究事業びまん性肺疾患に関する調査研究班：気管支肺胞洗浄【BAL】法の手引き　改訂第3版, 2018

〈品川尚文〉

B　クライオ生検

> **要点**
> - 中枢気道の可視病変，間質性肺疾患，末梢の腫瘤性病変の生検に使用される．
> - 採取検体量が，通常の鉗子生検に比べて大きく，挫滅も少ないため，組織診断に有利である．
> - 中程度以上の出血が通常の鉗子生検法に比べて多い．

1　目的と適応

クライオ（冷凍凝固）装置を用いた手技には，生検，異物除去，中枢気道の狭窄除去の3つがあげられる．クライオ・プローブを用いた経気管支鏡生検法は，近年報告が増加し，わが国でも2017年から機器が市販され，臨床での利用が可能となった．

クライオ生検の対象は，中枢気道の可視範囲にある病変，末梢肺の間質性肺疾患，結節性病変などがあげられる．当初は，可視範囲の病変に対する生検が行われることが多かった[1]が，近年，間質性肺疾患に対するクライオ生検の応用が検討され，鉗子生検と外科的肺生検との中間的な位置づけとして考えられている[2]（表Ⅳ-11-3）．末梢の結節性病変や，すりガラス様病変に対する応用は，検討が進みつつある[3,4]．

2　方法（使用機器と手技）

使用機器（図Ⅳ-11-7）：冷凍凝固装置（CRYO2：ERBE社），クライオ・プローブ（外径1.9 mm, 2.4 mm），医療用CO_2ボンベ，フットスイッチ．

プローブは，先端部で内軸と外軸から成り，プローブ

表Ⅳ-11-3　間質性肺疾患の生検法

	生検鉗子	クライオ	外科的生検
大きさ	小	中	大
質	挫滅検体	凍結検体	生(なま)検体
費用	低	中	高
麻酔	局所	局所/全身	全身
リスク	低	低	高

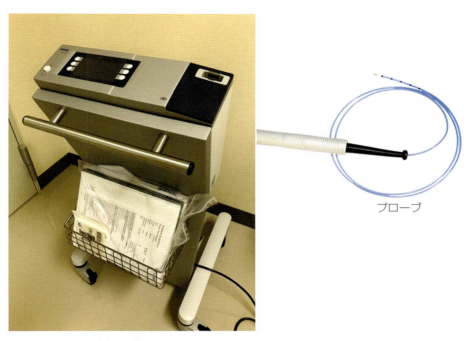

図Ⅳ-11-7　冷凍凝固装置

の先端に向かって，圧縮されたCO_2がプローブの内軸を流れ，先端から出る際に，ガスが膨張してジュール・トムソン効果により，3秒程度の冷却で-45℃程度に冷却される．ガスは外軸を通って，本体に戻り，本体後方から排泄される．

冷凍したプローブを接触させることで，組織が凍結し，プローブ先端の周りに氷塊となる．気管支鏡とプローブを一体として引きちぎるように検体を剝離，体外に引き出し，生理食塩水で解凍して生検検体を得る．軟性プローブは，外径が1.9 mmと2.4 mmのものがあり，用いる気管支鏡，病変の大きさにより使い分ける．いずれも丁寧に扱えば100回程度は再利用可能である．プローブを屈曲させると，軸に亀裂が生じてCO_2ガスが漏れるようになり，再利用できなくなる．

3 成績

a. 可視範囲の病変の生検

悪性腫瘍の生検の多施設共同比較試験において，通常の生検鉗子に比べ，クライオ・プローブが，気道内腔病変の場合も，上皮下病変のいずれにおいても，診断率が有意に優ることが示されている．主な合併症は出血で，クライオ生検のほうが，有意に多かった[1]．

b. 間質性肺疾患の生検

間質性肺疾患のクライオ生検に関しては，比較試験で通常の生検鉗子に比べ，組織学的診断率，検体の大きさ，採取された肺胞数のいずれにおいても，有意に優れていた．また，生検に要する時間に差はなく，クライオ生検で冷凍凝固による組織の変性などは認められなかった．主な合併症は出血で，中等度の出血はクライオ生検群で多い傾向にあったが，有意差はなかった．また気胸の発生率に差はなかった[2]．

c. 末梢肺病変の生検

末梢肺の結節性病変や，すりガラス様病変に対するクライオ生検の文献は多くない．超音波プローブで陽性所見を得た症例に，通常の生検鉗子とクライオ・プローブを順番を替えて用いて生検を行い，クライオ生検の妥当性の検証を行った検討[3]では，診断率でクライオ生検のほうが高かったが有意差は認めなかった．中等度の出血を認めたが制御可能で，気胸は認めなかった．また，外径1.1 mmのプロトタイプのプローブを2.6 mmのシースに納めて，気管支鏡を引き抜かずに生検を繰り返し行うブタでの検討[4,5]が行われ，1.1 mmは，1.9 mmと比べて取れる検体は小さいが，組織検体の質は差がなく，量としては，通常の生検鉗子より，有意に大きい検体が採れたと報告されている．今後，ヒトでの検証が計画されている．

4 合併症と対策

合併症としては，中等度の出血があげられる．重篤な出血の報告は少ないが，中等度の出血は通常の生検鉗子に比べて多く，生検ごとに気管支鏡を出し入れすることからも，挿管して，止血用のバルーンをあらかじめ留置して出血に備えることが望ましい[6]．また，末梢病変の生検の場合は，透視下にクライオ生検を行うことが勧められる．

文献

1) Hetzel J, Eberhardt R, Herth FJ, et al：Cryobiopsy increases the diagnostic yield of endobronchial biopsy：Cryobiopsy a multicentre trial. Eur Respir J 39：685-690, 2012
2) Pajares V, Puzo C, Castillo D, et al：Diagnostic yield of transbronchial cryobiopsy in interstitial lung disease：a randomized trial. Respirology 19：900-906, 2014
3) Schuhmann M, Bostanci K, Bugalho A, et al：Endobronchial ultrasound-guided cryobiopsies in peripheral pulmonary lesions：a feasibility study. Eur Respir J 43：233-239, 2014
4) Franke KJ, Linzenbold W, Nuessle D, et al：A New Tool for Transbronchial Cryobiopsies in the Lung：An Experimental Feasibility ex vivo Study. Respiration 91：228-224, 2016
5) Yarmus LB, Semaan RW, Arias SA, et al：A Randomized Controlled Trial of a Novel Sheath Cryoprobe for Bronchoscopic Lung Biopsy in a Porcine Model. Chest 150：329-336, 2016
6) Pajares V, Torrego A, Puzo C, et al：Use of an Occlusion Balloon in Transbronchial Lung Cryobiopsy. Arch Bronconeumol 50：306-310, 2014

（坂　英雄）

C 検体処理法

1 組織診検体

> **要点**
>
> 良悪性を問わず，組織検体から得られる情報量は多い．病理医が適切な診断を行うためには気管支鏡検査に携わる臨床医が適切な検体処理，そして過不足のない情報提供を行わなければならない．

a. 実際の処理方法

1）鉗子生検の場合

鉗子のカップを開き，カップ内に回収された組織を鑷子や注射針を用いて愛護的に取り出す．この際，組織を挫滅させることのないように注意する．組織が微小で取り出しにくい場合には，濾紙を鉗子先端で噛んで付着させる方法もある．肺組織の間質性病変を評価したい場合，TBLBを行い採取した組織を膨らませるとよい．図

Ⅳ-11-8のように10 mLもしくは20 mLのシリンジ内に生理食塩水と組織を入れ，用手的にシリンジに陰圧をかけて膨らませる．採取した組織は乾燥させずに10％中性緩衝ホルマリン液に保存する．中性緩衝ホルマリン液は非緩衝ホルマリンと比較して抗原性の保持が良好であり免疫染色に適している．

2) 針生検の場合
　　(conventional TBNAもしくはEBUS-TBNA)

スタイレットもしくはシリンジ内の空気で針内を押し出すことで組織が回収できる．針生検の組織は，鉗子生検による組織と異なり，鑷子で容易に掴んで回収することはできないので工夫が必要である．①濾紙やスライドガラスの上に集めて回収し，その塊をホルマリンに入れる方法，②針内を押し出して得られる組織を生理食塩水・ホルマリン液・バッファー液に回収し，遠沈して得られたブロックをホルマリンに固定する方法などがある(図Ⅳ-11-9)．施設内において組織のプロセシングを行

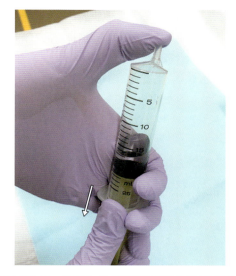

図Ⅳ-11-8　採取した肺組織を膨らませる手技
シリンジを用いて用手的に陰圧をかける．

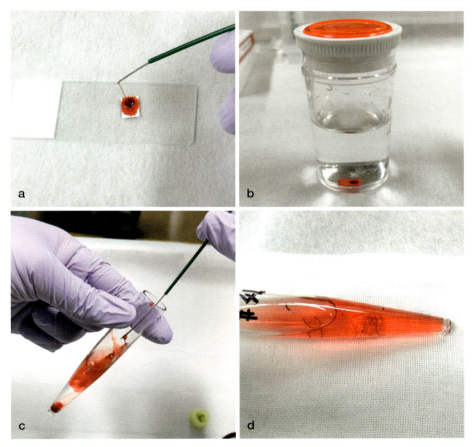

図Ⅳ-11-9　針生検検体の処理方法
①濾紙やスライドガラスの上に組織を押し出し，その組織塊をホルマリンに入れる方法(a, b)．
②生理食塩水・ホルマリン液・バッファー液に組織を押し出し，遠沈して得られたブロックをホルマリン固定する方法(c, d)．

う部門と相談のうえ，施設ごとに方法を選択すべきである．介助者は針先に注意しながら検体を処理する．

3）セルブロック作製

器具洗浄液で得られた細胞や，組織検体としては不十分なサイズのものや破砕してしまった組織を収集してセルブロックを作製する方法もある．これを行うことによって，組織像として代用することが可能である．細胞を効率よく回収する手段としては，大きく分けて遠心分離細胞収集法，細胞固化法の2通りがある．それぞれの方法には長所と短所があるが，前者ではクライオバイアル法が，後者ではアルギン酸ナトリウム法が比較的多くの施設で用いられている．最終的に得られた細胞集塊をパラフィンなどに包埋することで長期間保存可能であり，連続切片を用いた免疫染色，RNA/DNA抽出によるPCR，FISHなどを行うことが可能である．

b. 組織診検体処理のポイント

組織検体は直ちに病理検査に提出する．免疫組織化学検査のためには，ホルマリン固定は6〜48時間が望ましい[1]．それ以上の固定時間は抗原性の変化をきたし，偽陰性を招く可能性がある[2]．分子生物学的診断を要する場合，限られた検体量で複数の検査を行うためには，病理医との情報伝達を密にし，無駄のない切り出しなどを依頼する必要がある．

2 細胞診検体

> **要点**
>
> 組織は薄切切片による組織断層像として観察されるのに対し，細胞診は細胞全体を個々に観察できる利点がある．気管支鏡検査においては，擦過や洗浄を行うことで広範囲の病変を評価できるという長所をもつ．その一方で組織構築の観察については組織診ほどの情報量は得られない．組織診と細胞診それぞれの長所を理解し，目的にあった方法を選択する．

a. 実際の処理方法（図Ⅳ-11-10）

1）擦過の場合

ブラシによる擦過の場合，スライドガラスにブラシ部分を擦り付けて細胞を塗付する．検体量が多い，もしくは血液成分が多いという場合には，複数枚のスライドガラスに擦り付けて検体を薄く延ばす．キュレットによる擦過の場合，スライドガラス上で先端を片手でしっかりと保持し，反対の手で鑷子もしくはもう1枚のスライドガラスなどを持って，キュレット先端部分を持ち上げ，速やかに離す動作を行う．キュレット先端部分を叩きつけることで採取した細胞をスライドガラスに移す．

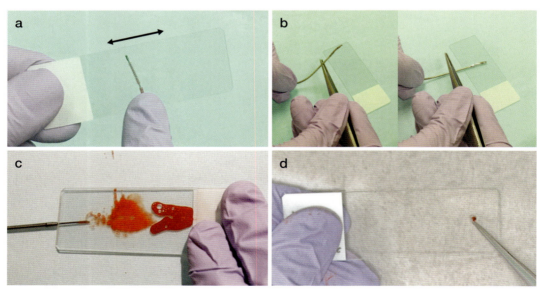

図Ⅳ-11-10 細胞診検体の処理方法
a：ブラシ擦過；ブラシ部分をスライドガラスにしっかりと擦り付ける，b：キュレット擦過；キュレット先端をスライドガラスに打ち付けることで細胞をスライドガラスにのせる，c：TBAC；シリンジを用いて針の内腔に空気を通すことで，スライドガラスに細胞を吹き付ける，d：捺印；採取した組織検体を，鑷子で把持し愛護的にスライドガラスに捺印する．

2）針穿刺吸引（transbronchial aspiration cytology：TBAC）の場合

針穿刺吸引の場合には，シリンジを用いて針内に空気を注入することで，細胞をスライドガラス上に吹き付ける．血液成分が多いと鏡検の弊害となるため，複数枚のスライドガラスを擦り合わせて検体を延ばす．

3）捺印の場合

鉗子で生検した組織をスライドガラスに捺印することで捺印細胞診を提出することもできる．鑷子で把持した組織を挫滅させないように愛護的にスライドガラス上に捺印する．

4）洗浄液の場合

ブラシ，キュレット，穿刺針，生検鉗子も含めて，器具を生理食塩水内ですすぐことで器具洗浄液として細胞を回収することもできる．器具洗浄液や気管支洗浄・気管支肺胞洗浄の回収液は細胞診だけでなく培養検査に用いることも可能である．器具洗浄液は生理食塩水以外にもLiquid based cytology用の保存液を用いてもよい．

b. 細胞診検体処理のポイント

細胞診ではPapanicolaou染色が基本的に用いられ，固定方法は95％エタノールを用いた湿固定を行う．スライドガラスへの細胞塗付や吹き付けを行ったら，可能な限り速やかに（1秒以内）スライドガラスをエタノールに浸すのが重要で，極力乾燥は避けなければならない．乾燥は細胞を変性させ，染色性を低下させる．特に空調の風があたる場所やスライド上の細胞が少ない場合にはスライドガラスの乾燥が早い．一方，下記のように迅速細胞診を施行する際，Diff-Quik™染色などを用いる場合に乾燥固定を行うので留意する．

細胞をスライドガラスに薄く塗抹する際，2枚のスライドガラスを擦り合わせる場合があるが，強い力でスライドガラス同士を挟み付けると，小細胞癌の細胞などは容易に挫滅を引き起こしてしまうので注意する．

細胞診検体を遺伝子検査用に用いたい場合は，擦過器具や穿刺針を生食やリン酸緩衝食塩液（phosphate-buffered saline：PBS）でよく洗浄した後に，液状検体を2つに分ける．片方を細胞診検査に提出し，片方を遺伝子検査用とする．遺伝子検査用は遠心分離機にかけ，細胞ペレット状態で凍結保存してもよい．細胞診で腫瘍細胞が確認された後に凍結保存してある検体を遺伝子検査に提出する．

1）迅速細胞診（rapid on-site cytologic evaluation：ROSE）（図Ⅳ-11-11）

施設によっては，気管支鏡検査に迅速細胞診が利用されている．診断結果や採取検体の質を検査中に知ることで，方針の決定に寄与する可能性が報告されている．悪性疾患の診断としてEBUS-TBNA施行時に迅速細胞診を用いた場合，診断率や施行時間に対しての有益性は一定の結論が得られていないものの，追加処置を減らせることができるとされている[3]．迅速細胞診に用いる最適な染色方法は定まっていないが，乾燥固定標本におけるRomanowsky染色の変法であるDiff-Quik™やCyto Quik™といった簡易法が選択されていることが多い．主に血液疾患の診断に用いられるMay-Giemsa染色と同等の見え方が得られる．スライドガラスに細胞を塗付した後，しっかりと乾燥させた後，染色を行う．染色後はスライドガラスの裏側より水洗した後，鏡検を行う．血液が多量に混入したスライドでは，対象病変に由来する細胞が血液で覆われ，目的の細胞集塊を探す弊害となってしまうので注意する．

3 遺伝子診断検体

> **要点**
>
> 遺伝子変異，蛋白発現の評価は悪性疾患の診断および治療選択に欠かせなくなっている．遺伝子検査に十分な検体量を正しく病変から採取したか（検体の量，検体の質），検体を採取してから速やかに固定液に浸漬し固定を始めたか（検体処理の適格性）を最適化する必要があり，気管支鏡医の果たす役目は大きい．

本項では，主に悪性腫瘍を対象とした遺伝子診断および治療選択に重要なバイオマーカーの検索に焦点をあてて，概説する．

気管支鏡検査で得られた検体は，手術で摘出した検体と異なり，病変の一部しか採取しておらず，また当然，正常細胞，血液細胞，結合組織細胞などが含まれている．遺伝子検査に提出する場合，採取された検体にどれくらい癌細胞が含まれているのか，正常細胞の影響を無視できるほどの割合なのか，を知る必要がある．一定の基準に満たない場合，もしくは採取できている腫瘍細胞が極端に少ないと判断される場合には再検査を要する．

遺伝子検査に十分な検体量を正しく病変から採取したかどうか（検体の量，検体の質），検体を採取してから速

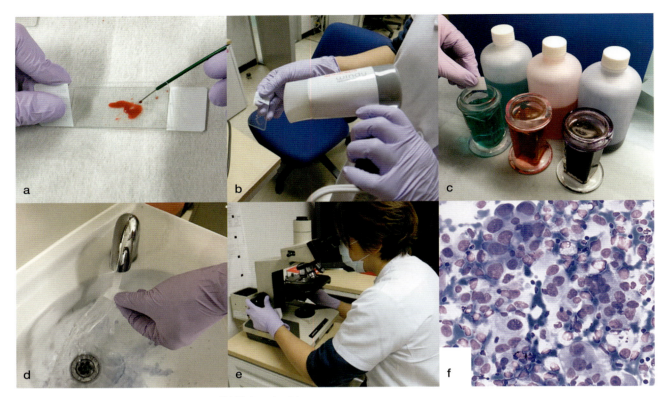

図IV-11-11　迅速細胞診（Diff-Quik™ 染色の場合）
スライドガラスに細胞塗付や吹き付けを行った後，乾燥固定を行う(a)．ドライヤーの冷風をあてるなど素早い乾燥固定が望まれる(b)．染色は簡便で数十秒で完了する(c)．スライドガラスの裏面から流水をあて，余分な染色液を流し(d)，その場で鏡検を行う(e)．May-Giemsa 染色と同等の見え方が得られる(f)．

やかに固定液に浸漬し固定を始めたかどうか（検体処理の適格性），について最適化を行うのが臨床医の重大な役目となる[4]．

a. 核酸の取り扱い

核酸（RNA，DNA）を用いた遺伝子診断を行う場合，検体の処理方法に注意を要する．RNA は容易に RNA 分解酵素によって分解される不安定な分子である．DNA は RNA に比較して安定しているが，長時間のホルマリン固定を行うと組織内の核酸同士や蛋白質と核酸との間に架橋が生じ，それに伴って DNA の断片化や修飾が起こってしまう．したがって，RNA/DNA を保存するためには凍結保存もしくは保存液中での保存が推奨される[5,6]．

凍結保存する際には RNA の分解予防のためにマイナス 80℃ もしくは液体窒素中で保存し，凍結と融解を繰り返さない．たとえば，病理組織学的診断が判明してから遺伝子検査に提出したい，もしくは研究用に保存しておきたい，というように検査終了後直ちに核酸を検査に提出しない場合には，採取した際に組織・細胞を保存用に一部分けて置くなど工夫をする．実際にはホルマリン固定パラフィン包埋（formalin-fixed and paraffin-embedded：FFPE）組織から抽出した核酸を遺伝子検査に用いる場面が多いが，一部の染色体分析などはホルマリン固定によって検査ができなくなるので事前に確認をしておく．

b. ホルマリン固定方法

現在実施されているさまざまな検査法において 10％中性緩衝ホルマリン溶液が推奨されている．免疫組織化学法による蛋白発現の評価や核酸の PCR 検査は，固定に用いるホルマリン溶液の組成と濃度に影響されることが示されている[4,7]．

原発性肺癌における代表的な効果予測マーカーと検査法，および推奨固定方法を示す（表IV-11-4）．

c. 分子生物学的検査の基本知識

以下に代表的な分子生物学的検査方法を解説する．

表Ⅳ-11-4　各バイオマーカー検査における推奨固定方法

バイオマーカー	検査対象	検査法	推奨固定液	推奨固定時間
EGFR	DNA	定量PCR法など	10%NBF	6〜48時間
ALK	蛋白質	IHC法		
ALK	DNA	FISH法		
PD-L1	蛋白質	IHC法		
ROS1	RNA	RT-PCR法		手術検体　18〜36時間 生検検体　4〜24時間
BRAF	DNA	NGS		手術検体　18〜36時間 生検検体　4〜24時間

10%NBF；10%中性緩衝ホルマリン液．

1) PCR法（ポリメラーゼ連鎖反応, polymerase chain reaction）（図Ⅳ-11-12）

　約20塩基程度のオリゴヌクレオチド鎖をプライマーとして，DNAポリメラーゼの働きによりデオキシリボヌクレオチド（dNTP）が取り込まれ，DNA鎖が伸長される．プライマーは増幅させたい目的の遺伝子ごとに設計されており，プライマー間の領域のDNA鎖が大量に増幅される．

　PCR法の原理を応用したものに，reverse transcription PCR（RT-PCR），定量PCR（qPCRまたはreal-time PCR）がある．RT-PCRはRNAを鋳型として，逆転写酵素を用いてcDNAを合成した後PCRを行う．定量PCRは，増幅されたDNA断片に蛍光標識プローブや蛍光色素を特異的に結合させ，蛍光レベルを測定することで遺伝子量の定量に用いる方法である．

　遺伝子変異検索に定量PCRを用いる場合，蛍光強度をPCRサイクルごとに検出し，蛍光強度が一定量に達した際のサイクル数をCt（cycle threshold）値として算出する．検出Ct値と比較遺伝子（インターナルコントロール）とのCt値の差（ΔCt）を求め，定められたカットオフΔCt値と比較し，陽性・陰性が判定される．

　現在行われているEGFR遺伝子変異検査の多くは，このPCRの派生法である（PNA-LNA clamp法，PCR-Invader法，Cycleave法，Scorpion ARMS法など）．あらかじめ目的とする遺伝子領域にプライマーを設定するため既知の変異のみ検出可能である．

2) ダイレクトシークエンス法

　PCRで増幅されたDNAの塩基配列を直接決定する方法である．代表的な方法はSanger法で，DNA鎖伸長の原料となる4種類のdNTPに加えて，ターミネーターとしてddNTP（dideoxyNTP）を入れることで，

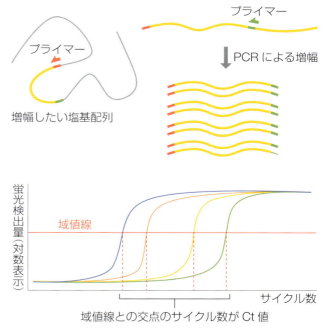

図Ⅳ-11-12　PCR法と定量PCR結果の解釈
目的の遺伝子が含まれる領域に合わせたプライマーを用いて，特定の長さの塩基配列を増幅させる（PCR法）．定量PCRでは，蛍光標識をつけることで増幅を定量化できる．サンプル内の目的遺伝子の量が多ければCt値は低くなる．目的遺伝子Ct値，または目的遺伝子と比較遺伝子（インターナルコントロール）とのCt値の差（ΔCt）が基準範囲以下となる場合に遺伝子変異陽性と判断される．

ddNTPが取り込まれたところでDNA鎖伸長が停止することを利用している．現在は蛍光色素で標識されたddNTPを用いるダイターミネーター法が一般的に用いられている．さまざまな長さのDNA鎖の標識された末端配列を読み取ることで塩基配列を同定する．変異検索においては，特異度がきわめて高く，未知の変異遺伝子，融合遺伝子も検索することが可能である．

近年，次世代シークエンサー（next generation sequencer：NGS）が活用されるようになり，全ゲノムシークエンスも可能である．BRAF遺伝子変異検索についてはNGSを用いたターゲットシークエンスが行われる．今後臨床応用に際し急速な進展が期待され，気管支鏡で得られる検体量でどこまで検査可能かさらなる検討が待たれる．

3) FISH法（蛍光 in situ ハイブリダイゼーション：fluorescence in situ hybridization）

点突然変異や小さい欠失といった短いDNA領域に生じる変異の場合には，PCR法を用いて変異部分を含めたDNA領域を増幅し調べることができるが，転座のような染色体領域にまたがる大きな変異に関しては，FISH法が適している．蛍光色素で標識したDNAプローブを用いて，目標の配列にハイブリダイゼーションさせて蛍光シグナルとして蛍光顕微鏡下に直接検出する．

ALK，ROS1，RETなどのキナーゼ領域をもつ遺伝子の切断点を隔てて2つの標識プローブを置き，これが離断されることを検出する break apart FISH 法が多く用いられている．融合するパートナー遺伝子がいずれであっても検出できることが利点である（図Ⅳ-11-13）．

使用キットによっても異なるが，50個以上の腫瘍細胞を評価する必要があり，ある一定数の腫瘍細胞が評価対象切片に含まれている必要がある．

4) IHC法（免疫組織化学染色，immunohistochemistry）（図Ⅳ-11-14）

IHC法は特異抗体を用いて細胞における蛋白質の発現を評価する．比較的安価で簡便であることから汎用性が高い．通常はFFPE切片を用いて特定の蛋白質に対して特異的な抗体を反応させ，その抗体に対する二次抗体と発色基質を用いて蛋白質を可視化する．

免疫チェック阻害薬の効果予測のためのPD-L1 IHC検査：FFPEの薄切後6週以内にPD-L1のIHC検査を行うことが推奨されており，室温で長時間保存されていた切片では偽陰性の要因となる．ブロック状態であっても経年変化によって発現が低下するという報告もある[8]．PD-L1のIHC評価の際には，100個以上の腫瘍細胞が必要とされており，かつ壊死や挫滅によるアーチファクトは評価対象外となるため，十分な量および良質の検体が求められる．

原発性肺癌の分子生物学的評価としていずれの検査を用いるか判断するためには，上記各検査の特徴を理解するのとともに，認可された体外診断用医薬品，コンパニオン診断薬を把握しておかなければならない．常に新しい情報を得，具体的な運用方法については施設ごとに異なるため，必ず各施設の病理診断部門との連携のもとに

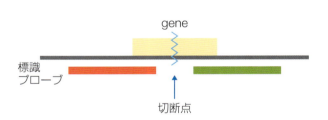

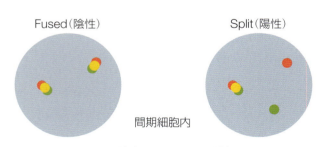

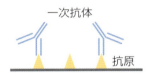

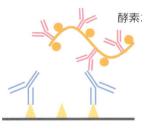

図Ⅳ-11-13　FISH法（break-apart法）
目的遺伝子の転座を調べるために，遺伝子の切断点を挟む形で2種類の標識プローブをハイブリダイズさせておく．切断が起こり転座している場合には各色が離れSplitの所見が得られ，融合遺伝子が生じていると判断される．

図Ⅳ-11-14　IHC検査の原理（ポリマー法）

行う必要がある.

悪性リンパ腫の診断に関しては，リンパ腫であるかどうかの判断にとどまらず，それがどの亜型であるかを確定することが要求される．気管支鏡検査で採取された検体のみで亜型診断まで行うことは困難なことが多いが，気管支鏡でしかアプローチできない箇所に存在する病変の場合には，採取する検体量を増やすなどの工夫が必要となる．悪性リンパ腫の亜型診断に際して，通常の病理形態学的診断（①）が基本となり，加えて腫瘍細胞の免疫学的特性が重要視される．免疫学的特性の評価として免疫染色（②）が主に用いられるが，これのみで判断しきれない場合には，flow cytometry（FCM），染色体分析，T細胞/B細胞の受容体遺伝子の遺伝子解析（再構成バンドの検出），FISH（③）（染色体転座の確定やウイルス遺伝子の同定）の情報が要求される．①，②，③以外の検査はいずれもホルマリン固定を行うと検査できなくなる点に注意しなければならない．したがって，悪性リンパ腫が強く疑われる病変に対しては生検体を提出するか，採取時に新鮮凍結標本を分けて作製し保存する必要がある．

肉腫の一部では，腫瘍特異的な染色体転座が知られている．染色体転座による融合遺伝子が腫瘍特異的であることから，HE染色や免疫組織化学検査では診断が困難な症例において，これらを検出することが肉腫の確定診断に有用である．染色体分析にはG-band法，spectral karyotyping法があり，生検体もしくは凍結標本である未固定材料が必要である．融合遺伝子の検出には，主にRT-PCR法，FISH法を用いる．

4 再生検

> **要点**
>
> 悪性腫瘍の治療後に組織内の種々のバイオマーカーを再度評価することがある．再生検は治療方針を決定するために重要であり，そのアプローチ方法を適切に選択する必要がある．

悪性腫瘍において，なんらかの治療を受けた後に再度組織を生検することを「再生検」と呼ぶ．治療後の組織型の確認，耐性機構の評価，また治療前に評価していないバイオマーカーを治療後に再度生検して評価することも再生検に含まれる．今後も新しい有用なバイオマーカーが発見され臨床応用される可能性は大いにあり，再生検が必要となる場面は増えていくと予想される．

再生検として評価すべき腫瘍組織を正しく採取するためには，まず適切な生検場所を選択しなければならない．病勢進行している箇所から採取されなければならない．FDG-PETの集積が強い箇所から採取するとよいという意見もある．採取方法は肺生検，縦隔リンパ節生検に拘らず，胸郭外にアプローチしやすいターゲットがあればそちらを選択する．その際，CTガイド下生検，エコーガイド下生検，外科的生検など適切なmodalityを選択するとともに，必要があれば他診療科と連携して再生検を実施する．

また，再生検は初回生検よりも採取の難易度が高いといわれている．治療後の組織に線維化などの修飾が加わることが再生検を難しくしている．特に化学療法，放射線治療を受けた後の肺野病変は線維化を伴うことが多いとされる．X線やエコーで確認される陰影がviableな腫瘍細胞を含んでいるとは限らないので，通常の生検よりも生検回数を増やしたり，迅速細胞診を併用するなど工夫を要する．

再生検はその後の治療方針決定に非常に重要であり，施行に際しアプローチ方法の適切な選択が要求される．

5 感染症診断検体

> **要点**
>
> 感染症診断においては，各施設の微生物検査室と連絡を取りながら行うことが大切である．特に細菌検査依頼書には基礎疾患などの患者背景を含めた正確な臨床情報を載せること，疑っている原因微生物や検査目的を明確に記載することが求められる．

呼吸器感染症の診断において，気管支鏡検査の果たす役割は非常に大きく，適切な検体採取および処理が要求される．微生物学的検査の大事なステップとして，まずは塗抹標本作製があげられる．塗抹標本で原因微生物を推測できる場合が多い．気管支洗浄液や器具洗浄液は細菌検査室に提出して塗抹標本を作製する．ブラシ，キュレット，TBACを行った際は，塗抹標本用としてスライドガラスを作製する．培養検査（分離培養，純培養）も非常に重要な工程の1つである．気管支鏡検査は通常，滅菌条件で行われる検査ではないのでコンタミネーションに十分注意が必要である．使用する器具および検体を受ける容器は汚染されないよう気を付ける．また気管支鏡中の局所麻酔で多く用いられているリドカインには細菌

表IV-11-5 主な病原体と診断検査方法

病原体	染色法および迅速検出法	培養法	その他の方法
レジオネラ	尿中抗原検出法 ヒメネス染色，アクリジンオレンジ染色 蛍光抗体法	分離培養：BCYE α培地 3日以上培養	核酸増幅法
ノカルジア	グラム染色 抗酸菌染色変法	3日以上培養	核酸増幅法
結核菌	抗酸菌染色 蛍光染色 核酸増幅法	液体培地，小川培地	
非結核性抗酸菌症	抗酸菌染色 核酸増幅法	液体培地，小川培地	
ニューモシスチス・イロベチ	グロコット染色 ギムザ染色 トルイジンブルー染色 核酸増幅法	培養不可	
アスペルギルス属	KOH法	真菌選択培地	ガラクトマンナン，β Dグルカン
接合菌	銀染色		
単純ヘルペスウイルス	直接蛍光抗体法 細胞内封入体の検出	ウイルス培養	核酸増幅法
サイトメガロウイルス	シェルバイアル法 抗原検出法 核酸増幅法	ウイルス培養 （きわめて遅い）	BAL細胞診（封入体） アンチゲネミア法 ウイルス量測定
インフルエンザ A/B	直接蛍光抗体法 酵素免疫法 迅速抗原検出キット RT-PCR	ウイルス培養	
RSウイルス	酵素免疫法 核酸増幅法	ウイルス培養	ペア血清抗体価

〔O'Grady NP, Barie PS, Bartlett JG, et al：American College of Critical Care Medicine；Infectious Diseases Society of America. Guidelines for evaluation of new fever in critically ill adult patients：2008 update from the American College of Critical Care Medicine and the Infectious Diseases Society of America. Crit Care Med 36：1330-1349, 2008 より改変〕

の増殖抑制作用があることから，気管支に存在する喀痰を吸引して採取する場合には過剰なリドカイン散布を控える[9]．

特殊な検査を要する病原体を表IV-11-5[10]に示す．特定の病原体を疑っている場合，検査前に適切な検体採取方法を検討すること，および細菌検査室との情報共有が必要である．

また，医療者防護（バイオセーフティ）の観点から，検査室での検体処理の際に曝露する可能性のある病原体が疑われる場合には必ず検査室に連絡する．代表的な病原体としては，結核菌，非結核性抗酸菌，アスペルギルス，クリプトコックス，コクシエラ，輸入真菌症（コクシジオイデス，パラコクシジオイデス，ヒストプラズマなど）などがあげられる．

文献

1) Babic A, Loftin IR, Stanislaw S, et al：The impact of pre-analytical processing on staining quality for H&E, dual hapten, dual color in situ hybridization and fluorescent in situ hybridization assays. Methods 52：287-300, 2010
2) Eberhard DA, Giaccone G, Johnson BE：Non-Small-Cell Lung Cancer Working Group. Biomarkers of response to epidermal growth factor receptor inhibitors in Non-Small-Cell Lung Cancer Working Group：standardization for use in the clinical trial setting. J Clin Oncol 26：983-994, 2008
3) van der Heijden EH, Casal RF, Trisolini R, et al：World Association for Bronchology and Interventional Pulmonology, Task Force on Specimen Guidelines. Guideline for the acquisition and preparation of conventional and endobronchial ultrasound-guided transbronchial needle aspiration specimens for the diagnosis and molecular testing of patients with known or suspected lung cancer. Respiration 88：500-517, 2014
4) Lindeman NI, Cagle PT, Beasley MB, et al：Molecular testing

guideline for selection of lung cancer patients for EGFR and ALK tyrosine kinase inhibitors : guideline from the College of American Pathologists, International Association for the Study of Lung Cancer, and Association for Molecular Pathology. J Thorac Oncol 8 : 823-859, 2013

5) Srinivasan M, Sedmak D, Jewell S : Effect of fixatives and tissue processing on the content and integrity of nucleic acids. Am J Patho 161 : 1961-1971, 2002

6) Gillespie JW, Best CJ, Bichsel VE, et al : Evaluation of non-formalin tissue fixation for molecular profiling studies. Am J Patho 160 : 449-457, 2002

7) Sato M, Kojima M, Nagatsuma AK, et al : Optimal fixation for total preanalytic phase evaluation in pathology laboratories : a comprehensive study including immunohistochemistry, DNA, and mRNA assays. Pathol Int 64 : 209-216, 2014

8) Calles A, Liao X, Sholl LM, et al : Expression of PD-1 and Its Ligands, PD-L1 and PD-L2, in Smokers and Never Smokers with KRAS-Mutant Lung Cancer. J Thorac Oncol 10 : 1726-1735, 2015

9) Olsen KM, Peddicord TE, Campbell GD, et al : Antimicrobial effects of lidocaine in bronchoalveolar lavage fluid. J Antimicrob Chemother 45 : 217-219, 2000

10) O'Grady NP, Barie PS, Bartlett JG, et al : American College of Critical Care Medicine ; Infectious Diseases Society of America. Guidelines for evaluation of new fever in critically ill adult patients : 2008 update from the American College of Critical Care Medicine and the Infectious Diseases Society of America. Crit Care Med 36 : 1330-1349, 2008

〔石綿　司・滝口裕一〕

各種疾患の気管支鏡所見と診断

第 V 章

1. 喉頭・声帯の疾患 (laryngeal diseases)
    A 喉頭・声帯の腫瘍 (laryngeal tumors)
    B その他
2. 気管の腫瘍 (tracheal tumors)
3. 気管支・肺の良性腫瘍
4. 気管支・肺の悪性腫瘍
    A 肺癌 (lung cancer)
    B その他の悪性腫瘍
5. 結核と非結核性抗酸菌症 (tuberculosis, non-tuberculous mycobacteriosis)
    A 喉頭結核 (laryngeal tuberculosis)
    B 気管・気管支結核 (tracheo-bronchial tuberculosis)
    C 非結核性抗酸菌症 (non-tuberculous mycobacteriosis)
6. 細菌性肺炎 (bacterial pneumonia)
7. 肺真菌症 (pulmonary mycoses)
8. 気管支喘息 (bronchial asthma)
9. 好酸球性肺炎 (eosinophilic pneumonia)
10. 過敏性肺炎 (hypersensitive pneumonitis)
11. 間質性肺炎 (interstitial pneumonias)
12. 薬剤性肺障害 (drug-induced lung injury)
13. 膠原病 (connective tissue diseases)
14. 血管炎 (vasculitis)
15. サルコイドーシス (sarcoidosis)
16. Langerhans 細胞組織球症 (Langerhans cell histiocytosis)
17. アミロイドーシス (amyloidosis)
18. じん肺症 (pneumoconiosis)
19. 肺胞蛋白症 (pulmonary alveolar proteinosis)
20. リンパ脈管筋腫症 (lymphangioleiomyomatosis)
21. 気管支結石症 (broncholithiasis)
22. 原発性線毛機能不全症候群 (primary ciliary dyskinesia)
23. 気管・気管支骨軟骨形成症 (tracheobronchopathia osteochondroplastica)
24. 気管・気管支軟化症 (tracheobronchomalacia)
25. 気管支動脈瘤, 蔓状血管腫 (bronchial artery aneurysm, racemous hemangioma)
26. 気道熱傷 (inhalation injury)
27. 気道外傷 (airway injury)

第V章 各種疾患の気管支鏡所見と診断

1 喉頭・声帯の疾患 (laryngeal diseases)

A 喉頭・声帯の腫瘍 (laryngeal tumors)

> **要点**
> - 肺癌と喉頭癌の重複頻度が高いことが報告されており，飲酒・喫煙の多い患者ではハイリスク症例と認識し慎重な検索が望ましい．
> - 喀痰細胞診陽性の症例では，咽喉頭・声帯を含めた観察が必要である．
> - 癌の精査だけでなく，反回神経麻痺の有無も含めた声帯の観察を行う．

耳鼻科領域であるが，喉頭も気管支鏡が通過する器官であり，舌根部から気管に至る範囲の病変を見落とさないように注意する．嗄声を疑う症例では，声帯の動きを観察する．

喫煙者の気道の検査では，たばこ曝露による field cancerization（広域発癌）のため，気道全体への注意が必要である．頭頸部扁平上皮癌565例のうち14.5%がなんらかの重複癌を認めたという報告もあり，特に喉頭癌と肺癌の重複頻度が高いことが報告されている[1,2]．喀痰細胞診陽性が契機に発見される癌の17.2%が頭頸部扁平上皮癌であったことが報告されている[3]ため，喀痰細胞診陽性例において気管支鏡検査で癌の局在を診断する際には，気道だけでなく咽喉頭・声帯も含めた観察を行う．

1 喉頭の良性腫瘍

喉頭に発生する上皮性良性腫瘍には乳頭腫（papilloma）があり，非上皮性良性腫瘍には血管腫（hemangioma），神経鞘腫（schwannoma），脂肪腫（lipoma），平滑筋腫（leiomyoma），横紋筋腫（rhabdomyoma），軟骨腫（chondroma），顆粒細胞腫（granular cell tumor）などがある．喉頭の良性腫瘍の発生頻度は悪性腫瘍に比べると高くない．乳頭腫が最も頻度が高く，血管腫が次ぐ．前癌病変である白斑症と，再発性・多発性の強い喉頭気管乳頭腫症には特に慎重な対応が必要である．

a. 乳頭腫 (papilloma) (図V-1-1)

乳頭腫は発症時期から若年型と成人型に分けられる．声帯が好発部位である．幼小児にみられる喉頭乳頭腫は human papillomavirus (HPV) 6型および11型の関連が報告されており，喉頭内に多発する傾向がある．成人にみられる乳頭腫は単発性のものも多いが，手術で切除しても再発することが多く，成人型乳頭腫の扁平上皮癌への悪性転化率は3〜6%[4]とされているが，再発型の乳頭

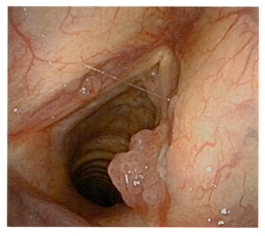

図V-1-1 乳頭腫
赤色点を伴う結節状隆起を認める．
〔横島一彦先生より提供〕

腫はさらに高頻度で悪性転化することが報告されている．内視鏡では特徴的なカリフラワー様の所見を示す．

b. 喉頭白板症（図V-1-2c）

白色光では白色調，NBIでは灰白色調を呈する隆起性病変として観察される．一側または両側の声帯ヒダ上に存在し，時に声門上部や声門下部に進展する．声帯に付着した気道分泌物と見誤ることがあるため注意が必要である．組織学的には扁平上皮の過形成変化であり，異型細胞の有無と異型の程度を評価する必要がある．臨床的には喉頭癌の前癌病変として取り扱われており，内視鏡的に上皮内癌との鑑別が困難な場合も少なくないが，声帯の可動性や異常血管の有無などが参考所見となる．

c. 神経鞘腫（neurinoma）

声門上に丸い腫瘤形成としてみられる．由来神経は不明なことが多い．

d. 血管腫（hemangioma）

発生部位は仮声帯，喉頭蓋，声帯，披裂部の順で単純性血管腫と海綿状血管腫が主である．発赤の強い透光性のある表面平滑な隆起性病変であり，癌でみられる異型血管を伴わないことから診断できる．血管腫が疑われる場合，大出血を来すこともあり生検はしない．

2 喉頭の悪性腫瘍

a. 喉頭癌（laryngeal cancer）

喉頭癌は喉頭の内面をおおう粘膜より発生する（図V-1-3）．頭頸部癌のうちで最も罹患率が高い．罹患率の男女比は15：1と男性に多く，発癌要因として喫煙，歯牙衛生，アルコール，vocal abuseの関与が指摘されている．90％が扁平上皮癌である．発生部位別に，声門上部，声門部，声門下部の3部位に分類される．頻度は声

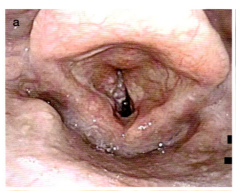
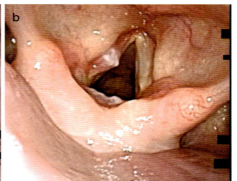
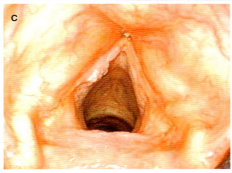

図V-1-2 声門癌と声門白板症
a：声門下への進展，後方で声門上へも進展を認める腫瘍を認める．左声帯の固定を認め内視鏡的にも声門癌と診断可能であった．b：声門癌．左声門に白色結節を認める．病理にて角化真珠を伴った扁平上皮癌を認めた．c：声門白板症．左声帯に表面やや不整な角化を伴う白斑病変あり．扁平上皮の軽度異型を認めたが明らかな悪性細胞は認めず，2年後の経過観察にて前連合へ進展し再生検にて高度異型のある細胞を認めた．
〔大阪国際がんセンター頭頸部外科音在信治先生，喜井正士先生，消化管内科松浦倫子先生，石原立先生の提供による〕

門癌(図V-1-2a, b)，声門上癌(図V-1-4)，声門下癌の順であり，声門下癌はまれである．声門腫瘍では嗄声が出現するため早期診断が比較的容易であるが，声門上癌や声門下癌は，症状が出にくく早期発見がより困難である．

b. 内視鏡検査所見と注意点

披裂喉頭蓋襞，および喉頭蓋の喉頭面・舌面(図V-1-4b)は意識して観察しないと病変を見落とす可能性があるため注意が必要である(図V-1-3)．喉頭は扁平上皮で被覆されているため，樹枝状血管網の途絶や消失，領域性のある粘膜の発赤や白色隆起，びらん，白苔・メラノーシスなどに注意することで，表在性の病変を拾い上げることができる．画像強調内視鏡(image enhanced endoscopy：IEE)であるNBI(narrow band imaging)やAFI(autofluorescence bronchoscopy)による粘膜変化の詳細な観察が，早期の喉頭癌発見に有用という報告もある(図V-1-4c～e)．

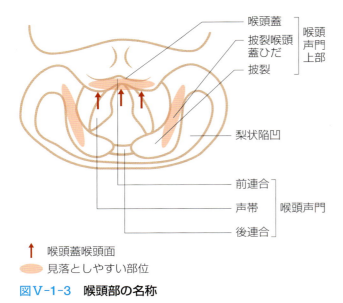

図V-1-3　喉頭部の名称

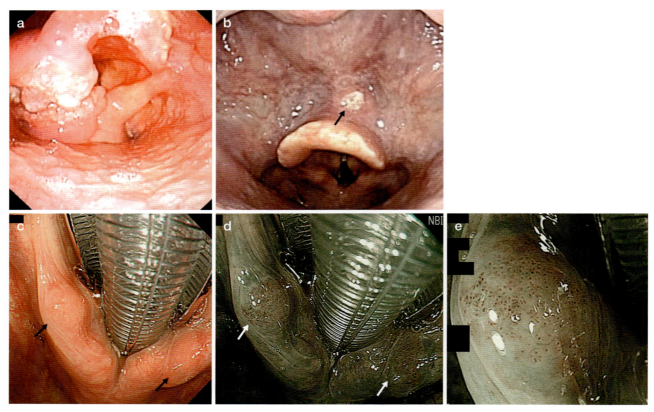

図V-1-4　声門上癌
a：左声門上を中心に喉頭蓋喉頭面，右声門上へも浸潤する腫瘍を認める．b：声門上癌放射線化学療法後の経過観察で喉頭蓋舌面右側に小結節病変を認める(→)．病理学的に扁平上皮癌と診断された．喉頭蓋舌面は，意識して観察しないと見落としやすい．c：白色光弱拡大で両側披裂に粘膜の軽度発赤を認める(→)．d：(cと同一症例)白色光で発赤を認めた部位はNBI弱拡大で境界明瞭なbrownish area(茶色域)として観察される．e：(cと同一症例)brownish area内に拡張した異型血管が観察できる．a，bは喉頭鏡写真，c，d，eは上部消化管内視鏡写真．

文献

1) 斉川雅久, 福田 諭, 永橋立望, 他：統計からみた頭頸部多重癌の実態. 頭頸部腫瘍 29：526-540, 2003
2) 津熊秀明, 井岡亜希子, 大島 明, 他：頭頸部癌の疫学と一次・二次予防―禁煙・節酒宣言に向けて―わが国における癌罹患動向と頭頸部癌大阪府癌登録より. 頭頸部癌 32：292-299, 2006
3) 田口明美, 柴光年, 沢田ひとみ, 他：肺癌検診喀痰細胞診で発見された頭頸部扁平上皮癌の検討. 日本臨床細胞学会雑誌 54：8-15, 2015
4) Hartley BE, Rowe-Jones J：Uvulectomy to prevent throat infections. J Laryngol Otol 108：65-66, 1994

（井上貴子・今村文生）

B その他

> **要点** 気管支鏡検査を行うにあたり，呼吸器内科医が知っておかなければならない喉頭疾患について解説する．

喉頭疾患の診断・治療は耳鼻咽喉科の領域ではあるが，気管支鏡を挿入するに当たって，呼吸器科医は十分な認識をもち，そのプライマリーケアを知っておかなければならない．本項では耳鼻科医が考えた"呼吸器科医が知っておくべき喉頭疾患"の内視鏡所見を示し，気管支鏡を施行するための注意点を解説する．以下に示す種々の喉頭疾患が確認された場合には，耳鼻咽喉科へのコンサルテーションを考慮すべきである．

図は座位で撮影した喉頭内視鏡写真であるが，呼吸器科医にとって見慣れた方向になるように写真を180°回転して掲載した．

1 声帯ポリープ/ポリープ様声帯

声帯ポリープやポリープ様声帯は，喉頭癌に比べると病歴の長い嗄声があることが多い．最終的には病理診断で鑑別するが，内視鏡所見で病変部の浮腫性腫脹に注目して診断することができる．図V-1-5は声帯ポリープ，図V-1-6はびまん性浮腫性腫脹を特徴とする両側のポリープ様声帯を示す．手術による音声改善が必要になることが多い．

2 喉頭肉芽腫

胃内容逆流や気管内挿管が誘因になって生じる非特異的肉芽腫は，他の疾患が生じにくい声帯突起部に生じ

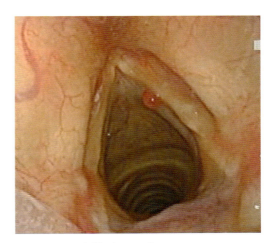

図V-1-5　声帯ポリープ

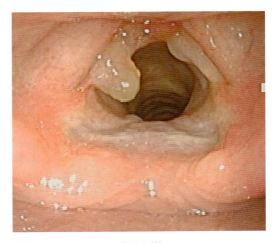

図V-1-6　ポリープ様声帯

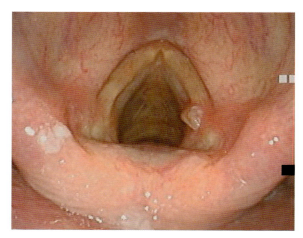

図V-1-7　喉頭肉芽腫

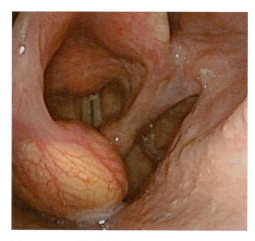

図V-1-8　喉頭蓋嚢胞

る．物理的刺激による増大が危惧されるので，内視鏡所見のみで診断することに意義がある．図V-1-7では右声帯突起部に肉芽腫を認める．

3 喉頭蓋嚢胞

嚢胞内容が透見でき，その色調から診断は容易である．図V-1-8では左披裂喉頭蓋襞に有茎性の腫瘤を認め，嚥下・発声により動揺する．病変が声門に及ばないため嗄声はない．

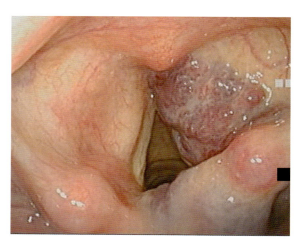

図V-1-9　血管奇形

4 血管奇形

まれな疾患であるが特徴的な視診所見から診断は容易である．図V-1-9では右仮声帯に病変を認める．無症状であることが多い．気管支鏡挿入に際して，損傷による出血を回避しなければいけない．

（横島一彦）

第V章 各種疾患の気管支鏡所見と診断

2 気管の腫瘍 (tracheal tumors)

> **要点** 気管の腫瘍はまれな疾患であるが，呼吸困難，咳嗽，喘鳴，血痰などの症状を呈することが多く，気管支喘息と誤診される場合も少なくない．気管支鏡検査やCTにより腫瘍の組織型，局在，進展範囲を把握し，速やかに治療を開始しなければならない．

1 はじめに

　気管の腫瘍はまれな疾患であり，呼吸器悪性腫瘍の0.2％，気道腫瘍の2％を占めるに過ぎない．気管腫瘍には原発性腫瘍と続発性腫瘍があり，原発性腫瘍は良性と悪性に分けられる．続発性腫瘍は甲状腺癌や食道癌などの周囲臓器が気管に浸潤した浸潤性腫瘍と，乳癌や腎癌などが気管に転移した転移性腫瘍に分けられる．気管腫瘍に起因する症状として呼吸困難の他，咳嗽，喘鳴，血痰などがある．特に扁平上皮癌は上皮主体病変であるため，比較的早期から血痰がみられる．狭窄が気管内腔の70％を超えるようになると急速に呼吸困難が顕著となる．発育の遅い腫瘍では喘鳴を主訴とするものが多く，気管支喘息と誤診され長期間にわたって保存的治療を受けているものも少なくない．気管腫瘍の画像診断としては，胸部X線，CT（MPR，3D-CT），気管支鏡検査が必須である．これらの所見から腫瘍の主体（上皮，上皮下，壁内，壁外），位置，大きさ，形状，周囲臓器との関係，狭窄の程度，腫瘍末梢気道の状態などを評価する．

2 良性腫瘍

a. 気管支鏡検査所見と臨床像

　気管良性腫瘍は一部の例外（乳頭腫，線維腫など）を除き，表面が気管支上皮に被覆されている．このため，表面平滑で光沢を有し，黄白色調の上皮下腫瘍であることが多く，気管支鏡所見だけでどの良性腫瘍であるのかを鑑別することは困難である．

1）乳頭腫（図Ⅴ-2-1）

　大半がヒト乳頭腫ウイルス感染に深く関与する疾患

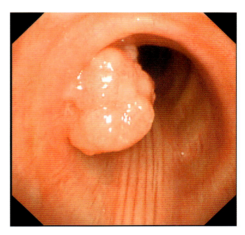

図Ⅴ-2-1　乳頭腫

で，幼児や若年者に多くみられる多発性乳頭腫と，中年期以降に発生する孤立性乳頭腫に分けられる．増生する上皮成分の違いにより，扁平上皮性乳頭腫，腺上皮性乳頭腫とその混合型の3型に分類され，扁平上皮性乳頭腫はさらに外向性と内反性に分けられる．孤立性乳頭腫は，扁平上皮性が多い．扁平上皮性乳頭腫では，扁平上皮成分にさまざまな程度の異型性を認めることがあり，さらに癌化を伴うことがある．気管支鏡所見はポリープ状や結節状の腫瘤で，表面は平滑または微細顆粒状を呈す．淡紅色のものが多く，赤色点もしばしばみられる．中心型早期扁平上皮癌との鑑別が重要である．

2）平滑筋腫（図Ⅴ-2-2）

　気道に存在する平滑筋組織を母地として発生する腫瘍である．発生年齢は幅広いが中年層に多く，性差は認められない．気管支鏡所見は，表面平滑で上皮で覆われており，上皮下血管の拡張・増生が認められる．また球状を呈し，白色調で光沢がある．

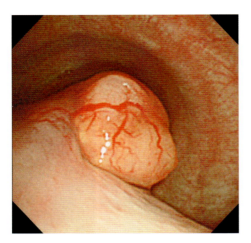

図V-2-2　平滑筋腫

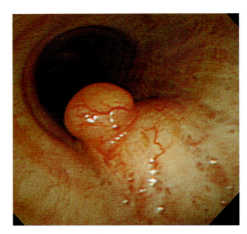

図V-2-3　脂肪腫

3）脂肪腫（図V-2-3）

　脂肪腫は，気管支上皮下脂肪織から発生して気管支内腔へ発育する気管支型脂肪腫と胸膜直下脂肪織から発生して肺実質内へ発育する胸膜下型脂肪腫に大別される．発生頻度は気管支型脂肪腫のほうが高い．CT，MRIにより脂肪腫の質的診断と局在の確認が可能である．気管支鏡所見は，正常な粘膜に被覆された黄白色の軟らかい有茎性腫瘤として認められることが多い．

4）顆粒細胞腫（図V-2-4）

　全身の臓器に発生しうる比較的まれな間葉系腫瘍で，気道を原発とするものは6～8％を占める．発症年齢は幅広く，性差は認められない．発生部位は亜区域支までの中枢気管支が大多数を占める．PAS染色陽性の顆粒が細胞質に多数認められることが組織学的特徴である．またS-100蛋白の抗体が高率に陽性となることから，Schwann細胞由来と考えられている．気管支鏡では，白色～黄白色の表面顆粒状腫瘍として認められる．顆粒細胞腫は基本的には良性腫瘍であるが，悪性例や遠隔転移例の報告がある．また本症と悪性腫瘍の合併が多いという報告もある．

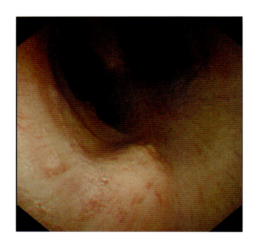

図V-2-4　顆粒細胞腫

5）軟骨腫（図V-2-5）

　気管軟骨由来の腫瘍が内腔に向かって発育するもので，骨化を伴うことがある．40歳以上の男性に多い．軟骨性過誤腫とは気管軟骨と連続性を有し，脂肪などの軟骨以外の構成成分をもたないことから鑑別される．気管支鏡では上皮下血管の拡張・増生を伴う結節性隆起性変化として確認され，非常に硬く生検が困難である．

6）その他

　その他気管良性腫瘍には，過誤腫（図V-2-6），多型腺腫（図V-2-7），神経鞘腫，血管腫（図V-2-8）などが

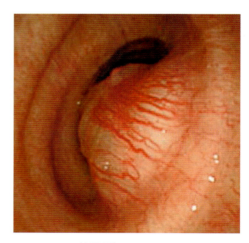

図V-2-5　軟骨腫

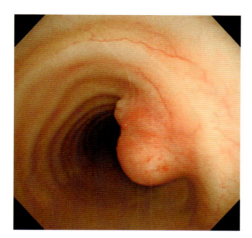

図V-2-6　過誤腫
表面平滑で分葉状の隆起性病変.

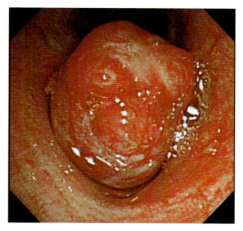

図V-2-7　多型腺腫
発赤を伴うポリープ状の隆起性病変により，気道狭窄を呈している.

あるが，いずれも発生頻度は低い.

3 悪性腫瘍

最も頻度が高いのは扁平上皮癌と腺様嚢胞癌である．他に粘表皮癌やカルチノイドなどがある.

a. 気管支鏡検査所見と臨床像

1）扁平上皮癌

気管支上皮に発生し，上皮を置換しつつ気管支に沿って進展する傾向がある．中心型早期扁平上皮癌には，平坦型，結節型，早期ポリープ型の3種の基本型があり，上皮の微細顆粒状変化，粗糙，光沢の消失，赤色点などの気管支鏡所見を呈す．非早期扁平上皮癌は結節状・ポリープ状腫瘤を形成し，凹凸不整，壊死，血管新生を伴うことが多い.

2）腺様嚢胞癌（図V-2-9）

気管・気管支腺由来の悪性腫瘍で，粘表皮癌とともに唾液腺型腫瘍に分類される．発生頻度の性差はなく，好発年齢は40〜50歳代で，喫煙との関連は明らかでない．発育は緩徐であるが隣接組織への浸潤性が著しい．組織型は，小型の円形細胞が胞巣を形成しながら増殖し，多数の腺腔形成を伴う櫛状型を呈するものが典型的である．管腔型や充実型もあり，充実型が最も未分化で進行も早く転移を起こしやすい．上皮下を長軸方向に連続性に進展することが多い．気管支鏡所見は，正常気管上皮に覆われるなだらかなポリープ状または広基性の結節状腫瘤として観察される.

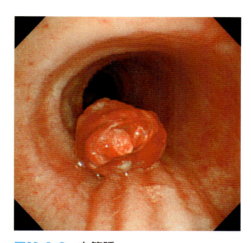

図V-2-8　血管腫
発赤を伴うポリープ状の不整形の隆起性病変

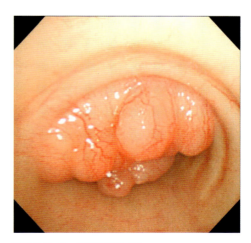

図V-2-9　腺様嚢胞癌

3）粘表皮癌

　気管・気管支腺に由来し，粘液産生細胞，扁平上皮細胞，それらの中間細胞から構成される唾液腺型の腫瘍である．明らかな性差は認めない．若年発症例が多い．喫煙との関連は少ない．一般に低悪性度とされるが，なかには細胞異型や核分裂像，壊死巣を有する高悪性度例が存在する．気管支鏡では，表面滑沢な黄色～黄白色の硬い気管支内腔に向かってポリープ状に発育する上皮下主体の腫瘍として観察される．高悪性度粘表皮癌では気管壁を越えて周囲組織に浸潤することもある．

4）カルチノイド（図V-2-10）

　気管支上皮の神経内分泌細胞（Kultschitzky cell）由来とされ，神経内分泌腫瘍に分類される低～中等度悪性腫瘍である．核分裂像の数により定型カルチノイドと異型カルチノイドに分けられる．気管支鏡では内腔に，上皮下血管の拡張・増生を伴う表面平滑な光沢のある，やや赤色または黄色の結節状もしくはポリープ状腫瘤として認められる．

5）その他

　気管周囲臓器発生の気管浸潤としては，甲状腺癌，食道癌，喉頭癌，肺癌がある．遠隔臓器発生悪性腫瘍の気管転移としては，腎癌，乳癌，大腸癌，悪性黒色腫，胃癌の頻度が高い．

（棚橋雅幸）

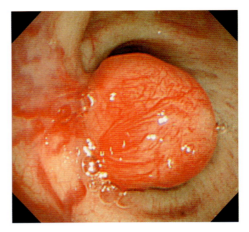

図V-2-10　カルチノイド

第V章 各種疾患の気管支鏡所見と診断

3 気管支・肺の良性腫瘍

> **要点** 気管気管支に発生する良性腫瘍に遭遇することはまれであるが，それぞれの疾患の特徴を知り，鑑別と適切な対応を行う．

1 はじめに

　気管気管支に発生する良性腫瘍は，まれで，多くは緩徐に増大するため，喘息やCOPDと診断されて経過観察されていることが多い[1]．腫瘍の組織型としては，過誤腫，脂肪腫，平滑筋腫，神経鞘腫，乳頭腫，線維腫，顆粒細胞腫，粘液腺腺腫，軟骨腫などがある．

2 気管支鏡検査所見と臨床像

　気管支鏡の所見は，腫瘍の起源により異なる．上皮由来であれば，上皮に不整を伴うなどの所見がみられ，一方，上皮下や壁外由来であれば，正常上皮で被覆された隆起性病変として観察される．気管支鏡所見で，腫瘍の組織診断を推定するのは必ずしも容易ではないが，できるだけ注意深く観察し，診断に努めるべきである．全体の形状，表面の性状，色調，血管増生の程度，呼気吸気での可動性といった視覚情報の他，鉗子で押したときの硬さも手がかりになることがある．

a. 過誤腫（図V-3-1, 2）

　気管支壁の間葉成分から発生するとされ[2]，気管気管支良性腫瘍の約7割を占めるとする報告がある[3]．60歳代に最も多くみられ，喫煙や炎症との関連が示唆されている．腫瘍は，上皮に被覆され，軟骨，骨，脂肪，平滑筋などの混合より成る．この中で軟骨成分が最も多く，気管支に発生するものは肺実質に発生するものよりも脂肪成分が多いとされている．気管支鏡所見は，黄色調で表面平滑なポリープ状を呈するのが典型的とされるが，白色調を呈したり，多分葉状あるいは多角形を呈することもある．

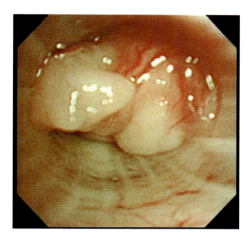

図V-3-1　過誤腫
右中葉気管支を閉塞する多結節状・ポリープ状の隆起性病変．上皮の光沢あり，周囲に血管増生を伴う．

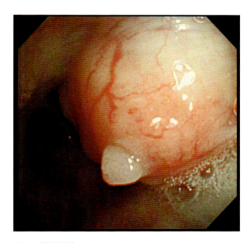

図V-3-2　過誤腫
右下葉気管支より中間気管支幹に突出する腫瘤．表面は平滑で，軽度血管増生あり．一部に結節様変化あり．

b. 脂肪腫（図V-3-3）

ほとんどの場合，粘膜下より発生する．50～60歳代に多く発生し，男性に多いとされる．喫煙と肥満がリスク因子と考えられている．気管に発生することはきわめてまれで，主気管支，上葉気管支，下葉気管支と分けた場合，上葉気管支の発生が若干多い．組織学的には，成熟した脂肪と血管から成り，表面の線維成分を正常上皮あるいは時に扁平上皮化生が覆っている[4]．気管支鏡では，柔らかく，黄色，白色あるいは灰色を呈する腫瘍として観察される．比較的強固な被膜のために，生検による診断が困難なことがある．

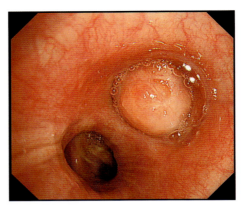

図V-3-3　脂肪腫
左上葉気管支を閉塞するポリープ状病変．表面は平滑で，表面に軽度の血管増生を認める．

c. 平滑筋腫（図V-3-4）

気管気管支の平滑筋に由来するという説の他，瘢痕性線維化とする説もある．30～40歳代に多く，性差はない．組織学的には，紡錘形細胞が束状，交錯状あるいは渦巻き状に配列する．女性においては，転移性子宮平滑筋腫あるいは平滑筋肉腫との鑑別が重要であり，子宮筋腫の既往の有無や生検組織を用いた免疫染色などが必要である．平滑筋のマーカーであるα-SMAとカルデスモン，筋原性のマーカーであるデスミンやHHF35に加えて，細胞増殖能を反映するKi-67，また，子宮筋腫で陽性になることの多いエストロゲンレセプターとプロゲステロンレセプターなどが鑑別に有用である．気管支鏡では正常上皮に覆われた広基性の隆起性病変あるいはポリープとして観察される．灰白色あるいは黄色を呈する．近年では，肺癌の精査中に小型の病変が発見されることもある[5]．

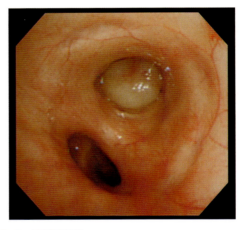

図V-3-4　平滑筋腫
左上葉気管支を閉塞する，白色調のポリープ状病変．表面は平滑で，血管増生は軽度．

d. 乳頭腫（図V-3-5）

乳頭腫は，上皮組織より発生する良性病変で，病理学的には，扁平上皮乳頭腫，腺上皮乳頭腫，扁平上皮腺上皮混合型乳頭腫の3つに分類される[5]．扁平上皮乳頭腫は，成人に発生する孤立性乳頭腫(solitary squamous papilloma)と主に若年にみられる再発性呼吸器乳頭腫(recurrent respiratory squamous papilloma)がある．いずれも，ヒトパピローマウイルス6型あるいは11型への感染が発症に関連するとされている．孤立性乳頭腫は，男性，喫煙者に多く，年齢の中央値は54歳との報告がある[6]．喫煙，40歳以上，ヒトパピローマウイルス16型，18型，31/33/35型への感染が，扁平上皮癌に移行する悪性化の危険因子とされている．気管支鏡所見は，内腔に突出する黄色の腫瘤で，もろく，潰瘍を伴うこともある[2]．気管支鏡的治療でも多くは治癒するが，

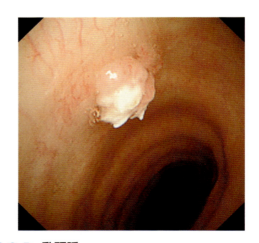

図V-3-5　乳頭腫
表面不整，白色の色調変化を伴う隆起性病変を認める．

治療後に20％に局所再発を認めるという報告があるので治療および経過観察には注意を要する[5]．腺上皮乳頭腫と扁平上皮腺上皮混合型乳頭腫は非常にまれである．

e. 気管支線維上皮性ポリープ（図V-3-6）

気道に発生する線維上皮性ポリープはまれで，これまで20例ほどの症例報告を数えるのみである．患者の年齢は，30〜77歳（平均48歳）で，男性にやや多い．正常気道上皮に覆われた膠原線維の増生した間質より成る．気管支鏡所見では，硬く，白色で光沢を伴い，時にカリフラワー状を呈する[2,7]．予後は良好とされる．

f. 神経原性腫瘍（図V-3-7）

気管気管支にみられる神経原性腫瘍は，神経線維腫あるいは神経鞘腫である[2]．この場合の神経線維腫では，神経線維腫症のため多発するのに対し，神経鞘腫は散発性である．神経に発生した腫瘍が気管支内に発育するもので，組織学的には，神経鞘腫では紡錘形細胞が交錯するように配列し核の柵状配列を認める．神経線維腫では線維性成分と紡錘形細胞が混在する．いずれも正常粘膜を伴う．免疫染色ではS100蛋白が陽性となる．気管支鏡では黄色の広基性の隆起性病変を呈するが，神経鞘腫では不規則な形状を呈することもある．多くは気管支鏡によるインターベンションで根治するが局所再発の報告もある[8]．

3 治療

内視鏡的なインターベンションがまず行われる．多くは軟性気管支鏡で施行可能であるが，手技が30分以上にわたると考えられる場合は，全身麻酔管理で硬性鏡下に施行することも考慮すべきである．インターベンションには，腫瘍の形状や位置によって，高周波スネア，YAGレーザーなどから適切と考えられる方法を選択する．手技の詳細は別項に譲る〔第VI章4「高周波治療，アルゴンプラズマ凝固法」参照（→294頁），第VI章7「レーザー治療」参照（→306頁）〕．

外科治療の適応条件は，①悪性の可能性が排除できない，②腫瘍による気道閉塞のために気管支拡張や器質化肺炎が生じている，③気管支壁への腫瘍浸潤，④腫瘍の閉塞より末梢に気道が残っているなどである．可能であれば肺実質を温存する術式を選択することが望ましい．

文献
1) Stevic R, Milekovic B：Tracheobronchial tumors. J Thorac Dis 8：3401-3413, 2016
2) Agarwal A, Agrawal A, Alagusundarmoorthy SS, et al：Benign endobronchial neoplasm：A review. J Pulm Respir Med 5：275-11, 2015
3) Wilson RW, Kirejczyk W：Pathological and radiological correlation of endobronchial neoplasms：Part I, benign tumors. Ann Diagn Pathol 1：31-46, 1997
4) Fujino S, Matsuda T, Asada Y, et al：Benign endobronchial lipoma：a case report and review of literature. J Bronchol 3：199-202, 1996
5) Travis WD, Brambilla E, Burke AP, et al：WHO classification of tumours of the lung, pleura, thymus and heart. WHO press. Geneva, pp106-109, 2015
   冨地信和，守義明，平野春人，他：気管支型平滑筋腫―14例の臨床病理および組織化学的検討．肺癌 52：1-9, 2012
6) Tryfon S, Dramba V, Zoglopitis F, et al：Solitary papillomas of the lower airways. Epidemiological, clinical, and therapeutic data during a 22-year period and review of the literature. J Thorac Oncol 7：643-648, 2012
7) 徳永俊照，久能英法，石田大輔，他：ND：YAGレーザーにて切除した気管線維上皮ポリープの一例．日呼外会誌 29：51-55, 2015
8) Jung YY, Hong ME, Han J, et al：Bronchial schwannomas：clinicopathologic analysis of 7cases. Kor J Pathol 47：326-331, 2013

（桜田　晃）

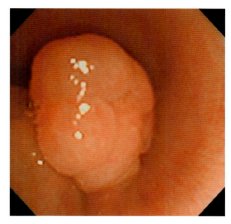

図V-3-6　線維上皮性ポリープ
左主気管支にポリープ状の隆起性変化を認める．表面はカリフラワー状を呈し，血管増生は目立たない．

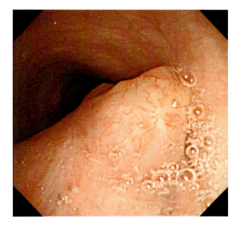

図V-3-7　神経鞘腫
気管膜様部に二峰性の隆起性病変を認める．上皮は正常で，一部やや白色調．表面に軽度の血管増生を認める．

第V章 各種疾患の気管支鏡所見と診断

4 気管支・肺の悪性腫瘍

A 肺癌(lung cancer)

1 扁平上皮癌(早期・進行癌)

要点
- 扁平上皮癌では,中心型肺癌の代表的な組織型とされるが,1/3は末梢型である.
- 中心型では気管支鏡で直接所見を観察することが可能で,ポリープ型,表層浸潤型,結節型などに分類される.
- 早期扁平上皮癌では,平坦型,結節型,早期ポリープ型に分類される.

　扁平上皮癌は,角化または細胞間橋を伴う悪性上皮腫瘍あるいは形態学的には未分化であるが免疫組織化学的に扁平上皮癌マーカーに陽性を示す非小細胞癌であると定義されている.以前は,治療方針の決定には小細胞癌か非小細胞癌であるかが重要であった.しかし近年では扁平上皮癌は腺癌との判別が重要となってきた.肺癌では,区域気管支までに発生した中心型肺癌と区域支より末梢に発生する末梢型に分類される.扁平上皮癌は,中心型肺癌の代表的な組織型とされてきたが,主気管支から末梢までに発生する.2/3が中枢型,残り1/3が末梢型とされているが,末梢型の頻度が高くなってきている.角化型と非角化型があるが,角化がある場合には,組織診断は容易である.非角化型では組織型診断が困難なことがあり,特に生検材料などでは,p40/TTF-1染色と粘液染色を行うことが望ましい.まれな亜型として類基底細胞型扁平上皮癌(basaloid squamous cell carcinoma)がある.純型では,小型細胞が小葉状に増殖し,胞巣周辺で核の柵状配列を示す低分化な悪性上皮性腫瘍である.明らかな角化を欠くが,免疫組織化学では扁平上皮癌マーカーが陽性となる.角化あるいは非角化型扁平上皮癌の成分を伴うことがあるが,類基底細胞成分が50％を超えるものは類基底細胞型扁平上皮癌と分類される.肺癌学会組織分類は,2003年に刊行された肺癌取扱い規約第6版からWHO分類に準拠するようになり,第8版肺癌学会取扱い規約では,WHO第4版に準拠した.第8版肺癌学会取扱い規約では,旧分類の扁平上皮癌の亜型にあった乳頭型,淡明細胞癌,小細胞型は臨床的な意義がないため削除された[1].

a. 気管支鏡検査所見

1) 早期癌および進行癌の気管支鏡検査所見

　扁平上皮癌では,腫瘍は腺癌と比べると増殖速度が速く,外へ向かって浸潤性に増殖するため腫瘍の壊死傾向が強いとされる.そのため気管支鏡所見では,腫瘍表面の壊死傾向がみられる.早期癌と進行癌では,以下のような特徴がみられる.

2) 早期癌

　内視鏡所見では,以下のような6つの所見がみられることがある.

　①病巣の表層の変化として不整,細顆粒状,波打ち状など,②壊死・白苔,③出血,④血管増生・怒張,⑤皺襞の異常,⑥軟骨輪の不明瞭化,などがみられる.

3) 進行癌

　中心型では,直接的な所見を観察できることがほとんどであるが,末梢型では困難である.末梢型では,リンパ節転移を伴う症例や進行した症例で間接的な所見を観察できることがある.主な所見は以下に示すような所見である.

　①凹凸不整,②血管の怒張,③壊死・白苔,④潰瘍,⑤発赤,⑥出血,⑦狭窄,⑧閉塞,⑨粘膜壁の肥厚・消失,⑩腫脹(浮腫),⑪軟骨輪の不明瞭化,⑫分岐の開

大・鈍化.

b. 臨床像

1) 早期扁平上皮癌

日本肺癌学会気管支鏡所見組織委員会での検討により，内視鏡的早期肺癌の診断基準は，表V-4-1に示すように基準Aと基準Bを満たすことと定義された．内視鏡的早期肺癌は，図V-4-1に示すように内視鏡的所見で①平坦型，②結節型，③早期ポリープ型の3型に分類される．代表的な内視鏡所見を図V-4-2に示す．内視鏡的早期肺癌では，早期ポリープ型が最も少ない．内視鏡的早期肺癌では，画像上異常は認められず喀痰細胞診や血痰で発見され気管支鏡を行って診断されることが多い．内視鏡的早期肺癌では，低侵襲な治療である光線力学的治療(photodynamic therapy：PDT)が有効である[2]．図V-4-3に内視鏡的早期肺癌の平坦型を示す症例の生検像を示す．本症例に対してPDTを行い，完全奏効(complete response：CR)となっている．

2) 進行扁平上皮癌

腫瘍増殖形態から図V-4-4に示すように，肺癌取扱い規約第8版ではA．粘膜型，B．粘膜下型，C．壁外型に分類されている．粘膜型は，上皮層および上皮下層を破壊して増殖する．粘膜下型は粘膜下に浸潤増殖し，壁外型は壁外に進展するタイプである．粘膜型では表層浸潤型，結節隆起型，ポリープ型に分類され，中心型(肺門型)扁平上皮癌として観察されることが多い．扁平上皮癌では，壊死を伴って白色調を呈することがあるが，診断のための生検を行うときには壊死部を避けたほうがよい．各型に分類される代表的な症例を図V-4-5に示した．なお，2018年に日本呼吸器内視鏡学会と日本肺癌学会合同で，気管支鏡所見分類が改訂された〔第Ⅳ章1「新気管支鏡所見分類の意義」参照(→100頁)，第Ⅳ章2「気管支鏡における病的所見，所見のとらえ方」参照(→102頁)〕．改訂気管支鏡所見分類では，従来用いていた「粘膜」，「粘膜下」という気管支壁の層別用語を止め，上皮，上皮下，壁内，壁外という用語を用いることとなった．肺癌取扱い規約第8版における粘膜型は上皮型，粘膜下型はその病変の主座となる層によって上皮下型もしくは壁内型と表現することになった．

図V-4-6には，末梢型扁平上皮癌の1例を示した．末梢型扁平上皮癌では，内部の血流が低下し，壊死を伴っている．内部の壊死物質が排出されると内部に空洞を形成する．

3) 扁平上皮癌の細胞所見

扁平上皮癌では，扁平上皮への成熟段階を示しながら増殖する．高分化型扁平上皮癌では角化と細胞間橋がみられる，一方で低分化な扁平上皮癌では扁平上皮への分化を示す所見が弱くなるが，病巣のどこかに角化などの扁平上皮癌の特徴がみられる．扁平上皮癌の特徴的所見は以下のようなものである．

①細胞結合は疎で，散在性，②細胞質に角化傾向，③核は中心性，④クロマチンは，粗顆粒状，増量，⑤核縁は粗剛，⑥核小体は不明瞭，⑦背景に壊死細胞．

表V-4-1 内視鏡的早期肺癌の診断基準

基準A：臨床的基準
(1) 胸部X線写真(CT像を含む)が正常像であること．
(2) 病期診断に用いられる画像検査(CT，FDG-PET，脳MRI，骨シンチグラフィ，腹部超音波など)によりリンパ節および遠隔転移がないこと．

基準B：内視鏡的基準
(1) 気管から亜区域支までに限局する．
(2) 病巣の末梢辺縁が，内視鏡的に可視できること．
(3) 病巣の長径が2 cm以下であること．
(4) 組織学的に扁平上皮癌であること．

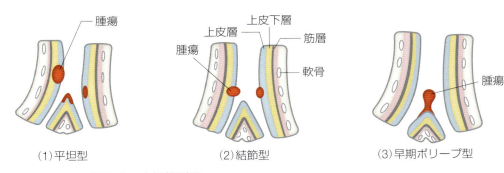

(1) 平坦型　　(2) 結節型　　(3) 早期ポリープ型

図V-4-1　早期肺癌の内視鏡所見

第Ⅴ章　各種疾患の気管支鏡所見と診断

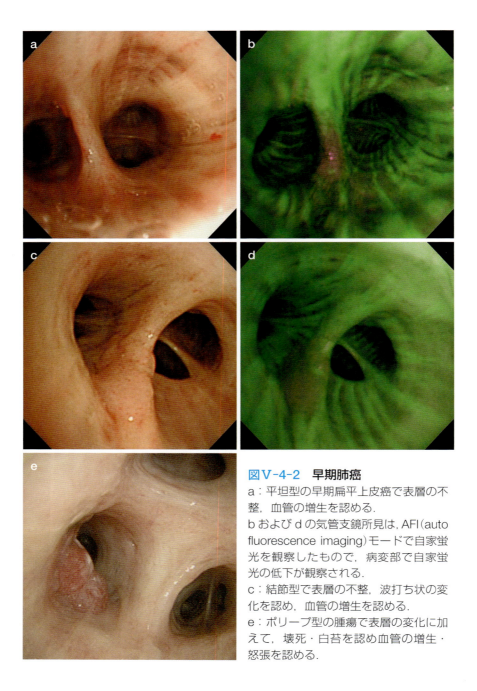

図Ⅴ-4-2　早期肺癌
a：平坦型の早期扁平上皮癌で表層の不整，血管の増生を認める．
bおよびdの気管支鏡所見は，AFI（auto fluorescence imaging）モードで自家蛍光を観察したもので，病変部で自家蛍光の低下が観察される．
c：結節型で表層の不整，波打ち状の変化を認め，血管の増生を認める．
e：ポリープ型の腫瘍で表層の変化に加えて，壊死・白苔を認め血管の増生・怒張を認める．

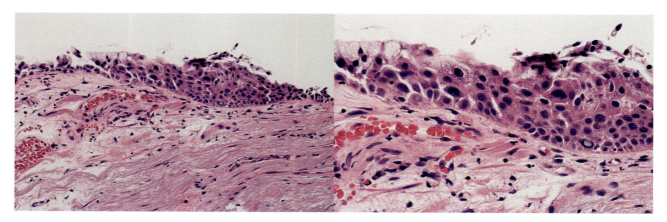

図Ⅴ-4-3　平坦型早期扁平上皮癌の生検組織像
上皮内に扁平上皮への分化を示す異型細胞が極性の消失を伴い増殖している．

気管支・肺の悪性腫瘍

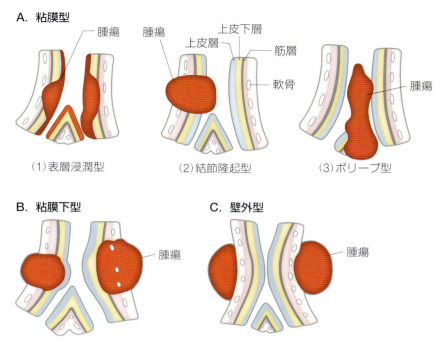

図V-4-4　非早期肺癌の内視鏡所見

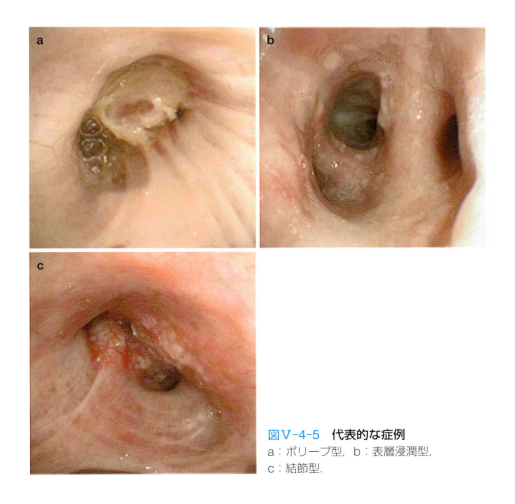

図V-4-5　代表的な症例
a：ポリープ型，b：表層浸潤型，
c：結節型．

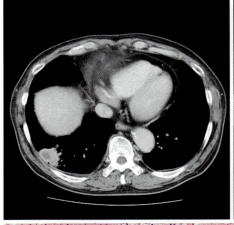
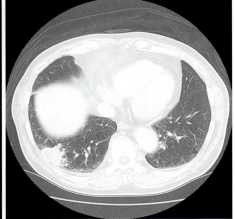
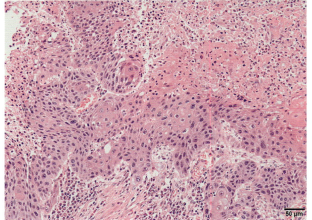

図V-4-6　末梢型扁平上皮癌
内部の血流が低下し壊死になっている．
組織診では，角化傾向の明瞭な高分化型扁平上皮癌の像である．

文献

1) 日本肺癌学会（編）：肺癌学会取扱い規約，第8版．金原出版，2017
2) Usuda J, Tsutsui H, Honda H, et al：Photodynamic therapy for lung cancers based on novel photodynamic diagnosis using talaporfin sodium（NPe6）and autofluorescence bronchoscopy. Lung Cancer 58：317-323, 2007

（大平達夫）

2 腺癌

要点

ほとんどが末梢発生で，経気管支鏡肺生検（TBLB）による病理診断や擦過・洗浄による細胞診断が行われる．気管支鏡検査で腺癌自体を直接観察することはまれだが，進行すれば気管支壁の発赤や浮腫状変化，尖形狭窄・閉塞など間接的な所見を認める．腺癌細胞は，小型で類円形，細胞質はライトグリーンに好染する．核は偏在性で，核クロマチンは細顆粒状に増量する．末梢発生腺癌の病理像は，肺胞を置換する置換型腺癌が多く，中枢発生では腺管形成の著明な腺房型腺癌が多いとされる．TTF-1が肺原発腺癌の診断に有用である．

a. 気管支鏡検査の適応と手技

腺癌のほとんどが末梢発生であり，気管支鏡検査で直接原発巣を観察して生検することは非常にまれである．

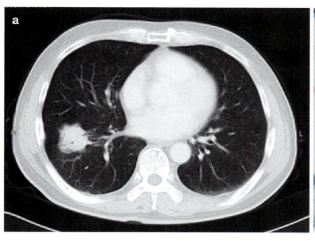
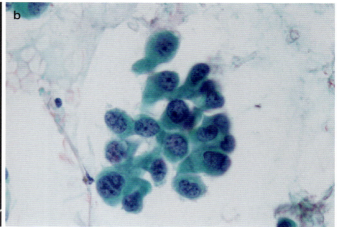

図V-4-7　胸部CT画像と気管支擦過細胞像
a：胸部CTでは右S^9にspiculaを伴う類円形腫瘤を認め,肺腺癌を疑った.b：気管支擦過細胞診像(Papanicolaou染色)では,乳頭状配列のN/C比の高い大型の細胞集団を認め,細胞質はライトグリーンに好染し,核は偏在化し切れ込みも認める.核クロマチンは細顆粒状に増量し,核小体も明瞭に認める.腺癌の細胞所見である.

末梢の肺癌組織診断にはX線透視下で施行される経気管支肺生検(transbronchial lung biopsy：TBLB)が必要で,X線透視下で視認できる腫瘍が気管支鏡検査の適応になる.TBLBのほかにブラシ擦過細胞診,洗浄細胞診も施行される.気管支を圧排して発育する腫瘍にはキュレット擦過細胞診や針吸引細胞診も追加される.

近年CTの発展により末梢の小型腺癌が多く発見される.TBLBの感度は2 cm未満の末梢病変で34%と低く[1],CT画像ですりガラス陰影(ground glass opacity：GGO)を呈する微小な末梢肺癌はX線透視下で視認できないため,TBLBで確定診断を得ることは非常に困難である.この問題を解決するために,目標病巣の末梢気管支までの仮想気管支鏡画像を作成し,気管支鏡のナビゲータとして利用するvirtual bronchoscopic navigation (VBN)が普及しつつある〔第Ⅳ章8「仮想気管支鏡ナビゲーション(virtual bronchoscopic navigation：VBN)・電磁ナビゲーション(electromagnetic navigation：EMN)」参照(→145頁)〕[2].VBNは,X線透視下検査,CTガイド下極細径気管支鏡検査,ガイドシース併用ラジアル走査式気管支腔内超音波検査などに応用され,末梢小型肺癌の診断率向上に有用な方法である.これらの気管支鏡下診断方法で診断がつかない場合には,CTガイド下肺生検を行う場合もある.

気管支鏡検査やCTガイド下生検で確定診断が得られずCT画像上悪性を疑う場合には,最終的に胸腔鏡下の肺部分切除により術中迅速診断を行って確定診断をつけることが多い.

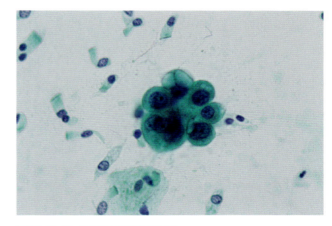

図V-4-8　気管支洗浄細胞像
気管支洗浄細胞診における腺癌細胞像(Papanicolaou染色).NC比の高い乳頭状の細胞集団で,細胞質に空胞を認める.核クロマチンは細顆粒状に増量し,明瞭な核小体を認める.周囲の円柱上皮と比較すると細胞が大型であることがわかる.

b. 気管支鏡検査所見

高分化腺癌のPapanicolaou染色による特徴的な細胞所見は,小型の円形または類円形のライトグリーンに好染する細胞で,核は偏在性を示し,核クロマチンは細顆粒状に増量を示す[3,4].

代表的な末梢発生腺癌の気管支擦過細胞像と洗浄細胞像を図V-4-7,8に示す.CT画像上GGOを示す肺胞を置換する早期の高分化腺癌の場合は,個々の細胞は小型で異型性に乏しく,不整形細胞の出現は少ない(図V-4-9).

高分化腺癌の腫瘍細胞は,末梢気道上皮細胞である

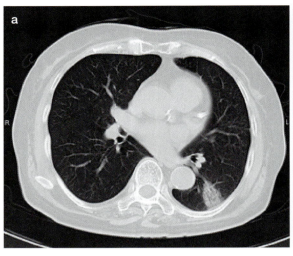
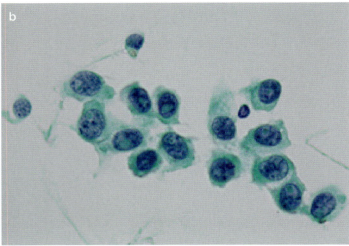

図Ⅴ-4-9　胸部CT画像と気管支擦過細胞診像
a：胸部CTでは左S¹⁰にGGO陰影を認め，早期の肺腺癌を疑った．b：気管支擦過細胞診像（Papanicolaou染色）では，軽度核腫大した腺系細胞が平面的集団で観察される．核クロマチンは細顆粒状に増量し，一部に核内封入体や核の切れ込みを認める．異型度は低いが，早期の高分化腺癌を示唆する像である．

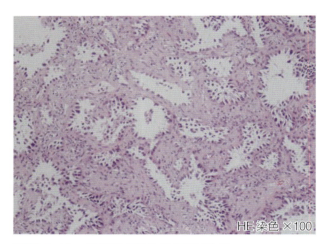

図Ⅴ-4-10　経気管支肺生検（TBLB）像
末梢の高分化型腺癌（微少浸潤癌）．異型細胞が肺胞壁に沿って増殖し，間質の線維化も認める．

Clara細胞やⅡ型上皮細胞への分化が認められる．腺癌のWHO分類第4版では，前浸潤性病変，微少浸潤性腺癌，浸潤性腺癌，特殊型腺癌に大きく改定された[5]．CT画像上GGOを呈する早期の腺癌は，肺胞壁に沿って増殖する上皮内腺癌（adenocarcinoma in situ：AIS）や微少浸潤性腺癌（minimally invasive adenocarcinoma：MIS）である（図Ⅴ-4-10）．浸潤型腺癌は，既存の肺胞構築を置換するように増殖していく置換型腺癌（lepidic adenocarcinoma），腫瘍細胞で囲まれた管腔を有する円形から楕円形の腺管構造を呈する腺房型腺癌（acinar adenocarcinoma），腺上皮細胞が線維血管間質を取り巻くように増殖する乳頭型腺癌（papillary adenocarcinoma）などに分類される．中枢発生の腺癌は腺管状増殖を呈する腺房型腺癌が多いとされ，気管支腺の腺管や腺房細胞への分化傾向を示し，腫瘍細胞は管状配列あるいは篩状配列を示す．

原発性肺腺癌との鑑別で問題になるのは，転移性肺腫瘍で特に乳癌，大腸癌，胃癌からの転移であり，免疫染色による組織診断が有用である．肺腺癌に感度，特異度が高いものにthyroid transcription factor-1（TTF-1），Napsin A, surfactant protein, CK7がある．特にTTF-1は肺腺癌の60～70％が陽性を示し（図Ⅴ-4-11），甲状腺と肺以外に発現する上皮はない．

前述のようにほとんどが末梢発生であるため，気管支鏡を介して露出した腫瘍自体を直接認めることは非常に少ない．進行すれば，中枢気管支への直接浸潤や転移リンパ節を介して，気管支壁の発赤や圧排，腫脹や混合型（尖形）狭窄・閉塞（図Ⅴ-4-12），また気管支分岐の開大，鈍化などを認める．気管支分岐リンパ節の腫大が小さい場合には，分岐部は比較的開大せずに保たれ，分岐した気管支の末梢側が膨隆することもある．進行により気管支壁の浅層に浸潤，露出することがあるが，その場合には扁平上皮癌に比べて発赤調が強めで，浮腫状である．腺癌を直接認める場合は，扁平上皮癌で認められる赤色点とは異なり腫瘍表面の上皮下血管が網目状に認められることがある[6]．

気管支鏡で直接腫瘍を観察できた腺癌症例を図Ⅴ-4-13, 14に示す．胸部単純X線像で右上葉無気肺を伴う

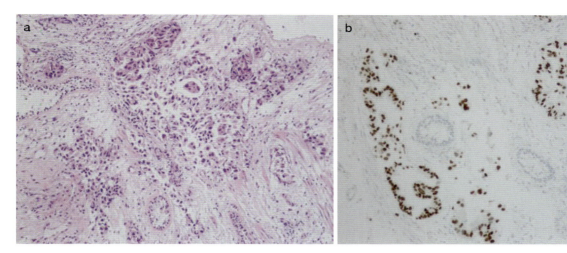

図V-4-11　経気管支肺生検（TBLB）像
a：hematoxylin and eosin stain（H-E）．円柱上皮で覆われた気管支組織で，上皮下に異型細胞のびまん性増殖を示す腫瘍性病変を認める．腺管形成や角化形成は明瞭でない．非小細胞肺癌の所見で，免疫染色が追加された．
b：thyroid transcription factor-1（TTF-1）．TTF-1陽性で，34βE12とp63が陰性であり腺癌と診断された．

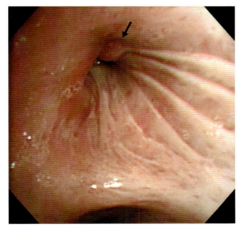

図V-4-12　腺癌による気管支の尖形狭窄
右上葉支の混合型（尖形）狭窄所見．壁外から筋外層の病変が主体で，上皮下進展による縦走襞の圧縮強調所見を認める．縦走襞の途絶している部位（→）の上皮下に一部腫瘍が進展している．気管支上皮は浮腫状で発赤も認める．腫瘍浸潤によるこのような気管支入口部の先細りの狭窄は尖形狭窄とも表現される．

所見で，胸部CT画像では比較的中枢に発生した腫瘍が上葉支に進展していた（図V-4-13）．右上葉気管支入口部を閉塞する中心型扁平上皮癌を疑い気管支鏡検査を施行した．気管支鏡検査にて右上葉支は末梢に向かって狭窄し，腫瘍が一部露出し気管支を閉塞していた（図V-4-14a）．腫瘍表面は比較的平滑で壊死物質を伴わない腫瘍であった．右上葉支へ向かう膜様部の縦走襞は，浮腫状で不明瞭化し，腫瘍の上皮下浸潤を疑う所見で

あった（図V-4-14b）．鉗子による生検病理像は，異型細胞の腺管状増殖を示す腫瘍性病変で管腔内には粘液の貯留が認められ，腺房型腺癌と診断された（図V-4-14c）．

c．臨床像

腺癌は肺癌の中で最も多い組織型であり，全体に占める頻度は約60〜70％で現在増加傾向にある．発生部位は，95％以上が末梢発生で症状がない場合が多い．癌が臓側胸膜に浸潤し播種を起こすと，癌性胸膜炎から胸水貯留を起こし呼吸困難を呈する場合がある．末梢発生腺癌の75％は既存の肺胞構築を置換するように増殖していく乳頭腺癌である．腫瘍マーカーとして，CEA（Carcinoembryonic antigen），SLX（シアリルルイスX抗原）などが測定される．

末梢発生腺癌の胸部X線所見は，胸膜陥入像（pleural indentation）や周囲気管支や血管の集束による棘形成（spicula）を伴うcoin lesionを呈する．高濃度の充実性病変であれば10mm以下でも胸部X線で指摘できる可能性があるが，肺胞置換型病変の淡いGGO病巣は20mmであっても指摘できない場合がある．これに対してCTは濃度分解能に優れ，高い肺野スクリーニング能を有しているため，胸部X線写真で無所見であっても限局性のGGOを呈する病変も発見できる．胸部CTによる肺野結節の検出能は病変の大きさや種類に依存するため確立したデータはないが，感度53〜91％，特異度56〜92％とされている[7]．大きさ以外の見落としの要

第Ⅴ章 各種疾患の気管支鏡所見と診断

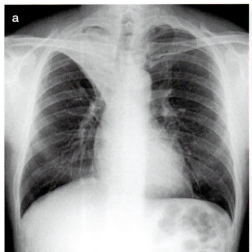
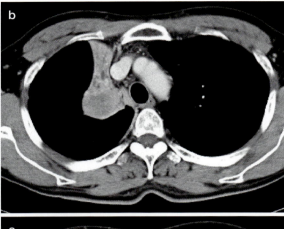
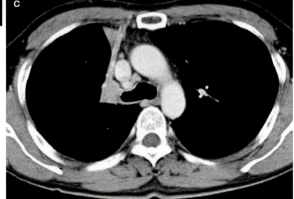

図Ⅴ-4-13 胸部X線所見
胸部単純X線像(a)では右上葉無気肺像を認め，右上葉気管支入口部に病変の存在が疑われる．胸部CT画像(b, c)では，比較的中枢側に発生した腫瘍が上葉入口に進展してきている．

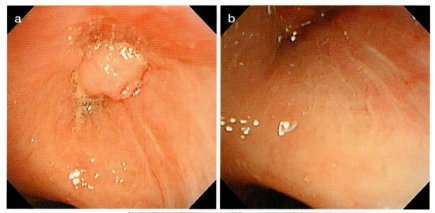
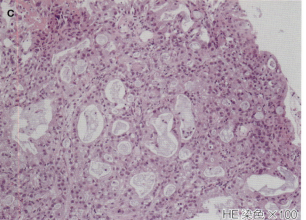

図Ⅴ-4-14 気管支鏡所見と生検組織像
a：右上葉支を閉塞する表面平滑で壊死物質を伴わない腫瘍を認める．b：右上葉支へ向かう縦走襞は浮腫状で不明瞭化し腫瘍の上皮下浸潤を疑う．c：気管支鏡下生検像：異型細胞が腺管状増殖を示す腫瘍性病変で管腔内に粘液の貯留も認め，腺房型腺癌と診断された．

因としては，気管支内病変，淡い病変，血管構造に近接する病変などがあげられる．最近では，MDCT により高速撮像が可能となり，短いスキャン時間で，より広範囲を，より薄いスライス厚で撮像することが可能となっている．FDG-PET は，補助的診断として有用であるが，1 cm 以下の結節でのデータは少なく，診断能が確立していないこと，カルチノイド腫瘍や肺胞上皮癌が偽陰性になる場合が多く，肉芽腫の一部は逆に偽陽性になる点に注意が必要である．

文献

1) Rivera MP, Mehta AC, Wahidi MM : Establishing the diagnosis of lung cancer: Diagnosis and management of lung cancer, 3rd ed: American College of Chest Physicians evidence-based clinical practice guidelines. Chest 143 : e142S-e165S, 2013
2) Ishida T, Asano F, Yamazaki K, et al : Virtual bronchoscopic navigation combined with endobronchial ultrasound to diagnose small peripheral pulmonary lesions : a randomised trial. Thorax 66 : 1072-1077, 2011
3) 小中千守，加藤治文：腺癌Ⅰ—高分化腺癌—．加藤治文編（著）：肺癌細胞診断—形態とその臨床—．ベクトル・コア，p35-40，1989
4) 古川欣也：第2章 呼吸器疾患と呼吸器内視鏡検査 B腫瘍 Ⅱ悪性腫瘍 原発性肺癌 腺癌．弦間昭彦，池田徳彦（編）：呼吸器内視鏡診断—所見・病理からみたアプローチ．南山堂，p167-172，2011
5) 日本肺癌学会（編）：病理診断．肺癌取扱い規約（第8版）．金原出版，p67-124，2017
6) 小林寿光：腺癌．日本呼吸器内視鏡学会（編）：気管支鏡—臨床医のためのテクニックと画像診断（第2版），医学書院，p200，2008
7) 日本肺癌学会（編）：質的画像診断．EBM の手法による肺癌診療ガイドライン（2016年版）．金原出版，p30，2016

（古川欣也）

3 小細胞癌・大細胞癌

> **要点**
> ・小細胞癌は，気管支壁に沿う長軸進展や周囲の肺実質への浸潤を伴うことが特徴的で，気管支壁内外のリンパ行性進展による「上皮下型」「壁内型」「壁外型」の内視鏡所見を示すことが多い．
> ・大細胞癌は，圧排性増殖を呈する辺縁明瞭な巨大腫瘤が特徴的で，末梢肺に発生することが多いが，急速に増大し，気管支腔内にポリープ状に進展することがある．

a. 気管支鏡検査の適応と手技

小細胞癌は一般的に，区域支や亜区域支を中止とする比較的太い気管支に発生し，肺門・縦隔リンパ節転移を伴うことが多い．肺野の原発巣が小さく，肺門・縦隔リンパ節が複数著明に腫脹していることも少なくなく，この場合は，小細胞癌や悪性リンパ腫などを鑑別に気管支鏡検査を施行する．経気管支肺生検(transbronchial lung biopsy：TBLB)や気管支内生検(endobronchial biopsy：EBB)にて診断を行う．生検は病変が露出または上皮近くまで浸潤している症例では生検は比較的容易であるが，上皮下または壁内型病変に対しては，既存構造が消失している部位から複数回生検を行い，深層の組織を採取するなどの工夫が必要である[1]．縦隔リンパ節浸潤などが主体の壁外型病変に対しては，超音波気管支鏡ガイド下針生検(endobronchial ultrasound-guided transbronchial needle aspiration：EBUS-TBNA)などの手技を用いて確定診断を行う．小細胞癌は裸核状の細胞で挫滅しやすく，採取方法には注意を要する[2]．

圧排性増殖を示す辺縁明瞭な巨大腫瘤を認める場合は，大細胞癌を念頭に検査を行う．気管支擦過・洗浄液細胞診による陽性率は低く，診断が困難であることが多く[3]，TBLB または CT ガイド下再生検などにより十分量の組織を採取し，確定診断を行う．

b. 気管支鏡検査所見

小細胞癌は，気管支壁に沿った長軸進展や周囲肺実質への浸潤を伴うことが特徴であるが，扁平上皮癌より"深部"が主体となり，広範囲に連続的に，時に非連続的に所見を認める．気管支上皮を置換する表層浸潤はまれであり，気管支壁内外のリンパ行性進展では「上皮下型」「壁内型」および「壁外型」の所見が多い（特に上皮下型が多い）（図 V-4-15～17）．気管支鏡所見は多彩であり，発赤，血管の怒張・増生などの気管支壁の所見に，腫瘍やリンパ節の気管支壁浸潤による末梢側気管支の急峻な閉塞と，軟骨破壊を伴わない腫瘍浸潤が特徴である．扁平上皮癌の角化とは異なる寒天状の壊死物質を認め，壊死物質による気管支の閉塞を認めることもある[1,2]．病理所見は，比較的小型で N/C 比が高く，濃染性で微細粒状のクロマチンをもつ核を有し，核小体は不明瞭で細胞質は乏しく，細胞境界は不明瞭で，著明な核分裂が特徴的である[4]．

大細胞癌は肺末梢に発生することが多く，気管支内病変を認めることは少ない．しかしながら，急速に増大し，気管支壁内に浸潤する症例もあり，時に気管支腔内にポリープ状に発育する[1]（図 V-4-18）．病理学的では，大きな核，著明な核小体と中等量の細胞質を有し，

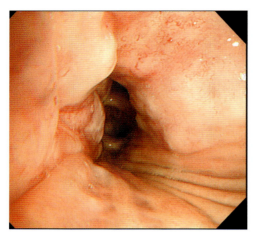

図V-4-15 小細胞癌（上皮下型）
中間気管支幹軟骨部を中心に連続する結節状の隆起性病変を認め，白色調の変化を伴っている．一部では上皮下血管が見えにくくなっている．上皮下を進展する小細胞癌の所見である．膜様部では縦走襞の圧縮強調所見があり，壁内層への腫瘍の進展があるものと思われる．
〔清嶋護之先生ご提供〕

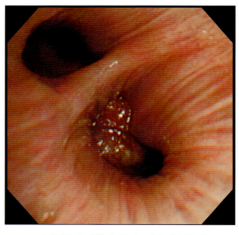

図V-4-17 小細胞癌（壁内および上皮下型）
遠位部の中間気管支幹をみたもの．内腔は狭窄しており，縦走襞の圧縮強調を伴っている．壁内主体型であるが，底幹入口部には結節状の隆起性変化を認め同部では上皮下への進展があるものと思われる．
〔清嶋護之先生ご提供〕

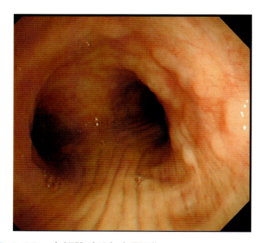

図V-4-16 小細胞癌（上皮下型）
気管下部軟骨部を中心に凹凸不整が認められる．右側壁を中心に軟骨輪は不明瞭化しており，一部では上皮下血管が観察できない．上皮は滑沢である．上皮下層を進展する小細胞癌の所見である．
〔清嶋護之先生ご提供〕

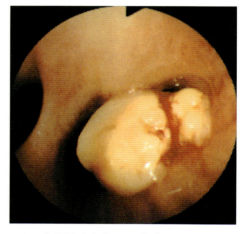

図V-4-18 大細胞癌（ポリープ型）
癌自体を直接見ることは少なく，壁外型の所見が主である．腫瘍や転移リンパ節が中枢に浸潤した場合には，壁内型や上皮下型の所見をとる．

形態および免疫染色学的に，腺癌，扁平上皮癌，神経内分泌腫瘍への特徴を有さない未分化な悪性上皮腫瘍と定義される[4]．

c. 臨床像

小細胞癌は，肺癌全体の10～15％程度を占め，喫煙との関連が強く示唆されている．大細胞神経内分泌癌，カルチノイドとともに神経内分泌腫瘍に位置づけられる[4]．中枢の太い気管支に発生することが多いが，時に肺末梢にも発生する．腫瘍の増殖速度が速く，診断時には広範囲に広がるリンパ節転移や遠隔転移を認めることが多く，きわめて悪性度の高い腫瘍である．腫瘍マーカーとして，ProGRP，NSEが有用である．

大細胞癌は，肺癌全体の5～10％程度を占める．亜区域支より末梢の肺野に発生することが多く，増殖速度がきわめて速い腫瘍である．画像上は，圧排性増殖を呈

し，腫瘍の辺縁が比較的明瞭な巨大類円形腫瘤が特徴的である．発熱や腫瘍のG-CSF（granulocyte-colony stimulating factor）産生による白血球増多症を合併することがある．

4 カルチノイド

第V章2「気管の腫瘍（tracheal tumors）」（→185頁）参照．

5 腺様囊胞癌

第V章2「気管の腫瘍（tracheal tumors）」（→185頁）参照．

6 粘表皮癌

第V章2「気管の腫瘍（tracheal tumors）」（→185頁）参照．

文献

1) 弦間昭彦，池田徳彦（編）：呼吸器内視鏡診断．所見・病理からみたアプローチ．南山堂，2011
2) 小林寿光：肺癌の気管支鏡診断．肺癌 43：807-810，2003
3) 石川紀彦，小田誠，村上眞也，他：肺大細胞癌切除例における術前気管支鏡診断の検討．気管支学 20：115-118，1998
4) 日本肺癌学会（編）：肺癌取扱い規約第8版．金原出版，pp98-104，2017

（清家正博）

その他の悪性腫瘍

要点
- その他の悪性腫瘍でも，頻度はまれだが気管支内腔に増殖所見を認めることがある．
- 原発性肺癌の鑑別疾患にこうした疾患もあげる必要がある．
- 外科的切除が第一選択となる疾患も多く，早期に発見することが重要である．

1 転移性肺腫瘍

a. 定義

転移性肺腫瘍は悪性腫瘍の診療において頻繁に遭遇することが多いが，気管支鏡可視範囲内の気管支内腔で視認できる症例は多くなかった．しかし，細径気管支鏡の登場もあり気管支鏡にて病変を視認できる頻度は高くなってきていると考えられる．気管支鏡所見はさまざまであり，肉眼的にはポリープ状，結節隆起状，粘膜表層浸潤，壁外病変による気管支圧排・偏位などである．Kiryuらは転移性気管内腫瘍の発症パターンについて，①気管支への直接転移，②気管支病変による腫瘍浸潤，③縦隔／肺門リンパ節転移の気管支浸潤，④末梢病変の気管支に沿った進展，の4分類を提案し，このうち④が47％と最も多いと報告している[1]．

気管支への転移機序については明らかでないものの，気管支動脈を介した血行性転移や腫瘍細胞の経気道吸入，腫瘍細胞のリンパ行性粘膜下進展によるものが考えられている．Sørensenの気管支転移204例の解析で原発巣として乳癌35％，腎癌17％，大腸癌15％と頻度が高く，その他数多くの癌腫が原発部位として報告されている[2]ことから，背景に何らかの癌腫の治療歴があり気道狭窄を疑わせるような症状があれば，気管支鏡での内腔観察は必要な検査の1つと考える．

b. 鑑別診断

転移性肺腫瘍の診断にあたって最も問題となるのは，原発性肺癌との鑑別診断である．病歴，既往歴，全身検索などから転移性肺腫瘍の可能性がある場合には生検組織の病理学的検討が重要となる．生検組織の採取において，病変に到達する気管支が存在する場合には気管支鏡

を用いた組織採取が有効であることが多い．一方，内視鏡的治療やステントの適応を検討する際には，気管支鏡所見だけでなく画像診断や全身状態評価などから総合的に適応を判断されるべきである．

1) 甲状腺癌気管浸潤(図V-4-19)

胸部CTを撮像したところ，気管左側に3.5 cm大の腫瘍を認めるとともに，気管の左側への偏位を認めた．気管支鏡検査では第1～3気管輪にわたり右前壁より気管浸潤性病変があり内腔に突出していて易出血性であった．また一部，上皮下層まで進展しているものと考えられた．生検により甲状腺癌気管浸潤と診断された．

2) 食道癌気管浸潤(図V-4-20)

気管分岐部より頭側の5～8軟骨輪にかけて亜全周性に隆起性病変を認めた．病変は表面の毛細血管拡張が著明であり，易出血性であった．気管支鏡生検にて食道癌気管浸潤と診断された．

3) S状結腸癌肺転移(図V-4-21)

気管支鏡検査では，気管分岐部から左主気管支入口部にかけて表面不整で多結節状の腫瘤を認めた．さらに，左上区支は壊死を伴うポリープ状腫瘍により閉塞していた．腫瘍はいずれも表面蒼白で易出血性の病変であった．生検組織は腺癌で既往のS状結腸癌の組織像と類似していること，免疫染色ではTTF-1陰性，CK7陰性，CK20陽性であることをあわせて，S状結腸癌肺転移との診断に至った．

4) 直腸癌肺転移(図V-4-22)

胸部CTにて両側肺転移が出現した．気管支鏡所見では，右下葉から白苔・壊死を伴った腫瘍が突出しており下葉支はほぼ閉塞していた．中葉支下葉支分岐部近傍までの浸潤は疑われたが，腫瘍の中葉側への進展は明らかでなく中葉支は開通していた．

5) 外毛根鞘癌肺転移(図V-4-23)

胸部CTにて肺結節および縦隔リンパ節腫大を認めた．気管支鏡所見では気管下部から気管分岐部にかけての気管左壁から前壁にかけて一部発赤を伴う隆起性病変を認めた．一部では上皮下に浸潤すると考えられ，軟骨輪が観察できない箇所もあった．病変部の生検組織では淡明～好酸性の細胞質をもつ腫瘍細胞が胞巣状・充実性に増殖していた．核は類円形～不整形，腫大，大小不同あり核分裂像も散見された．角化や壊死巣を伴い，既往の外毛根鞘癌と一致する組織像で転移性腫瘍と診断された．

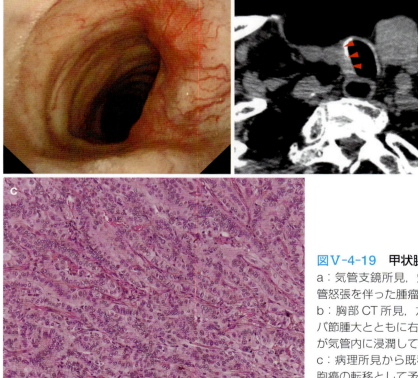

図V-4-19 甲状腺癌気管浸潤
a：気管支鏡所見．気管右壁に血管怒張を伴った腫瘍を認める．
b：胸部CT所見．左鎖骨上リンパ節腫大とともに右側の再発腫瘍が気管内に浸潤している(▶)．
c：病理所見から既種の甲状腺濾胞癌の転移として矛盾しないことが確認された．

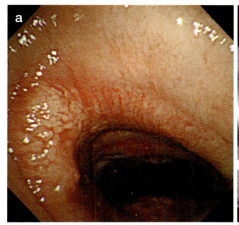
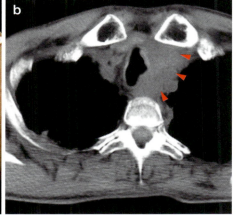
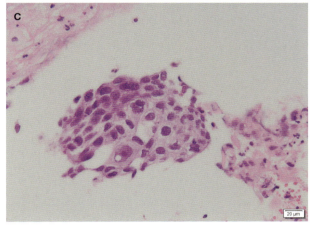

図V-4-20 食道癌気管浸潤
a：気管支鏡所見：気管内に亜全周性の易出血性の隆起性病変を認めた．
b：胸部CT所見：食道と一塊になっている腫瘍が気管壁に浸潤している所見を認める（▶）．
c：病理所見では扁平上皮癌を認め，食道癌の転移として矛盾しないと考えられた．

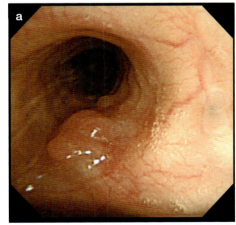
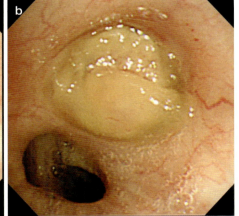
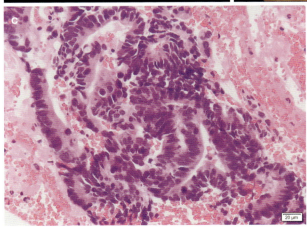

図V-4-21 S状結腸癌肺転移
a：気管支鏡所見：気管壁に多結節状の腫瘤を認めた．
b：気管支鏡所見：左上区支が，壊死を伴うポリープ状腫瘍で閉塞していた．
c：病理所見：既往のS状結腸癌に類似していた．

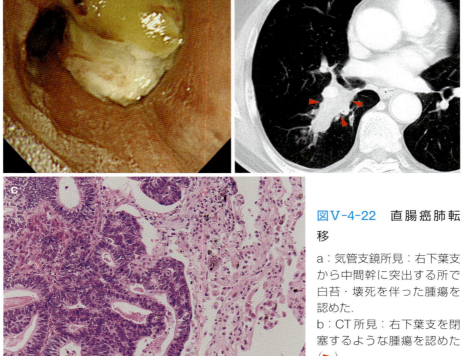

図Ⅴ-4-22 直腸癌肺転移

a：気管支鏡所見：右下葉支から中間幹に突出する所で白苔・壊死を伴った腫瘍を認めた．
b：CT所見：右下葉支を閉塞するような腫瘍を認めた（▶）．
c：病理像：既往の大腸癌に類似する腺癌を認めた．

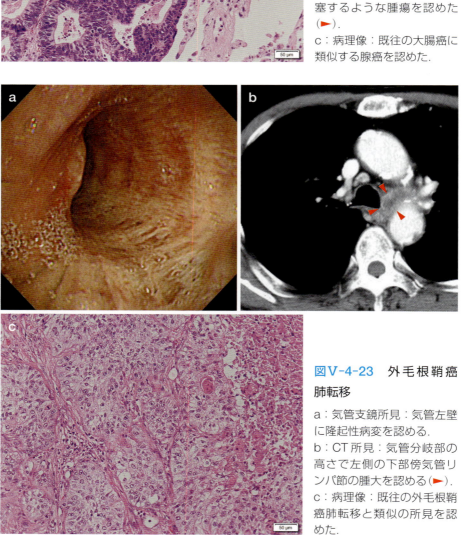

図Ⅴ-4-23 外毛根鞘癌肺転移

a：気管支鏡所見：気管左壁に隆起性病変を認める．
b：CT所見：気管分岐部の高さで左側の下部傍気管リンパ節の腫大を認める（▶）．
c：病理像：既往の外毛根鞘癌肺転移と類似の所見を認めた．

6) 腎癌肺転移（図V-4-24）

右中間幹入口部に結節隆起状の腫瘍があり，さらに右中葉からポリープ状腫瘍を認め中葉支が閉塞していた．表面は壊死物質に覆われており，周囲の気管支壁は浮腫状変化を示していた．中葉支は完全閉塞，B6は腫瘍により狭窄していた．生検組織では重層扁平上皮化生を伴う気管支粘膜からポリープ状に突出しており，胞巣状あるいは環状配列を示す淡明細胞癌であり，腎癌気管転移との診断に至った．

2 悪性リンパ腫

悪性リンパ腫は，単一ではなく，多様な病型のリンパ系組織の癌の総称である．病型によって治療方針および予後が大きく異なる．悪性リンパ腫の病理分類には新WHO分類が使用され，悪性リンパ腫をB細胞性リンパ腫，T/NK細胞性リンパ腫，およびホジキンリンパ腫の3つの大きなカテゴリーに分け，さらにBおよびT/NK細胞リンパ腫は起源細胞の分化度に応じて，前駆細胞腫瘍と成熟細胞腫瘍に分けている[3]．日本人のホジキンリンパ腫は約10%であり，わが国ではほとんどが非ホジキンリンパ腫で占めている．気管支鏡所見のほとんどがリンパ節腫大に伴う壁外からの圧排・狭窄といった間接所見であるが，まれに内腔病変を認めることもある．

1) MALTリンパ腫（図V-4-25）

精査目的に撮像された胸部CTにて気管内に軟部組織像を認めた．さらにFDG-PETでも集積を認めたため，気管支鏡検査を施行した．気管中部右壁に比較的辺縁が明瞭で，表面が柔らかく脆く，内部が硬い結節状の隆起性変化があり，内部が硬い腫瘍が連続で2か所認められた．生検組織では，気管支上皮下に小型〜中型リンパ球の増生がみられていた．核型の不整がやや強く間質の硝子化がやや強い印象であった．免疫染色にてCD3（−），CD5（−），CD10（−），CD20（＋），CD79a（＋），BCL2（＋），Cyclin D1（−），TdT（−）であり，MALTリンパ腫との診断に至った．無治療で経過観察としたが，経過中に当該病変の増大傾向や気道症状は認めなかった．

2) びまん性大細胞型B細胞性リンパ腫（図V-4-26）

胸部CT検査を施行したところ，右肺下葉に多発結節状の浸潤影を認めた．右下葉支から右B10にかけて広汎に上皮下を進展する病変により，気管支内腔が狭窄している．同部位を鉗子生検したところ異型性を示す細胞

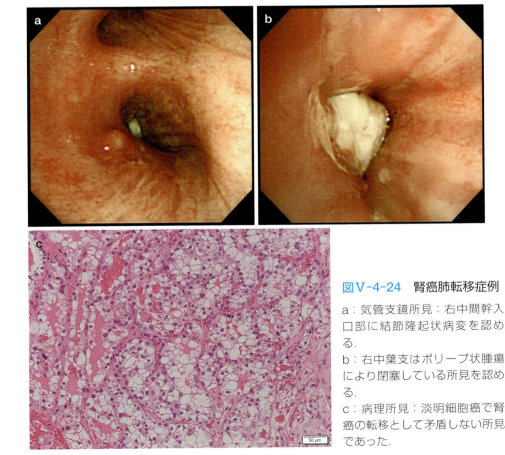

図V-4-24 腎癌肺転移症例

a：気管支鏡所見：右中間幹入口部に結節隆起状病変を認める．
b：右中葉支はポリープ状腫瘍により閉塞している所見を認める．
c：病理所見：淡明細胞癌で腎癌の転移として矛盾しない所見であった．

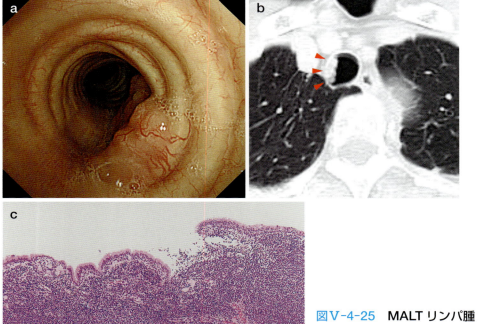

図V-4-25 MALTリンパ腫
a：気管支鏡所見：気管右壁に表面の柔らかい腫瘍を認めた.
b：CT所見：CTでも右壁に多結節状の腫瘍を認めた（▶）.
c：病理所見：小型〜中型のリンパ球増生がみられた.

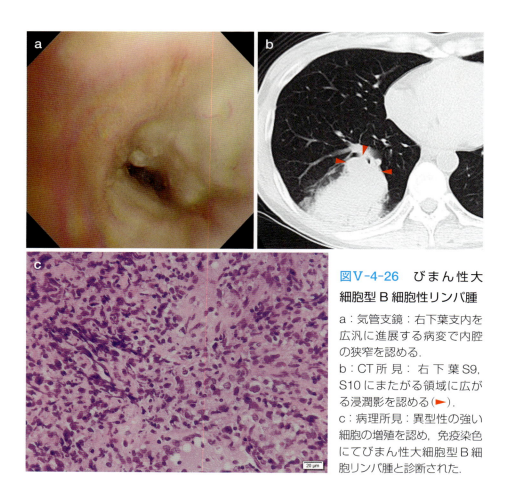

図V-4-26 びまん性大細胞型B細胞性リンパ腫
a：気管支鏡：右下葉支内を広汎に進展する病変で内腔の狭窄を認める.
b：CT所見：右下葉S9, S10にまたがる領域に広がる浸潤影を認める（▶）.
c：病理所見：異型性の強い細胞の増殖を認め，免疫染色にてびまん性大細胞型B細胞リンパ腫と診断された.

のびまん性増殖像を認めた．免疫染色では AE1/3（-），LCA（+），MIB1-index 80％，CD3（-），CD5（-），CD10（+），CD20（+），Bcl-2（+），EBER（-）でありびまん性大細胞型 B 細胞性リンパ腫の診断となった．

3 悪性黒色腫

悪性黒色腫はメラニン産生能をもつ色素細胞 melanocyte から発生する悪性腫瘍で，一般に転移しやすく予後不良の疾患である．その原発部位は皮膚，粘膜，眼に多い．肺に認められる悪性黒色腫はほとんどが他臓器からの転移であり，肺原発の悪性黒色腫は悪性黒色腫の約 0.4～0.5％程度，肺腫瘍全体の約 0.01％ときわめてまれである．悪性黒色腫を肺に認めた場合は肺原発か転移性かの鑑別は困難とされるものの，過去の正確な病歴確認と十分な全身検査により肺以外からの転移の確認が重要である[4]．

気管支内腔にポリープ状に発育を示すものが多く，メラニン色素のために色調は青みを帯びた黒色調であることから肉眼所見から診断ができることが多い．しかし，腫瘍表面が壊死に陥っている場合には色調の判定が難しい．また，メラニン色素の含有がない腫瘍も存在するだけでなく，原発腫瘍がメラニン色素を含有しているにもかかわらず転移性腫瘍がメラニン色素を含んでいないこともある[5]ため，色調だけで黒色腫を否定すべきでない．

1）耳介悪性黒色腫　気管内転移（図V-4-27）

気管分岐部リンパ節の再増大を認めた．気管分岐部開大しているだけでなく左気管支第 2 分岐部に血管増生を伴う表面不整な出血を伴う黒色調の結節状隆起性病変を認めた．同部位の腫瘍生検にて異型細胞を認め，組織形態および免疫染色のパターンなどが既往の悪性黒色腫と類似しており，悪性黒色腫の気管内転移と診断に至った．

4 平滑筋肉腫

平滑筋肉腫の発生部位の多くは子宮，消化管などで，この転移性肺腫瘍が気管支腔内に発育するのを認めることも多い．一方，原発性肺肉腫の発生頻度は肺癌の

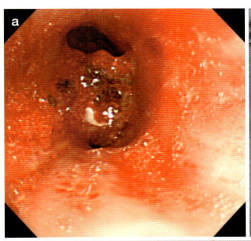
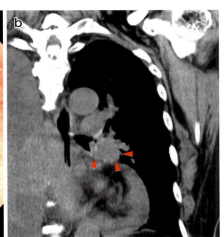
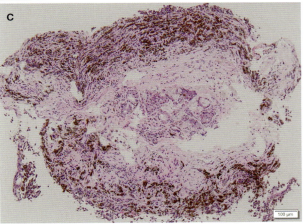

図V-4-27　耳介悪性黒色腫　気管内転移
a：気管支鏡所見：気管支内腔をふさぐような出血を伴う黒色の腫瘍を認めた．
b：CT 所見：左下葉支を閉塞するような腫瘍を認めた（▶）．
c：病理所見：悪性黒色腫であり，既往の病変の転移と判断された．

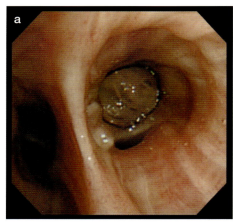 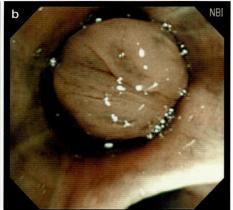

図V-4-28　平滑筋肉腫
気管支内腔でポリープ状を呈する．

0.15〜0.93％．肺肉腫の中ではわが国では平滑筋肉腫が最も多いとされる．発生母地によって中枢気管支に発生し内腔に発育する気管支型（endobronchial type）と末梢肺組織に発生し肺実質に増殖する肺野型（peripheral type）に分類され，わが国では肺野型が多い[6]．

腫瘍内部は均一で，周囲は平滑で辺縁明瞭であるため，肺末梢に発生する場合には境界鮮明な腫瘤影を示し，気管支腔内に発育する場合には図V-4-28のようにポリープ状を呈することが多い[7]．診断は臨床所見に乏しく，癌細胞と異なり粘膜や軟骨を破壊する傾向が少なく，かつ剝離細胞が少ないため診断困難であることも多いが，気管支型では生検や喀痰細胞診で術前診断が付く場合もあるため，完全切除可能な時期に診断を得ることが肝要である．

5 多形腺腫

多形腺腫は通常唾液腺にみられる上皮成分と間質成分を有し多彩な像を呈する良性腫瘍であるが，まれに気管および気管支腺上皮より発生する．比較的高齢者に多く，気管および気管支内に腫瘤を形成するため咳嗽や呼吸困難といった気道閉塞症状を呈することもあるが，特に症状を認めず腫瘤影や無気肺といった胸部異常陰影にて発見される場合も多い[8]．特徴的な画像所見は呈さず，また被膜を有するため生検において確定診断に至らないことがある．本症の発生母地は気管支腺房あるいはその近傍の導管とされている[9]．気管支鏡所見では図V-4-29に示すように上皮下血管の拡張を伴う表面平滑で光沢のあるポリープ状の隆起性病変として気管支腔内に発育する傾向がみられ，比較的太い気管支に発生す

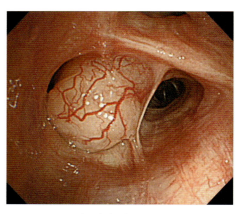

図V-4-29　多形腺腫
表面平滑で光沢のあるポリープ状の隆起性病変．

る例が多い．治療は完全切除が第一選択であり，その手段として内視鏡的インターベンションも選択肢として考慮されうる．多形腺腫は再発・転移が23例中5例（22％）に認められたとする報告[8]もあり，臨床的に低悪性度腫瘍として取り扱う必要がある．

文献

1) Kiryu T, Hoshi H, Matsui E, et al：Endotracheal/endobronchial metastases：clinicopathologic study with special reference to developmental modes. Chest 119：768-75, 2001
2) Sørensen JB：Endobronchial metastases from extrapulmonary solid tumors. Acta Oncol 43：73-79, 2004
3) Swerdlow SH, Campo E, Harris N, et al：WHO classification of tumours of haematopoietic and lymphoid tissues. IARC, 2008. http://publications.iarc.fr/Book-And-Report-Series/Who-Iarc-Classification-Of-Tumours/Who-Classification-Of-Tumours-Of-Haematopoietic-And-Lymphoid-Tissues-2017
4) Leslie K, Wick M：Primary Malignant Melanoma of the lung, in Practical Pulmonary Pathology：A Diagnostic Approach. Elsevier, pp497-500, 2017
5) Koch SE, Lange JR：Amelanotic melanoma：The great mas-

querader. J Am Acad Dermatol 42:731-734, 2000. http://www.ncbi.nlm.nih.gov/pubmed/10775846
6) 重橋亨, 松尾武, 川元健二, 他:原発性肺平滑筋肉腫 —症例報告と本邦報告49例の文献的考察—. 呼吸 3:1425-1430, 1984
7) Fitoz S, Atasoy C, Kizilkaya E, et al:Radiologic findings in primary pulmonary leiomyosarcoma. J Thorac Imaging 15:151-152, 2000
8) Hara M, Sato Y, Kitase M, et al:CT and MR findings of a pleomorphic adenoma in the peripheral lung. Radiat Med 19:111-114, 2001
9) Dacic S, Gilbert S, Ocak I, et al:Salivary gland neoplasms of the lung. In Hasleton P, Flieder D (eds):Spencer's Pathology of the lung, Sixth Edition, Cambrige University Press, pp1127-1150, 2013

〈山内良兼・川村雅文〉

第V章 各種疾患の気管支鏡所見と診断

5 結核と非結核性抗酸菌症
（tuberculosis, non-tuberculous mycobacteriosis）

要点
- 喉頭結核および気管・気管支結核は，喀痰抗酸菌塗抹陽性例が多く感染拡大の危険性が高い疾患である．
- 結核に対する気管支鏡検査の実施は，感染管理上の問題から喀痰などで診断がつかない場合に制限される．
- 喉頭結核ならびに気管・気管支結核の治療は，抗結核薬による化学療法である．治癒過程で気道狭窄を生じることがあり，特に気管結核に伴う瘢痕性狭窄は致死的となるため注意を要する．

　喉頭結核および気管・気管支結核は，喀痰抗酸菌塗抹陽性例が多く，感染拡大の危険が高い疾患である．そのため，早期診断が重要であるが，肺病変がない，または軽微であった場合，気管支炎や気管支喘息と誤診されることがあり，診断の遅れ（doctor's delay）が臨床上問題となる．

　結核に対する気管支鏡検査の実施は，感染管理上の問題から喀痰などで診断がつかない場合に制限される．ただし，喉頭結核および気管・気管支結核が疑われる場合には，気道狭窄を生じるリスクから，気管支鏡検査の実施を検討する必要がある．その際は，N95マスク着用などの十分な感染予防策を講じることはもちろんのこと，可能であれば感染性が低下する治療開始2週間以降に実施する配慮も必要である．

A 喉頭結核
（laryngeal tuberculosis）

1 臨床像と気管支鏡検査所見

　喉頭結核の症状は主として嗄声，咽頭痛，嚥下痛，咳嗽であり，肺結核の続発ないし合併症として発症する[1]．大量排菌者に多く[1]，発生機序としては喉頭部に有菌喀痰が衝突，停滞することにより病巣を形成する気管支性が主体と考えられる．病変の局在部位で最も多いのは声帯，次いで喉頭蓋，仮声帯であり[1,2]，発赤，白苔，潰瘍形成などが観察される．また，形態的特徴からは，浸潤型，潰瘍型，肉芽腫型，軟骨滑膜型，そして特殊型の狼瘡型に分類されるが，近年は肉芽腫型（図V-5-1a）が多い[2]．ただし，局所所見からは喉頭結核と喉頭悪性腫瘍を鑑別することは困難であり，確定診断のために生検が必要となる場合がある[2]．喉頭結核は，基本的には抗結核薬による化学療法で軽快・消失するが（図V-5-1b），加療中に狭窄や変形を生じることがあり注意を要する．

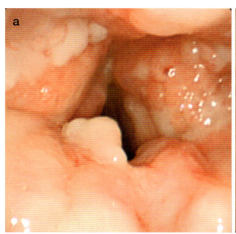
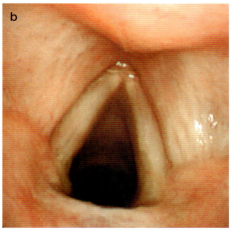

図V-5-1 喉頭結核
塗抹陽性肺結核の患者．a：治療開始2週間後．左右声帯や仮声帯，披裂部に白色の隆起性病変を認める．b：治療終了後．病変は完全に消退している．

B 気管・気管支結核
（tracheo-bronchial tuberculosis）

1 臨床像

気管・気管支結核は，「区域気管支より中枢側の気管・気管支の結核性粘膜病変」と一般的に定義される[3]．活動性結核の10〜40％に合併し[4]，決してまれな疾患ではない．女性，若年者に多く，咳嗽，嗄声，喘鳴が主な症状であり，左主気管支が主な病変部位である[3,5]．咳嗽は時に治療抵抗性であり，喀痰抗酸菌塗抹陽性率が高い傾向と併せて，感染予防対策が重要な疾患である．

気管・気管支結核の明確な発症機序はわかっていないが，以下の4つの機序が推測されている[6]．①肺病変からの経気道的な連続進展，②粘膜への直接感染，③血行性散布，④気管支周囲リンパ節の穿孔．これらが，単独または複合的に関与するが，個々の例で明確に判断することは困難である．

気管・気管支結核の胸部単純X線写真は，浸潤影や無気肺が中心であり[3]，胸部CTでは気管支壁の不整や狭窄が特徴的である[7]（図V-5-2a，図V-5-3a）．また，近年は3D-CTが病変の部位や拡がりの評価に有効とされる[7]．ただし，画像所見上で異常を認めない症例も約10％存在するため[3]，病変を認めないか軽微であるにもかかわらず，自覚症状が強く排菌量が多い場合には，気管・気管支結核を疑い気管支鏡検査の実施を検討する必要がある．

2 気管支鏡検査所見

気管支鏡検査は気管・気管支結核の診断に必須であり，内視鏡所見によるさまざまな分類法がこれまで報告されてきた．近年は，病理所見と1：1で対応しシンプルな田村の分類[8]，そして病期をよく表し治療による治癒過程の予測が可能な荒井の分類[9]が一般的に用いられている（表V-5-1）．ここでは，荒井の分類を紹介し，それに従って気管・気管支結核の症例を紹介する．

早期病変としては，Type I（発赤肥厚型）とType II（粘膜内結節型）がある．ただしType Iは非特異的所見であり，実際にはType IIが早期病変として確認されることが多く，未治療症例において特徴的所見である．Type III（潰瘍型）とType IV（肉芽型）は，気管・気管支結核の活動性病変として最も特徴的な所見である．白苔を主体とするものがType IIIで潰瘍を伴わないものはType IVと定義され，Type IVは主に化学療法による治癒

第V章 各種疾患の気管支鏡所見と診断

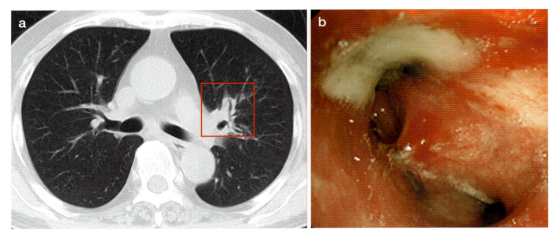

図V-5-2　気管支結核
塗抹陽性肺結核の患者．a：左上葉支の気管支壁は不整で一部狭窄している．b：左舌区から上区にかけて粘膜は浮腫，腫脹が強く，上区入口部には白苔が付着している．荒井分類 Type Ⅲ b.

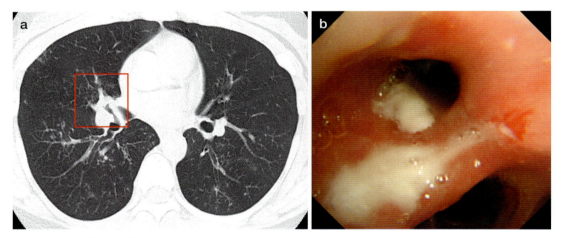

図V-5-3　気管支結核
塗抹陽性肺結核の患者．a：中間幹から中葉支にかけて気管支壁は不整で狭窄している．b：白苔を伴った潰瘍を形成し，粘膜は発赤して浮腫状であり，右中葉枝入口部は狭窄している．荒井分類 Type Ⅲ b.

表V-5-1　気管支結核の分類

田村（1997）[8]		荒井（2001）[9]	
Phase Ⅰ（早期）	粘膜内結節	Type Ⅰ：	発赤肥厚型
		Type Ⅱ：	粘膜内結節型
Phase Ⅱ（活動期）	潰瘍	Type Ⅲ：	潰瘍型
		Ⅲ a．	潜在性潰瘍型
		Ⅲ b．	隆起性潰瘍型
Phase Ⅲ（治癒過程期）	ポリープ	Type Ⅳ：	肉芽型
		Ⅳ a．	結節隆起性肉芽型
		Ⅳ b．	ポリープ状肉芽型
Phase Ⅳ（瘢痕期）	線維性瘢痕	Type Ⅴ：	瘢痕型
		Ⅴ a．	瘢痕非狭窄型
		Ⅴ b．	瘢痕狭窄型
		Type LN：	リンパ節穿孔型

〔文献8，9）より引用，一部改変〕

過程として確認される（図V-5-2b，図V-5-3b）．Type V（瘢痕型）は治癒過程の最終段階であり，狭窄を伴わないVa（瘢痕非狭窄型）と内腔が50％以上の狭窄を伴うVb（瘢痕狭窄型）に分類される（図V-5-4）．後遺症として問題となるType Vbの形成には，活動性病変が全周性か部分的かも関与しており[10]，気管支鏡で観察する際には，病変の横断面的な拡がりも確認する必要がある．

Type LN（リンパ節穿孔型）は，初感染結核に引き続き発症する比較的まれな病態であり，小児や若年者に多い．近年は，高齢者においても少なからず確認され，結核の既感染リンパ節が内因性再燃により気管支内に穿孔をきたして発症する機序が考えられる（図V-5-5）．

3 治療

気管・気管支結核の治療は，基本的に抗結核薬による化学療法であり，肺結核と同様に効果が期待できる．しかしながら，治癒過程で気道狭窄を生じることもあり，特に気管結核による瘢痕狭窄は致死的となる（図V-5-6）．

狭窄予防としてイソニアジド吸入療法，ストレプトマイシン吸入療法，ステロイド投与が試みられてきたが，現在のところ有用性に関する明確なコンセンサスは得られていない[5]．狭窄改善策としては，レーザー治療，バルーン拡張術，ステント留置術などの内視鏡的インターベンションや肺（葉）切除・気管/気管支形成術などの外科療法が実施される[3]．

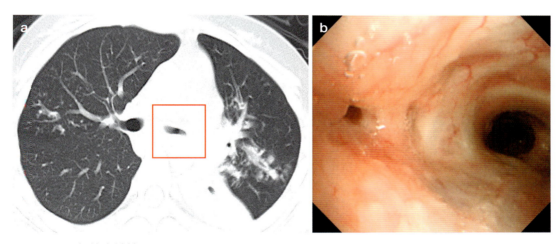

図V-5-4　気管支結核
塗抹陽性肺結核の患者．a：左主気管支の気管支壁は不整で狭窄している．b：左主気管支は全周性にピンホール状の高度な瘢痕性狭窄を認める．荒井分類Type Vb．

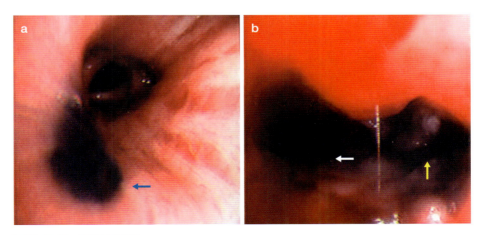

図V-5-5　気管支結核
塗抹陽性肺結核の患者．a：右中間幹から中葉支にかけて強い炭粉沈着（→）を認める．b：中葉支は狭窄し，炭粉沈着（⇒）と白苔（→）を伴う結節病変を認める．荒井分類Type LN．

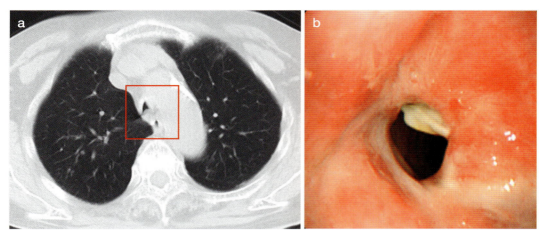

図V-5-6　気管結核
塗抹陽性肺結核の患者．a：気管は高度に狭窄している，b：気管粘膜は浮腫，腫脹が強く，一部に白苔を認め，全周性にピンホール状の高度な瘢痕性狭窄を認める．荒井分類 Type Ⅴ b．

C 非結核性抗酸菌症
（non-tuberculous mycobacteriosis）

1 臨床像と気管支鏡検査所見

　肺非結核性抗酸菌症の診断基準は，細菌学的基準として「2回以上の異なった喀痰での培養陽性」とともに，「1回以上の気管支洗浄液での培養陽性」，また「経気管支肺生検または肺生検組織の場合は，抗酸菌症に合致する組織学的所見と同時に組織，または気管支洗浄液，または喀痰での1回以上の培養陽性」が併記されている[11]．つまり，肺非結核性抗酸菌症が疑われるが，喀痰検体で診断がつかない，または喀痰排出困難などで喀痰検体が得られない症例に対しては，気管支鏡検査の実施が考慮される．

　肺非結核性抗酸菌症は臨床的に無症状あるいは症状があっても軽度にとどまることがあり，健診などで偶然胸部異常陰影を指摘され，診断に至ることも少なくない．肺非結核性抗酸菌症の代表的な菌種は Mycobacterium avium-intracellulare complex（MAC）であるが，この菌種は主に結節・気管支拡張型（nodular/bronchiectatic type）と線維空洞型（fibrocavitary type）を呈する．臨床的に主に遭遇するのは前者の病型であり，胸部CTでは中葉舌区を中心に小粒状影と気管支拡張性変化を特徴とする．このような画像所見を有する症例に対し気管支鏡検査を実施すると，約50％で肺MAC症の診断に至り（表V-5-2），気管支鏡検体は喀痰検体よりも肺MAC症の診断能に優れている[12,13]．

　肺非結核性抗酸菌症は，わが国において増加傾向にあ

表V-5-2　胸部CTで肺非結核性抗酸菌症を疑った症例に対する喀痰と気管支鏡検体の診断率

報告	症例数	喀痰検体	気管支鏡検体	
		抗酸菌培養（％）	抗酸菌培養（％）	抗酸菌塗抹（％）
Tanaka et al.[12]	26	23.1	50	19.2
佐藤ら[13]	45	22.2	48.9	20.0

り，確実な診断が求められる重要疾患である．少なからず進行例も存在し，早期の診断は意義があると考えられ，気管支鏡検査も利用した総合的な診断アプローチが重要である．

文献

1) 佐々木結花，山岸文雄，鈴木公典，他：喉頭結核12例の検討．結核 66：733-738，1991
2) 山下勝，辻智子，坂本廣子，他：喉頭結核4例．耳鼻臨床 95：275-279，2002
3) 倉澤卓也：もう一つの結核：Endobronchial Tuberculosis．結核 85：805-808，2010
4) Xue Q, Wang N, Xue X, et al：Endobronchial tuberculosis：an overview. Eur J Clin Microbiol Infect Dis 30：1039-1044, 2011
5) 田村厚久，蛇沢晶，益田公彦，他：気管支結核の現状—103例の解析—．結核 82：647-654，2007
6) Kurasawa T, Kuze F, Kawai M, et al：Internal Medicine 31：593-598, 1992
7) Siow WT, Lee P：Tracheobronchial tuberculosis：a clinical review. J Thorac Dis 9：71-77, 2017
8) 田村厚久，小松彦太郎，蛇澤晶，他：気管支結核の形態による分類：気管支鏡所見と病理所見の対比から．気管支学 19：369-374，1997
9) 荒井他嘉司：気管支結核の新しい気管支鏡所見分類の有用性．気管支学 23：352-360，2001
10) 倉澤卓也，久世文幸，川合満，他：気管支結核症の重症度分類．気管支学 12：157-166，1990
11) 日本結核病学会非結核性抗酸菌症対策委員会，日本呼吸器学会感染症・結核学術部会：肺非結核性抗酸菌症診断に関する指針-2008年．結核 83：525-526，2008
12) Tanaka E, Amitani R, Niimi A, et al：Yield of computed tomography and bronchoscopy for the diagnosis of mycobacterium avium complex pulmonary disease. Am J Respir Crit Care Med 155：2041-2046, 1997
13) 佐藤和弘，小浦方啓代：気管支型の肺 Mycobacterium avium-intracellulare complex 症診断における気管支鏡検査の有用性．気管支学 26：428-432，2004

（根本健司・齋藤武文）

第V章 各種疾患の気管支鏡所見と診断

6 細菌性肺炎（bacterial pneumonia）

> **要点**
> - 肺炎に対する気管支鏡検査の適応は限定的であり慎重に検討する．
> - 主に気管内採痰，気管支洗浄，気管支肺胞洗浄（bronchoalveolar lavage；BAL）が行われる．
> - 気管支鏡所見では発赤と腫脹（浮腫）が認められる．

1 気管支鏡検査の適応

　肺炎においては，喀痰や血液，尿など非侵襲的に採取可能な検体の培養検査や患者の臨床的背景・病歴などから総合的に原因微生物を推定し，治療を行うことが可能であり，侵襲的に気管支鏡検査を行う意義については十分に検討する必要がある．このため，ICU入院を必要とするような重症例や院内肺炎（hospital-acquired pneumonia：HAP），主に人工呼吸器関連肺炎（ventilator-associated pneumonia：VAP），初期治療に反応せずより精度の高い原因菌の精査が必要な場合など適応は限定的となる（表V-6-1）[1]．

2 気管支鏡所見

　肺炎では肺実質だけでなく気道の炎症も混在する．このため，急性肺炎あるいは慢性気道感染の増悪期においては原因微生物の種類に関係なく，気管支壁の炎症を反映して粘膜の発赤と腫脹（浮腫）などの所見が観察される（図V-6-1，図V-6-2）．所見の程度は病巣に近い気管

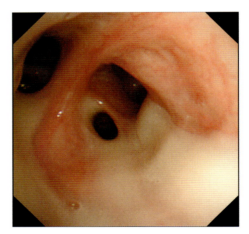

図V-6-1　気管支拡張症患者における細菌性肺炎（緑膿菌による）
左舌区枝B⁴，B⁵の分岐部を観察．発赤と腫脹が強く，粘稠な膿性分泌物の付着を認める．

表V-6-1　細菌性肺炎における気管支肺胞洗浄（BAL）の意義

- 感染巣局所からの培養検体の採取が可能である
- 口腔内常在菌による汚染のリスクを減少できる
- HAP（主にVAP）で適応となる
- CAPでは適切な喀痰が採取できない場合や初期治療で改善がなくより精度の高い原因菌の検索が必要な場合に適応となる
- 定量培養が望ましく，10^4 CFU/mL以上で陽性となる
- グラム染色は短時間で施行可能であり，迅速診断の一助となる
- グラム染色で有意な菌が認められない場合は，抗菌薬中止も検討できる

HAP：hospital-acquired pneumonia, VAP：ventilator-associated pneumonia, CAP：community-acquired pneumonia, CFU：colony forming unit.

〔吉川裕喜，門田淳一：細菌性肺炎．気管支肺胞洗浄（BAL）の手引き　第3版．日本呼吸器学会びまん性肺疾患学術部会，厚生労働省難治性疾患克服研究事業びまん性肺疾患調査研究班（編），pp152-153，克誠堂出版，2017より改変〕

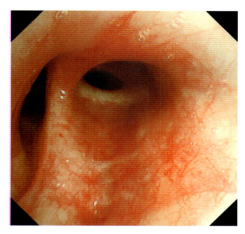

図V-6-2 インフルエンザウイルス肺炎
右中葉枝B⁴,B⁵の分岐部を観察.発赤を認める.わずかにびらんを伴う.

支ほど強く,粘膜の腫脹により気管支の軽度狭窄を認めることがある.

細菌性肺炎においては,粘性の膿性分泌物(痰)が病巣気管支より確認される(図V-6-1).純粋なウイルス性肺炎やマイコプラズマ肺炎などでは粘性漿液性分泌物(痰)であることが多い.

文献

1) 吉川裕喜,門田淳一:細菌性肺炎.気管支肺胞洗浄(BAL)の手引き(第3版).日本呼吸器学会びまん性肺疾患学術部会,厚生労働省難治性疾患克服研究事業びまん性肺疾患調査研究班(編),克誠堂出版.pp152-153,2017

(山末まり・門田淳一)

7 肺真菌症 (pulmonary mycoses)

第V章 各種疾患の気管支鏡所見と診断

> **要点**
> ・確定診断法として気管支鏡検査の意義は大きい．
> ・気管内採痰，気管支洗浄，気管支肺胞洗浄（BAL）液や経気管支肺生検による肺組織中に菌体を証明することが重要である．
> ・肺アスペルギルス症では気管支断端に菌球を観察することがある．
> ・アレルギー性気管支肺アスペルギルス症では気管支に充満する粘液栓子を認める．

真菌症は，原発性クリプトコックス症のように健常者で罹患するものもあるが，免疫不全患者でより重要な感染症となる．造血幹細胞移植や免疫抑制療法中などの高度な免疫低下例と，呼吸器領域でみられる陳旧性肺結核や気管支拡張症などの比較的免疫能の保たれる例とでは病型が違い[1]，診断や治療方針が異なる．血液疾患（特に移植例）では，真菌感染症が侵襲性で致死的となるため，予防投与が行われることがあるが，それ以外では真菌学的な検査や病理検査による確定診断の後に治療を開始することが一般的である．

1 気管支鏡検査の適応

「深在性真菌症の診断・治療ガイドライン 2014」では，培養検査・鏡検（真菌学的検査法）と病理組織学的検査が確定診断法であり，血清診断と遺伝子診断は補助的診断法であると位置づけている[1]．喀痰検査が陰性もしくは喀痰採取が困難な例において，下気道検体を採取する目的で気管支鏡検査を行うことは確定診断法として適応となり，肺真菌症での意義は大きい．ただし，アスペルギルスのように血管侵襲性が強い菌の場合は，操作で出血を起こすことがあり，患者の全身状態や出血傾向を鑑みて検査を実行するかを判断する必要がある．

2 気管支鏡検査所見

呼吸器領域の真菌症では，アスペルギルス属が最も代表的な真菌であり，他にクリプトコックス，ムーコルなどが続く[2]．

肺アスペルギルス症（pulmonary aspergillosis）では，病態により侵襲性肺アスペルギルス症（invasive pulmonary aspergillosis：IPA），慢性肺アスペルギルス症〔単純性肺アスペルギローマ（simple pulmonary aspergilloma：SPA），慢性進行性肺アスペルギルス症（chronic progressive pulmonary aspergillosis：CPPA）〕，アレルギー性気管支肺アスペルギルス症（allergic bronchopulmonary aspergillosis：ABPA）に分類される[1]．気管支鏡所見では，肺炎と同様に病巣気管支の上皮下に炎症所見や分泌物を伴う．時に交通した気管支端に菌球の一部を観察することや，気管支壁に浸潤する病変を認めることがある（図V-7-1：骨髄移植後患者に認めた気管支アスペルギルス症）．

ABPAは感染症ではなくアスペルギルスに対するⅠ型，Ⅱ型およびⅢ型アレルギーが関与するアレルギー疾患であるが，特徴的な気管支鏡所見を呈する．典型的なABPAでは，画像上中枢性に拡張した気管支内に粘液栓がみられ（図V-7-2），気管支鏡では気管支に充満する黄白色や褐色の粘液栓子を認める（図V-7-3a）．粘液栓子の鏡検や培養検査で好酸球性炎症と真菌を証明することが診断の補助になる（図V-7-3b, c）．

肺クリプトコックス症（pulmonary cryptococcosis）は，健常者にも発症する肺真菌症である．クリプトコックス抗原が感度，特異度ともに優れており血清診断に有用であるが，病変が小さい場合（15 mm未満）は偽陰性の可能性があり[3]，確定診断には気管支鏡検査による真菌学的な検査を必要とする．BAL液や肺組織の鏡検では莢膜をもつ円形の酵母が確認される（図V-7-4）．

肺ムーコル症（pulmonary mucormycosis）は，致死率

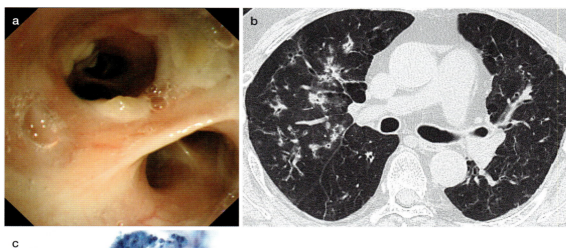

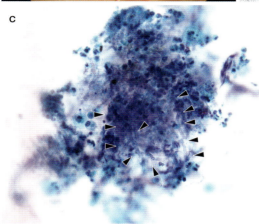

図V-7-1 気管支アスペルギルス症（*Aspergillus fumigatus*による）
a：右中葉枝B^4，B^5の分岐部を観察．発赤と腫脹を認める，右B^4気管支壁に敷石状の容易に剥離されない黄金色の菌塊を認める．b：胸部単純CT：肺野条件．右上葉，中葉で気管支壁の肥厚とその周囲の浸潤影を認める．c：aで示した壁在結節を生検した検体の顕微鏡写真（Grocott染色，×400）．Y字状の菌糸（▶）が一塊となっている．

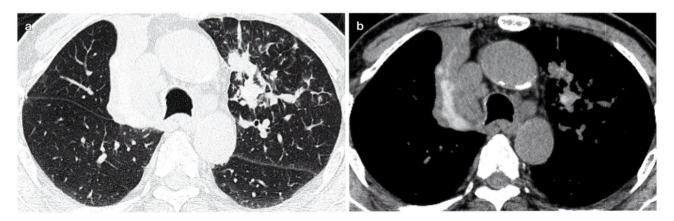

図V-7-2 アレルギー性気管支肺アスペルギルス症（胸部単純CT：肺野および縦隔条件）
a：肺野条件．右上葉S^3bの無気肺を認める．b：縦隔条件では右B^3b内の中枢性の気管支拡張と内腔に充満する粘液栓を確認できる．

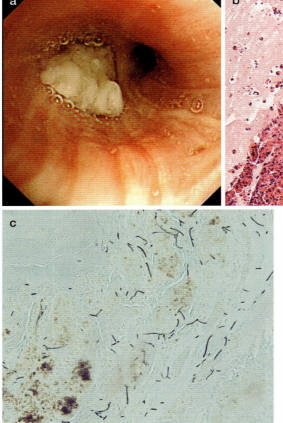

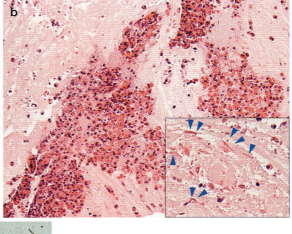

図V-7-3 アレルギー性気管支肺アスペルギルス症（*Aspergillus terreus* による）
a：右上葉枝B³a，B³bの分岐部を観察．発赤と腫脹，右B³b気管支を充満する黄白色の粘液栓子を認める．b：粘液栓子の顕微鏡写真（H.E.染色，×200）．粘液や好酸球を主とする炎症細胞に加え，Charcot-Leyden結晶（右下枠内，▶）を認める．c：粘液栓子の顕微鏡写真（Grocott染色，×200）．Y字状の分枝を示す菌糸を確認できる．

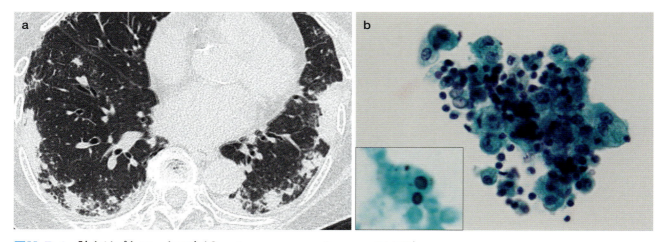

図V-7-4 肺クリプトコックス症（*Cryptococcus neoformans* による）
a：胸部単純CT：肺野条件．両下葉の胸膜側に多発する結節影，浸潤影を認める．b：BALの顕微鏡写真（Grocott染色，×400）．非染色性の莢膜をもつ円形の酵母を確認できる．

の高い疾患で迅速な診断が必要とされるが，有用な血清診断法がなく培養陽性率も低いため，BAL液や肺組織などでの菌糸の証明が診断の頼りとならざるを得ない（図V-7-5）．肺アスペルギルス症との鑑別が治療薬の選択のうえで時に重要となるが，血液悪性腫瘍の患者などでは合併することもあり，診断を難しくする．

他に，特殊な肺炎として，免疫不全患者に発症するニューモシスチス肺炎（pneumocystis pneumonia：PCP）（図V-7-6a）やサイトメガロウイルス（cytomegalovirus：CMV）肺炎がある．HIV患者のPCPでは肺内の菌量も多く喀痰中に菌体を証明できることもあるが，非HIV患者では菌量が少なく困難である[4]．BALで卵円

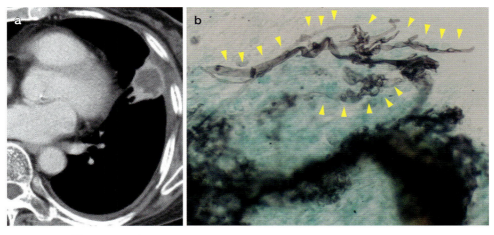

図Ⅴ-7-5　肺ムーコル症
a：胸部造影CT：縦隔条件．左下葉S⁴に辺縁がリング状に造影される腫瘤影を認める，b：擦過検体の顕微鏡写真（Grocott染色，×400）．分節をもたない菌糸を認める（▷）．

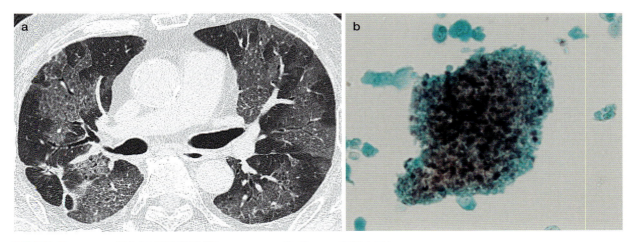

図Ⅴ-7-6　ニューモシスチス肺炎（*Pneumocystis jirovecii* による）
a：胸部単純CT：肺野条件．両肺野にびまん性に広がる地図状のすりガラス陰影を認める．b：BALの顕微鏡写真（Grocott染色，×400）．卵円形の囊子がクラスターで確認される．

形の囊子の集塊（図Ⅴ-7-6b）を証明することで確定診断が可能となり有用である．CMV肺炎はPCPに合併することも多い．BAL液中や肺組織で核内封入体を認める．

文献

1) 深在性真菌症のガイドライン作成委員会（編）：深在性真菌症の診断・治療ガイドライン2014. 協和企画，pp68-100, 2014
2) Kume H, Yamazaki T, Togano H, et al：Epidemiology of visceral mycoses in autopsy cases in Japan：Comparison of the data from1989, 1993, 1997, 2001, 2005, and 2007 in Annual of pathological autopsy cases in Japan. Med Mycol J 52：117-127, 2011
3) 道津安正，石松裕二，高谷　洋，他：肺クリプトコッカス症16例の臨床的検討―血清クリプトコッカス抗原価の推移に着目して―．感染症学雑誌　79：656-663, 2005
4) Nakamura H, Tateyama M, Tasato D, et al：Clinical utility of serum β-D-glucan and KL-6 levels in *Pneumocystis jirovecii* pneumonia. Intern Med 48：195-202, 2009

（山末まり・門田淳一）

8 気管支喘息
（bronchial asthma）

> **要点**
> 気管支鏡を用いた喘息の慢性気道炎症の評価は，喘息の病態解明に貢献してきたが，気管支鏡の侵襲性やコストなどの点から，現在では代替検査による間接的な評価が行われるようになっている．
> 喘息を合併する好酸球性気道疾患においては，気管支鏡検査から得られる情報は診断に重要であり，BALやTBLBなどの所見が診断の一助となる．

1 はじめに

　気管支喘息は気道の慢性炎症性疾患であり，多くの炎症細胞，サイトカインやケモカイン，ケミカルメディエーターが相互に関連しあって病態が形成されていることから，気道における炎症を正しく把握することが診断や治療・管理において重要である．気管支鏡検査は，気道局所の情報を直接得ることが可能であり，気道炎症をモニタリングしたり評価するにあたっての有用な手法であるが，喘息患者における気管支鏡検査の侵襲性やコストなどによってその実施には制限がある．
　しかしながら，気管支鏡手技で採取された気道検体の分析によって，近年多くの知見が集積されており，気管支鏡検査は喘息の病態解明の進歩に大きく貢献しているといえる．

2 概念

　気管支喘息は変動性をもった気道狭窄を特徴とする疾患であり，慢性気道炎症が背景に存在する．慢性気道炎症の制御不足は気道構造の変化（リモデリング）の原因となり，非可逆性の気流制限をもたらし，喘息の難治化の原因となると考えられている[1]．

3 気管支鏡検査の意義

　気管支喘息においては多様な原因や増悪因子が存在し，その病像は多様である．この観点から，喘息の診断や治療，管理のためのフェノタイプ分類が行われ，これにリンクするバイオマーカーの検索が求められてきた．気道における炎症の把握はバイオマーカーの検索に有用であると考えられ，気管支鏡を用いた気道炎症の評価は有用な研究ツールである．これまでに，気管支肺胞洗浄（bronchoalveolar lavage：BAL）による細胞成分・液性成分の解析や，直視下生検（endobronchial biopsy：EBB）・経気管支肺生検（transbronchial lung biopsy：TBLB）などの気道検体を用いたバイオマーカー検索の努力が行われ，その解析を行うことで喘息病態の解明が大きく進んだという歴史がある．しかし，気管支鏡の侵襲性やコストなどの点から，喘息におけるルーチンの検査としては限界があり，代替的な気道炎症の評価法として誘発喀痰や呼気凝縮液，呼気一酸化窒素濃度測定などの検査が行われるようになっている．これら代替検査によるバイオマーカーの検証によって，これまで気管支鏡で得られた知見の有用性が高められることが期待される．

4 気管支鏡検査所見

　有症状喘息患者の気道を気管支鏡で観察すると，内腔は発赤・腫脹し，気管内に分泌物を認める（図V-8-1）．喘息を合併し得る疾患で，気管支鏡検査が診断に役立つ可能性があるものを表V-8-1に示した[2]．特に以下のa．やb．においては，気管支喘息が疾患の病態に深く関わっており，適切な治療がなされない場合，難治性となることが多い．

a. 気管支鏡所見

1) 好酸球性多発血管炎性肉芽腫症（eosinophilic granulomatosis with polyangiitis：EGPA）

　喘息が先行し，末梢血好酸球増多とともに，全身諸臓

器の好酸球浸潤と細小血管の血管炎症状で発症するのが特徴であり，病理学的には好酸球やリンパ球浸潤を伴う肉芽腫性壊死性血管炎を呈する．気管支・肺病変としては，気管支・細気管支の好酸球性炎症，好酸球性肺炎，気管支腔内における小結節の多発などを確認し得るが，経気管支肺生検で特異的所見を得ることは難しい．MPO-ANCA が 40〜50％で陽性となる．

2) アレルギー性気管支肺アスペルギルス症（allergic bronchopulmonary aspergillosis：ABPA）

アスペルギルスの菌体成分によって引き起こされるアレルギー性肺疾患である．喘息の 1〜2％に認められ，重症喘息ではさらに頻度が上昇する．胸部画像では肺浸潤影と中枢性気管支拡張がみられるが，アスペルギルス菌糸を含む好酸球に富むきわめて粘稠な喀痰が中枢気道に付着し，粘液栓の付着部位に中枢性気管支拡張を来すことが多い（図V-8-2）．気管支鏡的な評価は診断に必須ではないが，上記所見は診断の参考となる．

3) 慢性好酸球性肺炎（chronic eosinophilic pneumonia：CEP）

原因が明らかなものを除いた好酸球性肺疾患の中で，慢性の経過で発症するものを CEP と分類する．鑑別すべき好酸球性肺疾患としては，薬剤によるもの，寄生虫感染に伴うもの，EGPA に合併するもの，好酸球性白血病に合併するものなどがあげられる．気管支喘息の合併あるいは先行が 50％の症例にみられる．胸部画像では，移動性の末梢性浸潤影が特徴であり，BAL 液では，総細胞数及び好酸球数の増多を認める．病理所見としては，肺胞への好酸球浸潤を認める．

b. BAL 所見

喘息患者における BAL の細胞分画では，アトピー型，非アトピー型にかかわらず，好酸球が増加している．リンパ球サブセットの解析では，従来述べられてきた Th2 優位性の他，BAL 中 regulatory T cell によるフェノタイプ分類や，好中球性気道炎症の病態に Th17 が関与していることなどが注目されている．また，Th2/Th17 dual positive cell の増加がステロイド抵抗性重症喘息で認められることも報告されている．BAL の液性成分の解析では，さまざまなサイトカインの他，システィニルロイコトリエンやプロスタグランジン，トロンボキサン，ヒスタミン，トリプターゼなど喘息の病態に重要であるメディエーターが増加している．気道リモデリングに関与する TGF-β1 や bFGF の増加もみられる[3]．

c. 病理学的所見

喘息患者では，特有の気道炎症が存在する．好酸球，リンパ球，マスト細胞，好塩基球，好中球などの炎症細胞浸潤に加えて，血管拡張，気道上皮の剝離，粘膜・粘膜下浮腫がみられ，さらに構造上の変化としては，杯細胞増生，粘膜下腺過形成，血管新生，上皮下線維増生

表V-8-1 喘息を合併し得る好酸球性気道疾患

慢性好酸球性肺炎
好酸球増多症候群
好酸球性多発血管炎性肉芽腫症
アレルギー性気管支肺アスペルギルス症

〔Eng SS, DeFelice ML: The Role and Immunobiology of Eosinophils in the Respiratory System: a Comprehensive Review 50：140-58, 2016 より改変〕

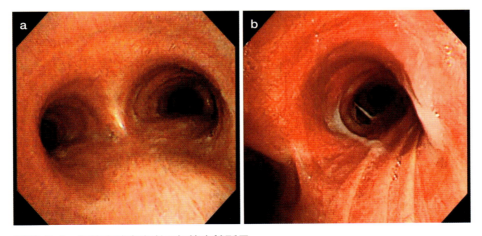

図V-8-1 気管支喘息患者の気管支鏡所見
気管分岐部から右主気管支の観察．内腔は発赤・腫脹し，気管内に分泌物を認める．

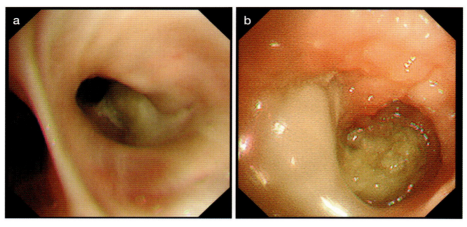

図V-8-2　アレルギー性気管支肺アスペルギルス症
左B⁸をほぼ閉塞する黄色の粘液栓を認める．粘度が高く硬い粘液栓であり気管支鏡による吸引除去は困難であった．

（基底膜部の肥厚），弾性線維の破壊，平滑筋の肥大，気道外膜の線維化などが認められる．さらに長期罹患患者では，気道粘膜の線維化，平滑筋肥厚，粘膜下腺過形成などによる気道壁の肥厚といった気道のリモデリングも認められる．

5 喘息患者における気管支鏡検査の合併症および注意事項

喘息患者の気管支鏡検査では，発作の誘発などに注意が必要であるが，重症喘息であっても重篤な合併症なく気管支鏡が施行できることが報告されており[4]，British Thoracic Society（BTS）のガイドラインでも，喘息は気管支鏡の禁忌とはされていない[5]．

気管支鏡施行後，喘息患者の10％までに呼吸器症状が出現するとされているが，特にBALを行うと1秒量の減少が起こり得るため注意が必要であり，検査前の気管支拡張薬投与が推奨される．また，発作出現に備えて血管を確保し，検査中は経皮的酸素飽和度のモニタリングを行うことが必要である[6]．

6 気管支鏡治療

重症気管支喘息に対する気管支鏡治療として，気管支サーモプラスティが行われる〔第VI章12「気管支サーモプラスティ（bronchial thermoplasty：BT）」参照（→338頁）〕．

文献

1) 日本アレルギー学会：喘息予防・管理ガイドライン　2015．協和企画，2015
2) Eng SS, DeFelice ML：The Role and Immunobiology of Eosinophils in the Respiratory System：a Comprehensive Review 50：140-58, 2016
3) 日本呼吸器学会びまん性肺疾患学術部会，厚生労働省難治性疾患対策研究事業びまん性肺疾患に関する調査研究班（編）：気管支肺胞洗浄（BAL）法の手引き，改訂第3版，克誠堂出版，2017
4) Elston WJ, Whittaker AJ, Khan LN, et al：Safety of research bronchoscopy, biopsy and bronchoalveolar lavage in asthma. Eur Respir J 24：375-377, 2004
5) Du Rand IA：British Thoracic Society guideline for diagnostic flexible bronchoscopy in adults. Thorax 68:i1-i44, 2013
6) 日本呼吸器内視鏡学会・安全対策委員（編）：手引き書—呼吸器内視鏡診療を安全に行うために—，Ver.4.0．2013

〈佐野安希子・東田有智〉

第V章 各種疾患の気管支鏡所見と診断

9 好酸球性肺炎
(eosinophilic pneumonia)

> **要点** 好酸球性肺炎(eosinophilic pneumonia)とは，肺内の好酸球増多を特徴とする疾患群である．気管支肺胞洗浄液(bronchoalveolar lavage fluid：BALF)中の好酸球増多を認める．診断には詳細な病歴聴取を行ったうえで，経気管支肺生検(transbronchial lung biopsy：TBLB)が有用である．

1 概念と分類

好酸球性肺炎は単一疾患ではなく，気道を含む肺組織中の好酸球増多に伴い生じる呼吸器病変の総称であり，好酸球性肺疾患ともいわれる．表V-9-1にその分類を示す．

2 気管支鏡検査所見

疾患により気管支鏡検査による診断能は異なるが，急性好酸球性肺炎(acute eosinophilic pneumonia：AEP)や慢性好酸球性肺炎(chronic eosinophilic pneumonia：CEP)の診断には，気管支鏡検査が非常に有用である．各疾患に共通して，BALF中の好酸球比率の上昇を認め，AEPでは25%以上，CEPでは40%以上のことが多い．しかしBALF所見のみでは，好酸球性肺炎の中のいずれに該当するか診断するのは困難である．さらにTBLBを行うことで，確定診断に至ることが多い．CEPでは特発性器質化肺炎など肺胞腔内の器質化を伴う疾患と，そしてAEPでは急性呼吸不全を示す急性呼吸窮迫症候群(acute respiratory distress syndrome：ARDS)/びまん性肺胞障害(diffuse alveolar damage：DAD)と鑑別を行うことが肝要であり，呼吸状態が許せばTBLBを行うべきである．図V-9-1はAEP症例のTBLBによる組織像である．

診断にあたっては，既往歴(気管支喘息，その他アレルギー疾患)，生活歴(食事内容，ペット飼育，旅行など)，喫煙歴，薬剤摂取歴などの詳細な聴取や，正確な画像診断がきわめて重要である．

3 急性好酸球性肺炎と慢性好酸球性肺炎の臨床像

AEPは1989年に報告された疾患概念であり[1,2]，1週

表V-9-1 好酸球性肺疾患(原因別)

1. 原因不明の好酸球性肺炎
    - 単純性好酸球性肺炎
    - 慢性好酸球性肺炎
    - 急性好酸球性肺炎
2. 特定の原因によるもの
    - (ア)薬剤性：抗菌薬，抗癌剤，非ステロイド系抗炎症薬，抗てんかん薬など
    - (イ)寄生虫感染：回虫症，糞線虫症，鉤虫症，肺吸虫症，旋毛虫症，糸状虫症など
    - (ウ)真菌感染：アレルギー性気管支肺真菌症，気管支中心性肉芽腫症
3. 膠原病・血管炎
    - 好酸球性多発血管炎性肉芽腫症
4. その他：好酸球増多症候群など

〔Cottin V, Cordier JF：Eosinophilic pneumonia. Allergy 60：841-857, 2005 より改変〕

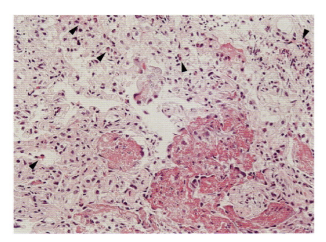

図V-9-1　TBLBで得られた急性好酸球性肺炎の組織像
肺胞壁および肺胞腔内に好酸球（►）やリンパ球の浸潤を認め，肺胞壁は浮腫性に肥厚している．肺胞腔内には著明なフィブリン析出を認める．
（写真提供：持丸博先生）

間以内に発症する急性呼吸不全，胸部X線上のびまん性陰影，BALF中の好酸球数増多を示す原因不明の疾患である．原則として基礎疾患を有さないが，一部の発症には喫煙との関連が報告されている．高分解能CT上，びまん性肺野濃度の上昇に加え，小葉間隔壁の肥厚や少量の胸水貯留が特徴的である．ARDSと異なりステロイド反応性が良好であり，迅速かつ正確な診断が重要である．

CEPは1969年に報告された疾患概念であり[3]，1か月以上持続する咳嗽，発熱，呼吸困難などを示し，半数以上に気管支喘息などのアレルギー性疾患を合併する．胸部画像上，肺野末梢優位の非区域性浸潤影を呈することが多い．

文献

1) Badesch DB, King TE Jr, Schwarz MI：Acute eosinophilic pneumonia：a hypersensitivity phenomenon? Am Rev Respir Dis 139：249-252, 1989
2) Allen JN, Pacht ER, Gadek JE, et al：Acute eosinophilic pneumonia as a reversible cause of noninfectious respiratory failure. N Engl J Med 321：569-574, 1989
3) Carrington CB, Addington WW, Goff AM, et al：Chronic eosinophilic pneumonia. N Engl J Med 280：787-798, 1969

〈臼杵二郎〉

第V章 各種疾患の気管支鏡所見と診断

10 過敏性肺炎（hypersensitive pneumonitis）

> **要点**
> - 特定の抗原〔動物由来蛋白（鳥関連抗原など），真菌/細菌，あるいは無機物（イソシアネートなど）〕に対して特異抗体（III型アレルギー）と感作リンパ球（IV型アレルギー）が肺局所で反応して発症するアレルギー性の間質性肺炎である．
> - 臨床経過より急性と慢性に分けられる．
> - 急性の画像：小葉中心性粒状影，汎小葉性すりガラス影を呈しモザイク分布をとる．
> - 急性の病理：細胞性細気管支炎，肺間質の肉芽腫，リンパ球胞隔炎の3徴を示す．
> - 慢性の画像・病理は多彩である．
> - BAL所見：リンパ球数の増加，夏型過敏性肺炎ではCD4/CD8比が低下するが農夫肺では上昇する．

1 概念

感受性のある個体（病態の項参照）において，特定の抗原〔動物由来蛋白（鳥関連抗原など），真菌／細菌，あるいは無機物（イソシアネートなど）〕に対して特異抗体（III型アレルギー）と感作リンパ球（IV型アレルギー）が肺局所で反応して発症するアレルギー性の間質性肺炎である．臨床経過より急性と慢性に分けられる．

2 気管支鏡検査所見

a. 気管支鏡所見

可視範囲に特徴的な所見はない．

b. 病理所見

急性では，①細胞性細気管支炎，②肺間質の肉芽腫と③間質へのリンパ球を主体としたびまん性慢性炎症細胞浸潤の3徴を示し，肺既存構造の改変はほとんど認められない（図V-10-1）．慢性の病理像は多彩である．器質化肺炎パターン（organizing pneumonia：OP），非特異性間質性肺炎パターン（nonspecific interstitial pneumonia：NSIP），通常型間質性肺炎パターン（usual interstitial pneumonia：UIP）とさまざまな病理組織パターンを呈する．これらの病理パターンに加えて小葉中心性の線維化（centrilobular fibrosis）および架橋線維化（bridging fibrosis）の2つの所見が重要である[1]．

c. BAL所見

BAL中のリンパ球は急性ではしばしば50％を超える（表V-10-1）．急性でもsmokerであったり，慢性化して線維化するとBAL中のリンパ球数は減少してくる．夏型ではCD4/CD8比が低下するが農夫肺では上昇する．CD4/CD8比は慢性で高くなる（表V-10-2）[2]．

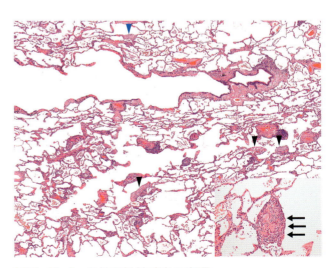

図V-10-1　急性過敏性肺炎の病理
疎な類上皮肉芽腫が細気管支粘膜，肺胞壁に広範に分布し（→），リンパ球性胞隔炎，少量のポリープ状の腔内線維化（矢頭）を認める．
〔日赤医療センター　武村民子先生より提供〕

表V-10-1　急性過敏性肺炎のBAL所見

疾患名	症例数	リンパ球(%)	CD4/CD8
夏型過敏性肺炎	271	69	0.6
農夫肺	22	68	4.4
換気装置肺炎	19	52	1.6
鳥関連過敏性肺炎	19	66	2

〔Ando M, Konishi K, Yoneda R, et al：Difference in the phenotypes of bronchoalveolar lavage lymphocytes in patients with summer-type hypersensitivity pneumonitis, farmer's lung, ventilation pneumonitis, and bird fancier's lung：report of a nationwide epidemiologic study in Japan. J Allergy Clin Immunol 87：1002-1009, 1991 より引用，一部改変〕

表V-10-2　慢性過敏性肺炎のBAL所見

疾患名	症例数	マクロファージ(%)	リンパ球(%)	好中球(%)	好酸球(%)	CD4/CD8
夏型過敏性肺炎	7	33.7	55.1	10.1	2.1	1.02
鳥関連過敏性肺炎	5	60.4	28.9	10.1	0.6	2.35
イソシアネート肺	4	45.8	46	2.4	5.5	0.22
自宅関連過敏性肺炎	3	45.8	46	2.4	5.5	0.22
農夫肺	3	39.4	51.5	6.4	0.1	4.01
その他	3	30.1	62.8	4.3	2.5	2.11
合計	24	44.3	46.3	7.1	2	1.7

〔Yoshizawa Y, Ohtani Y, Hayakawa H, et al：Chronic hypersensitivity pneumonitis in Japan：a nationwide epidemiologic survey. J Allergy Clin Immunol 103：315-320, 1999 より引用，一部改変〕

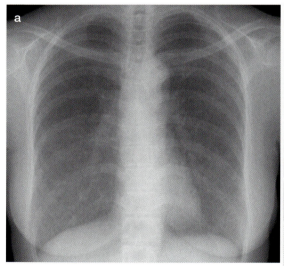
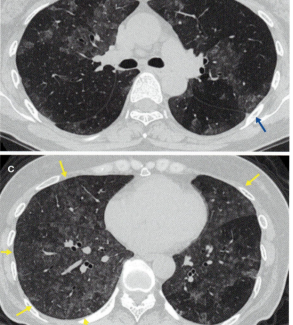

図V-10-2　急性過敏性肺炎の画像
a：胸部X線像．両側中下肺野に淡いすりガラス陰影（血管影をトレースできない）を認める．b, c：胸部CT．両側びまん性に淡く辺縁が不明瞭な小葉中心性小結節を認める(c, ⇒)．汎小葉性のすりガラス陰影も認め，モザイクパターンを呈している(b, →)．

3 診断

a. 画像

急性のCT画像所見は，小葉中心性の粒状影あるいは辺縁の不明瞭な小結節を呈し，汎小葉性のすりガラス影を呈し，モザイク分布になることもある．すりガラス影は濃淡があり，浸潤影を呈することもある(図V-10-2)．一方，慢性の画像は多彩で，分布は上肺野優位か上肺野にも下肺野にも病変を認めることが多い．進行例では，蜂巣肺を呈し特発性肺線維症との鑑別が難しくなる．

文献

1) Takemura T, Akashi T, Ohtani Y, et al：Pathology of hypersensitivity pneumonitis. Curr Opin Pulm Med 14：440-454, 2008
2) 宮崎泰成，吉澤靖之：II．各疾患のBAL所見 2．過敏性肺炎．克誠堂出版，2008
3) Ando M, Konishi K, Yoneda R, et al：Difference in the phenotypes of bronchoalveolar lavage lymphocytes in patients with summer-type hypersensitivity pneumonitis, farmer's lung, ventilation pneumonitis, and bird fancier's lung：report of a nationwide epidemiologic study in Japan. J Allergy Clin Immunol 87：1002-1009, 1991
4) Yoshizawa Y, Ohtani Y, Hayakawa H, et al：Chronic hypersensitivity pneumonitis in Japan：a nationwide epidemiologic survey. J Allergy Clin Immunol 103：315-320, 1999

〔宮崎泰成〕

第V章 各種疾患の気管支鏡所見と診断

11 間質性肺炎（interstitial pneumonias）

> **要点** 間質性肺炎は背景疾患・環境因子の有無，病理組織学的な違いなど，さまざまな要素を検討して総合的に診断する multidisciplinary discussion（MDD）が推奨されている．気管支鏡検査はさまざまな手法を用いることで鑑別診断に役立つ．

1 種類と鑑別診断

　間質性肺炎は，肺胞隔壁を病変の主座として炎症および線維化を来すびまん性肺疾患である．代表的な間質性肺炎としては，特発性間質性肺炎，膠原病および関連疾患に伴う間質性肺炎，職業性あるいは環境性の間質性肺炎（じん肺，過敏性肺炎など），医原性間質性肺炎（薬剤性間質性肺炎，放射線肺炎など）が含まれる．以下，特発性間質性肺炎を中心に概説する．

　特発性間質性肺炎（idiopathic interstitial pneumonias：IIPs）は，米国胸部医学会（American Thoracic Society：ATS）と欧州胸部疾患学会（European Respiratory Society：ERS）が中心となって病理組織学的に分類がなされ，2013年に改訂された分類法が国際的な整合性を得て現在使用されている（表V-11-1）[1]．主要な IIPs は 6 つの病型があり，日常臨床で経験する IIPs の約半数は特発性肺線維症（idiopathic pulmonary fibrosis：IPF）である．次いで非特異性間質性肺炎（nonspecific interstitial pneumonia：NSIP），特発性器質化肺炎（cryptogenic organizing pneumonia：COP）が多く，急性間質性肺炎（acute interstitial pneumonia：AIP）や呼吸細気管支炎を伴う間質性肺疾患（respiratory bronchiolitis-associated interstitial lung disease：RB-ILD）および剝離性間質性肺炎（desquamative interstitial pneumonia：DIP）などの喫煙関連間質性肺炎は頻度が低い．

　IIPs の診断は他の間質性肺炎との鑑別が重要である．
問診においては，既往歴，生活環境および職業歴から，膠原病の合併や粉じん曝露歴などの確認，また，薬剤投与歴の聴取も忘れてはならない事項である．
身体診察では胸部診察の他にも皮膚，筋肉および関節

表V-11-1　特発性間質性肺炎の分類

Major idiopathic interstitial pneumonias（主要な特発性間質性肺炎）
・Idiopathic pulmonary fibrosis（特発性肺線維症）
・Idiopathic nonspecific interstitial pneumonia（特発性非特異性間質性肺炎）
・Respiratory bronchiolitis-interstitial lung disease（呼吸細気管支炎を伴う間質性肺疾患）
・Desquamative interstitial pneumonia（剝離性間質性肺炎）
・Cryptogenic organizing pneumonia（特発性器質化肺炎）
・Acute interstitial pneumonia（急性間質性肺炎）
Rare idiopathic interstitial pneumonias（まれな特発性間質性肺炎）
・Idiopathic lymphoid interstitial pneumonia（特発性リンパ球性間質性肺炎）
・Idiopathic pleuroparenchymal fibroelastosis
Unclassifiable idiopathic interstitial pneumonias（分類不能型特発性間質性肺炎）

〔Travis WD, Costabel U, Hansell DM, et al：An official American Thoracic Society/European Respiratory Society statement：Update of the international multidisciplinary classification of the idiopathic interstitial pneumonias. Am J Respir Crit Care Med 188：733-48, 2013 より〕

所見など膠原病を疑わせる異常所見の有無について確認する．場合によっては専門医の診察を依頼する．

　検査においては，胸部HRCT所見で間質性肺炎のpatternの把握が重要である．IPFか否かは治療方針に大きくかかわるため，HRCTでUIP patternを判断することは大きな意義がある．典型的なHRCT画像を図V-11-1に，また，表V-11-2にUIPのHRCTパターン分類[2]を示す．血液検査では，一般的な血算，生化学，CRP，KL-6，SP-A，SP-Dなどの間質性肺炎マーカーの他，膠原病の可能性を考慮して免疫グロブリン，リウマチ因子，抗核抗体をはじめとした各種自己抗体を測定し，過敏性肺炎の可能性が考えられる場合には原因抗原に対する抗体測定（現在，抗トリコスポロン・アサヒ抗体のみ保険収載）を，リンパ節腫脹など他の所見からサルコイドーシスやIgG4関連疾患を疑う場合にはACE，リゾチーム，可溶性IL-2受容体，IgG4などの測定を考慮する．さらに，悪性腫瘍（特に癌性リンパ管症，浸潤性粘液性腺癌など），非定型肺炎やニューモシスチス肺炎などの感染症も，画像所見が間質性肺炎に類似するため鑑別に含まれる．なお，膠原病関連間質性肺炎では，間質性肺炎が先行して発症していることもまれではないため，初診時に膠原病を示唆する所見が認められなくても，膠原病の発症を念頭に置きながら経過観察していく必要がある．

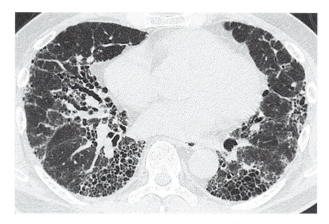

図V-11-1　UIP patternのHRCT画像

表V-11-2　UIPのHRCT pattern

UIP	Probable UIP	Indeterminate for UIP	Alternative Diagnosis
Subpleural and basal predominant; distribution is often heterogeneous*	Subpleural and basal predominant; distribution is often heterogeneous	Subpleural and basal predominant	Findings suggestive of another diagnosis, including: ・CT features: 　○ Cysts 　○ Marked mosaic attenuation 　○ Predominant GGO 　○ Profuse micronodules 　○ Centrilobular nodules 　○ Nodules 　○ Consolidation ・Predominant distribution: 　○ Peribronchovascular 　○ Perilymphatic 　○ Upper or mid-lung ・Other: 　○ Pleural plaques (consider asbestosis) 　○ Dilated esophagus (consider CTD) 　○ Distal clavicular erosions (consider RA) 　○ Extensive lymph node enlargement (consider other etiologies) 　○ Pleural effusions, pleural thickening (consider CTD/drugs)
Honeycombing with or without peripheral traction bronchiectasis or bronchiolectasis[†]	Reticular pattern with peripheral traction bronchiectasis or bronchiolectasis May have mild GGO	Subtle reticulation; may have mild GGO or distortion ("early UIP pattern") CT features and/or distribution of lung fibrosis that do not suggest any specific etiology ("truly indeterminate")	

CTD: connective tissue disease, GGO: ground-glass opacities, RA: rheumatoid arthritis
*Variants of distribution: occasionally diffuse, may be asymmetrical.
[†]Superimposed CT features: mild GGO, reticular pattern, pulmonary ossification.
〔Raghu G, Remy-Jardin M, Myers JL, et al: Diagnosis of Idiopathic Pulmonary Fibrosis. An Official ATS/ERS/JRS/ALAT Clinical Practice Guideline. Am J Respir Crit Care Med 198: e44-e68, 2018 より〕

2 気管支鏡検査の適応と手技

　IIPs は，臨床所見，画像所見および病理所見をもとに呼吸器内科医・画像診断医・病理診断医が総合的に診断する（multidisciplinary discussion：MDD）．確定診断には肺病理組織所見の重要性は高く，外科的肺生検は診断に有用な手法として積極的に考慮すべきとされているが，一方で検査目的の手術であり，合併症リスクもあるため全例で実施できるわけではない．その点気管支鏡検査は，経気管支肺生検（transbronchial lung biopsy：TBLB）および気管支肺胞洗浄（bronchoalveolar lavage：BAL）のいずれも外科的肺生検と比較して侵襲性は低く実施しやすく，IIPs 以外の間質性肺炎（サルコイドーシス，過敏性肺炎など）や悪性腫瘍，感染症との鑑別にも有用な検査であるが，TBLB で採取する組織は挫滅を伴いアーチファクトが加わることや，間質性肺炎の病理学的分類を確定するに至る十分な組織量ではないという限界があることも認識すべきである．その点，クライオバイオプシーはより大きな組織が採取可能で，組織の挫滅も伴わないという利点がある．

　IIPs の代表的疾患である IPF は，他の原因疾患などを除外し，HRCT 画像で典型的な UIP pattern を認める場合には臨床的に診断でき，そのような場合には気管支鏡検査の適応は乏しい．HRCT の pattern が probable UIP, indeterminate for UIP または alternative diagnosis であれば，BAL 所見あるいは病理学的所見が診断に有用となるため，気管支鏡検査（BAL）あるいは外科的肺生検を考慮する．また，これらの症例に対して外科的肺生検の代わりに TBLB を実施することは賛成または反対のいずれも推奨されていないが，TBLB によって診断に至る場合もあるため，症例ごとに TBLB の適応を検討すべきである[2]．

　気管支鏡検査を安全に実施するため，間質性肺炎による呼吸機能障害の程度を評価しておく．肺機能検査，動脈血ガスあるいはパルスオキシメータによる SpO_2 などを測定し，検査時には低酸素血症を誘発しやすいため酸素吸入の準備も必要である．

　気管支鏡検査の手技としては，BAL，TBLB が中心となるが，最近はクライオバイオプシーが開発され，わが国でも機器が承認された．びまん性肺疾患の診断にも導入が進み，クライオバイオプシーの安全性や診断率に関する知見が集積されてきている[3]．ただし，IPF の診断に関して，2018 年 ATS/ERS/JRS/ALAT ガイドラインでは，HRCT の pattern が probable UIP, indeterminate for UIP または alternative diagnosis である場合，クライオバイオプシーの実施は賛成または反対のいずれも推奨されておらず，手法の標準化も含め，さらなるエビデンスの集積が必要とされている[2]．

　BAL は，生理食塩水を用い，1 回 50 mL を 3 回繰り返して行うのが一般的である．洗浄部位は通常ファイバースコープを楔入しやすい中葉あるいは舌区の気管支（B^4 または B^5）が選択される．しかし，間質性肺炎の病変は下葉優位であることが多く，中葉や舌区に病変が分布していない場合には，病変が拡がっている部位を選択して洗浄することもある．この場合，回収率が低下することもあるため注意が必要であり，回収率を保つため体位を工夫することも考慮する．回収率が 30% 未満では診断的価値が低下するといわれている．回収した BALF は，細胞数（細胞密度），細胞分画，CD4/CD8 比，細胞診，グラム染色あるいは抗酸菌染色および細菌培養などを検査する．

　TBLB は BAL に続いて実施するのが一般的である．生検部位は HRCT で評価して事前に決めておく必要がある．生検は片側のみとし，BAL を実施した側の肺で行うほうが安全である．また，胸膜直下の病変を採取することが多いため，気胸合併に注意する．TBLB で採取するサンプル数は 4〜6 個が推奨されている[4]．組織はシリンジで陰圧をかけて膨らませ，観察しやすい標本とする．

3 気管支鏡検査所見

　BALF の細胞分画は，IIPs のなかでもプロファイルに違いがみられるため，診断の参考となる[5,6]．

　IPF はマクロファージ優位であり，リンパ球比率は正常で，好中球と好酸球比率の軽度上昇をしばしば認めるが，IPF を確定する所見ということはなく，IPF に矛盾しない所見と捉えるべきである．一方，30% 以上のリンパ球比率が認められる場合には，IPF 以外の間質性肺炎が示唆される．

　NSIP は病理組織学的には細胞浸潤性非特異性間質性肺炎（cellular NSIP）と線維化性非特異性間質性肺炎（fibrotic NSIP）とに分類される．BAL の細胞分画は cellular NSIP と fibrotic NSIP とで異なり，前者はリンパ球比率の上昇と CD4/CD8 比の低下を認めるが，後者はリンパ球比率が上昇することは少なく，むしろ IPF と同じようなプロファイルを示す．

　COP は cellular NSIP と同様にリンパ球比率が上昇する．また，好酸球の増加を伴うこともあり，好酸球比率

が高い場合には好酸球性肺炎を鑑別に考慮する．
　DIP や RB-ILD は，褐色あるいは黒色の顆粒を有するマクロファージが特徴的所見であるが，正常な喫煙者でも認められるものであり，逆にこれらの所見が認められなければ，DIP および RB-ILD 以外の疾患を考慮すべきである．また，好中球あるいは好酸球比率の上昇も認

表V-11-3　IIPs の病理組織学的特徴

	IPF	iNSIP	COP	AIP	DIP/RB-ILD
線維化の時相	多彩	一様	一様	一様	一様
斑状の肺病変※	あり	なし	なし	なし	なし
間質への細胞浸潤	少ない	通常多い	やや多い	少ない	少ない
膠原線維増生を伴う線維化	あり，斑状	さまざま，びまん性	なし	増殖期（器質化期）以降であり	さまざま，びまん性（DIP）部分的，軽度（RB-ILD）
線維芽細胞の増生	線維芽細胞巣著明	ときどき，びまん性（線維芽細胞巣はまれ）	ときどき，部分的（線維芽細胞巣はなし）	増殖期（器質化期）以降でびまん性	ときどき（DIP）なし（RB-ILD）
ポリープ型腔内線維化	まれ	ときどき，部分的	多い（小葉中心性）	増殖期（器質化期）以降でときにあり	なし
蜂巣肺	あり	小型はときにあり	なし	蜂巣肺様所見としてときにあり（線維化期）	なし
気腔内肺胞マクロファージ滲出	ときどき，局所的	ときどき，斑状	斑状（泡沫状）	なし	びまん性（DIP）細気管支周囲（RB-ILD）
硝子膜形成	なし	なし	なし	あり（滲出期）	なし

※蜂巣肺やさまざまな程度の間質線維化病変が比較的正常な肺組織を介在してパッチワーク状に分布する状態．
〔文献7），8）より引用改変〕

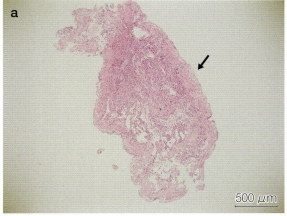
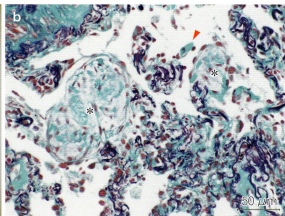
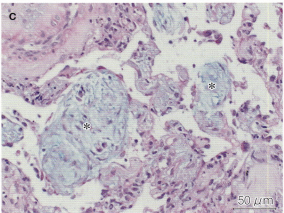

図V-11-2　TBLB 標本
a：TBLB で採取した約 3 mm 大の肺組織（HE 染色）細気管支壁（矢印）と周囲の肺胞組織が採取されている．
b：肺胞腔内にはポリープ型の腔内線維化病巣（＊）およびポリープ型線維化が時間の経過により変化したコラーゲン球（矢頭）も認める（EMG 染色）．
c：Alcian Blue PAS 染色では，ポリープ型の腔内線維化病巣が明瞭に染色される（＊）．

めることがある．

AIP は，細胞数が増加し，好中球比率は上昇する．また，出血の所見がみられることがある．感染症との鑑別が問題となる．

TBLB は採取可能な組織のサイズが小さいため，必ずしもそれだけで有用な検査とはならない．IIPs の病理組織学的特徴（表V-11-3）[7,8]を参考に，たとえば COP/OP などのように合致する所見が得られれば診断の推定可能な場合もある（図V-11-2）．確定診断には外科的肺生検を要する．

4 臨床像

IIPs は乾性咳嗽と労作時呼吸困難を主な症状とする．身体所見では，胸部聴診で捻髪音を聴取し，IPF ではばち指をしばしば認める．また，臨床経過に違いがみられ，IPF, DIP, RB-ILD およびリンパ球性間質性肺炎（lymphocytic interstitial pneumonia：LIP）は慢性（3 か月以上）の経過，NSIP は亜急性（1〜3 か月）から慢性の経過，COP は急性（1 か月以内）から亜急性の経過，AIP は急性の経過で発症する．

文献

1) Travis WD, Costabel U, Hansell DM, et al：An official American Thoracic Society/European Respiratory Society statement：Update of the international multidisciplinary classification of the idiopathic interstitial pneumonias. Am J Respir Crit Care Med 188：733-48, 2013
2) Raghu G, Remy-Jardin M, Myers JL, et al: Diagnosis of Idiopathic Pulmonary Fibrosis. An Official ATS/ERS/JRS/ALAT Clinical Practice Guideline. Am J Respir Crit Care Med 198: e44-e68, 2018
3) Hetzel J, Maldonado F, Ravaglia C, et al：Transbronchial Cryobiopsies for the Diagnosis of Diffuse Parenchymal Lung Diseases：Expert Statement from the Cryobiopsy Working Group on Safety and Utility and a Call for Standardization of the Procedure. Respiration 95：188-200, 2018
4) Bradley B, Branley HM, Egan JJ, et al：Interstitial lung disease guideline：the British Thoracic Society in collaboration with the Thoracic Society of Australia and New Zealand and the Irish Thoracic Society. Thorax 63 Suppl 5：v1-58, 2008
5) Meyer KC, Raghu G, Baughman RP, et al：An official American Thoracic Society clinical practice guideline：the clinical utility of bronchoalveolar lavage cellular analysis in interstitial lung disease. Am J Respir Crit Care Med. 185：1004-1014, 2012
6) The Clinical Utility of Bronchoalveolar Lavage Cellular Analysis In Interstitial Lung Disease：An Official ATS Clinical Practice Guideline（2012）-Online Supplement. http://www.thoracic.org/statements/insterstitial-lung-disease.php
7) 日本呼吸器学会　びまん性肺疾患診断・治療ガイドライン作成委員会：特発性間質性肺炎　診断と治療の手引き，改訂第 3 版．南江堂，p31-36，2016
8) Katzenstein AL：Katzenstein and Askin's Surgical Pathology of Non-Neoplastic Lung Disease, 4th ed. Saunders, p51-85, Philadelphia, 2006

（齋藤好信）

第V章 各種疾患の気管支鏡所見と診断

12 薬剤性肺障害
(drug-induced lung injury)

> **要点** 薬剤性肺障害は特異的検査法がなく，臨床像が類似する他の疾患を鑑別して診断する．気管支鏡で得られる検体を利用し，さまざまな検査・解析を行うことで鑑別診断に有用な検査法となる．

1 疾患概念・種類と診断

薬剤性肺障害とは，薬剤投与により発現した呼吸器系の障害の総称である．病変部位は肺胞・間質領域病変，気道病変，血管病変および胸膜病変の多種にわたる[1]．臨床で経験する主なものは間質性肺疾患であり，表V-12-1に示すとおりその病型も多様である．

薬剤性肺障害は，病歴の確認と他の疾患を除外することが診断の要となる．病型は表V-12-1に示すように薬剤性肺障害以外の疾患に類似しているため，薬剤性肺障害が念頭になければ診断に至らない．鑑別すべき疾患には，薬剤性以外の間質性肺炎，感染症，うっ血性心不全，放射線肺炎，癌性リンパ管症などの腫瘍病変などがある．薬剤はあらゆるものが肺障害の原因となり得るが，特に分子標的治療薬を含めた抗悪性腫瘍薬，免疫チェックポイント阻害薬では報告が多い．

鑑別診断を適切に行うため，種々の検査が必要になる．胸部X線，HRCT，一般的な血算，血液像，生化学，CRPの他，KL-6，SP-Dなどの間質性肺炎マーカー，心不全が疑われる場合にはBNP測定の他，心電図，心エコーなどの生理機能検査，感染症が疑われる場合には，喀痰などの一般細菌および抗酸菌塗抹・培養検査，β-Dグルカン，各種PCR，尿中抗原などを検査する．薬剤リンパ球刺激試験(drug lymphocyte stimulation test：DLST)はしばしば測定されているが，原因の特定に有用性が確立された薬剤はなく，偽陽性や偽陰性の可能性があることから，結果の解釈には注意が必要である．

表V-12-1 薬剤性肺障害の組織パターン

間質性肺炎
・びまん性肺胞傷害(diffuse alveolar damage：DAD)
・器質化肺炎(organizing pneumonia：OP)
・通常型間質性肺炎(usual interstitial pneumonia：UIP)
・非特異性間質性肺炎(non-specific interstitial pneumonia：NSIP)
・リンパ球性間質性肺炎(lymphocytic interstitial pneumonia：LIP)
・剝離性間質性肺炎(desquamative interstitial pneumonia：DIP)
・好酸球性肺炎(eosinophilic pneumonia：EP)
・過敏性肺炎(hypersensitivity pneumonia：HP)
・肉芽腫性間質性肺炎(granulomatous interstitial pneumonia)
その他
・肺水腫(pulmonary edema)
・肺胞蛋白症(alveolar proteinosis)
・肺胞出血(alveolar hemorrhage)

〔日本呼吸器学会薬剤性肺障害の診断・治療の手引き作成委員会：薬剤性肺障害の診断・治療の手引き．メディカルレビュー社，p12-35，2012より引用〕

2 気管支鏡検査の適応と手技

　薬剤性肺障害を診断するうえではさまざまな検査が必要となり、気管支鏡検査の適応となることも多い。鑑別診断が主軸であるため、特に感染症や悪性腫瘍などの除外診断目的に気管支鏡検査を実施する意義は大きい。また、病理学的な検討から治療反応性あるいは予後を予測することにも役立つ。

　気管支鏡検査の手技としては、一般的に間質性肺炎と同様にBAL、TBLBが行われる。

3 気管支鏡検査所見

　BAL検体は、細胞数(細胞密度)、細胞分画、CD4/CD8比、細胞診、グラム染色あるいは抗酸菌染色および細菌培養などを検査する。

　薬剤性肺障害は急性の経過で発症する場合が多いため、呼吸器感染症を鑑別する必要性が高い。間質性肺炎と類似した画像を呈する日和見感染症(ニューモシスチス肺炎、サイトメガロウイルス肺炎など)は注意が必要である。ニューモシスチス肺炎の原因菌である*Pneumocystis jirovecii*は、グロコット染色以外に、Giemsa染色やDiff-Quick染色でも検出可能である。ただし、菌量が少ない場合には鏡検での検出が困難であり、感度の高い検査としてBALFを用いたPCR法が有用であるが、保険収載されておらず、定量検査の場合にはカットオフ値も確立されていないといった問題がある。血清の KL-6、β-Dグルカンも有用なマーカーであり、両者合わせて総合的に判断する。サイトメガロウイルス肺炎は、感染細胞の巨細胞封入体(owl's eye)、シェルバイアル法によりウイルスが検出される。

　BALの細胞分画は間質性肺炎と同様に、病態に応じてさまざまな所見を示す。細胞浸潤性非特異性間質性肺炎(cellular nonspecific interstitial pneumonia：cellular NSIP)のパターンは、著明なリンパ球増多(通常50%以上)に軽度の好中球など他の細胞分画の増加を伴い、CD4/CD8比は通常低値となる。好酸球性肺炎(eosinophilic pneumonia：EP)のパターンは、著明な好酸球増多(通常25%以上)がみられる。器質化肺炎(organizing pneumonia：OP)のパターンは、リンパ球、好中球、好酸球、マスト細胞が増加し、泡沫状マクロファージや少ないながら形質細胞も認められることがある。CD4/CD8比は通常低値である。Cytotoxic reactionのパターンでは、好中球増多があり、異型II型肺胞上皮細胞の集塊を認めることがある。びまん性肺胞出血(diffuse alveolar hemorrhage：DAH)はBALFの色調が血性となり、赤血球を多数認める他、出血から48時間以上経過していればヘモジデリン貪食マクロファージが検出される。肺胞蛋白症(alveolar proteinosis)はきわめてまれなパターンであるがBALの診断価値は高い。BALFは米のとぎ汁様に混濁し、鏡検では顆粒状の無構造物、泡沫状マクロファージを認める[2]。

　TBLBは、その病理所見において薬剤性肺障害に特異的なものはなく、表V-12-1に示したようにさま

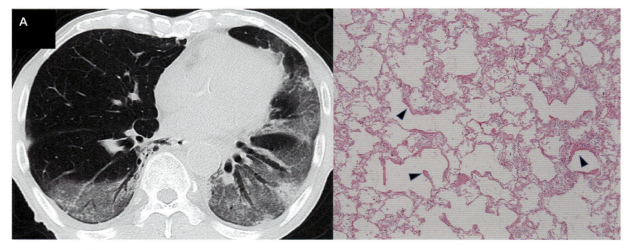

図V-12-1　薬剤性肺障害の典型的症例A
症例A：抗癌剤治療中に呼吸困難を発症し、急速な進行を示しステロイド大量投与などの治療が奏効せず死亡した。左段の胸部CTは両側びまん性のすりガラス影に牽引性気管支拡張を伴うDADパターンである。剖検にてDADと診断された。右段の病理像は肺胞腔内に硝子膜形成(矢頭)を認め、滲出期のDADである。

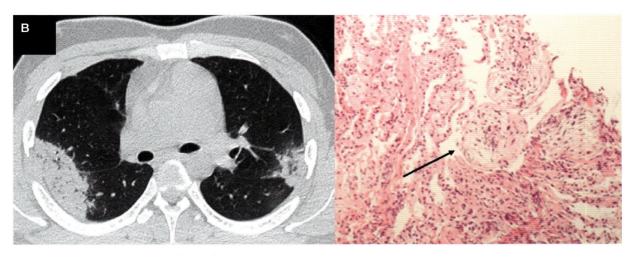

図V-12-2　薬剤性肺障害の典型的症例B
症例B：メサラジン投与開始1か月後に発熱と咳嗽で発症，抗菌薬不応にて受診し，メサラジン中止のみで軽快した．左段の胸部CTは両側上葉の胸膜下に浸潤影を認める．BALは好酸球43%，リンパ球36%と増加しており，右段に示すTBLBの病理像ではリンパ球，形質細胞を主体とする炎症細胞浸潤と好酸球浸潤が散見され，ポリープ型の早期線維化（矢印）を認めた．

まな病理像を呈することがわかっている．代表的な病理像は，DAD，OP，NSIP，EP，HPとされるが，分類が難しいもの（いくつかのパターンの混在）も存在する[1]．

4 臨床像

　薬剤性肺障害は，一般的に咳嗽，発熱，呼吸困難といった非特異的症状を示すとされる．急速に重症化して致死的となる症例から，無症状で発見される症例までさまざまである．また，臨床像の特徴の1つに，同じ薬剤であっても症例によって病理学的に異なる肺障害のパターンを呈するということがあげられる．臨床的にはDADパターンで発症する肺障害は致命的となりやすいため，特に注意が必要である．図V-12-1,2に薬剤性肺障害の自験例を提示する．

文献
1) 日本呼吸器学会薬剤性肺障害の診断・治療の手引き作成委員会：薬剤性肺障害の診断・治療の手引き．メディカルレビュー社，p12-35，2012
2) Bonella F, Uzaslan E, Guzman J, et al：Bronchoalveolar lavage in drug-induced lung disease. Camus P, Rosenow EC 3rd. DRUG-INDUCED and IATROGENIC RESPIRATORY DISEASE.HODDER ARNOLD, London, pp32-42, 2010

（齋藤好信）

第V章 各種疾患の気管支鏡所見と診断

13 膠原病（connective tissue diseases）

> **要点**
> - 膠原病の経過中に，間質性陰影・浸潤影が出現した場合に，原病の悪化，薬剤性肺炎と日和見感染を鑑別する必要があり，気管支鏡が有用な場合がある．
> - 気管支鏡施行前に，どんな病態を疑っているかを明確にして，BALあるいは肺生検の適応を決定すべきである．
> - クライオバイオプシーは，適切に施行できれば十分な肺組織が採取され，膠原病の気管支・肺病変の診断に有用と考えられる．

1 膠原病に合併する気管支・肺病変の総論―呼吸器内視鏡に従事する医療者が知っておくべき5つのポイント[1]

①膠原病の経過中にびまん性陰影が出現したときに，原病の悪化と診断するうえで，常に薬剤性肺炎，日和見感染を鑑別する必要がある（図V-13-1）．

②膠原病では，同一個体でも間質性肺炎以外に気道，肺血管，胸膜などさまざまな部分に多彩な病変が出てくる．

③表V-13-1に示すように膠原病の各疾患で，特徴的な気管支・肺病変を伴う．

中でも，間質性肺炎は膠原病の生命予後を決めることが多く，腎障害とともに合併症として非常に重要である．

④特発性間質性肺炎においては，組織パターンが治療反応性や，予後に大きく影響するが，膠原病合併間質性肺炎においても同様なことがあてはまるかについてはまだ議論がある．

⑤間質性肺炎が膠原病の先行型として発症する場合も多い．間質性肺炎の発症時は，診断がつかなくても，経過観察していくなかで，全身の膠原病のさまざまな所見（皮膚，関節症状など）が出現する場合がある．

2 気管支鏡検査の実際

呼吸器内科医が膠原病に合併した気管支・肺病変の患者を診療する場面別に，気管支鏡検査前に考える鑑別と，気管支鏡検査の適応を記載する．びまん性肺疾患の診療に当たっては，臨床経過を時間軸で考え鑑別をあげることが重要であるので，急性（1か月未満）・亜急性（2〜3か月），慢性（3か月超）の経過かどうかも内視鏡の適応をどのように考えていくかは重要である．

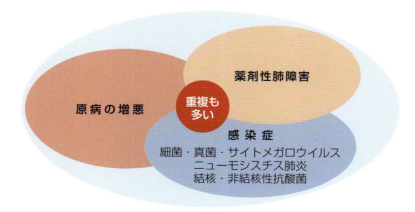

図V-13-1　膠原病治療中に間質性・浸潤性陰影を呈する病態

表V-13-1 各膠原病に合併する気管支・肺病変の頻度

気管支・肺病変	関節リウマチ	強皮症	多発性筋炎・皮膚筋炎	全身性エリテマトーデス	Sjögren症候群	混合性結合組織病
気道病変	+++	+	+	+	+++	+
通常型間質性肺炎（UIP）	+++	+	+	+	++	+
非特異性間質性肺炎（NSIP）	+	+++	+++	+	+	+++
器質化肺炎（OP）	++	+	+	+	+	+
NSIP + OP（fibrosing OP）	+	+/−	++	+/−	+	+/−
びまん性肺胞傷害	++	+	++	++	+/−	+
リンパ増殖性肺疾患	+	−	+	+	++	+
肺胞出血	+	+	+	++	+/−	+

+/−：合併する可能性はあるが頻度は非常に低いと考えられる場合．

a. 膠原病科医から「膠原病に合併する気管支・肺病変について」コンサルトされる場合

1）急性・亜急性経過

膠原病が存在することがわかれば，侵襲的な検査である気管支鏡検査を施行すべきかの適応を考えるべきである．組織検査が必要な症例は限られ，BAL が優先される．BAL でも呼吸不全を悪化させることがあり，十分なインフォームドコンセントは必要である．P/F ratio 200 以下では，非侵襲的人工呼吸器を併用して，BAL を行うこともある．

①ステロイド・免疫抑制剤投与下の膠原病患者，特に関節リウマチ（rheumatoid arthritis：RA）患者で抗リウマチ薬（disease modifying antirheumatic drugs：DMARD）や生物学的製剤の投与下で，急性・亜急性経過で陰影が出現した場合は，前述のように常に原病の悪化，薬剤性肺炎と日和見感染を鑑別する必要がある．スルファメトキサゾールトリメトプリム（ST）合剤の予防投与によりニューモシスチス肺炎が減少しているが，まだ軽視はできない．感染症の鑑別などは他疾患の除外に BAL は有用である[2〜4]．

②メトトレキサート（MTX）による薬剤性肺炎では，急性肺胞傷害の組織像に加えて，時に肉芽腫を認めることもあり，BAL では，CD4/8 比は上昇する．

③MTX 投与下，あるいは Sjögren 症候群などの経過中に出現した浸潤陰影では，悪性リンパ腫などリンパ増殖性肺疾患など鑑別にいれる．気管支肺胞洗浄からの免疫グロブリンの再構成の有無などの検索も検討する．

④表V-13-1 に示すように，一部の膠原病では肺胞出血を伴うことがあり，肉眼所見だけではなく，洗浄液におけるヘモジデリン貪食マクロファージの確認が有用である．

2）慢性経過

慢性経過で発症する肺病変を合併する膠原病としては，RA，Sjögren 症候群，強皮症がある．膠原病肺の間質性肺炎においては，NSIP パターンと UIP パターンの予後は同一で組織分類する意味がないとの報告[5]があり，すべての症例に対して積極的に肺生検などはされない．ただ，非典型例については BAL や肺生検が必要になる．特に，2017 年からわが国で承認されたクライオバイオプシーは，適切に施行できれば十分な肺組織が採取され，膠原病の気管支・肺病変の診断に有用と考えられる[6,7]．

各膠原病の BAL 所見については，日本呼吸器学会から 2017 年に発行されている「気管支肺胞洗浄（BAL）法の手引き」に詳述されている[4]．そこでも，BAL 所見の異常と間質性肺炎の疾患進行や予後予測については，主に強皮症合併間質性肺炎で検討されてきたが一定の見解が得られておらず，定期検査として行うにはエビデンスが乏しいと記載がある[4,8]．

b. 呼吸器内科に初診のびまん性肺疾患患者から，「膠原病に合併する気管支・肺病変について」を疑う場合

全てのびまん性肺疾患の気管支鏡検査前には，膠原病の存在を疑うべきである．

1）急性・亜急性経過

初診の急性びまん性肺疾患においてもまずは，感染症と心不全を除外して，次に薬剤性肺炎，過敏性肺炎を鑑別する．特に，60 歳以下の若年者，非喫煙者，女性で膠原病関連の間質性肺炎を疑う．初診の場合は，可能な範囲で肺生検の採取も検討したほうがよいが，気管支鏡検

査よりも治療を優先すべき疾患もある．筋症状がなく CPK 上昇がないか軽度で，特徴的な皮疹（Gottron 徴候など）を示す clinically amyopathic dermatomyositis（CADM）に合併した急速進行性の間質性肺炎においては，迅速にステロイドと免疫抑制剤の導入が必要になる．

2）慢性経過

近年，特発性肺線維症に対する抗線維化薬の登場とともに，早期診断の重要性が指摘されている．今後抗線維化薬の適応が拡大した場合に，炎症が主体なのか線維化が主体の病態かの鑑別が治療方針を決めるうえで重要になってくる．蜂巣肺を伴う典型的な UIP パターンの間質性肺炎以外は，禁忌がなければ外科的肺生検の適応を勧められているが，実地臨床では困難なことが多い[3]．いままでは，TBLB では IIPs の診断には限界があるといわれてきたが，クライオバイオプシーは，前述のように有用な例がある．膠原病を疑われる臨床症状（レイノー症状など）や自己抗体陽性を認めるが膠原病の診断基準を認めない例では，今後の検討が必要ではあるが，組織診断を積極的に検討してもよいかもしれない．

3 気管支鏡検査所見

a. 気管支鏡所見

可視範囲に特徴的所見はない．

b. 生検所見

1）関節リウマチ

RA の経過中に，細気管支炎と NSIP パターンの間質性肺炎を合併した患者で，主体は破壊性細気管支炎と濾胞性細気管支炎である（図V-13-2，図V-13-3）．

2）強皮症

間質性肺炎先行型の強皮症患者で，NSIP パターンの間質性肺炎を合併した（図V-13-4）．

3）抗 ARS 抗体症候群（皮膚筋炎の疑い）

間質性肺炎で発症した抗 ARS 抗体症候群患者で，NSIP＋OP パターンの間質性肺炎を合併した（図V-13-5）．

4 おわりに

膠原病の肺病変では，病変が多彩であり，同一個体でも多数の病変が併存することがあり，主病変がどの組織パターンであるかを画像，臨床とあわせて判断することが大事である．特発性間質性肺炎の組織診断のように，1つの組織パターンで診断できないことも多い．そのため，特に臨床医，画像医，病理医の緊密な関係と議論が大事で，臨床医，画像医と病理医による MDD（multidisciplinary discussion：多職種による合議）がより重要になってくる．

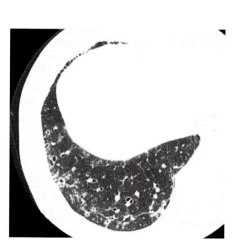

図V-13-2　細気管支炎と NSIP パターンの間質性肺炎を合併した RA 患者の HR-CT 像（右下葉）
気管支拡張と壁の肥厚，その周囲のすりガラス性陰影が目立つ．

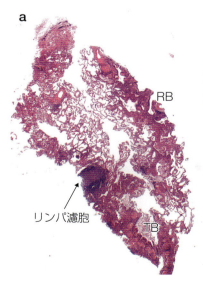
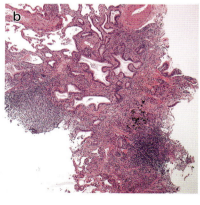

図V-13-3　細気管支炎と NSIP パターンの間質性肺炎を合併した RA 患者のクライオバイオプシー下の肺組織像
a：弱拡大．終末～呼吸細気管支粘膜の高度のリンパ球浸潤，軽度の線維化．
b：拡大像．病変は呼吸細気管支を中心にみられ，peribronchiolar metaplasia と，周囲の間質の著明な単核細胞浸潤，線維化もみられる．

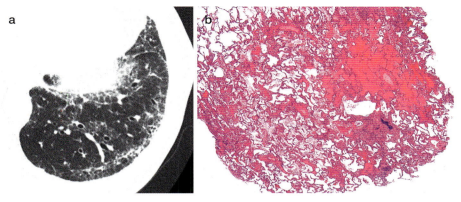

図V-13-4 NSIPパターンの間質性肺炎を合併した強皮症
a：HR-CT像（左下葉）．すりガラス陰影と網状陰影を認める．病変は，胸膜から一層離れて強い部分がある．
b：クライオバイオプシー下の肺組織像．胞隔の肥厚と炎症細胞浸潤を認め胞隔炎の所見を認め，F-NSIPパターンの間質性肺炎と診断される．

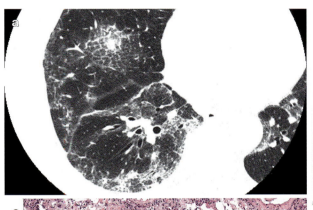
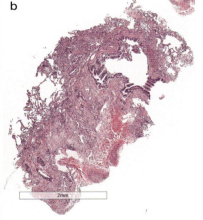
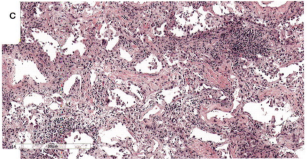

図V-13-5 NSIP＋OPパターン（fibrosing OP）の間質性肺炎を合併した抗ARS抗体症候群
a：HR-CT像．気管支血管周囲にすりガラス性陰影と一部浸潤影を認める．
b，c：クライオバイオプシー下の肺組織像．それぞれ低倍率，高倍率．肺胞腔内・間質にはリンパ球・形質細胞浸潤が目立つNSIPパターンの間質性肺炎に加えて，肺胞腔内にポリープ状，壁在型基質化を認めて，fibrosing OPと診断する．抗ARS抗体陽性間質性肺炎にしばしば認めるパターンである．

文献

1) 小倉高志：呼吸器疾患と呼吸器内視鏡検査 膠原病．弦間昭彦，池田徳彦（編）：呼吸器内視鏡診断—所見・病理からみたアプローチ，pp28-44，南山堂，2016
2) Meyer KC, Raghu G, Baughman RP, et al：An official American Thoraxic Society clinical practice guidline the clinical utility of bronchovascular lavage cellular analysis in interstitial lung disease. Am J Respir Crit Care Med 185：1004-1014, 2012
3) 日本呼吸器学会びまん性肺疾患診断・治療ガイドライン作成委員会（編）：特発性間質性肺炎 診断と治療の手引き，改訂第3版．南光堂，2016
4) 河野雅人，中村祐太郎，須田隆文：膠原病性間質性肺炎：日本呼吸器学会びまん性肺疾患学術部会，厚生労働省難治性疾患政策研究事業びまん性肺疾患に関する調査研究班編：気管支肺胞洗浄（BAL）法の手引き，改訂第3版．克誠堂，2017
5) Song JW, Do KH, Kim MY, et al：Pathologic and radiologic differences between idiopathic and collagen vascular disease-related usual interstitial pneumonia. Chest 136：23-30, 2009
6) 馬場智尚：クライオバイオプシー．臨床呼吸，2017
7) Hetzel J, Maldonado F, Ravaglia C, et al：Transbronchial Cryobiopsies for the Diagnosis of Diffuse Parenchymal Lung Diseases：Expert Statement from the Cryobiopsy Working Group on Safety and Utility and a Call for Standardization of the Procedure. Respiration 95：188-200, 2018
8) Strange C, Bolster MB, Roth MD, et al：Bronchoalveolar lavage and response to cyclophosphamide in scleroderma interstitial lung disease. Am J Respir Crit Care Med 177：91-98, 2008

（小倉高志・武村民子）

第V章 各種疾患の気管支鏡所見と診断

14 血管炎（vasculitis）

> **要点** 肺病変をきたす主な血管炎として，多発血管炎性肉芽腫症，好酸球性多発血管炎性肉芽腫症，顕微鏡的多発血管炎の3疾患がある．肺病変を伴う症例では積極的な気管支鏡検査が望まれるが，TBLBで採取された小検体には，血管炎に特異的な所見が含まれていない可能性も考慮する．

1 疾患概念

血管炎とは病理学的に血管壁の炎症細胞浸潤を来す病態の総称であり，その結果として血管の破綻と組織の壊死を認める．肺病変を来す血管炎では，主に小型血管を病変の主座とする抗好中球細胞質抗体（anti-neutrophil cytoplasmic antibody：ANCA）関連血管炎が重要である．近年に血管炎の分類として Chapel Hill Consensus Conference 2012 が発表された[1]．本分類では ANCA 関連血管炎は免疫複合体性血管炎と同様に，小型血管炎として分類されており，多発血管炎性肉芽腫症（granulomatosis with polyangiitis：GPA），好酸球性多発血管炎性肉芽腫症（eosinophilic granulomatosis with polyangiitis：EGPA），顕微鏡的多発血管炎（microscopic polyangiitis：MPA）の3疾患を含んでいる．

ANCA は主に好中球細胞質のアズール顆粒中の抗原を認識する自己抗体である．血管炎に関連する ANCA は，myeloperoxidase（MPO）に対する抗体（MPO-ANCA）と proteinase 3（PR3）に対する抗体（PR3-ANCA）の2種類がある．活動期の MPA と GPA では80％以上で ANCA が陽性であり，MPA に認める ANCA のほとんどは MPO-ANCA である．GPA に認める ANCA は欧米ではほとんどが PR3-ANCA であるが，わが国では半数程度が MPO-ANCA である．EGPA では半数程度で ANCA が陽性であり，ほとんどが MPO-ANCA である．

2 気管支鏡検査の適応

血管炎診断のゴールドスタンダードは病変組織の生検による病理診断であり，肺病変を伴う症例では積極的に気管支鏡検査を考慮する．

3 気管支鏡検査所見

a. 気管支鏡所見（図V-14-1）

GPA では声門下腔から亜区域支にかけて限局的，または広範囲に発赤，腫脹，血管怒張，出血，白苔，潰瘍，肉芽，炎症性ポリープなどの異常所見を認め，その頻度は50～60％程度とされている．声門下狭窄は17％との報告もある[2]．肉芽腫形成による炎症性偽腫瘍性病変に伴う気道の狭窄も報告されている[3]が，治癒過程で気道狭窄を生じることもある．TBLB は肺野の明らかな腫瘤陰影においては診断価値が高いが，軽度の肺病変では組織学的に十分な診断が得られない可能性がある．耳鼻科領域を含めた潰瘍，狭窄などの病変部位からの診断率は高いとも報告されており，直視下生検の意義も大きいと考えられる．

b. 気管支肺胞洗浄液所見

GPA では好中球比率上昇（平均42％），軽度の好酸球比率上昇（平均4％）を認めると報告されている[4]．EGPA では好酸球比率が20％を超えるとされる．MPA では特異的な所見に乏しいが，肺胞出血をきたすと洗浄ごとに徐々に濃くなる血性の肺胞洗浄液，ヘモジデリン貪食マクロファージなどの所見を認める．

c. 病理所見（図V-14-2, 3）

ANCA 関連血管炎は小型血管（細動脈，毛細血管，小静脈レベル）を病変の主座とする．細動脈，小静脈では，フィブリノイド壊死性血管炎がみられ，肺胞壁の毛細血管には，核破砕像を伴い好中球が充満し，肺胞出血を伴う毛細血管炎を認めることがある．肺胞出血は，肺胞腔

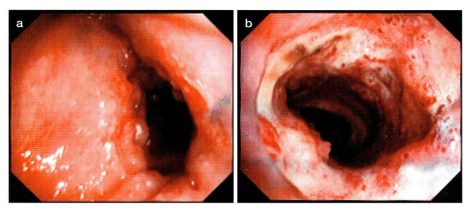

図V-14-1　多発血管炎性肉芽腫症（GPA）
a：声門，b：声門直下．
声門〜声門直下にかけて腫脹，血管怒張，潰瘍性病変を認める．

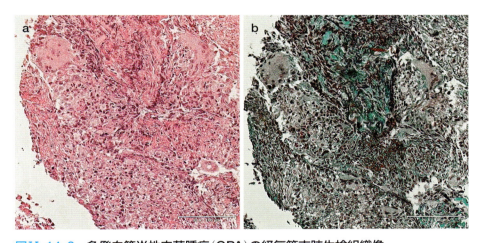

図V-14-2　多発血管炎性肉芽腫症（GPA）の経気管支肺生検組織像
a：HE染色，b：EMG染色．壊死所見，多核巨細胞を伴う肉芽腫性変化を認める．
〔日本医科大学大学院　解析人体病理学，寺﨑泰弘先生のご提供〕

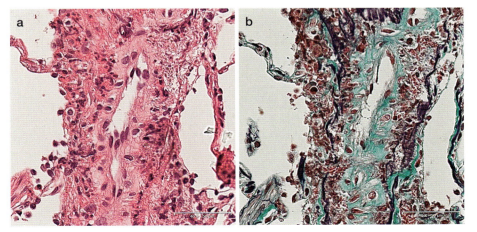

図V-14-3　好酸球性多発血管炎性肉芽腫症（EGPA）の経気管支肺生検組織像
a：HE染色，b：EMG染色．血管壁や血管周囲間質に好酸球浸潤を認める．
〔日本医科大学大学院　解析人体病理学，寺﨑泰弘先生のご提供〕

に赤血球が充満し，赤血球を貪食するマクロファージや古い出血がある場合はヘモジデリン貪食マクロファージがみられる場合がある．

GPAの病変は多彩であるが，壊死，血管炎，肉芽腫性炎症の3つを特徴とする．TBLBによる検体では，明瞭な血管炎を伴わず壊死を伴う肉芽腫性病変が採取される場合や，血管周囲間質に炎症細胞浸潤を認めるのみの場合などもある．EGPAでは喘息性の細気管支炎，好酸球性肺炎とともに，好酸球浸潤を伴う血管炎や血管外肉芽腫などがみられる．MPAは肉芽腫性病変を伴わず，好中球による毛細血管炎と肺胞出血が特徴的とされる．蜂巣肺を形成する通常型間質性肺炎を伴うことが多いが，非特異性間質性肺炎などもみられるとされる．

ANCA関連血管炎のいずれの疾患においても，TBLBで採取された小さな検体では，血管炎に特異的な所見が含まれていない可能性も考慮する必要があり，診断基準に準じた総合的判断が求められる．

4 臨床症状

病初期において，血管炎として特異的な症状を主訴とすることはまれであり，持続する発熱，倦怠感，体重減少，血尿，蛋白尿，四肢のしびれや疼痛などを呈する場合には全身性の血管炎を疑う必要がある．肺における血管炎の臨床像として肺胞出血があり，泡沫状の血痰や喀血などを認めることがある．

GPAでは①上気道病変（鼻漏，鼻出血，中耳炎，視力低下，咽喉頭潰瘍など），②下気道病変（血痰，咳嗽，呼吸困難など），③腎病変（血尿，蛋白尿，乏尿，浮腫など）が典型的な所見である．通常は①②③の順に進行することが多く，全て伴った全身型，単数のみまたは2つを伴う限局型に分類される．EGPAでは先行する気管支喘息やアレルギー性鼻炎の経過中に，多発性単神経炎による知覚・運動障害，紫斑や紅斑などの皮膚症状，好酸球性肺炎，消化管疾患，心疾患などの全身血管炎症状を認める．MPAでは血管炎を反映してさまざまな症状が出現するが，最も頻度が高いのは腎病変である．その他，呼吸器症状（間質性肺炎：約50％，肺胞出血：約10％），神経症状，皮膚症状などがある．

5 検査所見

血液検査所見として，ANCA以外では血沈やCRPなどの炎症反応を認めるが特異的ではない．EGPAではほとんどの症例で著明な末梢血好酸球増多（1,500/μL以上），IgE値の上昇を認める．

画像所見として，GPAでは空洞を伴う多発性結節状陰影が特徴的である．EGPAでは気管支喘息に伴う気管支壁肥厚，慢性好酸球性肺炎像などを認める．MPAでは間質性肺炎がしばしば認められ，病理学的には通常型間質性肺炎が多い．その他，血管炎を反映して浸潤影やすりガラス陰影を認める頻度が高いとされているが特異的な所見ではない．

文献

1) Jennette JC, Falk RJ, Bacon PA, et al：2012 revised International Chapel Hill Consensus Conference Nomenclature of Vasculitides. Arthritis Rheum 65：1-11, 2013
2) Daum TE, Specks U, Colby TV, et al：Tracheobronchial involvement in Wegener's granulomatosis. Am J Respir Crit Care Med 151：522-526, 1995
3) Prince JS, Duhamel DR, Levin DL, et al：Nonneoplastic lesions of the tracheobronchial wall：radiologic findings with bronchoscopic correlation. Radiographics 22：215-230, 2002
4) Hoffman GS, Sechler JM, Gallin JI, et al：Bronchoalveolar lavage analysis in Wegener's granulomatosis. A method to study disease pathogenesis. Am Rev Respir Dis 143：401-407, 1991

〈渥美健一郎・阿部信二〉

15 サルコイドーシス
（sarcoidosis）

> **要点**
> ・サルコイドーシスは多臓器に原因不明肉芽腫性病変を呈する疾患である.
> ・両側肺門リンパ節腫大, 肺, 眼, 皮膚病変で発症することが多い.
> ・肺病変の頻度は高く, 気管支鏡検査で診断が可能である.
> ・気管支鏡所見：上皮下血管増生と顆粒状変化が特徴的である.
> ・BAL 所見：CD4/CD8 比上昇を伴うリンパ球数の増加である.
> ・画像所見：BHL, 上中肺野優位の微細粒状影・すりガラス影, 斑状の不透明影, 気管支血管束の肥厚, 線維化に伴う網状影, 肺容積の減少を認める.

1 概念

サルコイドーシスは, 多臓器に原因不明の肉芽腫性病変を呈する疾患である. しばしば両側肺門リンパ節腫大, 肺, 眼, 皮膚病変で発症する. また, 肝臓, 脾臓, 耳下腺, 心臓, 神経系, 筋肉, 骨や他の臓器に病変ができることもある. 肺病変の頻度は高く, 気管支鏡検査で診断が可能である.

2 気管支鏡検査所見

a. 気管支鏡所見

①網目状血管増生（図V-15-1）, ②顆粒状変化, ③小結節（プラーク）形成の3種類の所見がある[1]. この中で網目状血管増生は75％と最も高率に認められた. 顆粒状所見は網目状血管増生に随伴して認められることが多く31％に認められ, 小結節形成は22％に認められた. 網目状血管増生と顆粒状変化は若年層に認められることが多い.

b. 病理所見

肉芽腫が特徴的な所見である（図V-15-2）. 肉芽腫は類上皮細胞を主体として Langerhans 巨細胞, リンパ球からなり, 孤立性のものは直径約 100〜300 μm である.

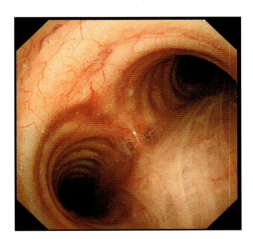

図V-15-1 サルコイドーシスの気管支鏡所見：上皮下血管の増生

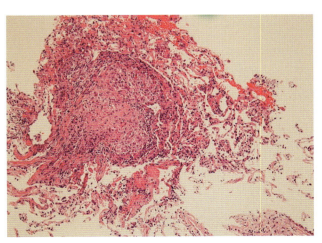

図V-15-2 サルコイドーシス患者の経気管支肺生検（TBLB）：非乾酪性類上皮肉芽腫

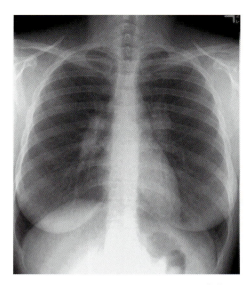

図V-15-3 サルコイドーシスの胸部X線(両側肺門リンパ節腫大：BHL)

c. BAL所見

回収細胞数，リンパ球の増加，CD4/CD8比の上昇が認められる．CD4/CD8比3.0以上を基準とした場合，感度，特異度は86%，75%との報告もある[2]．

3 画像

胸部X線により0期からⅣ期に病期分類している．

0期：正常な胸部X線像，Ⅰ期：両側肺門リンパ節腫脹(BHL：bilateral hilar lymphadenopathy)，Ⅱ期：BHL＋肺陰影，Ⅲ期：肺陰影のみ(BHLなし)，Ⅳ期：肺線維化．

X線所見では，BHLが特徴的で，縦隔リンパ節腫大による肺・縦隔境界の変化，気管支分岐角の開大に気をつける(図V-15-3)．肺野所見では，上中肺野優位の分布を示す微細粒状影やすりガラス影，斑状の不透明影，気管支血管束の肥厚，線維化に伴う網状影，肺容積の減少も重要である．

胸部CT所見では，縦隔肺門リンパ節腫大(BHL，図V-15-4)を認め，肺野病変は，気管支血管束周囲間質の肥厚，星雲様陰影(galaxy sign)，綿花様陰影(cotton-like shadow)，多発粒状陰影(小葉中心あるいは胸膜面)の所見を認めることがある．

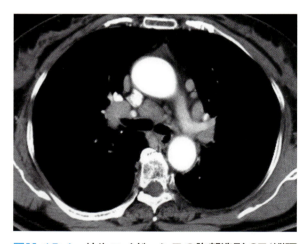

図V-15-4 サルコイドーシスの胸部造影CT(縦隔肺門リンパ節の腫大)

文献
1) 市川洋，久布白幹，徳永尚，他：サルコイドーシスの気管支内視鏡所見 45例のまとめと特徴的気管支病変の呈示．気管支学 10：378-384，1988
2) 半田知宏，長井苑子：Ⅱ．各疾患のBAL所見 3．サルコイドーシス．克誠堂出版，2008

(宮崎泰成)

16 Langerhans 細胞組織球症
(Langerhans cell histiocytosis)

> **要点**
> - 組織球(Langerhans 細胞)の増生およびその周囲への好酸球を含む炎症細胞浸潤を特徴とする疾患である.
> - 喫煙歴を有する 20〜50 歳代に多い.
> - 10〜20%で気胸を合併する.
> - BAL 所見:CD4/CD8 比の低下を認めることが多い.Langerhans 細胞(CD1a 陽性細胞)が 5%以上ある場合,この疾患である可能性が高い.

1 概念

ランゲルハンス細胞組織球症(LCH)は,活性化された組織球(Langerhans 細胞)の増生およびその周囲への好酸球を含む炎症細胞浸潤を特徴とする疾患である.ランゲルハンス細胞は骨髄由来と考えられ BRAF V600E オンコジーンと関連が示唆されている.肺病変は細気管支周辺に病変を形成し喫煙歴を有する 20〜50 歳代に多い.10〜20%で気胸,進展すると呼吸不全,肺高血圧も合併し肺移植の対象である.成人では肺病変が多く,喫煙との関連が示唆されている[1-3].小児では悪性新生物として骨・皮膚・肝・脾・中枢性尿崩症など肺外病変が主体となる.本項では肺病変を中心に説明する.

2 気管支鏡検査所見

a. 気管支鏡所見

可視範囲に特徴的な所見はない.

b. 病理所見

診断に気管支鏡検査(TBLB,BAL)は有用であり,近年クライオ肺生検も期待されている.TBLB,BAL で特症的でない場合,外科的肺生検が実施される.肺では活性化された Langerhans 細胞が集簇し,loose な肉芽腫病変を形成し末梢細気管支壁に進展し破壊する(図 V-16-1a).肉芽腫内にはリンパ球,好酸球,マクロファージなどの炎症細胞も認める(図 V-16-1b).免疫染色にて

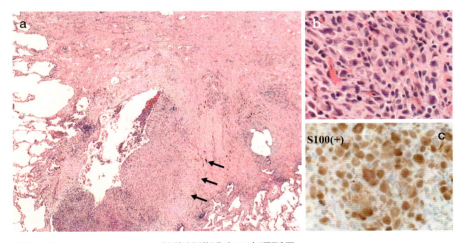

図 V-16-1 Langerhans 細胞組織球症の病理所見

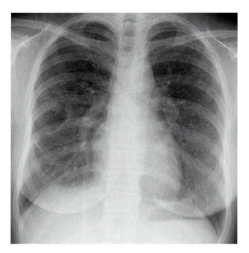

図Ⅴ-16-2　Langerhans細胞組織球症の胸部X線像

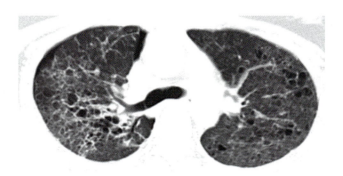

図Ⅴ-16-3　Langerhans細胞組織球症の胸部CT像

CD1a，ランゲリン，S-100の免疫染色で陽性になる（図Ⅴ-16-1c）．進行性で線維化が高度な症例では組織中のLangerhans細胞は僅か，あるいは消失する．細気管支周辺などにstellate fibrotic scarを認める．

c. BAL所見

CD4/CD8比の低下を認めることが多い．気管支肺胞洗浄液中のLangerhans細胞（CD1a陽性細胞）が5%以上あると，この疾患である可能性が高い．

3　画像

上葉優位の結節影と囊胞性陰影である（図Ⅴ-16-2）．病変は胸膜直下に乏しく，それより内側に変化が強い．結節は小葉中心性に分布し，5mm以下で辺縁は不整なことが多い．結節は経過とともに空洞を伴い，囊胞性陰影となる．囊胞の多くは奇妙な形・不整な形状を呈し，正常な肺で囲まれる．囊胞壁は薄いが比較的明瞭で，1mm以下の囊胞壁を確認できる（図Ⅴ-16-3）．

文献
1) O'Regan AW, Brophy MT：Pulmonary Langerhans'-cell histiocytosis. N Engl J Med 343：1654-1656, 2000
2) Vassallo R, Harari S, Tazi A：Current understanding and management of pulmonary Langerhans cell histiocytosis. Thorax. 72：937-945, 2017
3) Allen CE, Merad M, McClain KL：Langerhans-Cell Histiocytosis. N Engl J Med 379：856-868, 2018

（宮崎泰成）

第V章 各種疾患の気管支鏡所見と診断

17 アミロイドーシス（amyloidosis）

> **要点** アミロイドーシスは，アミロイドといわれる線維状の不溶性蛋白が，さまざまな組織の細胞外に沈着することで生じる疾患群である．さらに病変の分布により全身性と限局性に分けられる．呼吸器系にみられるものは，沈着部位により①気管・気管支アミロイドーシス，②肺野結節性アミロイドーシス，③びまん性肺胞隔壁アミロイドーシスに大別される．確定診断には病理学的診断を要するため，限局性の場合は気管支鏡検査が重要となる．

1 概念と分類

　アミロイドーシスは，本来は可溶性である蛋白質がアミロイドといわれる線維状の不溶性物質に変性し，さまざまな組織の細胞外に沈着することで生じる疾患群である．現在までに，30種類以上の蛋白質がアミロイドとして沈着することがわかっている．アミロイドーシスは，病変の分布により全身性と限局性に分けられ，さらに沈着するアミロイドの種類とそれに対応する臨床病型によって細分されている．全身性ではアミロイド前駆体蛋白質が血中を循環し，限局性ではアミロイド前駆体蛋白質が局所で産生される．呼吸器系にみられるものは，部位により①気管・気管支アミロイドーシス，②肺野結節性アミロイドーシス，③びまん性肺胞隔壁（間質性）アミロイドーシスに大別され，その他肺門・縦隔リンパ節や胸膜などに病変が分布することもある．

2 気管支鏡検査所見

　気管・気管支アミロイドーシスの気管支鏡所見では，黄色のプラーク様病変としてみられる場合や隆起性病変として観察される場合があり，内腔の狭小化も伴うこともある．単発性の場合もあるが，気管・気管支に沿って多発・びまん性に所見を認めることも多い．血管増生が目立ち（図V-17-1）易出血性の場合も多く，安易な生検により大出血を来すことがあるため，十分な注意・準備が必要である．鑑別診断として，気管支内腔に結節性変化を来す疾患（良性腫瘍や肺癌などの腫瘍性疾患，過誤腫，肉芽腫など）があげられるが，特に単発性の場合は

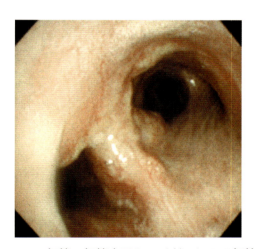

図V-17-1　気管・気管支アミロイドーシスの気管支鏡所見
気管分岐部は，境界不明瞭な血管増生を伴う隆起性病変により肥厚・鈍化し，直下の右主気管支にも飛び石状に同様の病変をみる．

内視鏡所見のみで鑑別することは難しい．アミロイドーシス自体が病理学的に定義されているため，その他の病型についても確定診断には生検が必要となり，限局性の場合は気管支鏡検査の適応となる．

　病理学的には，アミロイドはHE染色で好酸性の無構造物質の沈着として認められる（図V-17-2a）．同物質はCongo-Red染色でオレンジ色を示し，偏光を用いるとapple green色を呈する（図V-17-2b）．さらに免疫染色により，アミロイドの種類を同定することができる（図V-17-2c）．しかしアミロイド前駆体蛋白質の種類は多様であり，また蛋白立体構造の変化も加わり，免疫組織化学的に同定困難な場合がある．そこで最近は，質量分析による解析も行われるようになっている．

第Ⅴ章　各種疾患の気管支鏡所見と診断

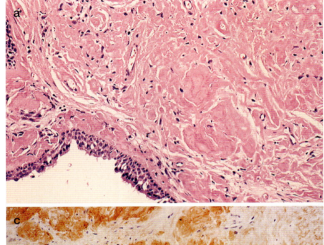
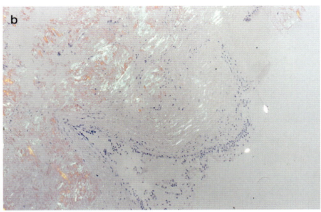
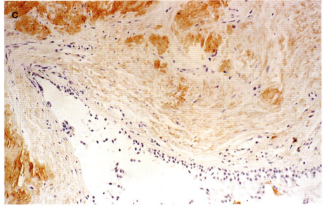

図Ⅴ-17-2　気管・気管支アミロイドーシスの生検病理像
a：HE 染色：気管支粘膜下に，好酸性の無構造物質が広範に沈着している．b：Congo-Red 染色では，この沈着物質はオレンジ色を示し，さらに偏光により apple green といわれる色を伴う複屈折所見を呈することから，アミロイド蛋白であることがわかる．c：この症例においては，免疫グロブリン軽鎖（κ鎖）に由来するアミロイドLκに対する免疫染色が陽性である．

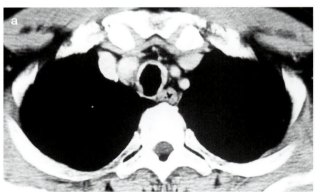
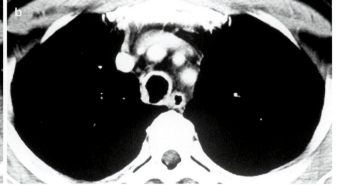

図Ⅴ-17-3　胸部造影 CT 像
縦隔条件にて，気管右側壁を中心に内腔に不整な肥厚を認める．

3　臨床像

　気管・気管支アミロイドーシスの発症年齢は 50〜60 歳代に多く，若年者には比較的少ない．また，上気道（特に喉頭）にもアミロイドーシスはみられ，喉頭から気管・気管支まで広範に病変を示す場合もある．気管・気管支アミロイドーシスにおいて沈着するアミロイドは，多くの場合アミロイド L（AL）と呼ばれる蛋白質であり，免疫グロブリンの軽鎖（λ，κ鎖）に由来する．一方，関節リウマチや結核などに続発する全身性アミロイドーシスにおいても，気道や肺にアミロイド蛋白の沈着を来すことがあるが，その場合は血清アミロイド A（AA）由来のアミロイドが主体となる．自覚症状は，咳嗽，喀痰，呼吸困難，喘鳴，血痰・喀血などの非特異的な気道症状が主体であり，繰り返す感染を契機にみつかることもある．胸部 X 線写真では，進行に伴い気管・気管支内腔の狭小化や，狭窄・閉塞による無気肺などの二次性変化を認めることがある．胸部 CT においては，病変の程度により，気管・気管支壁の肥厚や内腔の不整な狭窄を観察することができるが（図Ⅴ-17-3），見逃さないよう注

意を要する．確立した治療法はないが，内腔からのYAGレーザーによる治療も報告されている[1]．

肺野結節性アミロイドーシスは，胸部X線上肺野の末梢に好発する単発または多発結節を示し，無症状で健診などの胸部異常陰影により発見されることも多い．発症年齢は60歳代が多い．限局性AL型が多いが，全身型の部分病変である症例も報告されている．その他，リンパ増殖性疾患[2]やシェーグレン症候群に伴うことも知られている．

一方，びまん性肺胞隔壁アミロイドーシスは全身性ALアミロイドーシスの部分症として，特に剖検時に認められることが多い[3]．画像上は網状影，小葉間隔壁の肥厚，微小結節影などを認め，間質性肺疾患の特徴を示す．縦隔リンパ節腫大を伴うこともある．組織学的には，小血管壁や肺胞壁を含む間質にアミロイドの沈着を認める．進行するとガス交換の異常を示すが，心不全による呼吸困難を合併することも多い．

文献

1) Madden BP, Lee M, Paruchuru P：Successful treatment of endobronchial amyloidosis using Nd:YAG laser therapy as an alternative to lobectomy. Monaldi Arch Chest Dis 56：27-29, 2001
2) Grogg KL, Aubry MC, Vrana JA, et al：Nodular pulmonary amyloidosis is characterized by localized immunoglobulin deposition and is frequently associated with an indolent B-cell lymphoproliferative disorder. Am J Surg Pathol 37：406-412, 2013
3) Ussavarungsi K, Yi ES, Maleszewski JJ, et al：Clinical relevance of pulmonary amyloidosis：an analysis of 76 autopsy-derived cases. Eur Respir J 49：doi：10.1183/13993003.02313-2016, 2017

（臼杵二郎）

18 じん肺症 (pneumoconiosis)

> **要点**
> - 代表的なじん肺には，珪肺，石綿肺，溶接工肺，炭鉱夫肺，炭肺，黒鉛肺，歯科技工士じん肺，アルミニウム肺，超硬合金肺，ベリリウム肺，インジウム肺などがある．
> - 石綿肺では石綿小体の検出，溶接工肺では鉄染色陽性のマクロファージ，超硬合金肺ではタングステンやコバルトなどの超硬合金に含まれる元素の検出が診断の補助となる．
> - じん肺患者に気管支鏡を行う場合は，合併症や救済制度を念頭において，対応する必要がある．

1 概念と分類

わが国のじん肺法において，じん肺は「粉じんを吸入することによって肺に生じた線維増殖性変化を主体とする疾病」と定義されている．じん肺はさらに，吸入粉じんの種類や作業別に分類されることが多い．代表的なじん肺には，珪肺，石綿肺，溶接工肺，炭鉱夫肺，炭肺，黒鉛肺，歯科技工士じん肺，アルミニウム肺，超硬合金肺，ベリリウム肺，インジウム肺などがある．

2 じん肺の診断と気管支鏡所見

じん肺は，職業歴（粉じん吸入歴），画像，肺病理組織や気管支肺胞洗浄液（bronchoalveolar lavage fluid：BALF）などの所見から診断される．気管支鏡所見は，非特異的な炎症像，炭粉沈着（anthracosis）（図V-18-1），リンパ節腫大による圧迫や狭窄を認めることがある．炭粉沈着は炭鉱夫肺などのじん肺で認められるが，じん肺に特異的な所見ではない．

3 代表的なじん肺と気管支鏡検査所見

珪肺のBALF所見は，偏光顕微鏡下の観察などで粉じん粒子を含む肺胞マクロファージが認められ，また，総細胞数，リンパ球分画などの増加，およびCD4/8比の低下が認められることなどが報告されている[1~3]．急進珪肺は，遊離珪酸を大量に吸入することにより，比較的短期間に病理学的に肺胞蛋白症と類似のsilico-proteinosisを呈し，BALFは特徴的な白濁を呈するとされるが，職

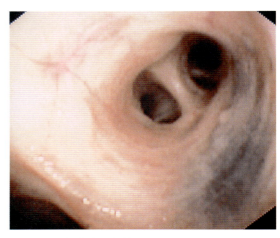

図V-18-1 珪肺症の気管支鏡所見
左舌区入口部．上皮下の黒褐色調変化（炭粉沈着）を認める．
〔井上義一：第ⅩⅠ章 各種疾患の気管支鏡所見 11．じん肺．気管支鏡 臨床医のためのテクニックと画像診断，第2版，pp226-228，医学書院，2009より〕

場環境の改善により，近年ではほとんどみられない[1,4]．

石綿肺では，BALF中の石綿小体（図V-18-2[5]：石綿繊維をヘモジデリン，フェリチン，糖蛋白の複合体が覆ったもの）の検出は診断の補助となる．一方で，石綿小体があったからといって，直ちに疾患の証拠とはならない点には注意が必要である．わが国の石綿救済法の石綿肺がんの認定基準などでは，BALF 1 mL 当たり5本以上の石綿小体が計測されることが，肺がんが2倍の発症リスクとなる医学的所見の1つとしてあげられている[6~8]．この指標は石綿肺診断における基準でないが，石綿繊維や石綿小体の定量には一定の意義があると考えられる[6~9]．

溶接工肺の診断においてはBALFや病理組織で鉄染

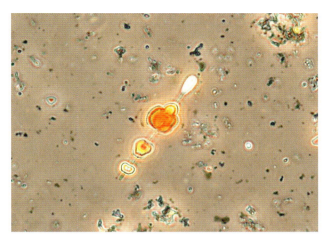

図V-18-2 石綿小体
BALFを石綿小体計測マニュアル[5]に従い処理したもの.
〔独立行政法人労働者健康安全機構九州労災病院病理診断科 槇原康亮先生ご提供による〕

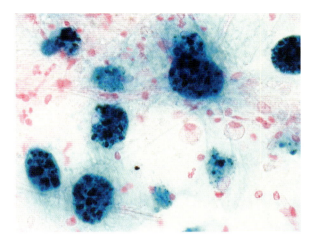

図V-18-3 溶接工肺のBALF所見(ベルリン青染色)
鉄染色陽性の粉じん貪食マクロファージがみられる.

色陽性のマクロファージを確認することが,診断の補助となる[1,10,11](図V-18-3).

超硬合金肺のBALF所見としては,特徴的な多核巨細胞の存在は診断的価値が高く,総細胞数や細胞分画でリンパ球,好酸球などは増加し,CD4/8比は低下するなどと報告されている[2,12].また,肺組織やBALFなどを用いた,エネルギー分散型X線分析装置を装着した電子顕微鏡などによるタングステンやコバルトなどの超硬合金に含まれる元素の検出が,有力な診断情報になる[2,12].

慢性ベリリウム肺は,サルコイドーシスと臨床検査所見が類似しており,BALF所見では,総細胞数,リンパ球分画の増加とCD4/8比の増加を認め,病理検査所見でも非乾酪性類上皮細胞肉芽腫が認められる[2,13,14].血液やBALFを用いたリンパ球刺激試験が診断に有用とされる[2,13,14].

4 合併症および注意事項

じん肺には多くの合併症が認められ,気管支鏡施行時,注意が必要である.じん肺法施行規則では,肺結核,結核性胸膜炎,続発性気管支炎,続発性気管支拡張症,続発性気胸,原発性肺癌がじん肺の合併症とされている.じん肺患者に気管支鏡を行う場合は,これらの合併症や救済制度を念頭において,対応する必要がある.

文献

1) 井上義一:第XI章 各種疾患の気管支鏡所見 11.じん肺.気管支鏡 臨床医のためのテクニックと画像診断,第2版,pp226-228,医学書院,2009
2) Costabel U, Donner CF, Haslam PL, et al:Clinical guidelines and indications for bronchoalveolar lavage(BAL):occupational lung diseases due to inhalation of inorganic dust. Eur Respir J 3:946-949, 961-969, 1990
3) 徳山 猛,米田 尚,成田 亘:II.各疾患のBAL所見 8.じん肺.気管支肺胞洗浄[BAL]法の臨床ガイドライン,克誠堂出版,1995
4) 木村清延:第III章 じん肺の臨床 3.じん肺の種類.産業保健ハンドブックIV じん肺 —臨床・予防管理・補償のすべて—,1 ed, pp21-22,産業医学振興財団,2007
5) 神山宣彦,篠原也寸志,松元省司:石綿小体計測マニュアル(第2版).独立行政法人環境再生保全機構,2011
6) 独立行政法人環境再生保全機構:石綿と健康被害 石綿による健康被害と救済給付の概要 第9版,2015
7) 神山 宣:石綿関連疾患と石綿小体・石綿繊維の計測.日本職業・災害医学会会誌 62:289-297, 2014
8) Asbestos, asbestosis, and cancer:the Helsinki criteria for diagnosis and attribution. Scand J Work Environ Health 23:311-316, 1997
9) Kido T, Morimoto Y, Yatera K, et al:The utility of electron microscopy in detecting asbestos fibers and particles in BALF in diffuse lung diseases. BMC Pulm Med 17:71, 2017
10) Yoshii C, Matsuyama T, Takazawa A, et al:Welder's pneumoconiosis:diagnostic usefulness of high-resolution computed tomography and ferritin determinations in bronchoalveolar lavage fluid. Intern Med 41:1111-1117, 2002
11) Corhay JL, Weber G, Bury T, et al:Iron content in human alveolar macrophages. Eur Respir J 5:804-809, 1992
12) 田中淳一,髙田 俊,森山 寛:【超硬合金肺とその周辺】超硬合金肺の臨床像.日本胸部臨床 70:1219-1229, 2011
13) 半田 知,長井 苑,泉 孝:【職業性肺疾患の最新動向】慢性ベリリウム肺.呼吸器内科 23:487-491, 2013
14) 環境省環境管理局:健康影響評価検討会重金属評価作業小委員会報告について.大気環境学会誌 40:A41-A63, 2005

(城戸貴志・迎 寛)

19 肺胞蛋白症
(pulmonary alveolar proteinosis)

第Ⅴ章　各種疾患の気管支鏡所見と診断

> **要点** 肺胞蛋白症（PAP）の診断は、臨床所見、血清バイオマーカー、高分解能CT所見でPAPを疑い、気管支肺胞洗浄液（BAL）あるいは病理組織の特徴的所見でPAPを確定し、血清抗GM-CSF自己抗体（保険適用外）を測定してPAPの分類を行う。自己免疫性PAPの場合、重症度に応じた治療（全肺洗浄、気管支鏡による区域洗浄、対症療法、試験的治療）を行う。2次性の場合、原疾患の治療が主体であるが、先天性PAPとともに治療のエビデンスに乏しい。

1 病態とそれに基づく分類

　肺胞蛋白症（pulmonary alveolar proteinosis：PAP）はサーファクタントの生成または分解過程の障害により、肺胞腔内、主として末梢気腔内にサーファクタント由来物質である好酸性の顆粒状の蛋白様物質の異常貯留を来す疾患の総称である[1,2]。従来、特発性PAPあるいは原発性肺PAPと呼ばれていた成人のPAPの90〜95%が抗granulocyte macrophage colony-stimulating factor（GM-CSF）自己抗体が陽性であり、2008年、国際PAP会議において、血清抗GM-CSF自己抗体陽性のPAPを自己免疫性PAPと呼ぶことが提唱された[3]。2012年厚労科研研究班により「肺胞蛋白症の診断、治療、管理の指針」が作成された[1]。

　PAPは抗GM-CSF自己抗体の有無により、自己免疫性PAP、続発性PAP、先天性PAP（遺伝子背景が証明されている場合、遺伝性PAPとも呼ばれる）、未分類PAP（分類が確定しない場合）に分類される[1-3]。続発性PAPは骨髄異形成症候群などの血液疾患、粉塵やガスの吸入、感染症、リジン尿性蛋白不耐症、ベーチェット病などで認められる[4]。先天性PAPとしてsurfactant protein（SP）-B、SP-C、ATP-binding cassette A3（ABCA3）遺伝子の異常やGM-CSFレセプターの遺伝子変異が報告されているが、遺伝子異常の証明されていないものも少なくない[1,2]。

2 気管支鏡検査と外科的肺生検所見

　基本的にPAPは気管支肺胞洗浄（broncho-alveolar lavage：BAL）、経気管支肺生検（transbronchial lung biopsy：TBLB）の適応があり、禁忌は一般的なBAL、TBLBの禁忌に準ずる。PAPは通常、気管支鏡検査（BAL、TBLB）にて診断可能である[1]。気管支粘膜の肉眼所見に特記すべき所見はない。

a. BAL所見

　BALは肉眼で白濁の外観を呈し（図Ⅴ-19-1a）、放置すると沈殿することが特徴である（米のとぎ汁様）[1]。BALの細胞成分は、光学顕微鏡でGiemsa染色、PAS（Periodic acid-Schiff）染色などにて、顆粒状の無構造物質の沈着と、泡沫状マクロファージがみられる（図Ⅴ-19-1b、図Ⅴ-19-1c）。Papanicolaou染色でライトグリーンに染まる[1]（図Ⅴ-19-1d）。PAPは感染症が合併することがあり、洗浄液の培養検査（一般細菌、真菌、抗酸菌）を忘れないこと[5,6]。

b. 病理所見

　PAPの基本的な病理所見は以下のとおり（図Ⅴ-19-2b）。

　①末梢気腔内に0.2μm大の弱好酸性細顆粒状物質が充満する。細顆粒状物質に数十μm大の好酸性顆粒状物質が混在する。数μm大のlipid cleftsが混在する。②末梢気腔内の細顆粒状物質はPAS染色で陽性所見を示す。③末梢気腔内の細顆粒状物質は免疫染色でSurfactant apoprotein A（SP-A）に陽性所見を示す。

　PAPに伴うことがある所見：④末梢気腔内に大型泡沫細胞が集積する。細胞質の崩壊過程を示す泡沫細胞を含む。⑤肺胞領域の間質にリンパ球系細胞浸潤を見る。

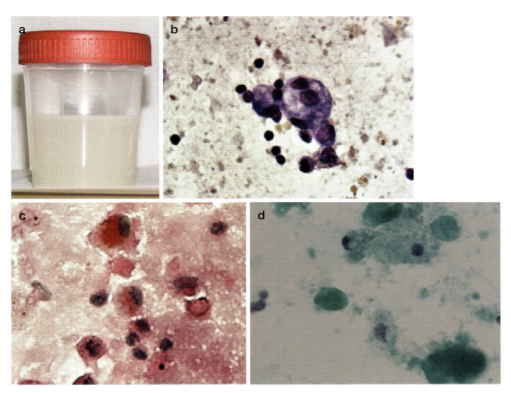

図V-19-1　PAP患者のBAL所見(×200)．顆粒状の無構造物質の沈着と，泡沫状マクロファージがみられる(a：肉眼所見，b：Giemsa染色，c：PAS染色，d：Papanicolaou染色)．

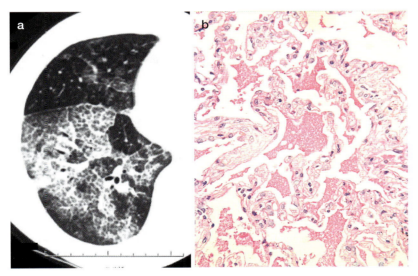

図V-19-2　自己免疫性PAPの高分解能CT(a)と経気管支肺生検(b，HE染色×10)．

多くは軽度まで．⑥間質性線維化病変が存在することがある．まれに線維化病変が著明な症例がある．

なお，①腫瘍性病変，②肉芽腫性病変，③好中球あるいは好酸球の浸潤，④壊死病変を認めた場合，他疾患を鑑別する[1]．

3 症状，検査所見と診断

自己免疫性PAPの全国調査では，69％に症状を認め，31％は無症状であった．症状は労作時呼吸困難39％，呼吸困難と咳嗽の合併10.8％，咳嗽のみ9.9％，呼吸困難と咳嗽と痰2.2％，呼吸困難と痰1.3％であった．画像

所見に比較して症状，身体所見は軽微であることが特徴である．ばち指は通常みられない．捻髪音を聴取する場合，肺線維症の合併を考慮する[1,2]．血清 KL-6，SP-D，SP-A，LDH，CEA，CYFRA が高値を示す（PAP としては保険適用外）．自己免疫性 PAP では抗 GM-CSF 自己抗体が陽性である（測定は一部の研究室に限られ保険適応外）．呼吸機能検査では拡散能障害，拘束性障害を認める[1,2,7,8]．

表 V-19-1 に従い PAP の診断を行い，図 V-19-3 に従って PAP の分類を行う[1]．

4 胸部高分解能 CT（HRCT）

HRCT にて以下の所見を認める．①すりガラス様陰影，通常両側性，②小葉内間質肥厚像および小葉間隔壁肥厚像，③ crazy paving pattern（所見 1 と 2 の重なり合い），④ consolidation，⑤地図状分布，⑥胸膜下がスペアされる，が認められる．さらにその他の所見とし

表 V-19-1　PAP の診断基準（厚生労働省研究班，2012）

原則，以下の 2 項目を満たすこと
1. 画像所見：胸部 CT（原則，高分解能 CT）撮影で，肺胞蛋白症を支持する所見を有する．
2. 病理・細胞学的所見：下の a 項または b 項を満たす．
   a. 気管支肺胞洗浄（BAL）液で白濁の外観を呈し，放置すると沈殿する．光学顕微鏡で，Papanicolaou 染色でライトグリーンに染まる，あるいは Giemsa 染色，Periodic acid-Schiff（PAS）染色などにて，顆粒状の無構造物質の沈着と，泡沫状マクロファージ（foamy macrophage）がみられる．
   b. 病理組織（経気管支肺生検，外科的肺生検，剖検）で肺胞蛋白症を支持する所見がみられる．

注 1）胸部高分解能 CT にて，びまん性すりガラス様陰影（GGO）が見られる．GGO の分布は，自己免疫性肺胞蛋白症では地図状（辺縁が鮮明）であり，続発性肺胞蛋白症では均一（辺縁が不鮮明）であることが多い．
注 2）自己免疫性肺胞蛋白症の診断には血清中の抗 GM-CSF 自己抗体が陽性であることを必要とする．
　　　抗 GM-CSF 自己抗体の測定がなされていない場合はこれまでの分類に従い特発性肺胞蛋白症と呼ぶに留める．
〔井上義一，中田光（監修）：肺胞蛋白症の診断，治療，管理の指針．肺胞蛋白症の難治化要因の解明と診断，治療，管理の標準化と指針の確立研究班，2012 より〕

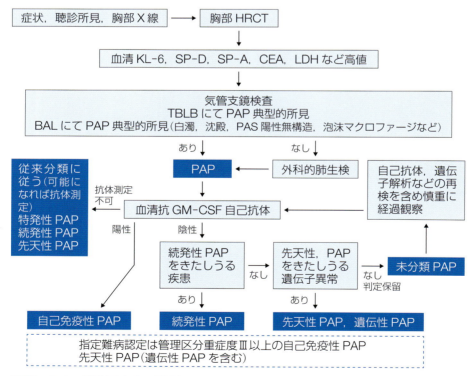

図 V-19-3　肺胞蛋白症の診断のアルゴリズム（厚生労働省研究班，2012）
〔井上義一，中田光（監修）：肺胞蛋白症の診断，治療，管理の指針．肺胞蛋白症の難治化要因の解明と診断，治療，管理の標準化と指針の確立研究班，2012 より〕

て，①牽引性気管支拡張像，②囊胞，③蜂窩肺も認められる．すりガラス様陰影の分布は，自己免疫性肺胞蛋白症では地図状（辺縁が鮮明）であり（図V-19-2a），続発性肺胞蛋白症では均一（辺縁が不鮮明）であることが多い[1,9]．

5 治療

PaO_2 と症状に基づく PAP 重症度に準じて，治療（全肺洗浄，気管支鏡による区域洗浄，去痰剤などの対症療法，試験的治療）を行う（図V-19-4）．試験的治療として recombinant(rt)GM-CSF 吸入療法（保険適用外）が行われるが，血漿交換やリツキシマブの投与の報告もある（保険適用外）．自然寛解例もある[8]．ステロイドによる悪化の報告があり，注意を要する[10]．

a. 全肺洗浄と区域洗浄

全肺洗浄が PAP 治療がゴールドスタンダードである．全肺洗浄の方法は必ずしも標準化されていないが[11]，以下近畿中央呼吸器センターで用いている方法を示す．

手術室にて，全身麻酔管理下にて実施する．ダブルルーメン気管チューブを用いて気管挿管し片側換気で洗浄する．洗浄前に 100% 酸素で 15 分換気を行い，洗浄肺の換気を中止すると酸素が吸収され無気肺となり洗浄液の注入が容易になる（degassing）．脱気後の PaO_2，SpO_2 は洗浄中の最低値と推定される．著明な低酸素を示す場合，ECMO（extracorporeal membrane oxygenation）の使用を検討する．

当施設では洗浄側を上側にした側臥位で洗浄を行っている．

洗浄液はムコフィリンなどによる調整液を用いることもあるが，一般的に 37℃ の生理食塩水が用いられる．30 cmH₂O の高さからの自然落下で緩徐にあらかじめ機能的残気量と 1 回換気量から計算した用量の注入と排液を混濁が軽快するまで繰りかえす．麻酔科との連携が重要である．

気管支鏡による区域洗浄も実施されることがあるが，効果は部分的である．

b. recombinant(rt)GM-CSF 吸入療法（保険適用外）

2010 年，わが国で rhGM-CSF（サルグラモスチム）吸入による臨床試験が行われ，効果と安全性が報告された[12]．現在（2017 年），2 種の rhGM-CSF（サルグラモスチムとモルグラモスチム）を用いて国内医師主導治験と国際企業治験が実施されている．

c. 2 次性 PAP，先天性 PAP の治療

2 次性 PAP の場合，基本は原疾患の治療であるが，先天性 PAP とともに治療効果のエビデンスは乏しい．全肺洗浄も行われるが，適応は慎重に検討する[1]．

重症度	1	2	3	4	5
症状	無	有	不問		
PaO_2* (Torr)	$PaO_2 \geq 70$		$70 > PaO_2 \geq 60$	$60 > PaO_2 \geq 50$	$50 > PaO_2$
治療方針	経過観察**		去痰剤 対症療法	区域洗浄，全肺洗浄あるいは試験的治療	
				長期酸素療法	

図V-19-4 重症度に応じた肺胞蛋白症の治療（PaO_2 は原則安静，臥位，室内気である）（厚生労働省研究班，2012）
＊PaO_2：室内気吸入下，安静臥位．
＊＊経過観察：重症度，症状，肺機能，画像検査，血清マーカーなどにより判断する．
続発性肺胞蛋白症では原疾患の治療で肺胞蛋白症が改善することがある．
〔井上義一，中田光（監修）：肺胞蛋白症の診断，治療，管理の指針．肺胞蛋白症の難治化要因の解明と診断，治療，管理の標準化と指針の確立研究班，2012 より〕

6 その他

2015年自己免疫性PAPと先天性PAPは厚生労働省の指定難病になった．なお，指定難病では，前述のPAPの重症度に加えて，①明らかな肺線維症の合併，②反復，継続する感染症合併，③先天性PAPの場合，④6分間歩行試験でSpO_2 90%未満を認める場合は，難治例として，重症度を1度加え，管理区分重症度とする（Ⅰ～Ⅵで表記）．管理重症度Ⅲ以上が医療費補助の対象である．

最新情報は，研究班のホームページ（http://www.pap-guide.jp）と日本肺胞蛋白症患者会（http://pap-net.jp），難病情報センター（http://www.nanbyou.or.jp/entry/4775）のホームページを参照のこと．

文献

1) 井上義一，中田光（監修）：肺胞蛋白症の診断，治療，管理の指針．肺胞蛋白症の難治化要因の解明と診断，治療，管理の標準化と指針の確立研究班，2012
2) Kumar A, Abdelmalak B, Inoue Y, et al：Pulmonary alveolar proteinosis in adults：pathophysiology and clinical approach. Lancet Respir Med 6：554-565, 2018
3) Kitamura T, Tanaka N, Watanabe J, et al：Idiopathic pulmonary alveolar proteinosis as an autoimmune disease with neutralizing antibody against granulocyte/macrophage colony-stimulating factor. J. Exp Med 190：875-880, 1999
4) Ishii H, Tazawa R, Kaneko C, et al：Clinical features of secondary pulmonary alveolar proteinosis：pre-mortem cases in Japan. Eur Respir J 37：465-468, 2011
5) Arai T, Inoue Y, Akira M, et al：Autoimmune Pulmonary Alveolar Proteinosis Following Pulmonary Aspergillosis. Intern Med 54：3177-3180, 2015
6) Kobayashi T, Arai T, Hirose M, et al：Temporary remission of autoimmune pulmonary alveolar proteinosis after infectious episodes. Sarcoidosis Vasc Diffuse Lung Dis 34：85-90, 2017
7) Seymour JF, Presneill JJ：Pulmonary alveolar proteinosis：progress in the first 44 years. Am J Respir Crit Care Med 166：215-235, 2002
8) Inoue Y, Trapnell BC, Tazawa R, et al：Characteristics of a Large Cohort of Autoimmune Pulmonary Alveolar Proteinosis Patients in Japan. Am J Respir Crit Care Med 177：752-762, 2008
9) Akira M, Inoue Y, Arai T, et al：Pulmonary Fibrosis on High-Resolution CT of Patients With Pulmonary Alveolar Proteinosis. AJR Am J Roentgenol 207：544-551, 2016
10) Akasaka K, Tanak T, Kitamura N, et al：Outcome of corticosteroid administration in autoimmune pulmonary alveolar proteinosis. BMC Pulm Med 15：88, 2015
11) Campo I, Luisetti M, Griese M, et al：Whole lung lavage therapy for pulmonary alveolar proteinosis：a global survey of current practices and procedures. Orphanet J Rare Dis 11：115, 2016
12) Tazawa R, Trapnell BC, Inoue Y, et al：Inhaled granulocyte/macrophage-colony stimulating factor as therapy for pulmonary alveolar proteinosis. Am J Respir Crit Care Med 181：1345-1354, 2010

（井上義一）

第Ⅴ章 各種疾患の気管支鏡所見と診断

20 リンパ脈管筋腫症
（lymphangioleiomyomatosis）

> **要点** リンパ脈管筋腫症（lymphangioleiomyomatosis：LAM）は，妊娠可能な年齢の女性に好発する進行性疾患である．確定診断には，病変部に増生する平滑筋細胞様細胞であるLAM細胞を組織学的に証明することが必要である．

1 概念と分類

　LAMはそのほとんどが妊娠可能な年齢の女性に発症する，全身性進行性の稀少疾患である．本症はさらに，常染色体優性遺伝性疾患である結節性硬化症（tuberous sclerosis complex：TSC）の部分症としてみられる場合（TSC-LAM）と，TSCを伴わない孤発性LAM（sporadic LAM）の2病型に分けられる．TSC-LAMは，癌抑制遺伝子である*TSC1*または*TSC2*遺伝子の生殖細胞変異により，孤発性LAMは*TSC2*遺伝子の体細胞変異により生じ，その下流にあるmTOR蛋白の活性が亢進することでLAM細胞の腫瘍性増殖に至ると理解されている．さらにエストロゲンやプロゲステロンレセプターの発現もみられ，女性ホルモンもLAM細胞の増殖に関与していると考えられる．

2 気管支鏡検査所見

　現行の診断基準では，確定診断にはLAM細胞の証明が必要である[1]．経気管支肺生検（transbronchial lung biopsy：TBLB）の場合，60％前後の診断率といわれている．TBLBを行うかあるいは外科的肺生検を選択するかは，さまざまな条件を考慮して慎重に判断すべきである．なお最近のATS/JRSのガイドラインでは，HRCT上LAMに特徴的な囊胞性病変がみられる場合，肺外病変を含む他の臨床的特徴を示さなくとも，後述する血清VEGF-Dが高値ならば不要な生検を避けることができるとしている[2]．
　気管支鏡を行う前に本疾患を念頭に置き，そのことを病理医に伝えることが重要である．そのためには，臨床所見と画像の読影がポイントとなる．
　気管支鏡検査は，鑑別診断のために気管支肺胞洗浄（bronchoalveolar lavage：BAL）とTBLBの両者を併せて行うことが多い．本疾患においてBALの細胞分画に有意な特徴はないが，ヘモジデリン貪食像を伴うマクロファージの増加を認めることがある．TBLBに際しては，LAM細胞は集塊になって増生している場合が多く，必ずしも全てのTBLB検体に含まれるものではないことを考慮すべきである．さらにLAM細胞には，免疫組織学的マーカーであるメラノーマ関連抗原に対する抗体（HMB-45）への反応が陰性の細胞も混じっている．したがって診断率を上げるには，多数の検体を採取することが望ましい．
　TBLB病理像では，肺胞領域に結節性病変としてみられることが多い（図Ⅴ-20-1）．周囲の肺胞腔内には，ヘモジデリンを貪食したマクロファージがみられることが多い．増生細胞はα-平滑筋アクチンに対する免疫染色が陽性であり（図Ⅴ-20-2a），平滑筋の性質をもつことを示している．特異的マーカーであるHMB-45を用いた免疫染色より，LAM細胞と診断できる（図Ⅴ-20-2b）．本例では，プロゲステロンレセプターに対する免疫染色陽性の細胞もみられる（図Ⅴ-20-2c）．

3 臨床像

　自覚症状は，労作時呼吸困難をはじめ咳嗽，喀痰，血痰などである．本疾患はその経過中に自然気胸を伴いやすく，気胸による胸痛や呼吸困難が初発症状となることも多い．比較的若い女性で気胸をみたら，本疾患を必ず念頭に置くべきである．
　胸部聴診上は有意な所見が得られないこともあるが，中にはcracklesやrhonchi，呼吸音の減弱などもみられ

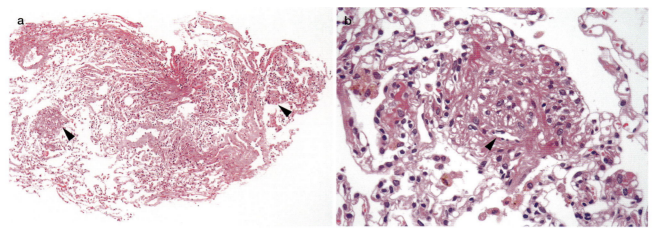

図V-20-1　経気管支肺生検（TBLB）像
a：肺胞領域に結節状の細胞集塊を認める（▶）．b：拡大像では，結節性変化の中には類円形の核内に核小体をもつ細胞が多く，その細胞質は泡沫状で比較的明るい．一部には，紡錘形の細胞もみられる．細胞周囲には線維化を伴っている．結節内には，スリット状のリンパ管様構造もみられる（▶）．

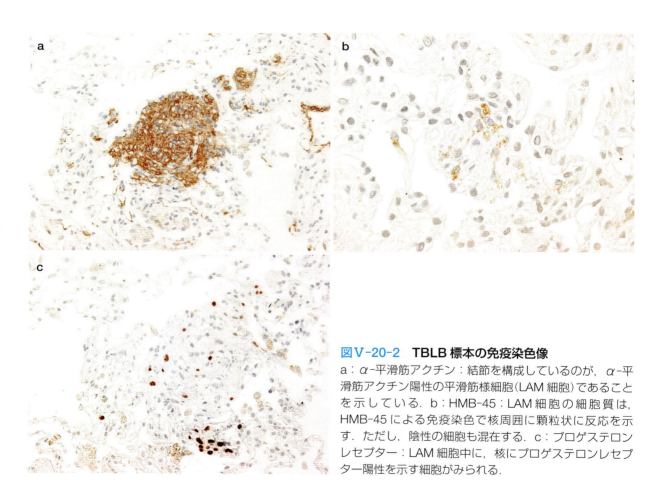

図V-20-2　TBLB標本の免疫染色像
a：α-平滑筋アクチン：結節を構成しているのが，α-平滑筋アクチン陽性の平滑筋様細胞（LAM細胞）であることを示している．b：HMB-45：LAM細胞の細胞質は，HMB-45による免疫染色で核周囲に顆粒状に反応を示す．ただし，陰性の細胞も混在する．c：プロゲステロンレセプター：LAM細胞中に，核にプロゲステロンレセプター陽性を示す細胞がみられる．

ることがある．血液検査では，リンパ管内皮細胞増殖因子であるVEGF-Dの上昇が診断上非常に有用であると報告されている（保険未収載）[3]．呼吸機能検査では，基本的に閉塞性換気障害を示す疾患である．拡散能の低下が比較的初期から高頻度にみられ，進行に伴い1秒量・1秒率の低下を認める．さらに気胸・乳び胸による影響や，残気量・残気率の増加により肺活量が低下し，結果的に混合性換気障害のパターンを示すこともある．

画像所見は特徴的であり，胸部単純写真では初期には所見に乏しいが，進行すると網状・粒状影や囊胞性陰影

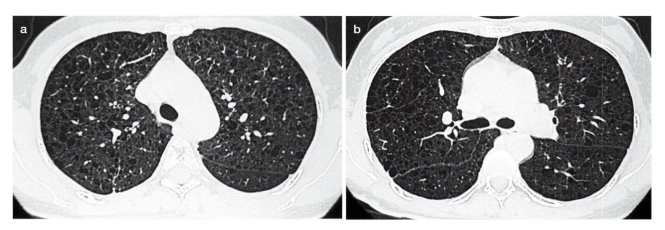

図V-20-3　胸部高分解能CT像
両側肺に，比較的円形の囊胞を多数認める．囊胞壁は薄いが，境界は明瞭である．

がみられる．肺の過膨張所見を呈することもある．胸部高分解能CT（HRCT）では，直径数mm〜1cm程度の比較的大きさの揃った，壁の薄い円形囊胞をびまん性（初期には散在性）に認めることが多い（図V-20-3）．肺の過膨張所見や気胸，胸水を伴うこともある．また縦隔リンパ節の腫大もしばしばみられる．

本疾患は自然気胸をはじめ胸郭内，胸郭外にさまざまな合併症を伴うことがある．LAM細胞がリンパ流に沿って増殖するため，乳び胸水（胸管の閉塞による）や乳び腹水を生じたり，後腹膜から骨盤腔内リンパ節腫大（lymphangioleiomyoma）を伴い下肢にリンパ浮腫をきたしたりすることもある．また，腎血管筋脂肪腫（angiomyolipoma）も合併症の1つである．

鑑別診断として，肺に多発囊胞を形成する疾患が対象となる．具体的には，COPD（肺気腫），ブラ・ブレブ，Langerhans細胞組織球症，多中心性Castleman病，アミロイドーシス，空洞形成性転移性肺腫瘍，Birt-Hogg-Dubé症候群，Sjögren症候群などである．

文献
1) 林田美江，久保惠嗣，瀬山邦明，他：リンパ脈管筋腫症 lymphangioleiomyomatosis（LAM）診断基準．日呼吸会誌：46 425-427，2008
2) Gupta N, Finlay GA, Kotloff RM, et al：Lymphangioleiomyomatosis Diagnosis and Management：High-Resolution Chest Computed Tomography, Transbronchial Lung Biopsy, and Pleural Disease Management. An Official American Thoracic Society/Japanese Respiratory Society Clinical Practice Guideline. Am J Respir Crit Care Med 196：1337-1348, 2017
3) Young LR, Vandyke R, Gulleman PM, et al：Serum vascular endothelial growth factor-D prospectively distinguishes lymphangioleiomyomatosis from other diseases. Chest 138：674-681, 2010

（臼杵二郎）

21 気管支結石症
(broncholithiasis)

> **要点**
> ・気管支結石症は，結核症との関連が示唆される．
> ・気管支結石症の診断は，気管支鏡で結石を直接観察することで得られる．
> ・一般的に無症状であり治療対象とはならない．
> ・摘出する際には出血を伴うことがあり，注意を要する．

1 概念と疫学

気管支結石症は，「気管支腔内，または気管支由来の空洞内に存在する石灰化物」と定義される．各種胸部疾患中の0.1〜0.2%，喀血・血痰患者の0.8%にみられ，比較的まれな疾患である[1]．わが国においては，結核症との関連が指摘され，結核の既往歴がある患者，また縦隔肺門リンパ節の石灰化から過去の結核感染が示唆される患者で時に遭遇する[1]．

2 成因

気管支結石症の成因は，①管内性：気管支腔内で分泌物や粘液，あるいは無機性異物を核として石灰化沈着を生じたもの，②管外性：肺実質または気管支周囲リンパ節を原発とする石灰化巣が気管支内腔に遊離したもの，③壁内性：気管支粘膜の一部が石灰化したもの，の3つに分けられる[1]．従来から気管支結石症の成因は，気管支周囲リンパ節の気管支内穿孔による管外性が多いとされ，わが国では結核症が，米国ではヒストプラズマ症が代表的な原因疾患とされた．しかしながら，気管支結石症を病理学的に検討すると，粘液由来結石の管内性が半数を占め，リンパ節由来は少数であったとするわが国からの報告もある[1]．

3 診断（CT，気管支鏡検査所見）

喀石や，気管支鏡で結石を直接確認すれば気管支結石症の診断となる（図V-21-1）．胸部CTでは石灰化像として描出され（図V-21-2），内視鏡的に確認できない結石も確認しうる．

4 症状

気管支結石症に特徴的な症状としては，喀石がある[1]．最も多い症状は咳嗽で，その他に発熱，喀痰，血痰，喀血，胸痛，呼吸困難などがある[2]．また，無症状例も少なからず存在する[1,2]．

5 治療

一般的に無症状の気管支結石症は治療対象とはならない．結石が直接観察でき，可動性がある場合には，気管

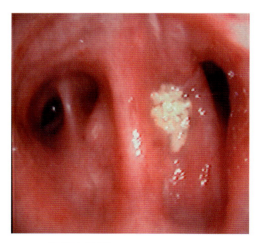

図V-21-1　気管支結石
30歳時に肺結核の診断で治療歴のある患者（72歳，女性）．検診で胸部異常陰影を指摘．左B9を閉塞する白色の結石を認める．可動性はなく無症状であり，経過観察．

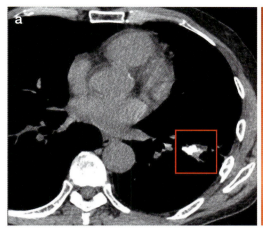 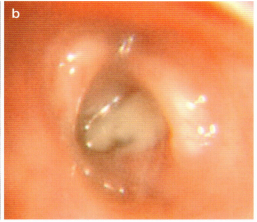

図 V-21-2　気管支結石
幼少期に肺結核の既往がある患者（68歳，男性）．検診で胸部異常陰影を指摘．a：左S8に石灰化像を伴う浸潤影を認める．b：左B8aを閉塞する白色の結石を認める．可動性はなく無症状であり，経過観察の方針とした．

支鏡的摘出術が試みられる[1]．ただし，摘出する際には出血を伴うことがあり，注意を要する．気管支結石症により出血を認める場合には，気管支動脈塞栓術を優先することも考慮される．

気管支鏡的摘出術が実施困難な場合には，外科的治療を選択すべきである．また，外科的治療の適応として，①反復する喀血・血痰あるいは大量の喀血，②非可逆的合併症（肺化膿症など），③肺癌の存在，またはそれが否定できないとき，④他臓器との瘻形成，またはその危険性があるとき，があげられている[3]．

文献
1) 朝川勝明，島田昌裕，蛇澤晶，他：気管支結石症．日本胸部臨床　71：S291-S295，2012
2) 権寧博，勝呂元，井上昌彦，他：当院で経験した気管支結石症7例の臨床的検討と本邦報告85例の文献的考察．気管支学　18：437-442，1996
3) 小沢克良，広瀬芳樹，福島雅夫，他：気管支結石症：4症例の報告と文献的考察．日気食会報　30：331-338，1979

（根本健司・齋藤武文）

22 原発性線毛機能不全症候群
（primary ciliary dyskinesia）

> **要点**
> ・全身に存在する線毛（精子鞭毛）が先天的な超微形態的欠損によって本来の機能を果たせず，各組織特有の症状が発現してきた病態である．
> ・男性不妊，上下気道の慢性感染症および滲出性中耳炎などが高頻度に発症する．
> ・約半数で完全内臓逆位（各臓器の奇形はない）がみられ，Kartagener 症候群と呼ばれる．
> ・線毛の超微構造の異常（dynein arm の欠損など）がみられる．

1 疾患概念

　気管・気管支・細気管支・鼻腔・副鼻腔・耳管・鼓室・卵管・脳膜・精子など，全身に存在する線毛（精子鞭毛）が先天的な超微形態的欠損によって本来の機能を果たせず，各組織特有の症状が発現してきた病態を，Eliasson ら[1]は，immotile cilia syndrome と命名した．その後の症例の蓄積の結果，完全な無動線毛を呈する症例だけではなく，非協調的で微弱な線毛運動を示す症例も多数見出されるようになり，現在は primary ciliary dyskinesia（原発性線毛機能不全症）の用語のほうが一般的である．

2 臨床病態

　精子鞭毛の不動あるいは運動能低下による男性不妊，上下気道の粘液線毛クリアランス障害による慢性気道感染症（副鼻腔気管支症候群，気管支拡張症，慢性細気管支炎，慢性副鼻腔炎）および滲出性中耳炎などが高頻度に発症する．約半数で完全内臓逆位（各臓器の奇形はない）がみられ，Kartagener 症候群と呼ばれる（図V-22-1）．女性では，不妊症や子宮外妊娠もみられる．

3 気管支鏡検査所見

　Kartagener 症候群の場合は，左右の肺は逆に位置しており，気管支の分岐も左右逆になっている．気管支内に膿性分泌物の貯留と粘膜の発赤がみられることが多いが，副鼻腔気管支症候群などの慢性下気道感染症に一般的にみられる所見であり，本症に特徴的な所見ではない．まれに気管支結石を認めることがある（図V-22-2）[2]．喀痰や気管支洗浄液には好中球が増加しており，インフルエンザ桿菌，緑膿菌などが持続的に検出される．

　確定診断には，鼻粘膜または気管・気管支粘膜より線毛上皮を擦過採取し，光顕的観察によって線毛運動の非協調性あるいは線毛運動の欠如を確認することが必要であるとともに，透過型電顕を用いて dynein arm の欠損をはじめとする線毛の超微構造の異常（図V-22-3）[2]を確認することが重要である．

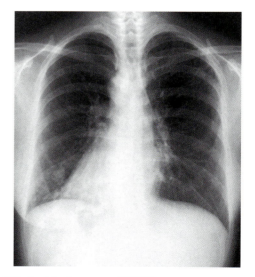

図V-22-1　Kartagener 症候群
既婚女性．幼児期から慢性副鼻腔炎，小児期から咳嗽，喀痰が持続，不妊症を呈する．胸部単純X線写真では，完全内臓逆位，右肺下葉の索状陰影および左中葉の虚脱を認める．

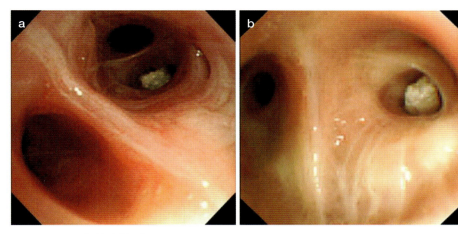

図Ⅴ-22-2　気管支鏡所見

a：左B3，b：右B2．図Ⅴ-22-1と別の女性．気管支内にサンゴ様病変がみられる．炭酸カルシウム90％の気管支結石であり，長期間貯留していた膿性分泌物が石灰化したものと考えられた．本症でもまれな所見である．他の部位では気管支内腔に黄色膿性の分泌物が付着していた（非特異的所見）．

〔Watanabe S, Ohkura N, Abo M, et al：A 63-Year-Old Woman With Recurrent Fever and Productive Cough. Chest 141：814-817, 2012 より〕

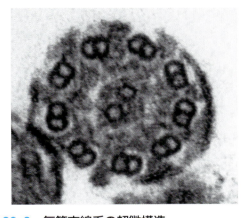

図Ⅴ-22-3　気管支線毛の超微構造

気管支粘膜線毛の正切横断面の透過型電顕像を示す．正常線毛では9対の周辺微小管に内外に1本ずつ計2本のdynein armと称される鉤型の構造物が付いているが，本例ではinner dynein armがみられない．

〔Watanabe S, Ohkura N, Abo M, et al：A 63-Year-Old Woman With Recurrent Fever and Productive Cough. Chest 141：814-817, 2012 より〕

4　診断

本症に特有の臨床検査所見はない．幼児期より持続する上下気道の慢性感染症が存在し，前述した諸病変を複数有している場合には本症を疑う．完全内臓逆位を認めれば，本症とほぼ診断できる．

文献

1) Eliasson R, Mossberg B, Camner P, et al：The immotile-cilia syndrome. A congenital ciliary abnormality as an etiologic factor in chronic airway infections and male sterility. N Engl J Med 297：1-6, 1977
2) Watanabe S, Ohkura N, Abo M, et al：A 63-Year-Old Woman With Recurrent Fever and Productive Cough. Chest 141：814-817, 2012

〈藤村政樹〉

23 気管・気管支骨軟骨形成症
（tracheobronchopathia osteochondroplastica）

> **要点**
> - 気管・気管支骨軟骨形成症は，気道粘膜下組織に，骨または軟骨組織が異所性に増生するまれな疾患である．
> - 頻度はまれであるものの，日常診療で遭遇する可能性があるため，特徴的な胸部CT所見を理解しておくことが重要である．
> - 確定診断には，気管支鏡検査（生検）が必須である．

1 はじめに

気管・気管支骨軟骨形成症（tracheobronchopathia osteochondroplastica：TO）は，気管や気管支壁の粘膜下組織に骨または軟骨組織が異所性に増生するまれな気道疾患である．胸部CTにおいて，膜様部を除く気管や気管支壁に突出する多発石灰化結節が認められるが，確定診断には気管支鏡検査が必須である．

2 概念，頻度，成因

TOは，気管や気管支壁の粘膜下組織に骨または軟骨組織が異所性に増生し，膜様部を除いた気管や気管支壁内腔へ隆起する，大小不同の多発結節性病変を形成する疾患である[1]．1857年にWilksにより"ossific deposits on larynx, trachea, and bronchi"として第一例目が報告された[2]．2015年のSunらの総説によると，これまでの報告は世界でわずか400例であるとされている[3]．一方で，わが国では気管支鏡施行例の0.05〜0.25％の頻度であるとの報告があり[4]，さらに，Decalmerらは，原因不明の慢性咳嗽125例（そのうち82例が気管支鏡を施行）のうち7例にTOを認めたと報告している[5]．したがってまれな疾患ではあるものの，日常診療において遭遇する可能性のある疾患であると考えられる．TOの発生機序として，慢性気道炎症説，気管軟骨輪から発生した外軟骨腫あるいは外骨腫説，粘膜下の弾性結合織の過形成説などが報告されており，また，TOの病変形成に，bone morphogenetic protein-2 と transforming growth factor beta-1 が関与することも指摘されている[6]．

3 気管支鏡検査所見

a. 気管支鏡所見

気管支鏡所見として，膜様部膜を除く，気管や気管支壁に分布する白色から黄色調の可動性を有さない気管内腔に突出する硬性の小結節性隆起の集簇を認める（表V-23-1，図V-23-1[7]）．確定診断には，経気管支生検が必要であるが，病変が非常に硬く検体採取が困難なため，一度の生検では確定診断に至らない場合があり，

表V-23-1 気管・気管支骨軟骨形成症の気管支鏡所見および組織所見

気管支鏡所見
病変の分布
・典型的には膜様部以外の気管・気管支壁に分布
・気管近位端から中間部位に好発
・主気管支より遠位には所見が乏しい
病変の性状
・1〜10 mm大の小結節隆起
・白色から黄色調の散在性あるいは癒合傾向のある結節
・結節が大きい場合は気道閉塞の原因となり得る
組織所見
・扁平上皮化生
・粘膜下軟骨形成（気管軟骨に連続，あるいは，非連続性）
・粘膜下骨形成
・石灰化
・骨化領域内の造血骨髄

〔Ulasli SS, Kupeli E：Tracheobronchopathia osteochondroplastica：a review of the literature. Clin Respir J. 9：386, 2015 より改変〕

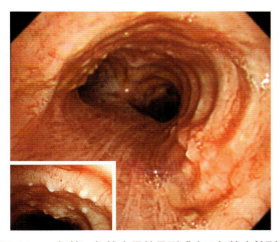

図Ⅴ-23-1　気管・気管支骨軟骨形成症の気管支鏡所見
気管軟骨に沿う形で，数珠状に連なる表面不整で光沢を有する黄白色調の多発隆起性結節を認め，同病変の生検にて，気管・気管支骨軟骨形成症と診断された．

Leskeらは，初回気管支鏡施行時の診断率は55％，再生検施行時の診断率は70％と報告している[8]．

b．組織所見

TOの組織所見を表Ⅴ-23-1の下段に示す．

4　臨床的特徴

診断年齢は，40〜70歳代と幅広く，性差はない[6]．ほとんどの症例では無症状であるが，病変が高度になるとさまざまな症状を来すことがある．最も頻度の高い症状は，慢性咳嗽であり，その他，呼吸困難，慢性の喀痰，喀血，胸痛や胸部不快感などを呈することもある(表Ⅴ-23-2)[1]．粘液線毛クリアランスの障害による反復気道感染も重要な病態である[1]．

5　診断

TOは，表Ⅴ-23-2に示した呼吸器症状や所見に対する精査によって診断に至る場合に加え，他の呼吸器疾患の精査の際に偶発的に診断される場合も少なくないと考えられる[4,7,9]．TOによる症状は多彩であり，初診時からTOを疑うことは困難であるものの，精査の過程で施行される胸部CTが診断のきっかけとなるため，特徴的な胸部CT所見を理解しておくことが重要である．確定診断のためには，気管支鏡検査による病変の確認と生検が必要となる．

表Ⅴ-23-2　気管・気管支骨軟骨形成症に関連した症状と所見

- 慢性咳嗽
- 呼吸困難
- 慢性の喀痰
- 喀血
- 胸痛や胸部不快感
- Wheezing
- Stridor
- 嗄声
- 挿管困難
- 呼吸器感染症の反復
- 二次性の気管支拡張症や無気肺

〔Abu-Hijleh M, Lee D, Braman SS：Tracheobronchopathia osteochondroplastica：a rare large airway disorder. Lung 186：353, 2008 より改変〕

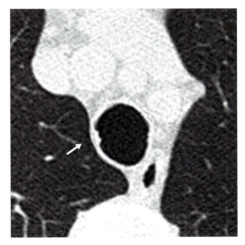

図Ⅴ-23-2　気管・気管支骨軟骨形成症の胸部CT所見
血痰精査で受診(69歳・女性)．画像上気管内腔に突出する隆起性小結節を認めた(⇨)．本症例では，慢性副鼻腔炎を合併していた．
〔篠田雅弘，新海正晴，原悠，他：病理所見にて破骨細胞を認めた気管気管支軟骨形成症の1例．日呼吸誌　1：553, 2012 より〕

a．胸部CT所見

典型例では，胸部CT所見として，膜様部を除く気管や気管支壁に突出する多発石灰化結節(石灰化を伴わないものもある)を認める(図Ⅴ-23-2)[7]．気管後壁や主気管支に病変が及ぶ場合は，再発性多発軟骨炎，サルコイドーシス，アミロイドーシス，乳頭腫などが鑑別診断として重要である．また，石灰化結節は，加齢に伴う気管や気管支の石灰化，結核，悪性腫瘍，多発血管炎性肉芽腫症などでも生じることがあり，鑑別を要することがある．

6 治療と予後

TOに対する特異的な治療は存在しない[6]．呼吸器症状を有する場合，あるいは症状が今後出現する可能性がある場合は治療を考慮する．気道狭窄に対しては，鉗子を用いた隆起性病変の切除が一般的だが，骨性病変は非常に硬いため，切除が困難な場合もある．その際は，病変の存在する部位の外科的切除，硬性鏡を用いた気管拡張，neodymium-doped yttrium aluminum garnet（Nd：YAG）laserによるレーザー治療，ステント留置などが選択される．石灰化病変の影響で，気管挿管が困難な場合があり，呼吸管理を行う際に，気管切開が必要になることがある．TOに合併する反復気道感染や無気肺については，抗菌薬や喀痰調整薬などを用いた薬物療法を行う．なお，TOは基本的には予後良好な疾患であるが[6]，Leskeらは，41例中1例（2.4％）でTOの気管狭窄に伴う重症呼吸器感染症での死亡を報告している[8]．

7 おわりに

TOはまれではあるが，臨床の現場において，遭遇しうる気道疾患であると考えられる．しかし，慢性咳嗽など，呼吸器症状を来す鑑別診断としてほとんど認識されておらず，特に軽症の病態ではその多くが見過ごされている可能性がある．TOの診断には，胸部CT検査が有用であり，TOを疑うきっかけとなるため，特徴的な胸部CT所見を理解しておくことが重要である．

文献

1) Abu-Hijleh M, Lee D, Braman SS：Tracheobronchopathia osteochondroplastica：a rare large airway disorder. Lung 186：353, 2008
2) Wilks S：Ossific deposits on larynx, trachea, and bronchi. Rans Pathol Soc London 8：88, 1857
3) Sun J, Xie L, Su X, et al：Tracheobronchopathia osteochondroplastica：Case report and literature review. Respir Med Case Rep 15：14, 2015
4) 藤本公則，隈部力，藤東寛行，他：Tracheobronchopathia Osteochondroplastica—自験2例と本邦報告86例の文献的考察—．気管支学　13：650，1991
5) Decalmer S, Woodcock A, Greaves M, et al：Airway abnormalities at flexible bronchoscopy in patients with chronic cough. Eur Respir J 30：1138, 2007
6) Ulasli SS, Kupeli E：Tracheobronchopathia osteochondroplastica：a review of the literature. Clin Respir J. 9：386, 2015
7) 篠田雅弘，新海正晴，原悠，他：病理所見にて破骨細胞を認めた気管気管支軟骨形成症の1例．日呼吸誌　1：553，2012
8) Leske V, Lazor R, Coetmeur D, et al. Tracheobronchopathia osteochondroplastica：a study of 41 patients. Medicine. 80：378, 2001
9) 川邊和美，小野英也，駿田直俊，他：気管気管支軟骨形成症の4例．気管支学．1991；13：650．2004；26：526．

（原　悠・金子　猛）

第V章 各種疾患の気管支鏡所見と診断

24 気管・気管支軟化症
(tracheobronchomalacia)

> **要点** 気管・気管支軟化症(tracheobronchomalacia：TBM)は原因不明のものや結核,再発性多発軟骨炎,Mounier-Kuhn症候群による二次性のものも含み気管気管支軟骨が脆弱化して起こる.EDAC(excessive dynamic airway collapse)は,COPDや喘息に多くみられる気管膜様部が呼気時に膨隆して気管虚脱する病態で,気管気管支軟骨は正常でelastic fibersの萎縮などにより起こる.

1 病因,分類,重症度

　気道の構成成分の変性,脆弱化により気道形態の動的変化が過大になっている病態として気管・気管支軟化症(tracheobronchomalacia：TBM),および過度の動的気道虚脱(excessive dynamic airway collapse：EDAC)が知られている.いずれも呼気時に気道内外の圧差により気道虚脱が起こる.TBMは発生機序としてelastaseによる気管支壁構成成分の破壊[1]や,高度かつ頻回の咳発作による気管・気管支軟骨への強い機械的圧力が一因であるとされており,原因不明のものや気管・気管支軟骨損傷,気管気管支結核,再発性多発軟骨炎,Mounier-Kuhn症候群による二次性のものも含み気道軟骨の脆弱化が基本病態である.一方,EDAC[2]はCOPD,喘息にしばしば合併し,気管・気管支膜様部がその弾性線維の変性退縮により張力が低下し,呼気時に過伸展し前方へ偏位し気道前後径が過度に短縮するものとされている[3].TBMは気管と主気管支の脆弱化による呼気性の高度の虚脱で気管支鏡所見から刃鞘型と三日月型に分類される.咳嗽時の内腔狭窄が<50%を第1度,50〜75%を第2度,>75%を第3度とする[4].

2 気管・気管支軟化症をきたす各種疾患と気管支鏡検査所見

a. 気管・気管支結核

　気管・気管支結核によるTBMは最初は軟化症が気管-気管支分岐部だけだったが(図V-24-1a, b, c),徐々に軟化症の部位が拡がり,左下葉気管支に炎症がおよびステントを追加留置する必要性が生じた例を提示する(図V-24-1d, e, f).

b. 再発性多発軟骨炎

　再発性多発軟骨炎(relapsing polychondritis：RP)ではTBMを合併することがある(図V-24-2, 3).RPの診断としてはMcAdamおよびDamianiの診断基準がある.気管切開時に気管生検するが,いままで上気道狭窄により生じていたauto PEEPが消失してしまうことで特にTBMを発症している場合はさらに増悪することがあるので注意が必要である.TBMを発症している場合にはまずNIPPVを使用する.ステントは適応があれば使用する.

c. Mounier-Kuhn症候群(気管気管支巨大症)

　「慢性気道感染を繰り返す著明に気管および気管支の拡張を呈する疾患」と定義されたMounier-Kuhn症候群ではTBMを認める(図V-24-4).

3 臨床症状,診断,病態

　症状は喘鳴,呼吸困難,咳失神や突然の呼吸停止があり,診断にあたっては呼気,吸気CT,呼吸周期で変動する狭窄(variable stenosis)に特有のパターンをもつフロー・ボリューム曲線(胸郭内では呼気で虚脱,胸郭外では吸気で虚脱する)が有用である.近年は気管支鏡所見に加えてEBUS(気管支腔内超音波断層法)の気道軟骨の第4層の診断的意義が注目されている〔第IV章4「気管支腔内超音波断層法(endobronchial ultrasonography：EBUS)」参照(→126頁)〕.正岡,丹羽らは気管軟化症

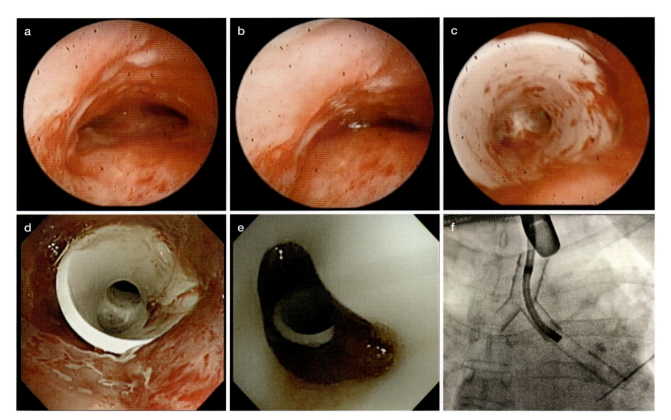

図V-24-1　気管気管支結核によるTBMの気管支鏡所見（機能性狭窄）
a：気管分岐部；吸気時に開大，b：気管分岐部；呼気時に虚脱，c：気管分岐部；シリコンYステント留置後，d：気管-気管分岐部から左下葉支にまで炎症が拡がり軟化症となったのでDumonYステント留置後，e：Dumonストレートステントを追加留置した，f：X線透視下でDumonYステントにDumonストレートステントを追加留置した．

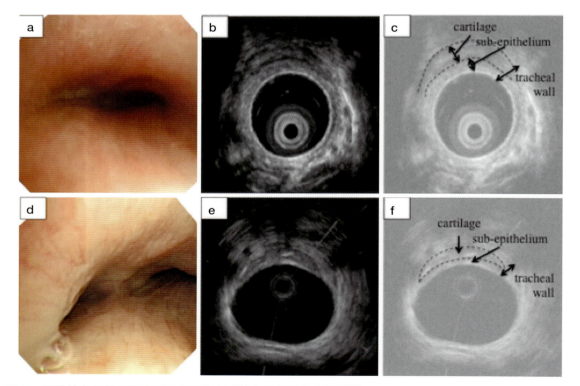

図V-24-2　再発性多発軟骨炎患者の初診時（上段）と治療後（下段）所見
a：気管支鏡所見，b，c：EBUS（気管支腔内超音波断層法）所見，d：治療後の気管支鏡所見，e，f：治療後のEBUS所見：気管切開後薬物療法（ステロイド治療，免疫抑制薬，生物学的製剤），NIPPV後には気管気管支軟骨の肥厚，発赤などの炎症所見が改善している．

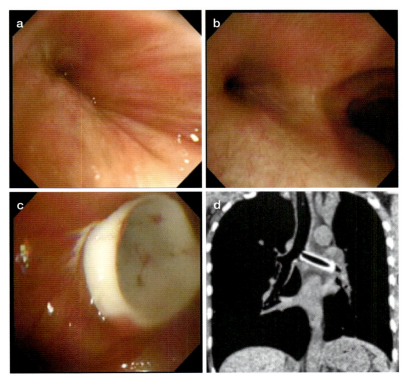

図V-24-3 再発性多発軟骨炎患者のTBM
a, b：気管支鏡所見．aが左主気管支で，bが気管分岐部．右主気管支は正常だが，左主気管支の軟化症，全周性狭窄（circumferential stenosis）を認める．
c, d：Dumonストレートステントを左主気管支に留置後の気管支鏡と胸部CT所見．

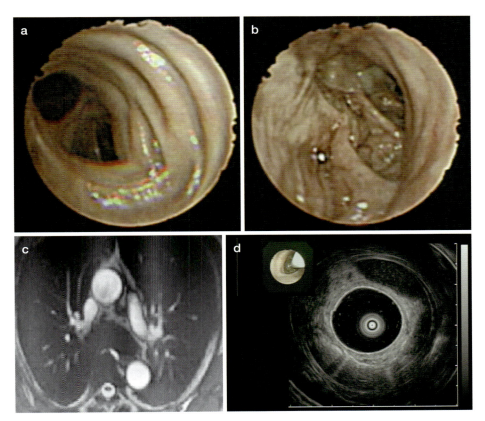

図V-24-4 Mounier-Kuhn症候群の気管支鏡所見，Dynamic MRI所見，EBUS所見
a, b：Mounier-Kuhn症候群における気管分岐部（a），左主気管支（b）の気管支鏡所見．
気管・気管支軟化症を伴うため，気管と気管支の内腔は著明に拡張している．気管支壁は柔らかく，気道襞に多数の憩室を生じている．呼気で収縮，吸気で拡張し腸のような拡張性変化の外観を呈している．
c, d：Dynamic MRIでは，気道は吸気で著明に拡張していたが，斜位から臥位になると気管支内腔は脊椎に押し潰された．EBUS（気管支腔内超音波断層法）では内腔の著明な拡張はあるも，気管軟骨の第4層（低エコー）はほぼ正常である．

の実験モデルを用いた研究を行い気管軟化症では気流制限部位(choke point)が，気管内に発生することを示した[6]．この結果は choke point の移動として説明が可能であり，ステント留置後にフロー・ボリューム曲線が正常パターンへと変化した事実は choke point による説明をさらに高めるものと考えられる．ステントは虚脱を防ぐとともに弱くなった気道壁の硬さを増し，気流制限部位(choke point)の断面積を拡げ，flow limitation による呼吸困難を改善させる[7〜10]．

4 治療

TBM の治療は基礎疾患の薬物療法に加えて，非侵襲的陽圧換気(non-invasive positive pressure ventilation：NIPPV)，気管切開，気道ステント，手術(膜様部外固定術，膜様部縫縮術)などがある[5,6,11]．

文献

1) 船津武志, 小鯖 覚, 八木一之, 他：気管気管支軟化症. 気管支学 4：123-135, 1982
2) Murgu S, Colt H：Tracheobronchomalasia and excessive dynamic airway collapse. Respirology 11：388-406, 2006
3) 田村慶朗, 本多英弘, 宍戸克子, 他：非侵襲的陽圧換気により改善しえた気管・気管支狭窄を合併した慢性閉塞性肺疾患の1例. 日呼吸会誌 46：915-920, 2008
4) 池田貞雄：気管気管支軟化症について(Tracheobronchomalacia). 日胸疾会誌 25：491-493, 1987
5) 正岡 昭：気管気管支軟化症. 気管支学 15：719-728, 1993
6) 丹羽 宏, 山川洋右, 河合 雄, 他：気管気管支軟化症の病態と手術適応. 日胸疾会誌 30：1036-1041, 1992
7) Miyazawa T, Miyazu Y, Iwamoto Y, et al：Stenting at the flow-limiting segment in tracheobronchial stenosis due to lung cancer. Am J Respir Crit Care Med 169：1096-1102, 2004
8) Nishine H, Hiramoto T, Miyazawa T, et al：Assessing the site of maximum obstruction in the trachea using lateral pressure measurement during bronchoscopy. Am J Respir Crit Care Med 185：24-33, 2012
9) Miyazawa T, Nobuyama S, Nishine H T, et al：Choke point physiology in airway stenting. Respiratory Investigation 54：237-240, 2016
10) Usuba A, Yamashiro T, Handa H, et al：Quantitative Computed Tomography Measurement of Tracheal Cross-Sectional Areas in Relapsing Polychondritis：Correlations with Spirometric Values. Respiration 90：468-473, 2015
11) 月岡卓馬, 高濱誠, 中嶋隆, 他：成人気管軟化症に対するポリプロピレンメッシュを用いた膜様部外固定術. 日呼外会誌 30：80-85, 2016

〈宮澤輝臣〉

第V章 各種疾患の気管支鏡所見と診断

25 気管支動脈瘤，蔓状血管腫
(bronchial artery aneurysm, racemous hemangioma)

> **要点** 気管支動脈瘤は内臓動脈瘤の1つ，蔓状血管腫はシャント性血管奇形である．両疾患を疑う場合は造影CTと選択血管造影を行い，診断後は速やかに治療を検討すべきである．気管支鏡検査は異常血管が気管支外病変のみか気管支内腔に及ぶ病変であるかで大量喀血へのリスクを評価できる．気管支内腔所見を有する場合にはBAE治療後に血管の退縮を確認することで治療効果を判定することが可能である．

1 疾患概念，症状，治療方法

　気管支動脈瘤と気管支動脈蔓状血管腫はまれな疾患であるが，1998年以降の多列検出器CT(multi detector-row CT：MDCT)の進歩によりわが国での症例報告数は増加傾向にある．気管支動脈瘤は内臓動脈瘤の1つであり先天性，後天性に気管支動脈の一部が囊状または紡錘状に拡張しているものを指す．気管支動脈の正常径は1.5 mm以下であるが気管支動脈瘤を伴った血管径は2～3 mm以上に拡張していることが多い[1]．後天性気管支動脈瘤の原因疾患として気管支拡張症，囊胞性線維症，Osler-Weber症候群，サルコイドーシス，珪肺症，肺動脈虚血，アテローム性動脈硬化症や外科術後のシャント，および結核と梅毒による感染の報告がある[2]．気管支動脈瘤は必ずしも肺静脈へのシャントは伴わない．

　気管支蔓状血管腫は1976年にBaboらがracemose arteriovenous angiomaとして最初に報告した[3]が正しくは血管腫ではなく，気管支動脈と肺静脈または肺動脈とのシャント性血管奇形である．シャントによる圧変化のため，シャント前後の血管は著しく拡張し蔓状に屈曲・蛇行する．一部の症例では気管支動脈瘤を合併する．気管支動脈瘤と気管支動脈蔓状血管腫の気管支鏡所見のみでの鑑別は難しく，胸部造影CTや選択的気管支動脈撮影から総合的に診断される．両疾患ともに大量喀血，胸痛，ショック状態での発症報告例が多いが血痰，空咳などの軽微な症状や無症状症例の報告も散見される[1,4]．気管支蔓状血管腫は右左シャントのため奇異性脳塞栓や脳膿瘍を合併することがあり，シャントが進行すると呼吸不全や右心不全の原因となりうる．劇症例は当然であるが，軽微な症状や無症状例でも縦隔や胸腔への破裂を来すと縦隔血腫や血胸，ショック状態となり致死的な経過をたどりうるため，可及的速やかに治療を行うべきである．ただし，治療に伴う合併症を考慮し慎重に最善策が検討されなければならない．

　両疾患とも外科的肺切除術が第一選択とされていたが，1995年以降はカテーテルデバイスの進歩を反映し，金属コイルもしくはN-Butyl cyanoacrylate(NBCA)などの永久塞栓材による経皮的気管支動脈塞栓術(bronchial artery embolization：BAE)が第一選択となっている．出血症例に対するBAEの止血成功率は70％以上と高いが，複数のシャントがある蔓状血管腫は，側副血行路が発達することにより将来的に再度出血を来す可能性があるため[4]術後には定期観察が必要である．

2 気管支鏡検査所見

　異常血管が気管・気管支壁内に及ぶ病変の場合，気管支鏡検査では隆起性病変として現れる．血管壁の暗赤色が透見され，かつ拍動を伴うことがあり，気管支動脈瘤もしくは蔓状血管腫であると判断するのは比較的容易である．しかし，表面に白苔や気道粘液が付着している場合は，表面の観察が不十分となり，洗浄による接触や生検のため大量出血を招くことがあるので注意が必要である．

　一方で，異常血管が気管・気管支壁外に位置し壁内に及ばない場合は上皮下・上皮の異常所見は伴わないため，表面に色調変化を伴わず壁外性狭窄のみにとどまる(図V-25-1)．壁外性の隆起性病変や拍動は呼吸性変動に紛れて視認しにくく，病変そのものを見逃しやすい．

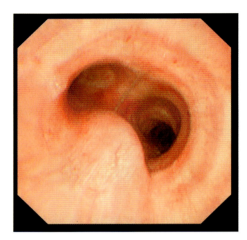

図 V-25-1　気管支鏡所見・気管
内腔上皮・上皮下の色調変化は伴わず膜様部側に連続性の壁外性狭窄を認めた．拍動は呼吸性変動に紛れてわずかに視認できる程度であった．

本症例は検診発見例で無症状であったが，血管選択造影では右気管支動脈から肺動静脈へのシャント以外に気管支動脈瘤の合併が2か所に認められ，特に遠位側の動脈瘤は破裂のリスクが高いと評価された．そのため検査後速やかに呼吸器内科・外科・放射線科での治療方針が検討され，BAE の適応と判断された．可及的速やかに永久塞栓材による BAE が行われ，9か月後の造影 CT 画像検査では再発なく経過していることが確認された．

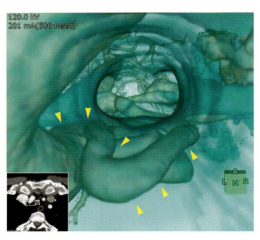

図 V-25-3　仮想気管支鏡画像
トグロ状に蛇行する気管支動脈(▷)が気管膜様部に近接しながら右気管支まで連続していた．

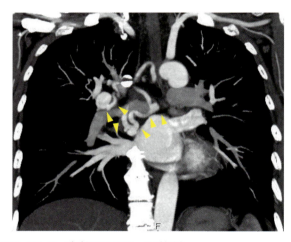

図 V-25-4　胸部 MDCT・冠状断
胸部大動脈から分岐した右気管支動脈(▷)が拡張し，右肺門部に向かって屈曲・蛇行しながら肺動脈にシャントを形成する像を認め，気管支動脈蔓状血管腫と診断された．

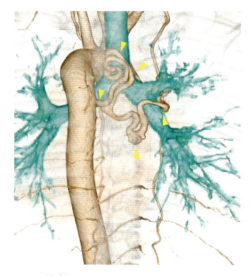

図 V-25-2　胸部 CT Angiography・P → A
胸部大動脈から右気管支動脈(▷)が分岐し，気管から右気管支の背側に位置しながら末梢に走行していた．

そのため，気管支鏡検査の検査前には後述するように CT Angiography（図 V-25-2）と仮想気管支鏡（図 V-25-3）を用い異常血管と気管支との位置関係を把握しておくとよい．また，胸部 MDCT（図 V-25-4）なども用いて総合的に診断することが重要である．

文献

1) San Norberto EM, Urbano Garcia J, Montes JM, et al：Endovascular treatment of bronchial aneurysms. J Thorac Cardiovasc Surg 156：e109-e117, 2018
2) Rasmus MA, Elstad M：Bronchial Artery Malformation Treated with Intraluminal Radiation. Chest 126：925S, 2004
3) Babo H, Huzly A, Deininger K, et al：Angiomas and angioma-like changes of the bronchial arteries. Rofo 124：103-110, 1976
4) 市川道太郎，濵野雄二朗，大石　奏：心窩部痛にて発症した気管支動脈蔓状血管腫の1例．日本救急医学会雑誌　29：25-29，2018

〈龍華美咲・坂　英雄〉

第V章 各種疾患の気管支鏡所見と診断

26 気道熱傷 (inhalation injury)

> **要点**
> - 気道熱傷は，火災や爆発事故により，高温の煙，水蒸気，有毒ガスを吸入することによって生じる．
> - 咽頭，声門，喉頭が損傷する上気道型気道熱傷と，気管，気管支，肺胞が損傷する肺実質型気道熱傷に分類される．
> - 診断には気管支鏡検査が有用であり，粘膜の発赤，びらん，浮腫，ススの付着などを認めることにより診断される．

1 気道熱傷とは

　気道熱傷は，火災や爆発事故により，高温の煙，水蒸気，有毒ガスを吸入することによって生じる．咽頭，声門，喉頭が損傷する上気道型気道熱傷と，気管，気管支，肺胞が損傷する肺実質型気道熱傷に分類される．熱による傷害は上気道までにとどまるのが普通であり，肺実質型の損傷は煙中の各種の刺激性の有毒ガスによって引き起こされると考えられている．

　気道熱傷の存在を疑う状況として，閉所での受傷，顔面熱傷や口腔・鼻粘膜の熱傷の存在などがある．また，嗄声，呼吸困難，聴診上wheezingの聴取などは気道熱傷を疑う症状・所見である．

　診断には気管支鏡検査が有用であり，粘膜の発赤，びらん，浮腫，ススの付着などを認めることにより診断される．上気道型では，進行性に声門・喉頭などの浮腫が進行し，気道閉塞による換気障害や窒息を来す危険があるため，気管内挿管による気道確保のタイミングを誤らないように注意する．肺実質型では，有毒ガスによる下気道，肺胞の炎症が惹起され，進行性に酸素化障害を引き起こす．

2 臨床情報

　熱傷患者に，口腔・咽頭内のススの付着，喀痰中のススの存在，鼻毛先端の焦げ，顔面の熱傷，嗄声，ラ音聴取などを認めた場合は，気道熱傷の合併を疑う．また，閉所での受傷，熱い蒸気または液体の吸引などによる受傷というような，熱傷の受傷機転があるときは気道熱傷の受傷を疑う．これらの受傷機転と身体所見は症例対照研究によって気道熱傷の合併との有意な関連性が示されている．

　上気道は鼻腔，口腔，咽頭，喉頭からなる．この中で，気道熱傷によって損傷を受ける頻度が最も高いのは喉頭で，気道熱傷患者のほとんどが喉頭損傷型気道熱傷である．気道熱傷により喉頭が損傷された場合には経過とともに気管内挿管が困難となる場合があるために，気道熱傷と診断した場合の予防的気管内挿管が推奨されている．しかし，熱傷受傷時は頸部，胸部の熱傷による運動制限や気道の圧迫があるために，気管内挿管の必要性の判断が難しい場合がある．

　経時的に行う急性期の胸部単純X線写真は，気道熱傷による呼吸障害の診断に有用である．胸部単純X線写真の所見によるスコア(表V-26-1)は，肺水腫の存在，肺内シャント率の上昇，静肺コンプライアンスの低下と相関することが示されている．受傷初期の胸部単純X線写真での異常所見は，人工呼吸器管理の必要性を予測する重要な因子であると報告されている．胸部単純

表V-26-1 胸部X線写真による気道熱傷のスコア

所見	スコア
正常	0
肺紋理の増強	1
すりガラス陰影	2
浸潤陰影	3

〔Oh JS, Chung KK, Allen A, et al：Admission chest CT complements fiberoptic bronchoscopy in prediction of adverse outcomes in thermally injured patients J Burn Care Res 33：532-538, 2012 より改変〕

X線写真は胸部CT検査に比べて簡便であり，急性期には経時的に撮影することが推奨されている．

3 気管支鏡検査の役割

単独で気道熱傷の重症度を診断できる臨床的な指標はないとされる．しかし，気管支鏡を用いた内視鏡所見による診断は，気道熱傷の標準的な診断法とされて推奨されている．気管支鏡の所見で，気管支内のススの付着によると思われる黒色調の変化，気道粘膜の蒼白化と潰瘍化の所見がみられたときは，気道熱傷と診断する．気管支鏡所見による重症度分類(表V-26-2)は気道熱傷患者の死亡率と有意な相関があることと，グレードによって急性肺障害(acute lung injury：ALI)の発症率に有意な差があることが報告されている．グレード0，1の症例では84％，グレード2，3，4では57％の生存率で，両者には有意差があるとされる．一方，気管支内生検，あるいは擦過細胞診による病理学的検査は，気道熱傷の重症度診断に有効ではあるが，時間がかかるためルーチン検査としては推奨されていない．第1病日に変化が少なくても，症状をみながら第3～4病日までに気管支鏡検査を行う．

4 気道管理

気道熱傷の管理で最も重要なものが呼吸の管理である．中でも，気道内分泌物の除去(気管支トイレッティング)と人工呼吸が重要である．気道熱傷により入院した患者の20～30％で，喉頭浮腫の急速な進行による気道狭窄を発症すると報告されている．熱傷による粘膜浮腫が原因で気道が狭窄するので，早期の気管内挿管が推奨されている．早期の気管内挿管によって，呼吸の障害による死亡が減少すると報告されている．挿管する際はなるべく径の太いチューブを選択する．

喉頭浮腫は熱傷の受傷24時間程度でピークを迎え，その後数日間で徐々に改善する．熱傷患者での気管内挿管の合併症は，圧による損傷とサクションに関連した損傷が代表的で，院内肺炎発症のリスクを高める．晩発する合併症には，気管軟化症，声門下の気管狭窄，無名動脈気管瘻(innominate fistula)などがある．声門から遠位に熱傷を受傷する頻度は低いが，煙や水蒸気に含まれる粒子状物質によって，喉頭から遠位に炎症を起こすことや瘢痕形成や気管支ポリープを発症することがある．気管支ポリープは気道熱傷の急性期にも，晩発性にも発症しうる．晩発性の気道狭窄は，熱傷患者の0.36％，気管支鏡で気道熱傷が確認された患者の5.5％に発症し，熱傷受傷から発症までの平均期間は7か月だったと報告されている．熱傷患者が後に気道狭窄を発症する危険因子は，遷延する気管内挿管，気道熱傷，繰り返す気管内挿管，頸部の瘢痕拘縮などである．気管内挿管を行った患者では24％および53％に気道狭窄を発症したと報告されている．

気道熱傷での気道狭窄以外の合併症として，気管支拡張症，閉塞性細気管支炎，声帯の癒合，固着，発声障害があげられる．これらの合併症を早期に発見するために気管支鏡を含めた長期にわたる経過観察が必要である．

気道熱傷の薬物治療では，気管支拡張薬，去痰薬，抗凝固薬，抗炎症薬が用いられている．成人に対するヘパリン吸入とN-アセチルシステイン吸入の有効性が報告されているが，効果が証明できなかったとするコホート研究も報告されている．気道熱傷に対する全身ステロイド投与に関しては，全身ステロイド投与での死亡率低下や合併症予防に対する有用性は認められていない．また，熱傷による粘膜バリア機能が破綻した状態での易感

表V-26-2 気管支鏡所見による気道熱傷の重症度分類

グレード	気道熱傷の程度	所見
0	なし	ススの沈着，発赤，浮腫，分泌物，狭窄がない
1	軽度	発赤，スス沈着，気道分泌，狭窄が小範囲か軽度
2	中等度	発赤，スス沈着，気道分泌，狭窄が中等度
3	高度	炎症が高度で組織が脆いうえに，おびただしいススの沈着，気道分泌，狭窄
4	重篤	粘膜の脱落，壊死，内腔の閉塞

〔Albright JM, David CS, Bird MD, et al：The acute pulmonary inflammatory response to the graded severity of smoke inhalation injury. Crit Care Med 40：113, 2012 より改変〕

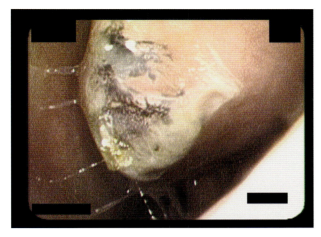

図V-26-1　症例1：気道熱傷（受傷当日）
入浴中に停電となって風呂場から出たところ，家が火災になっていた．逃げるときに煙を吸いこんで救急搬送された．左下鼻甲介前端．薄い痂皮形成とススの付着を認める．
〔喉頭スコープの写真は旭川医科大学耳鼻咽喉科・頭頸部外科からの提供〕

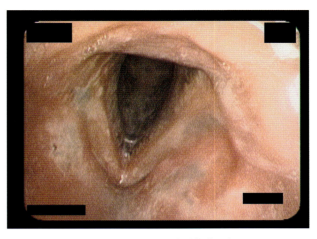

図V-26-2　症例1：気道熱傷（受傷当日）
声帯および声門上粘膜の色調変化（軽度のびらん）と声門下のススの付着を認める．グレード1の気道熱傷と診断された．
〔喉頭スコープの写真は旭川医科大学耳鼻咽喉科・頭頸部外科からの提供〕

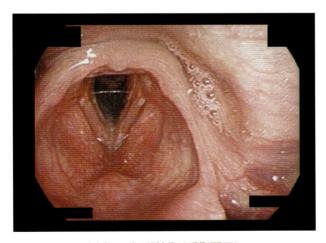

図V-26-3　症例1：気道熱傷（受傷翌日）
声門から声門上粘膜の発赤と一部びらん（白色斑状病変），声門下のスス残存を認める．
〔喉頭スコープの写真は旭川医科大学耳鼻咽喉科・頭頸部外科からの提供〕

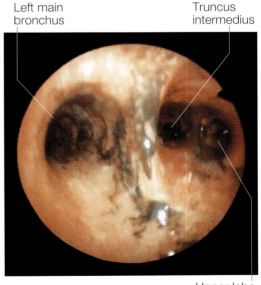

図V-26-4　症例2：気道熱傷（気管支分岐部，受傷7時間後）
家屋の火災の中で意識を失って倒れていたところを救助された．受傷後7時間で気管支ファイバースコープによる検査が行われた．
所々にススの付着が見られ，ススの付着していない気管支粘膜は発赤および浮腫性腫脹が見られる．これらの所見は気道熱傷の特徴的な所見である．
〔於保健吉，雨宮隆太：気管支ファイバースコピー．第6版．医学書院，p191，1994より〕

染性が懸念されるために，使用しないことが推奨されている．局所ステロイド投与についても同様に使用しないことが推奨されている．

5　気管支鏡検査所見

受傷当日から第1病日の気管支鏡所見は，中等度では喉頭から葉気管支分岐部の帯状，斑状のススの沈着がみられ，大量に吸引した例では気管，主気管支の大部分が真っ黒に被覆される．また，水様，泡沫状の分泌が増加する．高度では，中等度の所見に加えて，気道粘膜の苔状の蒼白化，発赤と浮腫の腫脹，これに伴う気道内腔の狭小化を認める．一部にびらんや潰瘍形成がみられる（図V-26-1〜4）．

参考文献

1) 日本熱傷学会学術委員会(編)：熱傷 診療ガイドライン，改訂第2版．日本熱傷学会，2015
2) 吉野雄一郎，天野正宏，尾本陽一，他：日本皮膚科学会ガイドライン 創傷・褥瘡・熱傷ガイドライン—6：熱傷診療ガイドライン．日本皮膚科学会雑誌 127：2261-2292, 2017 https://www.dermatol.or.jp/uploads/uploads/files/熱傷診療ガイドライン.pdf
3) Walker PF, Buehner MF, Wood LA, et al：Diagnosis and management of inhalation injury：An updated review. Citical Care 19：351, 2015
4) Enkhbaatar P, Pruitt BA Jr, Suman O, et al：Pathophysiology, research challenges, and clinical management of smoke inhalation injury. Lancet 388：1437-1446, 2016

（大崎能伸・佐々木高明）

第V章 各種疾患の気管支鏡所見と診断

27 気道外傷（airway injury）

> **要点**
> ・発生頻度は低いが，断裂が生じると致死率はきわめて高くなる損傷形態である．
> ・気管分岐部を中心とした周囲2 cm以内の部位や主気管支などが好発部位である．
> ・気管支鏡は気道損傷の診断に必須である．
> ・気道損傷が軽度の場合は保存的治療にて軽快するが，重度の場合は緊急開胸手術の適応となる．

1 病因と病態

　気道外傷（airway injury）では，強い外力による気道への圧迫の結果，瞬間的に気道内圧が上昇するため周囲組織の過進展などから気道破裂に及ぶ．気管損傷は胸部外傷の0.5〜2%程度と発生頻度は低いが[1]，気管・気管支の断裂に及ぶと致死率はきわめて高くなる（約8割が病院到着以前に死亡）[2]．頸部気管損傷は鋭的外傷でみられ，頸部血管の損傷を伴っていることが多い．一方，胸腔内損傷ではほとんどが鈍的外傷によるもので，受傷時に声門の反射的な閉鎖による急激な気道内圧上昇をもたらし，膜様部の裂傷の原因となる．また，胸部への前後方向の圧迫外力は両側肺を左右に過伸展させるため胸郭横径が拡大し，比較的弾力性が低く周囲組織との固定も強固な気管分岐部近傍に損傷を生じさせる結果となる[2〜5]．

2 好発部位

　鈍的外傷による気道損傷部位は気管支80%，気管15%，気管・気管支5%とされ，周囲組織から比較的よく固定されている部位，すなわち気管分岐部を中心とした周囲2 cm以内（約80%以上が分岐部から2.5 cm以内）の部位や主気管支などに多いとされる[1,2,4,6,7]．

3 分類

　日本外傷学会の気管，気管支損傷分類では損傷の程度を裂傷（I型）・不完全断裂（II型）・完全断裂（III型）の順に重症度に応じて分類している（表V-27-1，図V-27-1）[8]．
　気管・気管支損傷分類の記載方法に則った記載例を図V-27-2に示す．

4 気管支鏡検査所見

　診断の確定には気管支鏡が最も有用である（図V-27-3）．ただし，損傷周囲の結合組織が温存されていると，一見して気道損傷がないように見えるため（特に損傷がスリット状の裂傷の場合や凝血の付着，周囲組織の腫脹などの影響がある場合は）慎重な観察を要する[4,7]．検査の際は損傷部の拡大を助長しないように気管支鏡の操作に十分注意を払うことも肝要である．

5 症状

　気道外傷の主な症状は咳，血痰，嗄声，呼吸困難，胸痛，皮下気腫，縦隔気腫・血腫・感染，チアノーゼなど，また気道の損傷が胸腔内に及ぶと気胸も発生し，受傷機転や程度によってさまざまな症状を呈す．ただし，気道外傷の約10%は現症でも放射線学的にも気道損傷の証拠を呈さないものがある[3,7]．気道の損傷が軽度（気道連続性が保持されている場合，わずかな膜様部の裂傷など）であれば，エアーリークは縦隔内に留まり呼吸循環動態に影響を及ぼすことは少ない．重症例では皮下気腫の範囲が頸部〜胸部へと急速に拡大し，II〜III型の全層性不完全断裂以上であれば短時間に致死的な換気循環障害を引き起こす．

第Ⅴ章 各種疾患の気管支鏡所見と診断

表Ⅴ-27-1 気管・気管支損傷分類

Ⅰ型　裂傷　Laceration
a. 内膜損傷　Intimal laceration 全層性損傷で，気管，気管支の内膜に限局している損傷である． b. 全層性裂傷　Transmural laceration 全層性損傷で，主に膜様部の縦方向の裂創または1/3周以下の軟骨横断裂の損傷．
Ⅱ型　不完全断裂　Incomplete transection
全周性（気管，気管支鞘で被覆）あるいは1/3周以上の軟骨横断裂であるが，気管・気管支自体の連続性は保持されている． a. 部分断裂　Partial transection　1/3周以上の横断裂あるいは軟骨部の縦方向の断裂である． b. 気管支鞘被覆断裂　Transection with bronchial sheath 全周性の横断裂であるが，気管，気管支周囲組織（気管，気管支鞘あるいは外膜）により連続性が保持されている損傷である．
Ⅲ型　完全断裂　Complete transection
全周性で非連続性に横断裂している損傷形態である． a. 単純型　Simple transection　断裂断端が比較的整っている損傷形態である． b. 複雑型　Complex transection　断裂断端が複雑あるいは星芒状に損傷されている．

〔日本外傷学会臓器損傷分類2008より抜粋〕

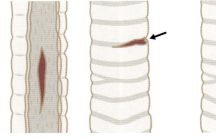
Ⅰb型損傷　　　Ⅱa型損傷
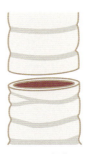
Ⅲa型損傷
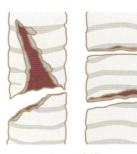
Ⅲb型損傷

図Ⅴ-27-1　気管，気管支損傷分類　　　〔日本外傷学会臓器損傷分類2008より抜粋〕

記載例

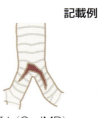 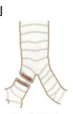 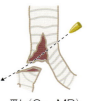
Ⅰb(rMB～C)　Ⅰb(C～lMB)　Ⅲa(rMB)　Ⅲb(C～rMB)

[記載方法]
1. 本分類で対象とするのは，胸骨切痕部から葉気管支までとする．各部位の記述は以下のごとくである．
    胸骨後気管(T)，気管分岐部(C)，主気管支(MB)，中間気管支(IB)，上葉気管支(ULB)，中葉気管支(MLB)，下葉気管支(LLB)
2. 損傷が連続性に2部位に及ぶときは，主たる損傷を先にして～で繋げる．非連続性の時は，＋で繋げる．
    例　Ⅲb(rMB)～Ⅱa(C)
　　　Ⅲb(rMB)＋Ⅱa(lLLB)
3. MB以下は右をr，左をlとする．
    例　Ⅱa(lULB)
4. Ⅰ型では主たる損傷部位が軟骨であればcar，膜様部であればmemと記載する．
    例　Ⅰb(T～C, mem)

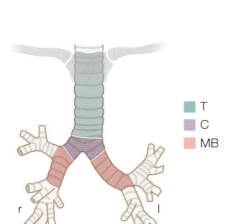

T
C
MB

図Ⅴ-27-2　気管，気管支損傷分類　　　〔日本外傷学会臓器損傷分類2008より抜粋〕

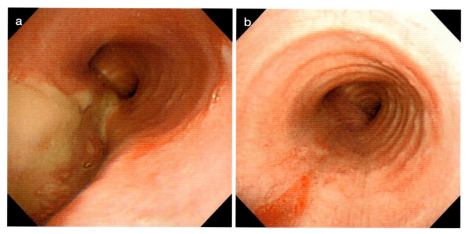

図Ⅴ-27-3　気道損傷（気管裂傷）：気管支鏡
a：受傷後7日目，b：受傷後49日目．

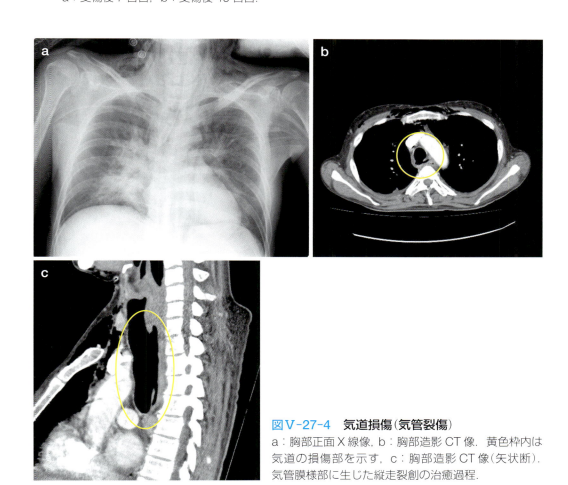

図Ⅴ-27-4　気道損傷（気管裂傷）
a：胸部正面X線像，b：胸部造影CT像．黄色枠内は気道の損傷部を示す，c：胸部造影CT像（矢状断）．気管膜様部に生じた縦走裂創の治癒過程．

6　検査所見

　胸部単純X線では約90％で異常所見が認められる．胸部X線写真の代表的な所見は縦隔の左右への拡大や縦隔影に沿ったエアーリーク像，皮下気腫像，気胸などである．胸部CT画像では深頸部気腫や頸部への進行性皮下気腫，気管周囲の縦隔気腫なども認められる（図Ⅴ-27-4）[6]．実際の臨床の場における早期診断は困難であるが，気胸などに対する胸腔ドレナージ後も持続性のエアーリークが認められ，肺の再膨張が得られにくい

場合は本症を疑い気管支鏡検査を行う．

7 治療

　気管損傷の可能性があり気管内挿管が必要な場合には，盲目的な操作は損傷部を拡大する危険性を孕んでいるため，気管支鏡ガイド下の挿管が望ましい．損傷部より末梢に気管チューブを挿入し，カフを膨らませて気道内圧の減圧に努め，損傷部への負荷をなくすように処置を行う．

　気道損傷が軽度の場合，すなわち部分的な気道の裂傷（挫滅・虚血部分が存在しない1/3周以下の損傷）であれば，安静・気管切開・気道確保・縦隔誘導・気道内圧の減少などの保存的治療にて軽快するとの報告もある[1,2]．

　重度の気道断裂の場合（エアーリークの大きいものなど）は，原則として緊急での開胸手術の適応となる．一般的に，気道の半周以下の損傷で組織のデブリードマンが必要でない場合は，そのまま縫合閉鎖が可能な場合が多い．それ以上の損傷が認められるときには，断裂部の端々吻合が必要となる．肺損傷も伴っている場合は気道修復のみならず肺切除術が必要で，患者の状態にもよるが，受傷後24時間以内に手術を行うことが望ましい．

文献

1) 日本外傷学会（監），日本外傷学会外傷専門診療ガイドライン編集委員会（編）：外傷専門診療ガイドライン(Japan Advanced Trauma Evaluation and Care, JATEC)．へるす出版，2014
2) 土屋了介（監），横井香平，櫻井裕幸（編）：専門医のための呼吸器外科の要点と盲点〈2〉(呼吸器外科 Knack & Pitfalls)．文光堂，2010
3) 和田達夫（監）：新外科学大系　16B〈肺・気管・気管支の外科Ⅱ〉．中山書店，1990
4) 日本呼吸器外科学会／呼吸器外科専門医合同委員会（編）：呼吸器外科テキスト〜外科専門医・呼吸器外科専門医をめざす人のために〜．南江堂，2016
5) 福井次矢，高木誠，小室一成（編）：今日の治療指針　2018年版．医学書院，2018
6) 日本救急医学会（監），日本外傷学会外傷初期診療ガイドライン改訂第5版編集委員会（編）：改訂第5版　外傷初期診療ガイドライン(Japan Advanced Trauma Evaluation and Care, JATEC)．へるす出版，2016
7) 大田健，永井厚志，飛田渉（編）：内視鏡による呼吸器疾患診療　呼吸器病 New Approach 4．メジカルビュー社，2002
8) 日本外傷学会：日本外傷学会臓器損傷分類 2008．

〈梶原直央〉

第VI章 治療手技

1. 気管支鏡治療の総説
2. 喀血・気道分泌物の処置
3. 薬物注入（エタノール）
4. 高周波治療（electrocautery），アルゴンプラズマ凝固法（argon plasma coagulation：APC）
5. マイクロ波凝固療法（microwave coagulation therapy：MCT）
6. 冷凍凝固（クライオ）療法（cryo-therapy）
7. レーザー治療（laser therapy）
    - A 高出力レーザー焼灼・昇華法
    - B 光線力学的治療法（photodynamic therapy：PDT）
8. 放射線治療（radiation therapy）
    - A 密封小線源治療
    - B 気管支内視鏡的放射線治療用マーカー留置術
9. 気道ステント留置術（airway stenting）
10. 肺瘻・気管支瘻の閉鎖術
    - A 難治性肺瘻の治療
    - B 術後気管支断端瘻の治療
11. 異物除去術（foreign body removal）
12. 気管支サーモプラスティ（bronchial thermoplasty：BT）
13. 慢性閉塞性肺疾患に対する内視鏡治療

第VI章 治療手技

1 気管支鏡治療の総説

> **要点**
> - 気管支腫瘍の焼灼には，高出力レーザー，APC，マイクロウェーブなどが使用される．
> - 気道狭窄解除にステント留置が施行される．
> - 中心型早期癌に対しては，根治目的でPDT，小線源腔内照射が施行される．
> - 良性疾患では，難治性気胸に対するEWS，気管支喘息に対するサーモプラスティ，COPDに対するバルブがトピックスである．

1 呼吸器疾患に対する気管支鏡治療

肺癌は従来の方法に加えて気管，気管支が腫瘍で狭窄すれば呼吸困難が起こるのでバルーンや高周波スネア，アルゴンプラズマ凝固（argon plasma coagulation：APC），凍結療法（cryobiopy）[1]などでrecanalizationを施行後，気流制限部位（choke point）に正確にステント留置する．その結果，狭窄部位のflow limitationによる呼吸困難を改善させる（図VI-1-1）[2~6]．

難治性COPDでは吸気はできるが，呼気が制限されるので一方弁（バルブ）を留置して気腫化した肺葉を無気肺にする肺容量減少術（lung volume reduction：LVR）により健常肺を拡張させて，横隔膜が動くようにすることで呼吸困難を改善させる[7,8]．

難治性喘息は気道平滑筋が厚くなり収縮し喘息発作を頻回に起こすため，気管支内よりAlair™気管支サーモプラスティ（bronchial thermoplasty：BT）システムによる温熱負荷をすると発作が抑えられる[9]．

難治性気胸は気胸の責任気管支をシリコンの栓である渡辺スピゴット（endobronchial Watanabe spigot：EWS）を詰めて空気が漏れないようにする[7]．

2 手技の発展

気管支鏡を用いた気道内疾患の治療つまり呼吸器インターベンションは，1980年代に飛躍的に発展した．当初，簡便な無水エタノール注入による腫瘍出血の止血や腫瘍壊死による内腔拡張を目的とした治療が行われたが，レーザー技術の医療への導入により医療用Nd:YAGレーザーが開発され，レーザーによる止血や腫瘍焼灼・昇華術が行われるようになった．Nd:YAGレーザーは大型な装置であったが，現在ではコンパクトなダイオードレーザーが使用されている．その後，電気メスを応用したAPC（アルゴンプラズマ凝固法）やスネアが開発され普及していった．また，肝臓腫瘍の経皮的凝固治療に使用されていた水分子の摩擦熱を原理としたマイクロウェーブも気管支腫瘍に応用されるようになった．現在では，疾患の状況によりこれらの各種手技を組み合わせた治療が施行されることが多い．肺生検の装置として冷凍生検（クライオバイオプシー）が2017年に保険収載されたが，元来この方法は，欧米において気管支腫瘍による気道狭窄解除目的に使用されていたものである．わが国でも，狭窄解除にも今後使用されてくると考

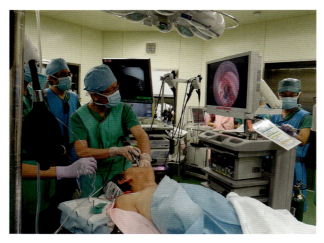

図VI-1-1　腺癌に対する気管支鏡治療（硬性気管支鏡，軟性気管支鏡）

えられる．中心型早期肺癌の治療としては，わが国が中心となり開発されてきた光線力学的治療法（PDT）や小線源気管支腔内照射法（Brachytherapy）が根治的治療目的として行われている．現在中心型肺癌の症例数は少なくなってきてはいるが，患者にとっては手術が避けられる重要な治療手技であり，知っておくべき治療法である．気道ステント療法は，1990年代中頃からわが国でも行われるようになった．当初はシリコンステントが主流であり留置には硬性気管支鏡を使用する必要がありその普及は緩徐なものであったが，その後軟性気管支鏡で留置可能な金属ステントが使用可能になり，多くの施設で施行されるようになった．さらに，シリコンと金属の両方の特徴を兼ね備えたハイブリッドステントのアエロステントが近年開発され，2016年に保険収載されたことにより徐々に普及してきた．

良性疾患に対する気管支鏡の最新治療としては，難治性気胸に対するEWS，気管支喘息に対するサーモプラスティ，COPDに対するバルブが最近のトピックスである．難治性気胸の原因には術後の気管支断端瘻や肺瘻があり，その治療には各種充填剤による気管支鏡下の閉鎖が施行されてきたが，その有効性は高いとは言い難いものであった．気管支充填剤としてわが国で開発されたシリコン製のEWSは，国内臨床試験でその有効性が示され，2013年に保険収載され現在広く普及している．気管支喘息に対しては，吸入療法や薬物療法が中心であったが，気管支平滑筋を温熱で変性させるサーモプラスティーが2015年に保険収載され全国で施行されるようになってきた．また，COPDに対する気管支鏡的肺容量減量術を目的とした各種バルブやコイルが開発され臨床研究がなされてきているが，わが国でも近い将来に保険適用が得られると考えられる．

このように，気管支鏡を使用した呼吸器インターベンションは近年飛躍的に発展してきたが，リスクを伴う手技も多く，その施行には気管支鏡手技の習得が最も重要である．

文献

1) Hetzel M, Hetzel J, Schumann C, et al：ryorecanalization：a new approach for the immediate management of acute airway obstruction. J Thorac Cardiovasc Surg 127：1427-31, 2004
2) Miyazawa T, Miyazu Y, Iwamoto Y, et al：Stenting at the flow-limiting segment in tracheobronchial stenosis due to lung cancer. Am J Respir Crit Care Med 169：1096-1102, 2004
3) Gildea TR, Downie G, Eapen G, et al：A prospective multicenter trial of a self-expanding hybrid stent in malignant airway obstruction. Journal of Bronchology15：221-224, 2008
4) 古川欣也，沖　昌英，白石武史，他（日本呼吸器内視鏡学会気道ステント診療指針作成ワーキンググループ）：気道ステント診療指針―安全にステント留置を行うために．気管支学 38：463-472, 2016
5) Miyazawa T, Nobuyama S, Nishine H, et al：Choke point physiology in airway stenting. Respir Investig 54：237-240, 2016
6) 宮澤輝臣：肺癌に対するステント留置術―とくにハイブリッドステント（AERO stent）について．Jpn J Intervent Radial 32：107-109, 2017
7) Watanabe Y, Matsuo K, Tamaoki A, et al：Bronchial occlusion with Endobronchial Watanabe Spigot. J Bronchol 10：264-267, 2003
8) Sciurba FC, Ernst A, HerthFJ, et al：A randomized study of endobronchial valves for advanced emphysema. N Engl J Med 363：1233-1244, 2010
9) Castro M, Rubin AS, Laviolette M, et al：Effectiveness and safety of bronchial thermoplasty in the treatment of sever asthma：a mdulticenter, randomized, double-blind, sham-controlled clinical trial. Am J Respir Crit Care Med 181：116-124, 2010

（宮澤輝臣・古川欣也）

第VI章 治療手技

2 喀血・気道分泌物の処置

> **要点**
> ・呼吸器領域では，喀血・気道分泌物を伴うことが多く，原因や対処法を学ぶことは重要である．
> ・喀血や気道分泌物は，気道を閉塞し窒息の原因にもなる可能性がある．
> ・気道分泌物の増加は，気管支炎，肺癌，胸部・上腹部手術後などで観察される．

1 喀血について

喀血には，その程度によって血痰程度から輸血を必要とするような大量出血まで，さまざまである．一般に2.5mL以上の出血を喀血と呼ぶ．表VI-2-1に示すように原因も多様である[1]．血痰を訴える患者が来院した場合，まず気管・気管支からの出血と鼻・口腔・咽頭・喉頭からの出血，食道・胃からの出血（吐血）との鑑別が必要である．出血が緊急処置を要さず，時間的余裕があれば胸部X線検査や造影CTによって肺疾患の有無を確認する必要がある．検査を行うときには，マスク，手袋，ガウンなどの防御が必要であり，状況によっては，N95マスクを使用する．

可能な限り，原因疾患が診断されたあとに内視鏡治療の適応が決定されるべきである．そのためには，問診や既往歴も重要である．気道出血の原因としては，炎症・感染，腫瘍，心・血管疾患，外傷，医原性，血液凝固障害などがあり，原因に応じた治療がなされるべきである．疾患によっては，内視鏡的処置を必要とせず，適切な薬物投与が効果的な場合も多い．

画像診断上，出血源が不明の場合，気管支鏡によって出血部位や原因を診断する必要があるが，来院時，すでに血痰が消失して数日経過している場合は，原因を同定しがたいことが多い，一般に血痰の原因として頻度が高いのは，急性気道炎症によるものと思われる．

表VI-2-1 喀血をきたす疾患

外傷・異物
外傷，気道内異物，肺伏針など
医原性
気管支鏡生検，レーザー治療，放射線治療など
呼吸器疾患
気管支拡張症，気管支炎，肺結核，肺癌，肺真菌症，肺炎・肺化膿症，肺分画症，肺動静脈瘻，陳旧性膿胸，肺嚢胞性疾患，気管支動脈瘤状血管腫，気管支腫瘍，特発性気管支出血など
循環器疾患
大動脈瘤気管内破裂，大動脈炎症候群，弁膜症，肺梗塞など
全身性疾患
血液疾患，DIC，膠原病など
その他
月経代償性出血，子宮内膜症，食道気管支瘻，食道癌気道浸潤，縦隔腫瘍気道浸潤など

2 大量出血に対する緊急処置

気道出血の原因にかかわらず，喀血が大量であれば血液の流入による窒息回避と気道確保目的とした緊急気道確保が必要となる．特に気管支動脈や肺動脈が破綻して大量に出血する場合，口や鼻からあふれ出るように出血してくることがあり，窒息を防ぐ緊急処置としては対側の非出血気管支へのカフ付き気管チューブの片側挿管が最も確実である．気道出血による死亡は，失血死ではなく，窒息死だからである．カフ付きチューブを使用するときには，気管支鏡がチューブ内に挿入可能なように8mm以上のものが望ましい．

出血側が判明しているときは，患側を下にした側臥位をとらせる．これは健側肺に血液を流入させないために必要な処置である．救急外来などに搬送されてきた患者で出血側が左右わからない場合は，カフ付き気管チューブを通した気管支鏡を気管内に挿入し，出血側を確認し

たあと，健側の主気管支に気管支鏡を挿入し，これをガイドとして気管チューブを片側挿管し，カフを膨らませて気道を確保する．こうして，とりあえず気道を確保し，窒息を防止したあとに補液，輸血を行い，根本的止血法を検討する．

3 | 生検による出血

生検が原因で大量気道出血を起こすことがある．気管支鏡検査時の出血は死亡に至ることがある重篤な合併症の1つである．直視下病変で大量出血を来すものとして，気管支動脈瘤があり，鉗子生検に際して注意する必要がある．他に易出血性の腫瘍として，腎癌の気管支腔内転移がある．直視下に腫瘍の鉗子生検を行う際の出血のほとんどは，気管支鏡を少し引いて出血部を確認しながら，中枢側で吸引するうちに止血する．出血状態が気管支鏡の視野内で確認できていることが重要で，大量に出血した場合は気管支鏡の視野が失われる．気管支鏡の先端に凝血塊が付着した場合は，生理食塩水を散布すると凝血塊が洗われ，再び視野が確保されることも多い．

末梢肺病変では鉗子による経気管支肺生検と，ブラシによる擦過細胞診の両者において大量出血の危険がある．わが国の報告では重篤な出血は，鉗子生検の0.85%，TBNAの0.28%，擦過の0.25%，気管支洗浄の0.05%，BALの0.02%に起こるとされている[2]．病巣に関与する肺血管を損傷するのが原因で，血管豊富な腫瘍，炎症性病巣からの出血に対しては，当該気管支に気管支鏡の先端を楔入したあとに，出血側を下にした側臥位にして止血を待つ．出血がおさまったら，気管支鏡を気管まで引き抜いて出血の状態を観察する．時として被検者は不安と興奮で起き上がろうとしたり，気管支鏡を自己抜去しようとすることがあるので，まず落ち着かせることが大切である．十分に鎮静を行うことが重要である．多くは5〜10分間ほど待つことにより，凝血塊を形成して止血することが多い．気管支を閉塞する凝血塊を除去すると再出血するので，そのまま触らないようにするのがポイントである．

出血が減少しなければ，前述したようにカフ付き気管チューブを健側主気管支に片側挿管し，カフを膨らませて血液流入を防止する．

挿管した状態で，少なくとも窒息は回避されるので，血圧や出血量を参考にして補液，輸液によって循環動態を安定させる．必要に応じて，酸素投与，止血薬投与，鎮静薬投与を行う．通常，出血側の気管支内には血液が充満し，鋳型状の凝血塊は止血後，数日すると咳とともに喀出される．こうした処置で止血しない場合は，原因や出血部位に応じて，気管支動脈塞栓術や外科的肺切除を検討する．

4 | その他の内視鏡的止血法

内視鏡的止血に用いられる機器に関しては，施設の機器保有状況によって，使用可能なものが異なってくると考えられる．それぞれの機器の特徴を理解して使用することが重要である．

a. 圧迫止血

出血源の区域気管支に気管支鏡の先端を気管支に10分以上楔入させる．

b. エピネフリン添加生理食塩水散布

直視下の腫瘍生検を行ったあとなどで，出血が多い場合に10〜20万倍に希釈したアドレナリン注射液が効果的な場合がある．太い血管の破綻による出血にはあまり効果が期待できない．また，高血圧患者には慎重に投与する．

c. Nd:YAG レーザー照射

直視下の腫瘍生検に際し，易出血性腫瘍の場合，腫瘍表面を凝固する目的で使用される．太い血管が破綻すると止血は困難である．

d. アルゴンプラズマ凝固装置 （argon plasma coagulator：APC）[3]

高電圧放電凝固（スプレー凝固）とアルゴンガスを組み合わせたモノポーラー高周波凝固装置である．出血面に対しては凝固止血能が高く，Nd:YAGレーザーより深達度が浅く安全に扱える．

e. マイクロ波凝固装置

Nd:YAGレーザー照射やAPCでは，着火による気道熱傷を避けるために酸素濃度を40%以下に下げる必要があるが，マイクロ波は，100℃以上に上がらないため高濃度酸素下でも使用可能である．

5 | 気道分泌物の処置

気道分泌物の増加は，気管支炎，肺癌，胸部・上腹部

手術後などで観察されるが，通常の治療には抗菌薬や去痰剤投与が行われる．消耗性疾患や高齢のために長期臥床状態にあり自力で喀痰を喀出できない場合に，気管支鏡による喀痰吸引が有効である．長期にわたり気道分泌物増加が持続するようであれば，気管切開を行うほうが管理しやすい．気道分泌物の増加が一過性で，他に有効な対処法がなく，非侵襲的処置を選択したいときに有用なのが，気管支鏡による喀痰吸引であるといえる．気道分泌物の処置に気管支鏡が有用なのは，特に術後である．

気管内麻酔後は，麻酔ガスの刺激で喀痰分泌が増加し，肺の手術では，手術手技の刺激によってさらに増加し，疼痛による呼吸抑制で喀痰貯留がみられる．特に胸部手術や上腹部手術で，疼痛による呼吸抑制が著しく，胸式呼吸が十分に行えないことによって喀痰喀出が阻害される．これに加え，喫煙者では慢性気管支炎が存在していることから術後喀痰増加が顕著である．呼吸器の手術では，特に術前の禁煙が重要となる．

喀痰は術後第1病日から増加し，5日目くらいから次第に減少するため，術後数日間の喀痰のコントロールが術後無気肺や肺炎の予防に重要である．多くの場合，ベッドサイドで1日2回ほどの喀痰吸引が必要となるので，検査目的の気管支鏡と異なった工夫がいる．つまり検査目的の気管支鏡では，咳嗽反射を完全に消失されることが求められるが，気道トイレットの目的では，むしろ咳反射を誘発させて，末梢気管支に貯留した喀痰を中枢気道に出させてから吸引することが重要と考えられる．術後第1病日で咳嗽反射が弱くなっている患者に対してはリドカイン噴霧を行わず，鼻道にリドカインゼリーを注入後，経鼻挿入するとよい．処置中に多少の咳嗽があっても，むしろ末梢に貯留した喀痰が喀出される効果がある．術後，日が経つとともに咳嗽反射が戻ってきたら，鼻腔から噴霧器による局所麻酔を軽く行う．術後は動脈血酸素分圧が低いので，処置中は酸素を十分投与し，酸素飽和度をモニターしながら十分注意して行う．

気道のトイレットはベッドサイドで行うことが多く，使用する気管支鏡は図VI-2-1に示すような電池光源付きのものが取り扱いに便利である．また術後，喀痰は粘稠で吸引チャンネルがすぐに詰まるので，なるべく吸引チャンネルの太いものが望ましい．図VI-2-2のように気管支鏡によって吸引チャンネルの太さは異なり左側に示すような処置用の気管支鏡が適している．チャンネルが閉塞したら一度気管支鏡を抜き，2～3 mLの生理食塩水を注射器に吸い，吸引チャンネルから勢いよく吹き出すと除去できる．喀痰が粘稠だと，この操作を何回も繰り返すことが多い．喀痰の一部を採取し，細菌培養と感受性試験に提出しておくことを忘れてはならない．これは，肺炎の起炎菌に対して感受性のある抗菌薬を選択する際に重要である．採取には，図VI-2-3に示すような気管支鏡用採痰容器を用いると便利である．

特殊な病態として肺水腫による気道分泌物の増加がある．肺水腫はさまざまな原因で起こりうるが，病態の本質は血管外に多量の水分が漏出した状態である．肺の毛細血管圧上昇によるものとして，僧帽弁症や左心不全など心原性のもの，循環血漿量増大による腎不全によるものなどがある．その他，肝硬変や低栄養状態による血漿膠質浸透圧低下（低蛋白血症），肺毛細血管の透過性亢進，肺のリンパ流閉塞などが原因になる．

肺水腫の病初期には主として間質に水分が貯留し，や

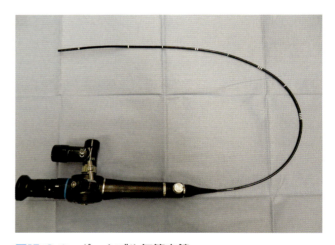

図VI-2-1　ポータブル気管支鏡
バッテリー式光源が一体となっており，ベッドサイドでの処置に適している．

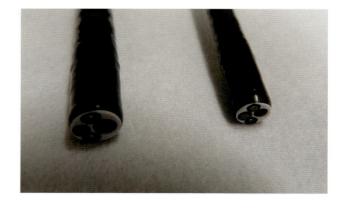

図VI-2-2　気管支鏡先端
左側に示す気管支鏡では，鉗子口が太い．

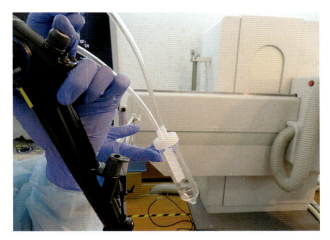

図Ⅵ-2-3　気管支鏡用採痰容器
気道内分泌物を気管支鏡で吸引したものを回収し，微生物検査に提出する

がて病態の進行とともに肺胞にも貯留するようになる．主症状は呼吸困難であるが，間質性肺水腫の段階では臨床症状に乏しく，肺胞性水腫に至ると，ピンク色の泡沫状喀痰，呼吸促迫，チアノーゼなどとともに呼吸不全が顕症化する．このとき，聴診上は水泡性ラ音が顕著となる．胸部X線写真では蝶形陰影に代表されるびまん性の肺胞性陰影を呈する．

　通常，肺水腫の状態では高度の低酸素血症を呈しており，人工呼吸管理下に置かれることが多い．通常の方法で気管支鏡検査を行うこと自体が危険である．X線写真や臨床症状から肺水腫の診断が得られていれば，あえて気管支鏡を施行する意義は薄いが，他疾患との鑑別をも目的として施行されることもある．この場合，挿管下に酸素投与を行いながら，短時間で済ませる必要がある．気管支鏡所見は，両側気管支からの泡沫状の喀痰流出と気管支粘膜の浮腫，蒼白化である．

文献

1) 日本呼吸器内視鏡学会（編）：気管支鏡—臨床医のためのテクニックと画像診断．医学書院，2008
2) Asano F, Aoe M, Ohsaki Y, et al：Deaths and complications associated with respiratory endoscopy：a survey by the Japan Society for Respiratory Endoscopy in 2010. Respirology 17：478-485, 2012
3) Reichle G, Freitag L, Kullmann HJ, et al：Argon plasma coagulation in bronchology：a new method--alternative or complementary? Pneumologie 54：508-516, 2000

（大平達夫）

第VI章 治療手技

3 薬物注入（エタノール）

> **要点** 中枢気道を狭窄，閉塞する腫瘍性病変に対し，エタノール注入療法を行い，気道の開大を目指す．

1 治療概念と目的

腫瘍性病変による中枢気道の狭窄および閉塞に対しては，緊急に気道の開大が必要となる．治療法の1つとして，99.5％エタノール（無水エタノール）を腫瘍内に注入するエタノール注入療法がある[1〜4]．直接エタノールを腫瘍に注入することで，腫瘍組織の脱水固定による凝固壊死と血管の収縮，変性による止血効果が期待できる．

エタノール注入療法は，半導体レーザーや高周波スネアなど他の治療法と組み合わせることも多い．

2010年に行われた日本呼吸器内視鏡学会による全国調査によると，気管支鏡下のエタノール注入は138件，13％の施設で実施されている．ステント留置が717件，59％の施設で，Nd:YAGレーザーが197件，17％の施設で実施されていることからも限られた施設において施行されていることが推察される[5]．

2 適応と禁忌

腫瘍性病変により中枢気道に狭窄や閉塞を認める症例が適応となる．易出血性の腫瘍から出血している際も，止血効果を期待して適応となる場合もある．

エタノールを使用する治療であるため，アルコール不耐症の症例では禁忌となる．

3 機器と安全管理

a. 機器

通常の軟性気管支鏡および経気管支鏡下穿刺吸引細胞診用生検針，無水エタノールなど．

b. 安全管理

中枢気道病変に対する治療であり，腫瘍自体や治療中の出血による窒息の可能性があるため，呼吸状態の適切なモニタリングおよび急変時への備えが不可欠である．

4 手技

気管支ファイバースコープを気道内に挿入し，①気管支鏡生検チャンネルより経気管支鏡下穿刺吸引細胞診用生検針を病変内に刺入する，②病変に確実に針を刺入したことを確認し，1 mL注射筒を用い，無水エタノールを注入する．この際，1回の注入量は0.1〜0.5 mLとする（合計3 mLを1回の最大量とする）．漏出したエタノールは速やかに吸引除去する，③数日後再度気管支鏡を行い，凝固壊死したエタノール注入部位を可及的に生検鉗

表VI-3-1 千葉大学症例（2009年1月〜2017年12月）

症例	7
性別　男/女	6/1
平均年齢	61.6歳（40〜80歳）
平均エタノール注入量	0.7 mL（0.4〜1.6 mL）
原疾患	
肺癌	6
食道癌	1
施行目的	
気道開大	6
治療	1
併用治療	
半導体レーザー	4
ホットバイオプシー	3
高周波スネア	2
Argon Plasma Coagulation（APC）	1

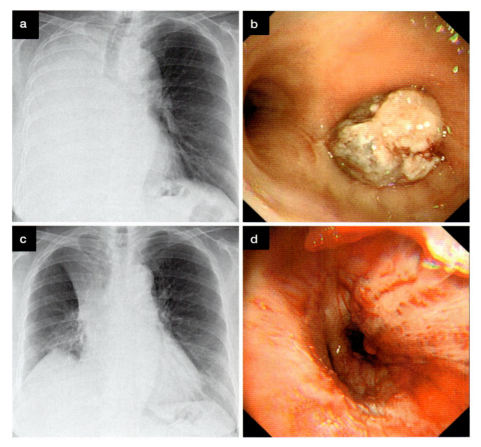

図Ⅵ-3-1　エタノール注入療法症例
他疾患精査中に右完全無気肺が見られた（a）．気管支鏡では，右主気管支に突出する腫瘍が見られた（b）．生検にて非小細胞肺癌の診断となる．主気管支内進展腫瘍に対し，エタノール注入療法＋高周波スネアを施行し，中間気管支幹の開大が得られた（c, d）．その後右管状上中葉切除施行し，完全切除を得られた．

子にて除去する．必要時には残った病変に対してエタノール注入療法をくり返す．

5　治療効果と成績

柴や野本らは，気道開大目的病変のうち，70〜90％で気道狭窄の改善を得られ，止血目的病変は全てで出血が制御されたと報告した[2,3]．千葉大学では2009年1月から2017年12月までの7症例にエタノール注入療法を施行した（表Ⅵ-3-1）．気道開大目的に6例，他の治療法がなく気道病変治療目的に1例施行した．気道開大目的では5例に他の治療法を並行して行った．全症例で気道を開大することが可能であった（図Ⅵ-3-1）．

6　合併症

エタノールの気道内漏出による咳嗽が最も多い合併症であり[1,2]，気道上皮の障害を最小限にするためにも漏出したエタノールを速やかに除去することが重要である．

文献

1) 藤澤武彦, 山口　豊, 本郷弘昭, 他：中枢気道内悪性腫瘍に対するエタノール注入療法の効果. 気管支学　8：251-257, 1986
2) 柴　光年, 由佐俊和, 山口　豊：肺癌に対するエタノール注入療法—中枢気道病変例の検討—. 癌の臨床　41：1492-1497, 1995
3) 野本靖史, 藤澤武彦, 山口　豊, 他：気管支ファイバースコープ下エタノール注入療法の有用性. 気管支学　12：247-253, 1990
4) 下田清美, 白石裕治, 原野隆之, 他：エタノール注入療法が奏効し呼吸状態の著明な改善を認めた1例. 癌と化学療法　40：2339-2341, 2013
5) Asano F, Aoe M, Ohsaki Y, et al：Deaths and complications associated with respiratory endoscopy：a survey by the Japan Society for Respiratory Endoscopy in 2010. Respirology 17：478-485, 2012

〈藤原大樹〉

第VI章 治療手技

4 高周波治療（electrocautery），アルゴンプラズマ凝固法（argon plasma coagulation：APC）

> **要点**
> - 気管支鏡下の高周波治療は，良性・悪性病変による気道狭窄の解除に使用される．外圧性の狭窄は適応外である．気管支の穿孔や気管支軟骨の破壊による二次性の狭窄が生じないように注意を要する．
> - アルゴンプラズマ凝固法（argon plasma coagulation：APC）は，気道狭窄の解除に用いられる他，喀血に対する止血の目的でも使用される．

1 治療概念と目的

気道狭窄を解除するための治療手段は複数存在するが，高周波治療もその1つである．高周波治療の原理は，電流密度の高い部位に発生する熱により，組織の凝固や切開を起こすものである．処置具電極と対極板の間の組織に電流を流すと，対極板が広い組織接触面積を有する一方，処置具電極はごく小さな接触面積であるので，処置具側の電流密度が大きくなる．したがって，組織との接触面積が小さい処置具ほど，局所に高熱を発生させることができる．

1970年代には，気道狭窄の解除にはNd：YAGレーザーが主に使用されていた．1990年代になり，より安価な設備で治療できる高周波治療の成績について報告されるようになり，ほぼ同等の治療成績が得られると考えられるようになった[1]．わが国においては，気管支鏡や消化器内視鏡で使用することに特化した高周波機器が広く普及しており，施設の状況によって，Nd：YAGレーザーや高周波が使用されている．

生体組織は，約70℃で凝固し，100℃以上で細胞内外液が蒸気に変化する．また，電圧が200V以下では放電は起こらないが，これを超えると放電が発生する．こうした原理に基づいて，高周波の発生のさせ方を変えることで，異なる組織反応を得ることができる．これを応用した異なるモードが用意されている．

a．凝固

断続的電流で組織の熱が100℃に達しないように通電することで，組織の蒸散を起こさずに，蛋白の変性を起こす．ソフト凝固，フォースド凝固，スプレー凝固がある．

ソフト凝固は，200V以下の電圧で放電を起こさずに，熱のみで組織に蛋白変性を起こす方法で，高い止血効果を発揮する．

フォースド凝固は，通常の凝固モードである．最低500Vの電圧で，ソフト凝固よりも深部の凝固を得る．

スプレー凝固は，高圧放電により凝固を得る方法である．組織の表層に高温が生じるため，表層の出血に対する止血などに有利である．

b．APC

電離しやすいアルゴンガスをプローブから放出し，高電圧のスプレー凝固出力を与えることで，イオン化したアルゴンガスが電極と組織の間に効率よく電流を流す役割を果たす．スプレー凝固と同様に，表層の出血に対する止血などで特に有利である．

c．切開

高い電圧と連続的な電流により，処置具先端が接触している部位が高温となり，組織が蒸散して，組織が切開される．

2 適応と禁忌

適応は，良性あるいは悪性の気道病変に対する治療で，根治目的，緩和目的のどちらも行われる[2〜4]．腫瘍性病変以外に，肉芽なども対象となる．しかし，外圧性に狭窄を来している病変は適応対象外である．APCにつ

いては，ステントに誘発された肉芽[4]や中枢気道病変からの出血も治療対象となる[2]．近傍に金属ステントなどがある場合，思わぬ障害を引き起こすことがあるので注意を要する[4]．海外のガイドラインでは，病変全体が見える中心型早期肺癌に対しても適応があるとされているが[2~4]，わが国においては，エビデンスのある光線力学的治療（PDT）をまず考えるべきである．

禁忌は，植え込み式除細動器あるいはペースメーカーを有する患者である．これらの患者に手技を施行する必要のあるときは，循環器科に相談が必要である．また，吸入酸素濃度が常に40％以上必要な場合も，発火のリスクが大きいため，本手技は困難である．

3 機器と安全管理

高周波治療を行うには，高周波発生装置（図Ⅵ-4-1）と，対応する鉗子類，対極板，高周波処置対応の気管支鏡が必要である．鉗子としては高周波スネア，高周波凝固子，ホットバイオプシー鉗子，高周波メスなどがある（図Ⅵ-4-2~4）．最近発売された気管支鏡の多くは，高周波対応である．

APCを用いる場合は，アルゴンガスとアルゴンガスを送気するための専用のプローブが必要である（図Ⅵ-4-7）．

4 手技

呼びかけに応じる程度の鎮静あるいは全身麻酔で治療を行う．必要なモニタリングについては別項を参照されたい〔第Ⅱ章9「観察と記録・モニタリング」参照（→56頁）〕．鎮静下に行う場合は，気管内挿管チューブを始めに留置すると，頻回に気管支鏡を出し入れすることに対応できる．全身麻酔の方法については，別項を参照されたい〔第Ⅱ章11「全身麻酔下気管支鏡」参照（→60頁）〕．必要があれば硬性気管支鏡使用時に併用することも可能なので，柔軟に対応する．

高周波治療の出力については，使用する器具によっても異なるが，20W程度で，まず正常粘膜でどの程度の効果があるかテストするように勧められている[2]．高周波メスは，特に組織の穿孔性が大きいので，さらに，小さな出力から始めるのが安全である[5]．接触型のプローブを使用する場合は，気管支鏡本体の損傷を避けるため，鉗子チャンネルより少し離して使用し，連続通電は避ける．また，血液や焼灼によって発生したガスを速やかに吸引する．

高周波治療もAPCも発火に十分注意を払う必要がある．酸素吸入を行っている場合で，一時的に室内気にしても直ちに血液酸素飽和度が低下しない場合には，通電

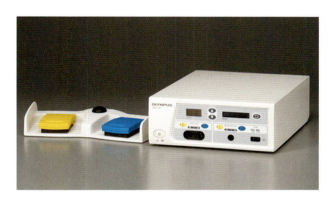

図Ⅵ-4-1　内視鏡用高周波装置

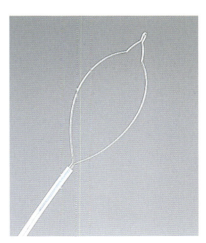

図Ⅵ-4-2　高周波スネア

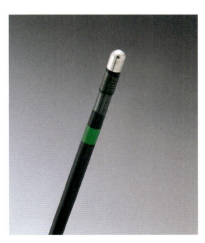

図Ⅵ-4-3　高周波凝固子

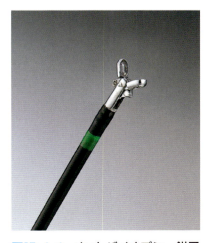

図Ⅵ-4-4　ホットバイオプシー鉗子

の直前に酸素濃度を中止して数呼吸換気し，通電が終了した時点で速やかに酸素を再開することを繰り返すことで，安全に手技を行うことができる．また，酸素を使用する場合は，40％以下の吸入酸素濃度で行うように勧められている．

a. 高周波スネア（図Ⅵ-4-2）

ポリープ状の腫瘍がよい適応で，短時間で大きな組織を切除できる．また，切除した組織に対する熱によるダメージは限定的であるため，病理検査に適した十分な大きさの検体を得られる利点がある[6]．

手技の前に，術者と助手が一緒に，機器の動作が正常であることを確認するとよい．スネア鉗子をハンドルに接続し，シースからループ部分を押し出し，シース内に引き戻す動作を一緒に行う．スネア鉗子とハンドルの接続を確認できると同時に，実際に腫瘍に通電するときのイメージをある程度持つことができる．

問題がなければ，鉗子チャンネルにスネア鉗子を挿入し，実際の処置を行う．腫瘍の頂部を越えてループ部分を押しだし，次第に絞りながら，シースの先端を腫瘍の口側に押し当てて，腫瘍の基部にループをかける．隙間なくループがかかっている状態になったら，通電しながら絞扼を進め，腫瘍を切除する（図Ⅵ-4-5）．腫瘍が大きい場合は，バスケット鉗子などを使用して体外に取り出す必要があるので，あらかじめ用意しておく．その際に，気管チューブを通過しない大きさの場合は，チューブごと取り出す必要がある場合もあるので，対応できるように準備しておく必要がある[5,7]．

大きな腫瘍の場合は，分割して取り出すことが有効な場合がある．

b. 高周波凝固子（図Ⅵ-4-3）

先端が半球状の処置具で，切開と凝固をブレンドしたモードで使用することで，Nd:YAGレーザーと同じように腫瘍の減量目的に使用することが可能である[3]．ただし，腫瘍が大きい場合は処置に時間がかかる．狭窄がある程度解除できたら，呼吸状態に十分注意しながら，鎮静薬と鎮痛薬を適宜併用して苦痛の軽減に努める．また，焼灼に伴い発生した煙は，患者の呼吸に悪影響を与えるだけでなく，発火の危険，室内の空気汚染につながるので，可及的に吸引を行う必要がある．

c. 高周波ナイフ

先端が比較的細い形状あるいは小さなリング状で，接触面積が小さく，高い電流密度が生じるため，組織を蒸散する作用が強い．気管の瘢痕性狭窄に生じる膜様組織の処置には適している[3]．一方，壁に垂直に当てると気管気管支壁を穿通するリスクが大きくなるので，気管壁に平行な方向で使用する必要がある．また，発火のリスクが高いことにも留意する必要がある[5]．

d. ホットバイオプシー鉗子（図Ⅵ-4-4）

生検のタイミングで通電することで，出血を抑える効果があり，狭窄部位の組織を除去する際に有用である．また，採取した組織の熱変性が小さいという利点もある．

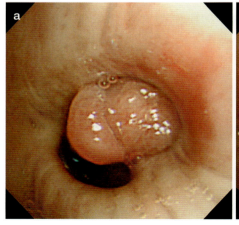
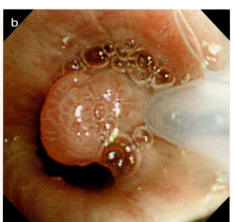

図Ⅵ-4-5　過誤腫のスネアリング
bはスネアで通電しているところ．

e. APC（図Ⅵ-4-6, 7）

アルゴンガスを送気する専用のプローブの先端には高周波を発生する電極があり，これにより，アルゴンプラズマが発生する．ガスの流量は 0.3〜2.0 L/分で，これにより，高周波がスプレーで組織に到達する．凝固した組織は電気抵抗が増大し電流が流れにくくなるので，気管気管支壁の穿孔のリスクが小さくなることが大きな利点である．熱の深達距離は，2秒の照射で 2 mm 程度とされている[5]．凝固子と同様に，狭窄の原因となっている腫瘍組織の減量目的にも使用される．また，その特性から，表層からの出血に対する止血，また，ステント挿入に伴って増生した肉芽の除去なども適応となる．

5 効果と成績

高周波治療および，APC ともに大規模な前向き試験でのエビデンスにないが，複数の症例研究で，気道狭窄に対して有効であったと一致した結果が報告されている[2〜4]．高周波による気道狭窄症状の改善効果は 70〜97％，気道開存効果が 88％で[1,8,9]，APC による喀血の改善は 100％，気道開存効果が 91％とされている[10]．

一方，中心型早期肺癌の患者 13 名/15 病変，に対して，高周波治療を行った前向き試験の結果が欧州より報告されている[11]．腫瘍面積 1 cm^3 以下と判断された病変に対し，高周波 30 W で 5 mm 以上のマージンをもって焼灼し，12 病変について CR を得たというものである．経過観察期間が多くの症例において 1 年半ほどで，遅発性の気管支狭窄などについての検討はされていない．安価で短時間で済むというメリットはあるものの，標準治療として行われている PDT に比較すると，勧める根拠は十分とは言い難い．

6 合併症

出血は主な合併症のひとつで，56 例に 1 例の割合で起こるとされる[2]．気道内の発火も注意すべき合併症である．正常な気管気管支軟骨へのダメージがないように細心の注意が必要である．ダメージが大きいと，後日，2次性の気道狭窄を発症し，特に良性の疾患では対応に難渋することになる．心臓に近い部位で使用することで，心室細動が起こることがあるので，注意を要する．

APC では気道穿孔のリスクはより小さいと考えられる．一方ガスによる塞栓症の報告があるので，ガスの流量を必要以上に増やさないように留意する必要がある[12]．

文献

1) Von Boxem T, Muller M, Venmas B, et al : Nd-YAG laser vs bronchoscopic electrocautery for palliation of symptomatic airway obstruction. A cost-effectiveness study. Chest 116 : 1108-1112, 1999
2) Du Rand IA, Barber PV, Goldring J, et al : British Thoracic Society guideline for advanced diagnostic and therapeutic flexible bronchoscopy in adults. Thorax 66 : iii1-iii21, 2011
3) Bolliger CT, Mathur PN : ERS/ATS statement on interven-

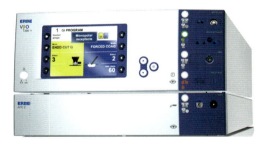

図Ⅵ-4-6　APC 装置本体

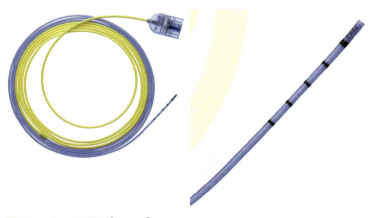

図Ⅵ-4-7　APC プローブ

tional pulmonology. Eur Respir J 19：356-373, 2002
4) Ernst A, Silvestri GA, Johnstone D：Interventional pulmonology procedures. Guidelines from the American college of chest physicians. Chest 123：1693-1717, 2003
5) 高木佳木：高周波治療．日本呼吸器内視鏡学会（編）：気管支鏡　臨床医のためのテクニックと画像診断，第2版，医学書院，pp140-143，2008
6) Sagawa M, Sato M, Takahashi H, et al：Electrosurgery with a fiberoptic bronchoscope and a snare for endotracheal/endobronchial tumors. J Thorac Carcdiovasc Surg 116：177-179, 1998
7) 古川欣也：高周波凝固法・マイクロ波凝固法．浅野文祐，宮澤輝臣（編）：気管支鏡ベストテクニック，中外医学社，pp196-204，2012
8) Sutedja G, van Kralingen K, Scharmel FMNH, et al：Figreoptic bronchoscopic electrosuegery under local anesthesia for rapid palliation in patients with central airway malignancies：a preliminary report. Thorax 49：1243-1246, 1994
9) Petrou M, Kaplan D, Goldstraw P：Bronchoscopic diathermy resection and stent insertion：a cost effective treatment for tracheobronchial obstruction. Thorax 48：1156-1159, 1993
10) Crosta C, Spaggiari L, De Stefano A, et al：Endoscopic argon plasma coagulation for palliative treatment of malignant airway obstructions：early results in 47 cases. Lung Cancer 33：75-80, 2001
11) Van Boxem T, Venmans VJ, Schramel FM, et al：Radiographically occult lung cancer treated with fiberoptic bronchoscopic electrocautery：a pilot study of a simple and inexpensive technique. Eur Respir J 11：169-172, 1998
12) Reddy C, Majid A, Michaud G, et al：Gas embolism following bronchoscopic argon plasma coagulation：a case series. Chest 134：1066-1070, 2008

〔桜田　晃〕

第VI章 治療手技

5 マイクロ波凝固療法
(microwave coagulation therapy：MCT)

> **要点** マイクロ波による水分子の振動により発生した熱で組織を凝固する治療法．煤煙の発生もなく，高濃度酸素下でも治療が可能．プローブに凝固組織が付着するため，プローブを組織から外すときに出血を起こす場合がある．プローブが太く硬いため，上葉支病変に対する治療には制限がある．

1 治療の概念と目的

マイクロ波凝固療法(microwave coagulation therapy：MCT)は，マイクロ波による組織内水分子の振動による誘電加熱(100℃前後)を利用して腫瘍組織を凝固壊死させる目的に施行される．MCTは高濃度酸素投与下でも気道内発火の危険性が少なく，また組織の炭化を起こさないため煤煙の発生もなく，安全に気管支鏡下治療を施行することができる．

2 適応と禁忌

主に気管から亜区域気管支入口部までの太い気管支に発生した病変が対象となる．プローブ(電極)が比較的太く硬いため，上葉支の治療には制限がある．適応疾患は，他の凝固法と同じで乳頭腫，肉芽腫，過誤腫などの良性腫瘍，肺癌，食道癌・甲状腺癌の気管浸潤などの悪性腫瘍である．カフステノーシス，気管気管支結核などの瘢痕性狭窄では，組織内水分量が少なく不適である．気道狭窄による呼吸困難の改善，ステント留置前拡張，腫瘍出血に対する止血など姑息的な目的としても施行される．外圧性の気道狭窄には適応外である．プローブへの凝固壊死組織の付着を少なくするための解離電流は，心房細動の原因になるので施行しない．ペースメーカー装着の患者にも施行できるが，解離電流を流すとペースメーカーの誤作動の危険性があるので解離は禁忌である[1]．

3 機器と安全管理

マイクロ波凝固装置(図VI-5-1)から発生するマイクロ波(2,450 MHz，波長12 cm)は高周波凝固装置よりは

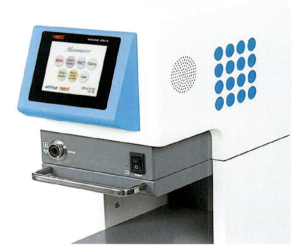

図VI-5-1 マイクロ波凝固装置の例

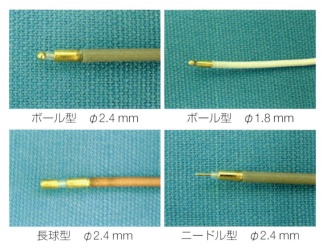

ボール型 φ2.4 mm　　ボール型 φ1.8 mm
長球型 φ2.4 mm　　ニードル型 φ2.4 mm

図VI-5-2 各種マイクロ波凝固用プローブ

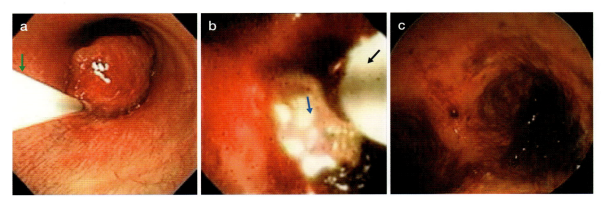

図Ⅵ-5-3　マイクロ波凝固
a：スネア切除直後，b：マイクロ波による腫瘍組織内水分の沸騰，c：残存腫瘍のマイクロ波凝固後．
肺癌術後再発．右主気管支入口部から気管下部のポリープ状腫瘍（大細胞神経内分泌腫瘍）．高周波スネアにて腫瘍の大部分を
スネア（➡）にて摘出し，残存腫瘍をマイクロ波凝固（➡）した．組織内の水分が沸騰（➡）しているのがわかる（b）．

るかに高い周波数をもつ．生体組織に集束照射すると，組織内水分子の振動による熱が発生する（誘電加熱）．電極であるプローブには，径 1.8 mm と 2.4 mm のボール型，長球型とニードル型がある（図Ⅵ-5-2）．肝臓や腎臓で施行する場合には，プローブへの凝固組織の付着を少なくするために凝固後に解離電流（DC12 V，12 mA）を流すが，気道の場合は前述の問題により解離は使用しない．

4 | 手技

気管支鏡の鉗子孔を通してプローブを挿入し，プローブ先端を組織に接触して凝固する（図Ⅵ-5-3）．プローブが鉗子孔をほぼ閉塞してしまうので，処置中は吸引能が著しく低下する．プローブが太く硬いため，上葉支などの大きな角度で分岐する気管支病変に対する凝固には適していない[1]．対極板は必要としない．凝固条件は，出力 40〜60 W で数秒〜10 秒を 1 回として繰り返して凝固する．通常はボール型や長球型プローブで腫瘍の凝固壊死を行うが，完全閉塞の場合や易出血性の腫瘍の場合には，まずニードル型プローブを用い内腔開通や凝固止血を図った後にボール型や長球型プローブで気道開大を行うこともある．接触型プローブであるので気管支側面の腫瘍焼灼が容易である．熱変性にて白色調に変化した凝固壊死組織は，鉗子除去しても出血は少ない[2]．

5 | 治療効果と成績

気道領域のマイクロ波凝固療法の臨床報告は少ないが，①出血や煙の発生がほとんどない，②広範囲の凝固が可能，③表面上の効果とともに気管支壁深層に達する腫瘍壊死効果がある，④接線方向の凝固が可能，⑤安価である，などの利点があるが，患者の呼吸停止時間を要し，即時性効果がレーザーに劣る欠点があると報告されている[3]．

6 | 合併症と対策

接触型プローブであるため凝固した組織がプローブに付着する．解離電流が流せないこともあり，プローブを凝固組織から外すときに凝固組織がプローブとともに腫瘍から引き剝がされるため腫瘍出血を起こすことがある．プローブを前後に少し動かしながら凝固すると凝固組織のプローブへの付着が少なくなり安全にプローブを凝固組織から外すことができる[2]．出血に対しては，エピネフリン添加生理食塩液やトロンビン液などの散布を行い，それでも止血できない場合にはレーザーやアルゴン・プラズマなど他の凝固装置も利用する．

文献
1) 古川欣也：高周波凝固法・マイクロ波凝固法．浅野文祐，宮澤輝臣（編）：気管支鏡ベストテクニック改訂2版，中外医学社，pp226-235，2017
2) 千場　博：マイクロ波による気道確保．白日高歩，小林紘一，宮澤輝臣（編）：気道をめぐる治療手技　各種インターベンションのすべて，医学書院，pp117-122，2007
3) 瀬戸貴司，千場　博，深井祐治，他：マイクロウェーブによる気道内腫瘍凝固術の有効性．気管支学 18：430-436，1996

（古川欣也）

6 冷凍凝固（クライオ）療法
（cryo-therapy）

第VI章　治療手技

> **要点**
> ・水分を含む異物の除去に効果的である．
> ・中枢気道の腫瘍性狭窄の迅速な再疎通に効果がある．
> ・主な合併症は出血である．

1 治療概念と目的

クライオ（冷凍凝固）装置を用いた手技には，生検，異物除去，中枢気道の狭窄除去の3つがあげられ，治療としては，異物除去，中枢気道の狭窄除去の2つが行われている．わが国でも2017年から機器が市販され，臨床での利用が可能となった．現在，狭窄除去に関しては，効能・効果にあげられていないが，欧米では広くこの目的で処置がなされている．

2 適応と禁忌

a. 異物除去

クライオ・プローブによる異物除去に関しては，気道内異物のうち，水分を含む物に関して冷凍凝固によりプローブと一体化して，気管支鏡ごと引き抜くことが可能である（図VI-6-1）．特に，広範に拡がる血餅を一気に気道から除去することが可能であり（図VI-6-2），低換気による呼吸不全を改善できる．

把持鉗子，バスケット鉗子などと異なり，プローブと接線方向に異物がある場合でも，冷凍凝固により一塊となるので，接触・冷凍凝固できれば取り出すことが可能である（図VI-6-3）．

水分を含まない，金属，プラスチック，乾燥異物などは，クライオ・プローブで冷凍凝固することができないので無効である．

b. 狭窄解除

中枢気道の狭窄のうち，主に，悪性腫瘍による腔内性・混合性狭窄の解除に用いられる．腫瘍による気道狭窄が高度で，呼吸困難が強く，呼吸不全を伴う場合など，100％酸素投与下で処置を行うことができ（表VI-6-1），また，冷凍凝固により気道狭窄の原因となっている腫瘍を，一気に除去することで，速やかな気道確保が行える（図VI-6-4）．

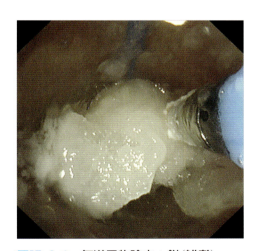

図VI-6-1　気道異物除去：餅（雑煮）

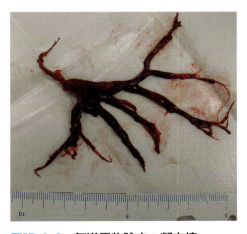

図VI-6-2　気道異物除去：凝血塊

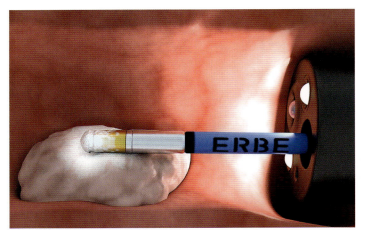

図Ⅵ-6-3 接線方向にも効果あり

〔ERBE社より許諾を得て掲載〕

表Ⅵ-6-1 気道内腔腫瘍除去の方法

	高周波スネア	APC/レーザー	クライオ
対象の腫瘍形	Polyp	ALL	ALL
病理診断	Fair	Poor	Excellent
止血効果	Fair	Good	Poor
FiO_2	< 0.4	< 0.4	1.0

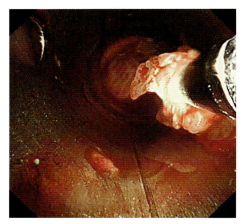

図Ⅵ-6-4 中枢気道腫瘍除去(硬性気管支鏡下)

3 機器と安全管理

a. 使用機器

冷凍凝固装置（CRYO2：ERBE社），クライオ・プローブ（外径1.9 mm, 2.4 mm），医療用CO_2ボンベ，フットスイッチ〔第Ⅳ章11B「クライオ生検」参照（→166頁）〕．

b. 装置の設定

電源と本体とを接続する．CO_2ボンベと本体との接続を確認，バルブを開く．フットスイッチ，クライオ・プローブを本体に接続する．スイッチを押して，異常がないことを確認する．3秒程度で−40〜50℃の冷凍温度を得るために，通常，Effectは2を使用する（図Ⅵ-6-5）．CO_2ボンベの液体ガスが十分にあることはディスプレイ画面のボタンで確認することができる．使用前にプローブを生理食塩水につけてフットスイッチを押して，ビープ音が鳴り，アイスボールができるかどうか，泡が出ないかを確認する．

c. 安全管理

異物除去にしても，腫瘍の除去にしても，確実に冷凍凝固を行い，気道から対象物をプローブと気管支鏡と一体として取り出すことが重要である．冷凍凝固がうまくいかない多くの原因は，CO_2ボンベのガス不足と，プローブの折れによるガスのリークである．いずれも，事前のアイスボール作製試験によって正常に機能しているかどうかを確認することができるので，必ず行うようにする．また，プローブを気管支鏡の鉗子口に近接する部位で冷凍凝固させたり，鉗子口に無理に引き込んだりすると，気管支鏡の内部が低温化して損傷する恐れがあるので，プローブの先端部分を鉗子チャンネル内で凍らせないように注意する．

内軸と外軸の二重構造になっているプローブは屈曲に弱い．適切に用いれば約100回程度は滅菌消毒のうえ，再度使用が可能とされているが，無理に押し込んだりすると，屈曲して亀裂が生じ，少ない回数で破損する場合があるので注意を要する．屈曲の起こりやすい部位は，

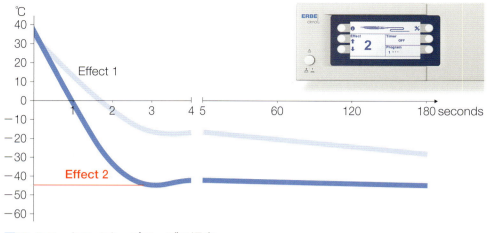

図Ⅵ-6-5　クライオ・プローブの温度

〔ERBE社より許諾を得て掲載〕

気管支鏡の鉗子挿入口付近である．プローブの通過時に抵抗を感じる場合は，鉗子チャンネル内をキシロカイン・スプレーや生理食塩水などの潤滑剤で湿して抵抗を減らすとよい．

4　手技

異物除去にしても，腫瘍除去の場合でも，プローブの先端で冷凍凝固した塊を気管支鏡と一体に声帯を通過させて体外に引き出すので，処置後，迅速に再度挿入する必要があることと，声帯を傷つける危険を回避するために，気管挿管のうえ，処置を行うべきである．用いる気管支鏡のサイズにより，生検の場合は，経口挿管，経鼻挿管のいずれも用いうるが，異物除去，腫瘍除去など治療的な処置の場合は，太めの経口挿管チューブを用いる．

a. 異物除去

把持鉗子やバスケット鉗子で捉えにくい異物や，挟むと細分化する異物では，冷凍凝固で一塊にして引き抜くことが可能である．プローブを異物に押し当て，接触面積を多く取り，長めに冷凍凝固を行ったうえで，少しプローブを引き，周辺気道から遊離していることが確認できれば，引き抜くことができる．挿管チューブを通過することができない場合は，チューブの末梢側の位置に異物を置いて，チューブごと体外に引き抜くことも可能である．バラバラにならない異物であれば，回収ネット（図Ⅵ-6-6）などを併用することも可能である．

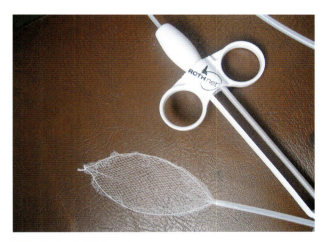

図Ⅵ-6-6　回収ネット

b. 狭窄解除

気道内腔に隆起する腫瘍により気道狭窄を生じ，換気障害が起こっている場合，表Ⅵ-6-1に見るように，高周波スネア，APC/レーザー装置や，硬性気管支鏡，外套管による直接的な腫瘍切離（core out）などの方法がある．高周波スネア，APC/レーザーは，いずれも発火の恐れがあるので，FiO_2を40％以下にすることが必要である．換気障害に呼吸不全を伴う場合，手技中の低酸素血症の悪化で患者の状態が悪化する危険がある．その点，クライオは，酸素濃度を100％の状態でも処置を行うことができ，大きな腫瘍塊を一気に取り除くことが可能なので，短時間に気道狭窄を解除する処置に向いている．硬性気管支鏡外套管によるコアリングは，迅速に気道再疎通を行い得るが，外套管を進める手技は，正常気道を

破損する危険があり，経験を要する．クライオによる腫瘍の除去は目標となる腫瘍を認めやすく，取り出す腫瘍塊の大きさや部位を調節できる．複数回に分けて取り出すことも可能で，気道確保に必須の腫瘍除去を優先し，その後に時間をかけて追加処置することができる．

プローブを腫瘍の隆起部に接触させ，3〜5秒程度冷凍凝固させると，腫瘍とプローブの表面が凍り，白色化する．その状態で，ゆっくりプローブと気管支鏡を一体として少し手前に引くと，抵抗があるのでどの程度の塊が採れるかを推測できる．その段階で適切な大きさの腫瘍がそのまま取れそうであれば，一気に牽引力をかけて，中枢側に引き剥がすようにする．当たりを付けたときに，プローブの位置が適切でない場合や，冷凍時間が短ければ，いったん融解させ，改めて処置をやり直すとよい．

大きな腫瘍塊が一気にプローブに付着して採れた場合，回収の途中でプローブの温度が上がり，組織を取り落とすことがある．患側の腫瘍塊を健側に落とすと，患者の換気が一気に悪化することがあるので，注意を要する．防止策として，患側を下にする体位を取る，頭を上げ，脚を下げる体位をとるなどがあげられる．硬性鏡を用いる場合は，患側に外套管の先端を送り込み，健側への落下を防ぐことも可能である．健側の換気は，外套管の横にある換気用のスリットから保つことが可能な場合が多い．気管を塞ぐほどの大きな腫瘍塊は一気に取り出さずに，何回かに分けて取り出すようにするほうが安全である．

クライオによる腫瘍除去の最大の欠点は，凝固壊死した部分を物理的にむしり取ることによる出血である．摘出した腫瘍は速やかに生理食塩水に付けて融解し，プローブから離し，できるだけ早く摘出部位の出血を確認する．

5 治療効果と成績

a. 異物除去

異物除去に関する報告は，症例報告か，後ろ向きの観察研究である[1〜7]．7施設からの報告を合わせると44例となり，いずれも良好な結果を得ている．特色としては，緊急手技として行われることが多く，異物の種類は，異物周囲の肉芽組織，気管支内大型凝血塊，気管支結石，誤嚥異物，などであった．異物周囲の肉芽組織は，異物除去の前処置として行われたものであり，その他の報告は，鉗子など通常の異物摘出が不成功に終わった後に行って成功した報告である．現在のところ，他の手技との比較試験は報告がない．

b. 狭窄解除

気道狭窄の閉塞解除の報告は，後ろ向き，前向きの観察研究がある[8〜15]．閉塞解除の成功率は，8報の合計488例で，92.4%（72.5〜100%）と良好な結果であった．また，肺機能，全身状態，呼吸困難・咳嗽・喀血・胸痛の症状の改善は，いずれも術前に比べて有意に改善を認めたと報告されている[16]．現在のところ，他の手技との比較試験の報告はない．

6 合併症

合併症の報告のほとんどは気道狭窄除去時の出血・喀血で，前述8報の合計971例で9.8%であったが，範囲は4.0〜62.5%とバラツキがみられ，対象疾患の違いによるものと考えられる[8〜15]．出血の防止には，前述の健側を守る体位を取ること，多量出血に備えた止血法（硬性気管支鏡外套管による圧迫，バルーンなどによる出血部位の閉塞など）をあらかじめ準備しておくことが必要である．

その他の合併症としては，呼吸困難（1.6%），心房細動（1.2%），気管支痙攣（0.2%），縦隔気腫（0.1%），低酸素血症（0.1%），排膿（0.1%），心肺停止（0.1%）が報告されているが，死亡例の報告はない．現在のところ，他の方法との比較の報告はない．

文献

1) Fang YF, Hsieh MH, Chung FT, et al：Flexible bronchoscopy with multiple modalities for foreign body removal in adults. PLoS One 10：e0118993, 2015
2) Lee H, Leem CS, Lee JH, et al：Successful removal of endobronchial blood clots using bronchoscopic cryotherapy at bedside in the intensive care unit. Tuberc Respir Dis 77：193-196, 2014
3) Rubio E, Gupta P, Ie S, et al：Cryoextraction: A novel approach to remove aspirated chewing gum. Ann Thorac Med 8：58-59, 2013
4) Dong YC, Zhou GW, Bai C, et al：Removal of tracheobronchial foreign bodies in adults using a flexible bronchoscope: experience with 200 cases in China. Intern Med 51：2515-2519, 2012
5) Lee JH, Ahn JH, Shin AY, et al：A Promising Treatment for Broncholith Removal Using Cryotherapy during Flexible Bronchosopy: Two Case Reports. Tuberc Respir Dis（Seoul）. 73：282-287, 2012
6) Seaman JC, Knepler JL, Bauer K, et al：The mean green popsicle: using cryotherapy to remove aspirated foreign bodies. J

Bronchology Interv Pulmonol 17：348-350, 2010
7) Reddy AJ, Govert JA, Sporn TA, et al：Broncholith removal using cryotherapy during flexible bronchoscopy: a case report. Chest 132：1661-1663, 2007
8) Yilmaz A, Aktaş Z, Alici IO, et al：Cryorecanalization: keys to success. Surg Endosc 26：2969-2974, 2012
9) Mu D, Nan D, Li W, et al：Efficacy and safety of bronchoscopic cryotherapy for granular endobronchial tuberculosis. Respiration 82：268-272, 2011
10) Schumann C, Hetzel M, Babiak AJ, et al：J Endobronchial tumor debulking with a flexible cryoprobe for immediate treatment of malignant stenosis. Thorac Cardiovasc Surg 139：997-1000, 2010
11) Bertoletti L, Elleuch R, Kaczmarek D, et al：Bronchoscopic cryotherapy treatment of isolated endoluminal typical carcinoid tumor. Chest 130：1405-1411, 2006
12) Hetzel M, Hetzel J, Schumann C, et al：Cryorecanalization: a new approach for the immediate management of acute airway obstruction. J Thorac Cardiovasc Surg 127：1427-1431, 2004
13) Deygas N, Froudarakis M, Ozenne G, et al：Cryotherapy in early superficial bronchogenic carcinoma. Chest 120：26-31, 2001
14) Noppen M, Meysman M, Van Herreweghe R, et al：Bronchoscopic cryotherapy: preliminary experience. Acta Clin Belg 56：73-77, 2001
15) Mathur PN, Wolf KM, Busk MF, et al：Fiberoptic bronchoscopic cryotherapy in the management of tracheobronchial obstruction. Chest 110：718-723, 1996
16) Maiwand MO, Asimakopoulos G：Cryosurgery for lung cancer: clinical results and technical aspects. Technol Cancer Res Treat 3：143-150, 2004

〔坂　英雄〕

第VI章 治療手技

7 レーザー治療
(laser therapy)

A 高出力レーザー焼灼・昇華法

> **要点**
> 気管支鏡下の中枢気道病変に対する治療法には，1980年代よりNd:YAGレーザーによる焼灼・昇華（蒸散）治療が施行されてきた．最近では小型でポータブルな高出力ダイオードレーザーが使用されている．レーザー照射による焼灼・昇華（蒸散）治療は，悪性腫瘍浸潤による気管・気管支狭窄や閉塞解除目的に施行されるが，重篤な合併症もあるため治療法の特徴を熟知したうえで気管支鏡手技に熟達した気管支鏡専門医が施行すべきである．

1 開発の経緯

気道の腫瘍に対する気管支鏡的下治療として，以前はエタノールの腫瘍内注入が施行されていた[1]．エタノールのもつ組織固定作用および止血作用を利用して，腫瘍性狭窄部位の開大や腫瘍の縮小，さらに腫瘍からの出血の治療に応用する方法であるが，即効性がなかった．気道病変に対する高出力レーザー治療は，1974年にStrongにより炭酸ガスレーザーを用いたことに始まり[2]，1979年にGodardらやTotyらが初めてneodymium-yttrium-aluminium-garnet（Nd:YAG）レーザーを気道に使用した[3,4]．1980年代に入り，中枢気道病変に対するNd:YAGレーザーの有効性が報告され多くの施設で施行されるようになった[5,6]．Nd:YAGレーザーの他に最近では高出力ダイオードレーザーなどが臨床の場で使用されている．

2 治療概念と目的

レーザー（LASER）とは，Light Amplification by Stimulated Emission of Radiationの略語である．レーザー光には，①単色性，②可干渉性，③高指向性・高集光性，④高強度性の4つの特徴がある．レーザー治療とは，レーザー光の高指向性・高集光性によりさらに増強される高強度性から得られる高エネルギーにより発生した熱により病変組織を気管支鏡的に熱凝固（焼灼），熱蒸散（昇華）させる目的で施行される治療法である．照射されたレーザー光が組織に吸収されて加熱されると，温度60℃程度までは組織構造に変化は起きないが，それ以上に温度上昇すると蛋白質の不可逆的変化（凝固変性）が起きるとともに，組織内の水分蒸発が進み，水分減少に伴い生体組織は凝縮する．組織内温度が100℃に達すると組織内の水分が沸騰し，それとともに水以外の組織成分も飛び出す．さらに高温になると，蛋白質などの組織成分自体の蒸発，気化が起き組織が除去される昇華（蒸散）が起きる[7]．凝固から蒸散に至る過程を図VI-7-1に示す[8]．

3 適応と禁忌

主に気管から亜区域気管支入口部までの中枢気道に発生した病変が対象となる．適応疾患は，乳頭腫，肉芽腫，過誤腫などの良性腫瘍，肺癌，食道癌・甲状腺癌の気管浸潤などの悪性腫瘍やカフステノーシス，気管気管支結核などの瘢痕性狭窄がある．乳頭腫，過誤腫など良性腫瘍に対しては根治目的で施行されるが，通常は気道狭窄による呼吸困難の改善，無気肺や閉塞性肺炎の改善，ステント留置前拡張，腫瘍からの出血に対する止血など姑息的な目的として施行される．外圧性の気道狭窄

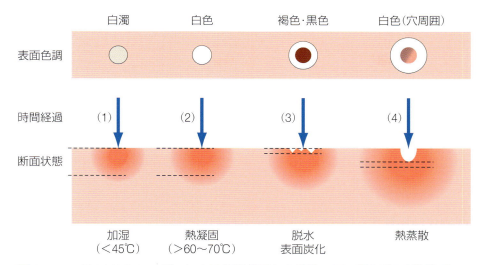

図Ⅵ-7-1　Nd：YAG レーザーによる組織凝固から蒸散に至る過程（経時的説明）
〔荒井恒憲：レーザー内視鏡に用いられるレーザー光の種類と治療原理．臨床消化器内科　14：1099-1105，1999 より〕

や血管性病変に対しては禁忌である．

4　機器と安全管理

　気管支鏡的にレーザー照射するため，導光ファイバーに導光できる波長のレーザーが使用される．気体を媒質とする炭酸ガスレーザーは，レーザーの中でも最も効率の高いレーザーであり，出力も 100 W 以上に達し出力の割に装置を小型化することができるため，医療用レーザー機器として多く使用されている．しかし，波長が 10,600 nm とかなり長波長であるため光が水に吸収されてしまうので，組織焼灼には不適である．組織焼灼には，水の吸収が少ない波長域で発振可能な固体を媒質とする Nd：YAG レーザーや半導体を媒質とするダイオードレーザーが使用される．

1）Nd：YAG レーザー

　気管支鏡下治療においては，従来，Nd：YAG レーザーが使用されてきた（図Ⅵ-7-2）．イットリウム・アルミニウム・ガーネット（YAG）で作られた結晶が母材で 3 価のネオジウムイオンを混ぜた発振素子をもつ個体レーザーである．波長 1,064 nm の Nd：YAG レーザー光はヘモグロビンや水への吸収度が低く，組織への浸透性が高いという特性を有する．Nd：YAG レーザーの波長 1,064 nm は不可視光であるため，He-Ne レーザーをパイロット光として使用する．

2）ダイオード（半導体）レーザー

　現在，普及しているのは，半導体素子（GaAlAs）を用いた波長 810 nm の高出力ダイオードレーザーである（図

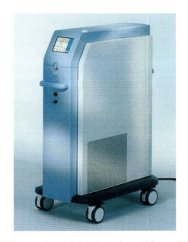

図Ⅵ-7-2　Nd：YAG レーザーの例

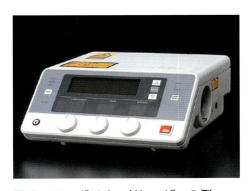

図Ⅵ-7-3　ダイオードレーザーの例

Ⅵ-7-3）．ダイオードレーザーは，小型で出力が安定しておりメインテナンスフリーという特徴がある．小型のポータブルな装置であり家庭用 100 V の電源で発振可能であるため，内視鏡室，手術室間の移動も容易である．

レーザーは，照射する生体組織上の放射照度（W/cm^2），波長，照射時間によって危険性が大きく変わり，目の網膜上で集光すると著しく危険である．組織の焼灼・昇華に使用されるNd:YAGレーザーやダイオードレーザーなどの近赤外レーザーは，網膜まで到達するにかかわらず目に見えない不可視レーザーであるため特に注意が必要になる．不可視レーザーのガイド光に使用される赤色レーザーも目に入ると危険である．目や皮膚に対する最大許容露光量（maximum permissible exposure：MPE）が定められており，MPEによってクラス分類され，各クラスの危険性やその危険性に対応した安全予防対策がレーザー安全規格としてJIS（日本工業規格）に制定されている[9]．

製造業者はそのクラス分類に対応した安全対策を装置に施すとともに，その安全対策を安全情報として使用者に伝える義務がある．焼灼・昇華治療に使用するレーザー装置は，最も危険性が高いクラス4（高パワー，拡散反射も危険になることがある）に分類され，安全基準の表示ラベルが貼付されている．使用者側は，レーザー装置のクラス分類により，管理区域内での障害予防対策を講じる必要がある．管理区域であることがわかるように掲示し，管理区域内には不必要な人の出入りは避ける．またレーザー装置の鍵は適切に管理するように要求されている．網膜障害の予防のため，レーザー波長に対する適切な保護メガネを用意し，治療にかかわるもの（術者，介助者，患者）に対する危険防止策を講じる必要がある[9]．

5 手技

レーザー照射は，非接触型または接触型の軟性気管支鏡用導光ファイバーを用いて照射する．非接触照射の場合，気管支鏡の生検チャンネルより導光ファイバーを挿入して気管支鏡先端より約5〜10 mm出した後，レーザー発振し照射する．照射対象から約5〜10 mmの距離からパイロット光にて確認しながら正確に照射する．実際には40〜50 Wの出力で1〜2秒ごとに分割して照射を行う．なお，正常組織近傍では穿孔を防ぐために20〜30 W，0.2〜0.5秒に条件を下げて照射する．気道出血の治療には凝固止血を目的として，10〜20 W前後の低出力で照射する．

焼灼方法は腫瘍の形状や狭窄のタイプにより異なるが，全周型や隆起型では内腔を徐々に拡げていくことを念頭に置き焼灼を進める（図Ⅵ-7-4a, b）．有茎型では，通常高周波スネアを用いるが，レーザーでは腫瘍量の少ない基部を焼灼切断する基部照射を行う（図Ⅵ-7-4c）．気管前壁に発生し内腔を狭窄する腫瘍では，腫瘍が垂れ下がり狭窄を高度化する危険性がある．また正常気管（支）壁の損傷を起こす可能性があり慎重な照射が必要である．レーザー光の深達度は照射時間で調節するのが一般的である．血管に富む腫瘍の場合は，まず出力を下げ（10〜20 W）腫瘍表面の蛋白変性を起こして腫瘍血管の収縮を得た後に，出力を上げて（40〜50 W）焼灼する．

レーザー治療は，スネア，アルゴンプラズマ凝固療法（argon plasma coagulation：APC），マイクロ波凝固療

a. 全周型

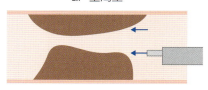

中心部照射：中心から内腔を拡げていく

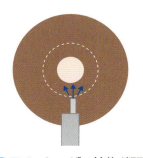

b. 隆起型

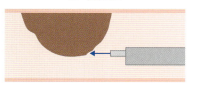

辺縁部照射：狭窄の強い部位の辺縁から

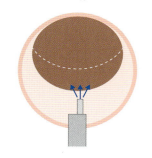

c. 有茎型

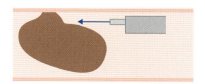

基部照射：腫瘍量の少ない基部を切断

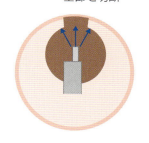

図Ⅵ-7-4　レーザー焼灼（凝固）手技
全周型や隆起型では，内腔を徐々に拡げるように焼灼を進める．有茎型では，腫瘍量の少ない基部を焼灼切断する．

法（MCTなどの他の凝固療法と併用して施行することも多い（図Ⅵ-7-5, 6）．レーザー光は瘢痕などの白色調の組織焼灼では，反射・散乱が起こり光の吸収が減弱するため高出力が必要となる場合がある．このような場合には，APCにて組織表面を凝固し黒色の炭化を惹起した後にレーザー照射を行えば，光吸収効率が高くなりレーザー出力を上げる必要なく効率的かつ安全に焼灼可能となる（図Ⅵ-7-7）．

レーザー照射は軟性気管支鏡で施行することができるが，以下の理由で硬性気管支鏡を用いて照射することも多い[10]．①全身麻酔を施行することにより患者はより楽に治療を受けられる．②咳嗽反射が抑えられるため安全に施行できる．③硬性鏡管の中に軟性気管支鏡やレーザーファイバー，吸引管，鉗子などを同時に入れて操作することができる．④換気のコントロールが容易である．⑤大量出血時の出血コントロールがしやすい．⑥硬性鏡管によるコアアウトなどによる機械的切除が可能でレーザー照射量と時間の短縮を図ることができる．⑦引き続きシリコンステントが留置できる．

6 治療効果と成績

レーザー焼灼法の主な目的は，気道狭窄・閉塞症例の呼吸困難改善であり，気道の拡張によりQOLの改善とともに生存期間の延長が得られると考えられる．気道拡張の成功率は気管・主気管支の病変で90％以上であるが，それより末梢では60〜70％に低下する[10〜12]．良性の瘢痕狭窄では成功率90％と高いが，再狭窄による再照射やステント留置が必要になる場合が多いと報告されている．悪性気道狭窄では，2リング以上の気管（支）軟骨の破壊を伴っている場合が多く，狭窄を解除しても気管（支）軟化症になっているため，十分な内腔確保が得ら

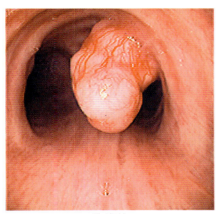 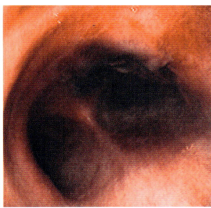 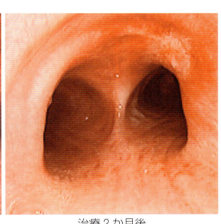

治療前　　　　　　　　　スネア切除＋レーザー焼灼　　　　　　治療2か月後

図Ⅵ-7-5　気管下部前壁に局在する15 mm大の基部の広いポリープ状過誤腫
高周波スネアにて摘出後，基部を高出力ダイオードレーザーで焼灼．切除2か月後，切除部は瘢痕治癒．

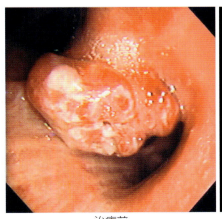 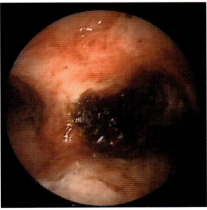 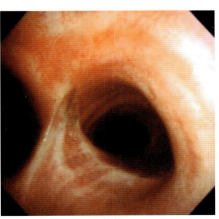

治療前　　　　　　　　　治療直後　　　　　　　　　2年後

図Ⅵ-7-6　気管分岐部腫瘍（大細胞癌）
高周波スネアにて一部腫瘍を摘出し，残存腫瘍に対してレーザー焼灼施行．放射線治療を追加し，2年後再発なし．

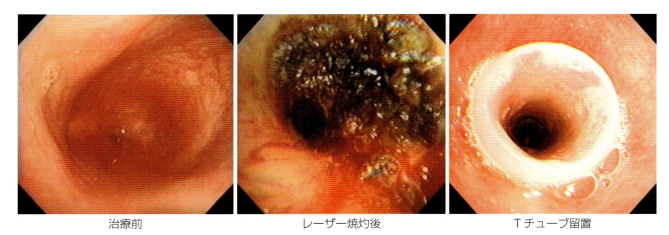

| 治療前 | レーザー焼灼後 | Tチューブ留置 |

図Ⅵ-7-7　挿管チューブカフ圧を原因とする気管瘢痕狭窄（カフステノーシス）
狭窄部末梢に気管切開施行されていた．APCで組織表面を凝固した後，高出力ダイオードレーザーで焼灼して内腔開通させ，Tチューブを留置した．

れないことがある．また，腫瘍の再増殖により短期間で再狭窄を呈する症例も多く経験する．このような症例には，レーザー焼灼術後の気道ステント留置を考慮する．

7　合併症と対策

　高出力レーザーを用いた気管支鏡下焼灼法は，組織内温度の上昇により重篤な合併症の危険性が絶えず伴う．レーザー光線は直進しピンポイントで凝固・蒸散するので気管（支）側壁の病変を照射する場合に誤照射すると，末梢の正常組織を損傷するので注意が必要である．照射後，照射部および周囲組織は熱変性により瘢痕狭窄を起こすことがあるので，気管支鏡による経過観察が必要になる．主な合併症は，出血，気管支穿孔，呼吸不全などであり，5％ほどの頻度とされている[13]．

1）気管支穿孔

　病変辺縁や周辺正常組織の壁が薄い部位の焼灼に対しては気管支穿孔の危険性があるため，レーザー出力を低めに設定して照射することが肝要である．特に，気管支の末梢が確認できない場合は，気管支の軸を間違えないようにして慎重に照射すべきである．また，患者の呼吸や咳嗽反射などに対応しながら正確に病巣にレーザー照射するためにはかなりの熟練が必要である．気管支穿孔を起こすと，縦隔気腫，縦隔洞炎，気胸などを起こし重篤な病態に陥る可能性がある．

2）血管穿孔

　最も危険な合併症は血管穿孔による大出血であるので，止血照射や血管収縮剤の注入などで治まらない場合に備えて，挿管，酸素投与などができるように救急カートの準備は必須である．大出血のリスクが高い病変の照射の場合には，出血をコントロールしやすい硬性気管支鏡下での照射を推奨する．施行医は，気管支穿孔と同様，低出力での照射を心がけ，気管（支）とその周囲の大血管の解剖学的位置関係を3次元的に熟知しておく必要がある．

3）肺炎，呼吸不全

　組織をレーザー焼灼した際に発生する煤煙を患者が大量に吸入してしまうと重篤な呼吸不全が発生する場合があるので，患者の呼気時に合わせた焼灼を心がける．パルスオキシメーターによる酸素飽和度のモニタリングは必須である．また，吸引チャンネルより持続的な煤煙吸引を施行することが予防上必要である．煤煙による呼吸不全のリスクを最小限に抑えるためには，ポリポイド病変に対してはスネア，閉塞性病変に対しては硬性気管支鏡による機械的腫瘍切除を併用して腫瘍量を可及的に減量し，レーザー照射時間の短縮を図るべきである．施行医も煤煙吸引を防止するためマスクを必ず着用する．

4）発火

　気道狭窄を伴う患者は，低酸素状態であり酸素投与が必要な場合が多いが，高濃度酸素投与下でのレーザー照射は，発火による気道熱傷や機器への着火を起こす可能性がある．通常，レーザー照射中の酸素濃度はFiO_2：0.4以下に設定する．酸素飽和度が低下する場合には，照射を休み，酸素濃度を一時的にFiO_2：1.0に上げて酸素飽和度が回復するのを待つ．

5）網膜損傷

　気管支ファイバースコープでレーザー照射する場合には，レーザーの反射光で施行医の網膜損傷を起こすため，必ず専用保護メガネをかけて照射する．最近の電子

スコープはレーザー対応になっておりモニター視で施行できるため大きな問題はないが，体外での誤照射の可能性もあり術者，介助者も保護メガネを着用すべきである．患者には，必ず専用保護メガネを装着する．

文献

1) Fujisawa T, Hongo H, Yamaguchi Y, et al：Intratumoral ethanol injection for malignant tracheobronchial lesions：A new bronchofiberscopic procedure. Endoscopy 18：188-191, 1986
2) Strong MS：Laser management of premalignant lesions of larynx. Can J Otolaryngology 3：560-563, 1974
3) Godard P, Draussin M, Lopez FM, et al：The use of a laser beam in bronchology. Resection of 2 tracheo-bronchial tumors. Poumon Coeur 35：147-150, 1979
4) Toty L, Personne CL, Hertzog P, et al：Use of a laser beam (YAG) with a flexible fiber for endoscopic treatment of some broncho-tracheal lesions. Rev Fr Mal Respir 7：475-82, 1979
5) Dumon JF, Reboud E, Garbe L, et al：Treatment of tracheobronchial lesions by laser photoresection. Chest 81：278-284, 1982
6) Oho K, Ogawa I, Amemiya R, et al：Indications for endoscopic Nd-YAG laser surgery in the trachea and bronchus. Endoscopy 15：302-306, 1983
7) III. 代表的なレーザー治療の原理と注意事項．1. 軟組織の凝固と蒸散治療．日本レーザー医学会安全教育委員会（編）：レーザー医療の基礎と安全，アトムス，pp45-48, 2016
8) 荒井恒憲：レーザー内視鏡に用いられるレーザー光の種類と治療原理．臨床消化器内科 14：1099-1105, 1999
9) 日本レーザー医学会安全教育委員会（編）：IV. レーザー治療に関する安全対策の実際．レーザー医療の基礎と安全，アトムス，pp79-107, 2016
10) Bolliger CT, Mathur PN：ERS/ATS statement on interventional pulmonology. Eur Respir J 19：356-373, 2002
11) Cavaliere S, Venuta F, Foccoli P, et al：Endoscopic treatment of malignant airway Obstruction in 2008 patients. Chest 110：1536-1542, 1996
12) Furukawa K, Okunaka T, Yamamoto H, et al：Effectiveness of photodynamic therapy and Nd-YAG laser treatment for obstructed tracheobronchial malignancies. Diagn Ther Endosc 5：161-166, 1999
13) 古川欣也：気管支内視鏡検査と画像所見のABC 治療① 気管支鏡下焼灼法．呼吸 30：237-244, 2011

〈古川欣也〉

B 光線力学的治療法
（photodynamic therapy：PDT）

> **要点** 光線力学的治療（photodynamic therapy：PDT）は，腫瘍親和性光感受性物質と低出力レーザー照射による低侵襲，肺機能温存可能で根治性の高い治療法である．中心型早期肺癌に対して適応されているだけでなく，気道を閉塞するような進行肺癌に対しても適用されている．

1 治療概念と目的

光線力学的治療（Photodynamic therapy：PDT）は，ポルフィリン関連化合物などの腫瘍親和性光感受性物質と低出力レーザー光により生ずる光線力学的反応により殺細胞効果を引き起こす治療である[1]．PDT は，高出力レーザーによる焼灼・熱凝固，蒸散といった「焼く」治療法と異なり，低エネルギーで選択的に病巣を治療することが可能である．1994 年に中心型早期肺癌に対する根治療法として認可され，現在では中心型早期肺癌に対して確立された治療法である．

PDT は，光感受性物質とその吸収波長を有するレーザー光により光線力学的反応を生じさせることで，腫瘍や増殖血管などを治療する方法である．光感受性物質がその吸収波長の光に曝露されると光エネルギーを吸収し励起状態に遷移し，これが基底状態に遷移する際のエネルギーにより活性酸素を生じ，細胞を壊死・アポトーシス，変性させると考えられている．こうした直接的な抗腫瘍効果以外に，腫瘍周囲の微小血管を閉塞（微小細血管障害），PDT による酸化ストレス，炎症性変化などによるさまざまなサイトカインの誘導などにより抗腫瘍効果をもたらすと報告されている．

PDT の特徴は，肺機能の温存，QOL の維持といった低侵襲であることの他に，酸素を必要とする患者にも安全に施行可能であること，高出力レーザーと違い気管支の穿孔などの危険性がないこと，放射線治療と異なり繰り返し施行可能であること，他の治療法の妨げにならないといった特徴がある．

高出力レーザーと異なり，肺炎の原因になる煙も発生しない．低肺機能で在宅酸素療法を施行している患者にも安全にレーザー照射することが可能である．

2 適応

根治的治療として中心型早期肺癌に，姑息的治療として気道狭窄を来すような進行肺癌に対して保険上治療可能である．現在，肺癌に対するPDTを行う際には，光感受性物質としてタラポルフィンナトリウム（レザフィリン®），レーザー装置として664 nmの赤色レーザーであるPDレーザ®が承認されている．

中心型早期肺癌というクライテリアは，1975年に世界に先駆けてわが国で提唱され，「腫瘍が区域気管支より中枢に位置し，癌の浸潤が組織学的に気管支壁を越えず，かつリンパ節転移，遠隔転移がないもの」と定義されている．組織型としては，ほとんどが扁平上皮癌である．気管支鏡所見としては，平坦型，早期ポリープ型，結節型に分類される．図VI-7-8,9に示した気管支鏡所見のように，平坦型は上皮所見が粗造で，点状の大小不同な異常血管を認め，表層を浸潤するように進展する．こうした病巣はPDTのよい適応である．中心型早期肺癌は，喫煙と大きく関係しており，患者のほぼ全員が重喫煙者である．そのため，患者の多くは肺気腫，COPD，低肺機能である．また，この中心型早期肺癌の大きな特徴は，多発傾向があることである．中心型早期肺癌に対

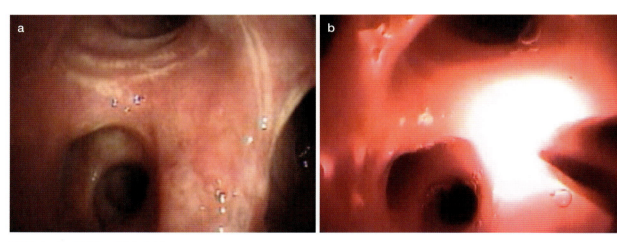

図VI-7-8　PDTの適応症例
a：右B^1，B^3分岐部の平坦型の中心型早期肺癌．b：PDレーザー照射時．

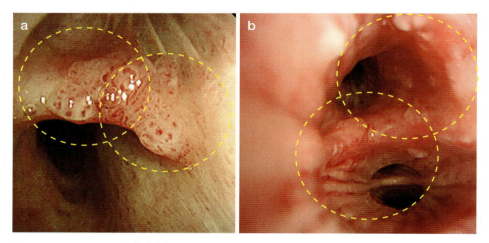

図VI-7-9　PDTの適応症例
a：右上・中間幹分岐の結節型の中心型早期肺癌．黄色の点線のように重ね合わせるようにレーザー照射を行う．
b：右B^{8+9}，B^{10}分岐部の平坦型の中心型早期肺癌．黄色の点線のように重ね合わせるようにレーザー照射を行う．

してPDTを施行した症例の34.4%が多発肺癌だったと報告されている．中心型早期肺癌は，肺癌手術後に異時性多発肺癌として発見されることもある．

「EBMの手法による肺癌診療ガイドライン（2005年度版）」において，PDTは，中心型早期肺癌に対する治療として「グレードB」の勧められる治療法である．しかし，中心型早期肺癌の全てに適応であるというわけではない．腫瘍全体に照射可能な腫瘍長径が10 mm以下で深達度が上皮下層までの病巣に推奨されている．また，腫瘍の末梢側が確認できることも重要な要素である．腫瘍長径が10 mmより大きい腫瘍でも内視鏡的に末梢辺縁が確認できる場合は，PDTを施行するに値する．

2010年度の診療報酬の改定により，PDTは「中心型早期肺癌」だけでなく，進行肺癌に対するPDTも保険上は施行可能になった．欧米では，以前から進行肺癌に対してPDTが施行され良好な成績が報告されてきた．気道開存目的にPDTを施行し，症状緩和，治療の継続性などが期待される．しかし，レザフィリン，PDレーザの適応は，添付文書上は，「レーザー照射可能な早期肺癌（病期0期またはⅠ期）」である．また，レザフィリンを用いた進行肺癌に対する比較試験がないこと，病巣に対するレーザー照射量などが決まっていないことなどの問題点が挙げられる．今後，複数の施設でレザフィリンPDTが施行され，臨床データを集積し，安全に施行するためにガイドラインの作成などが必要である．

3 光感受性物質とレーザー機器

現在，肺癌治療に使用されるのは，タラポルフィンナトリウム（レザフィリン）とPDレーザである．

わが国で肺癌治療に対して厚生労働省より認可をうけている腫瘍親和性光感受性物質は，フォトフリン®（ポルフィマーナトリウム）とレザフィリン®（タラポルフィナトリウム）の2種類である[2,3]．しかし，フォトフリン®とそれに対応するエキシマーダイ・レーザーはほとんど使用されていない．現在使用されているのは，レザフィリン®とPDレーザ®である[2]．

レザフィリン®は，1997年10月から2000年3月まで全国10施設において中心型早期肺癌に対する臨床第Ⅱ相試験が施行され，2003年10月に厚生労働省より認可を受け2004年6月に薬価収載された[4]．レザフィリン®はクロリン環を有する水溶性で664 nmに吸収スペクトルを有している．レザフィリン®は静脈投与後4～6時間でレーザー照射を施行する．

4 安全管理

レーザー照射の際は，患者，医師・医療従事者は，保護眼鏡などの着用や，レーザー機器の取り扱いについて習熟する必要がある．早期肺癌を対象としたPDTを施行する際の患者および医師・医療従事者の安全性を確保するために，日本レーザー医学会より「早期肺癌を対象としたPDT施行の安全ガイドライン」が作成されている．PDTを施行するための医療機関として，日本呼吸器内視鏡学会や日本レーザー医学会の認定施設であることが適切であることが規定されている．レザフィリン®投与前に，PDレーザ®のパワーチェックを行い，レーザ光出力を確認すること，投与後，光線過敏症を防ぐための遮光などの対応が必要である．また，レザフィリン®投与後，約10秒後から経皮的酸素飽和度モニター上，血液酸素飽和度が低下することを理解しておく必要がある．これは，経皮的酸素飽和度測定に使用する赤色光と血中レザフィリン®との作用により正確なオキシヘモグロビン測定ができなくなるからである．

5 方法

レザフィリン®を40 mg/m^{2}を静脈投与し，3～6時間後に気管支鏡下にレーザー照射を施行する．レーザー照射条件は，100 J/cm^2，120 mWで11分7秒間行う．

PDT施行時は，呼吸性移動や心拍動に注意し，常に腫瘍病巣に一定のレーザー光を照射するために直射ファイバーを使用して表面照射を行う．気管支鏡により気管支壁をこすったりして生じる出血により視野を妨げないように，血液のヘモグロビンによるレーザー光の吸収によるPDTの効率を落とさないように注意することも重要である．病巣の大きさが10 mmを超えるような場合は，オリンピックマークのように一部をだぶらせるように照射する．接線方向に腫瘍が存在する場合や亜区域支の壁に沿って進展していて末梢辺縁を正確に確認できる病巣に対しては，全方向照射型シリンドリカルファイバー（側射型）を使用する．このような病巣に対するレーザー照射は，大変難しく再発の原因になりかねないため，病巣に対する角度を変化させ，効率よく照射する．

6 中心型早期肺癌に対する治療成績

中心型早期肺癌に対するレザフィリン®-PDTの治療成績は，phase Ⅱ studyでは，完全寛解率（CR）は84.6%

と報告されている[3]．以前，フォトフリン®-PDT では，特に病巣の長径が 10 mm 以下であれば，CR は 90％以上であるが，10～20 mm までの症例に対して 50～80％にまで下がると報告されてきた[2,5]．しかし，レザフィリン®-PDT では病巣の長径が 10～20 mm で内視鏡的な分類で平坦型，早期ポリープ型，結節型のいずれに対しても一様に有効で，90.4％の CR と従来の報告より高い治療成績を得られるようになった[4]（表VI-7-1）．この要因としては，中心型早期肺癌病巣に対する局在診断の向上により，レーザーの照射するべき範囲を正確に診断できるようになったことが考えられる．自家蛍光内視鏡を使用することで，上皮病変の異常を正確に診断することが可能である．PDT 施行する直前に病巣に青色レーザー光を有する自家蛍光内視鏡装置で観察すると，癌病巣内のレザフィリン®が励起され，赤色光を発生する（photodynamic diagnosis：PDD）．この蛍光診断では，病巣の範囲を赤色領域で観察することができ，PDT 終了直後の病巣を観察すると赤色光は消失している．そのため，レーザーの照射できていない部位があるとその部位は，赤色蛍光が残存するため追加照射の必要性を判断でき，いわゆる「あて損ない」を防ぐことが可能である．

7 進行肺癌に対する PDT の治療成績

Diaz-Jimenez らは，気道狭窄を起こしている肺癌に対してフォトフリン®を使用する PDT と高出力レーザーである Nd：YAG レーザーで焼灼術を比較検討した[6]．高出力レーザーによる焼灼は，物理的に閉塞，あるいは狭窄している腫瘍をすぐに蒸散してしまうため，気道狭窄症状は，すぐに改善される．一方，低出力レーザー治療である PDT は，腫瘍が退縮し，気道開大するまでに数日を要する欠点があるが，再狭窄までの期間が Nd：YAG レーザー治療よりも数か月長く，生存期間も長かったと報告されている．また，Furukawa らは，258 例の進行肺癌による気道狭窄に対して 81 例にフォトフリン®-PDT，177 例に Nd：YAG レーザーによる焼灼を施行した[7]．Nd：YAG レーザー治療では，肺炎，出血，穿孔などの合併症を起こしたが，PDT では重篤な合併症を認めず，安全に施行することができ，進行肺癌に対する PDT の有用性を示している．

8 合併症と対策

レザフィリン®の光線過敏症は，軽度であるが，一定期間の遮光は必要である．出血，肺炎などを起こすことはきわめてまれである．

レザフィリン®の光線過敏症は軽度であるが，投与前に通常の日焼け止めを露出する皮膚に塗布する．投与後約 1 週間，直射日光を避ければ特に問題がないことが多い．照度 500 ルクス以下の部屋で過ごすことが推奨されている．通常，遮光などしない普通の病棟が 200 ルクス以下，住宅でも窓際でなければ 500 ルクス以下といわれている．外来で施行するときも，夕方以降に帰宅するようにすれば特に問題ないと考えられる．

表VI-7-1 中心型早期肺癌に対するレザフィリン®PDT

腫瘍型 ≦ 1.0 cm	腫瘍型 > 1.0 cm
内視鏡所見：（CR）	内視鏡所見：（CR）
・平坦型：69（65）	・平坦型：17（15）
・早期ポリープ型：1（1）	・早期ポリープ型：3（3）
・結節型：0（0）	・結節型：1（1）
CR rate：94％（66/70 病巣）	90.4％（19/21 病巣）

（Usuda J, Ichinose S, Ishizumi T, et al：Outcome of photodynamic therapy using NPe6 for bronchogenic carcinomas in central airways >1.0cm in diameter. Clin Cancer Res 16：2198-2204, 2010 より改変）

文献

1) 加藤治文（監修）：PDT ハンドブック—光線力学的治療のアドバンストテクニック．医学書院，2002
2) Furuse K, Fukuoka M, Kato H, et al：A prospective phase II study on photodynamic therapy with Photofrin II for centrally located early stage lung cancer. J Clin Oncol 11：1852-1857, 1993
3) Kato H, Furukawa K, Sato M, et al：Phase II clinical study of photodynamic therapy using mono-L-aspartyl chlorine e6 and diode laser for early superficial squamous cell carcinoma of the lung. Lung Cancer 38：516-521, 2003
4) Usuda J, Ichinose S, Ishizumi T, et al：Outcome of photodynamic therapy using NPe6 for bronchogenic carcinomas in central airways >1.0 cm in diameter. Clin Cancer Res 16：2198-2204, 2010
5) Furukawa K, Kato H, Konaka C, et al：Locally recurrent central-type early stage lung cancer <1.0 cm in diameter after complete remission by photodynamic therapy. Chest 128：3269-3275, 2005
6) Diaz-Jimenez JP, Martinez-Ballarin JE, LlunellA,et al：Efficacy and safety of photodynamic therapy versus Nd-YAG laser resection in NSCLC with airway obstruction. Eur Respir J 14：800-805, 1999
7) Furukawa K, Okunaka T, Yamamoto H, et al：Effectiveness of photodynamic therapy and Nd-YAG laser treatment for obstructed tracheobronchial malignancies. Diagnostic and Therapeutic Endoscopy 5：161-166, 1999

〈臼田実男〉

第VI章 治療手技

8 放射線治療 (radiation therapy)

A 密封小線源治療

要点
- 気管・気管支に限局した病変に対する腔内照射は周囲正常組織へ線量を低減でき，病変部には高線量を投入できる治療方法である．
- 肺門部早期肺癌に対する光線力学的治療と比較して，気管支壁側への進展例や気管支鏡での末梢進展の把握が不完全であっても適応可能となる場合が多い．
- 気管・気管支腔内照射の手技について実践的な解説を行った．

1 はじめに

　気管・気管支腔内照射は，欧米では肺癌による気道の狭窄・閉塞，腫瘍からの出血などの症状緩和が主な目的で行われる．それに対して，わが国では肺癌検診における喀痰細胞診での肺門部早期肺癌の発見が多いこともあり，根治的治療として行われることが多い．気管・気管支に限局した肺癌に対して，腫瘍に近接する線源で照射する腔内照射の手法は，周囲正常組織への線量を抑えられ，線量分布からは理想的な治療方法である．肺門部早期肺癌は長期予後が期待されることから，晩期有害事象も考慮した治療が求められる．そのため小線源治療による危険な過線量域を可能な限りなくし，かつ最適な線量分布を得るために，ウイング付アプリケータの開発，気管支径に応じた線量評価点の採用，外照射の併用などなどの細かい工夫がなされてきた．

2 治療概念と目的

　気管支腔内照射に使用される線源はγ線源であり，線量は線源からの距離の2乗に反比例する．よって線源近傍では小さな距離の差で線量は大きく変化する．線源の近くには大線量が照射されるが，少し離れた周囲組織には急激に線量は低下する．そのため想定以上の過線量域や低線量域ができてしまう可能性がある．有害事象の点で高線量率より有利な低線量率線源治療は，治療時間が数時間と長く，侵襲も比較的大きい．また医療従事者側の被曝も避けられない．それらの問題を解決した後充填式治療装置(remote after loading system)による高線量率治療が現在では主に用いられる．

3 適応

　わが国では2001年の厚生(労働)省がん研究助成金による小線源治療の研究班で内視鏡的早期癌の根治的治療に重点を置いた気管支腔内照射のガイドラインが発表された[1]．臨床的基準として，胸部X線写真にて異常を認めず，リンパ節転移および遠隔転移がないこと，内視鏡的基準として，気管から亜区域支までに限局し，病巣の長径が2 cm以下であり，組織型が扁平上皮癌であるものを肺門部早期肺癌として標準的治療を示している．

4 機器と安全管理

a. 必要機材

1) 気管支鏡検査で必要なもの
・アプリケータ：高線量率治療用アプリケータ(クリ

エートメディック社製腔内照射用アプリケータ MS 型気管支用）（図Ⅵ-8-1a〜c）

- **イントラルミナル・カテーテル（intraluminal catheter）（6 Fr. 150 cm）**：高線量率放射線源（イリジウム線源）が内部を移動するためのカテーテル（図Ⅵ-8-1d, e）.
- **ガイドワイヤー**：Schneider 社製の 0.97 mm 径，straight tip 長さ 260 cm を使うことが多いが，イントラルミナル・カテーテル内に挿入可能で 170 cm 以上のものであればよい．
- **腔内照射の装置**

アプリケータはマレコット型ウイング付（図Ⅵ-8-1c）とし，線量の表示は気管・主気管支では線源中心より 10 mm，それより末梢（葉気管支，区域支，亜区域支）では 5 mm の点が線量評価点として採用された．気管支の径に合わせて，気管は（線源中心より）9 mm，主気管支：7 mm，葉気管支：5 mm，亜区域支：3 mm といった細分化した線量評価点を用いていたが，ガイドラインでは簡略化したほうがより実用的であるとして 2 段階の評価点となっている．一回線量の増加に伴って致死的な気道出血が増加することが知られており，緩和照射目的以外では 1 回線量が 6 Gy を超えないこととしている．

2）標準的腔内照射法

- **肺門部早期癌**：外照射 40 Gy ＋ 腔内照射 6 Gy × 3 回（週 1 回）
- **その他の肺癌**：外照射 60 Gy ＋ 腔内照射 6 Gy × 2〜3

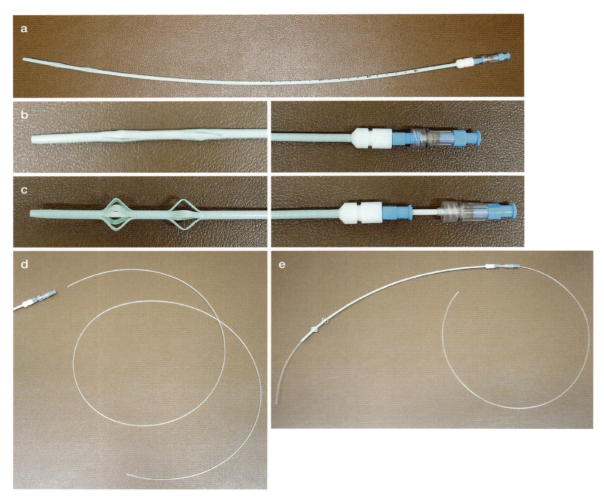

図Ⅵ-8-1　アプリケータとイントラルミナル・カテーテル
a：高線量率治療用アプリケータ（クリエートメディック社製腔内照射用アプリケータ MS 型気管支用）．
b：アプリケータの内套を入れた状態（アプリケータの先端近くの 2 か所のウイングが閉じる）．
c：アプリケータの内套を少し引き抜いた状態（アプリケータの先端近くの 2 か所のウイングが開く）．
d：イントラルミナル・カテーテル（intraluminal catheter）（6 Fr. 150 cm）：高線量率放射線源（イリジウム線源）が内部を移動するためのカテーテル．
e：アプリケータとイントラルミナル・カテーテルがセットされた状態（この状態で治療を行う）．

回(週1回)
・**症状緩和例**：腔内照射単独 10 Gy × 1 回

b. 手技

通常の気管支鏡検査時と同様の咽喉頭麻酔を行うと同時に鼻腔を通した手技が中心になるため，鼻腔粘膜の麻酔を十分に行う．その後X線透視台に患者を仰臥位にし，鼻孔から気管支鏡をゆっくり挿入し，先端を病巣部まで進める．照射開始までの時間が長いため，気管・気管支の麻酔は十分に行っておく．図Ⅵ-8-2に示した手

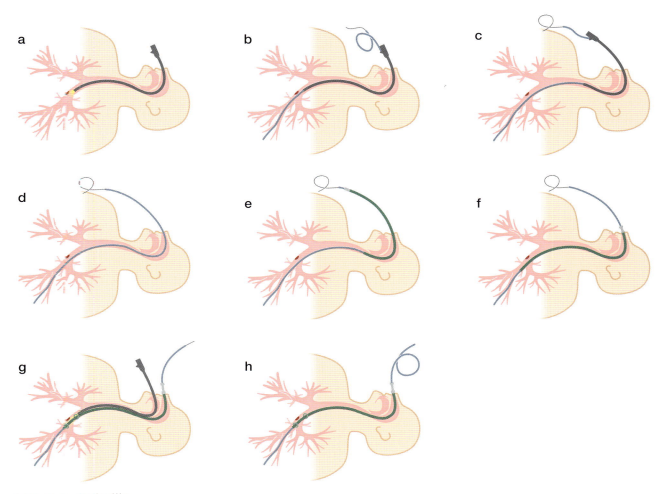

図Ⅵ-8-2 操作手順
a：病巣を確認したら，気管支鏡の鉗子孔から，高線量率放射線源が内部を移動するためのカテーテル intraluminal catheter（以下 ILC と略す）を挿入してゆく．気管支鏡に挿入する前に，X線透視(以下透視と略す)下でカテーテルが確認できるように，ILC にガイドワイヤーを通しておく．ILC は鉗子口に挿入する直前にオリーブオイルなどですべりをよくしておくと操作がスムーズである．
b：気管支鏡と透視で ILC の先端を確認しながら病巣部より十分末梢側に進める．このとき胸壁に接するまで進めると胸膜痛や気胸を惹起することがあるので胸壁(胸膜)に届かない程度で止める．ILC は透視では見えないので，ガイドワイヤーが ILC の先端にきっちりあることを確認しながら操作を行う．
c：ILC が抜けないように透視で確認しながら気管支鏡を抜く．
d：ILC とその中にあるガイドワイヤーを残した状態になる．
e：次に，鼻腔を通して病変部に達している ILC(＋ガイドワイヤー)をガイドとしてアプリケータを挿入する(挿入直前にアプリケータにはキシロカインゼリーを十分塗っておく)．
f：透視で ILC の先端の位置に十分注意を払い，アプリケータのウイング部分が病巣部に達するまで挿入する．
g：気管支鏡を経口的に挿入して病巣部を確認したら，アプリケータのウイングを開き，2つのウイングと病巣部の位置関係を確認する．アプリケータの2つのウイング間に病変が位置するのが理想的だが，細い気管支では手前のウイングからの位置関係などを頼りに病巣の位置を把握し，アプリケータが抜けないように気管支鏡を抜去する．
h：アプリケータのキャップ部分を回転させ ILC をアプリケータに固定する．アプリケータはサージカルテープなどを利用して鼻翼・顔面にしっかりと固定する．

順で進めた後，アプリケータが移動しないように患者をストレッチャーで小線源治療室に搬送する．

小線源治療室の治療用寝台に移動後，アプリケータの移動のないことをX線透視で確認する．模擬線源をILCに挿入し照準写真（2方向）を撮影（3次元計画ではCTを撮影）して治療計画装置を用いて評価点線量を設定・計算を行い，腔内照射を開始する．咽喉頭麻酔から治療終了までの所要時間は1時間程度である．

5 治療成績と合併症

小線源治療の場合，有効な照射範囲が非常に限られるため，部分的に腫瘍への線量不足が生じると腫瘍制御は困難となり得る．逆に高線量域内に正常の気管気管支壁が入ると重篤な副作用（潰瘍，穿孔，出血など）を惹起する可能性があるため，線源の配置には細心の注意を要する．

a. 姑息治療

気管や気管支の狭窄・閉塞による呼吸困難，咳，出血などの緩和目的で姑息治療として開始されたという経緯もあり報告も多い．治療時間や治療期間，症状の早期改善などの要素が最優先される．症状寛解率は59〜100%と良好であり，外照射単独治療よりも症状寛解までの期間は短いとされている．対象症例は外照射後の再発例が多いため，ほとんどが腔内照射単独治療で行われている．腔内照射後の生存期間は中央値で5〜9か月と報告され，有害事象は出血（喀血），気管・気管支壁の壊死，放射線性気管支炎などがある．特に気管支からの出血は死亡につながる重大な有害事象である．

b. 根治治療

1）進行癌

局所進行癌における根治目的に行う気管支腔内照射の役割はごく限られている．多くの文献では再発症例と一緒に報告され，生存期間の中央値は8〜17.5か月である．有害事象は姑息照射と同様，出血（喀血），気管・気管支壁の壊死，放射線性気管支炎などが問題となる．

2）内視鏡的肺門部早期癌，X線無所見肺門部肺癌

わが国では肺癌検診の一環としての喀痰細胞診で肺門部早期肺癌の多くが発見される．気管支壁内あるいは壁外へ進展していてもごく軽度の腫瘍なら根治的腔内照射の適応となる（図VI-8-3）．肺門部早期癌は手術療法で良好な治療成績が得られているが，高齢，喫煙による低肺機能，術後の2次肺癌などの症例も多く，手術適応外とされる症例も少なくない．Saitoらが低線量率腔内照射と外照射を組み合わせた方法での治療成績を報告している．原病生存率96.1%，全生存率72.3%と手術療法による治療成績と遜色のない結果となっている[2]．腔内照射の有害事象は1回線量が大きい場合に多い傾向があり，また生存期間が長いほど頻度が高まるとされる．

3）術前・術後治療

主気管支に表層性に浸潤のある病巣の術前照射として，また術後の断端陽性例に腔内照射を行った報告はあるが，一般的ではない．

4）術後気管・気管支内再発治療

気管・気管支の限局性再発病変に対して治療を行うことがある．他に転移などなければ根治を目指して前述のb.2)に準じた治療を行う（図VI-8-4）．

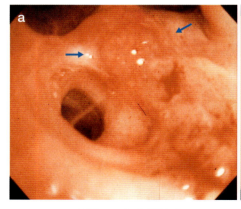 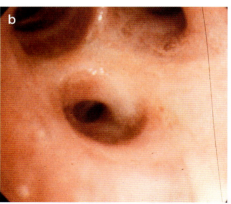

図VI-8-3　症例1，右上葉肺癌
a：右上葉支B2とB3の分岐部に腫瘍（扁平上皮癌，→）を認める．
b：外照射40 Gy/20回＋腔内照射20 Gy/5回の治療後2年半経過，腫瘍は消失している．

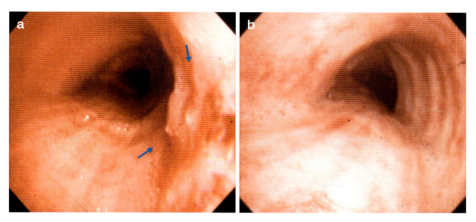

図Ⅵ-8-4 症例2，肺癌術後の気管再発
a：気管の右側壁に不整な腫瘍（扁平上皮癌，⟶）を認める．
b：外照射46 Gy/23回＋腔内照射18 Gy/3回の治療後2年半経過，腫瘍は消失している．

6 おわりに

　気管・気管支腔内照射の基本的な考え方と高線量率腔内照射の手技について解説した．この治療法はマンパワーを必要とすることから，現在新潟県立がんセンターでは肺門部早期肺癌には，限局した範囲に照射が可能な定位放射線治療を行っている．腔内照射と同様に1回線量が多いと気管支潰瘍・穿孔・狭窄・出血などの可能性が高いため基本的には1回線量は6 Gy以下としている．

　なお参考とすべき文献の詳細については文献[3]を参照いただきたい．

文献
1) 野本由人，土器屋卓志，斎藤眞理，他：高線量率気管支腔内照射のガイドライン—厚生省がん研究助成金土器屋班の検討—．日放腫会誌 13：217-222, 2001
2) Saito M, Yokoyama A, Kurita Y, et al：Treatment of roentogenographycally occult endobronchial carcinoma with external beam radiotherapy and intraluminal low-dose-rate brachytherapy：second report. Int J Radiat Oncol Biol Phys 47：673-680, 2000
3) 松本康男：肺癌に対する腔内照射．日本胸部臨床 71：323-331, 2012

（松本康男）

B 気管支内視鏡的放射線治療用マーカー留置術

要点
・放射線治療の対象となる病変の近傍に安全にマーカーを留置する．
・留置したマーカーが脱落することがあり，脱落を起こさない留置術を心がける．

1 治療概念と目的

　この手技は，定位放射線治療を行う際に，放射線治療目的のマーカーを経気管支的に行うものである[1,2]．肺腫瘍への定位放射線治療では，主に呼吸による移動がターゲットを決めるうえで大きな問題となる．呼吸性移動でターゲットとなる病巣を外さないようにする努力が現在もさまざまな方法で行われている．病巣の位置・動きをX線透視でしっかり認識できる金属マーカーの留置は，病巣を外す可能性を低くし，治療中の病巣の位置を

正確に認識可能となるためターゲットのマージンの設定も小さくできる．ターゲットが小さくなれば健常肺への線量を抑制でき，より安全で確実な治療が可能となる．

2 機器と安全管理

　ディスポーザブルゴールドマーカー（オリンパス）は，金マーカーカートリッジ（図VI-8-5a）4個と，イントロデューサー（図VI-8-5b）1組からなる（図VI-8-5）．金マーカーカートリッジには，直径1.5 mmの金マーカーがそれぞれ一つずつ装填されている．金マーカーは純度99.99％の純金を使用し，生体適合性にも優れているとされている．

　イントロデューサーは，金マーカーのプッシャーの役割をする内套（図VI-8-5c）と，EBUSのガイドシースのように先端に不透過チップのついた外套（図VI-8-5d）に分けられる．プッシャーは先端が鋭匙（キュレット）のように曲げることが可能になっており，末梢肺で気管支を選択するときに使用する．プッシャーは通常の鋭匙や，EBUS-GS用の誘導子とは異なり，関節は1つのものしかなく，先端の屈曲する部分の長さも短い．これは，金マーカー留置は肺末梢小型病変の生検などと異なり，おおよその領域に留置ができれば目的を果たすと考えられ，出血などのリスクを少なく処置を行うためである．

　病変内ではなく，病変の近傍に金マーカーを留置するのであれば，抗血小板薬，抗凝固薬の中止は必要としない．病変内に留置をすることを予定している場合には，念のため生検などの観血的処置に準じた対応が必要である．

3 適応と禁忌

a．適応

　高齢や重度の低肺機能，心疾患などの合併により手術適応とならないI期非小細胞肺癌など，定位放射線照射の適応として適切と考えられる症例．

b．禁忌

　禁忌となる症例はかなりまれであると思われるが，定位放射線治療に耐えるのが難しいと思われる程の全身状態の悪い症例は適応外と考えられる．また，金に対する

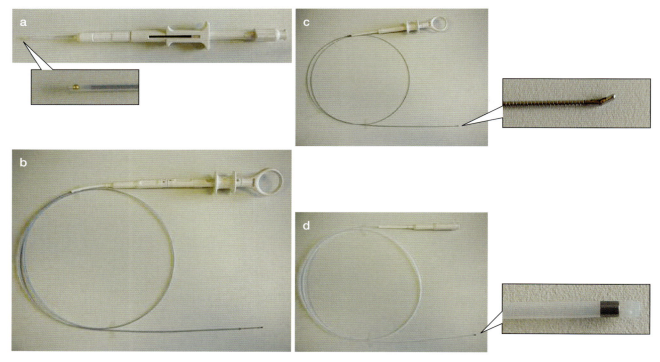

図VI-8-5　ディスポーザブルゴールドマーカー
a：金マーカーカートリッジ，直径1.5 mmのマーカーが1個装填されている．b：イントロデューサー．c：イントロデューサー（内套），プッシャーの役割をする．先端がキュレットのようになっている．d：イントロデューサー（外套），先端に不透過チップがついている．内腔にわずかな突起があり，プッシャーで押さない限り突起の部分でマーカーは止まるように設計されている．

放射線治療

アレルギーがある場合には，禁忌となる．

4 手技

まず，検査前に Thin slice CT やナビゲーションシステムなどを使用して，病変に至る気管支を同定する．次にその気管支を避け，病変の近傍で（病変の外縁から3cm以内）胸膜直下まで至る気管支がないか探す．1つの病変に対して最低1つのマーカーがあれば放射線治療は行えるが，正確に照射を行うためには，1つの病変に対して4個のマーカーを留置する（理由は後述）．病変内にマーカーを留置すると，扁平上皮癌など内部が壊死する病変では，病変内でマーカーが移動することがあり，原則留置部位としないこととしたが，病変内の留置で大きな問題はなかったとの報告もあり，一定した見解はない．

留置の手順を図Ⅵ-8-6に示す．まず目的となる気管支に内套を挿入したイントロデューサーを挿入し，気管支鏡を十分に楔入する．マーカー留置を行う部位のポイントをまとめると表Ⅵ-8-1のようになる．マーカー同士の距離が近すぎると，マーカーを追跡する装置がうまく作動しなくなる．表Ⅵ-8-1は留置上の理想的な目的であって，病変が肺門部など中枢にある場合は，中枢にマーカーを置こうとすると全て脱落してしまう危険性があるので，病変からの距離よりも胸壁からの距離を優先することになる．またマーカー同士の距離が近くなるような気管支しか選択できない場合には，無理に4個目のマーカーを置かずに3個で処置を終了することも検討する．胸壁の近くに留置するために，Cアームを使用できる場合には，胸壁とイントロデューサーの距離がよくわかるように透視の角度を調整する．留置位置を決めたら（図Ⅵ-8-6a），外套を残して内套を抜き去り，外套にマーカーを挿入する（図Ⅵ-8-6b）．このとき，外套の挿入部はマーカーが外套外に落ちないように垂直に保持する．カートリッジは外套に十分に深く挿入してから，外套を倒さないように注意しながらプッシャーである内套を挿入し，マーカーを押し込む．マーカーが外套から出る手前の段階でX線透視を開始して，留置位置の最終確認を行う．位置の微調整後に患者に深吸気をしてもらい，息止めしてもらっている間に，慎重にプッシャーを進めてマーカーを外套外に押し出す（図Ⅵ-8-6c）．プッシャーは根元まで全て挿入すると，先端からかなりの距離で外套から出る．挿入前にどの位置まで挿入すればよいのか，介助者は確認しておくこと．外套外にマーカーが出たのを確認したら，吸気で息止めしている間に比較的勢いよく外套を手前に引く抜く．呼気時に引き抜くと気管支内が陰圧になりやすく，イントロデューサーとともにマーカーが中枢側に移動してしまうことがあるので注意が必要である．病変を取り囲むように4個のマーカーを留置したら終了となる（図Ⅵ-8-6d）．処置に慣れれば，10〜15分程度で全ての処置を終了できる．

5 治療効果と成績

本処置で問題となるのは，金マーカーの脱落である．特に留置後の数日間にほとんどの脱落が発生しているので，金マーカー留置から少なくとも3日間は空けて位置確認のCTを撮影する．金マーカーの脱落率は17〜

表Ⅵ-8-1 金マーカー留置のポイント

1. 胸壁から1cm以内
2. 病変の中心から5cm以内（外縁から3cm以内）
3. マーカー同士は2cm以上離す

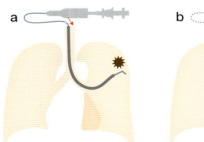 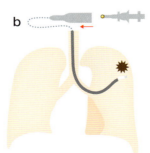 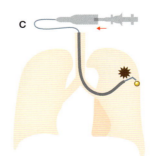 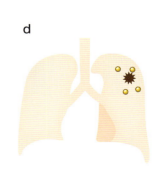

図Ⅵ-8-6　マーカー留置の手順
a：目的の気管支にイントロデューサーを進める．b：内套を抜去し，金マーカーをイントロデューサーに装填する．c：X線透視下に位置を確認し，深吸気で息止めをしてもらってマーカー留置を行う．d：病変を取り囲むように4個のマーカーを留置する．

25%[3,4]と報告されており，平均すると4〜5個のうち1つは脱落することが予想される．1つのキットに4つのマーカーが入っているのは，4個中1つが脱落しても3つのマーカーが残れば，位置確認を正確に行うことができるためである．

脱落しやすい部位は左上葉であり，特に注意が必要である．脱落したマーカーと胸壁の距離は，脱落しなかったマーカーとの距離よりも有意差をもって長いことがわかっており，胸壁から1cm以内の留置を目指す根拠となっている．

6 合併症

Shinagawaらの報告では，2008〜2011年の期間で行った金マーカー留置術を受けた104例のうち，合併症は気胸1件（1%）を認めたのみであった[4]．ドレナージは必要とせず安静のみで改善している．ごく少量の出血を認めることはあるが，合併症と捉えられるような50cc以上の出血は認めなかった．

文献

1) Shirato H, Shimizu S, Shimizu T, et al：Real-time tumour-tracking radiotherapy. Lancet 353：1331-1332, 1999
2) Harada T, Shirato H, Ogura S, et al：Real-Time Tumor-Tracking Radiation Therapy for Lung Carcinoma by the Aid of Insertion of a Gold Marker Using Bronchofiberscopy. Cancer 95：1720-1727, 2002
3) Imura M, Yamazaki K, Shirato H, et al：Insertion and fixation of fiducial markers for setup and tracking of lung tumors in radiotherapy. Int J Radiation Oncology Biol Phys 63：1442-1447, 2005
4) Shinagawa N, Asahina H, Mizugaki H, et al：Insertion and fixation of gold markers using new disposable insertion system for Real-Time Tumor-Tracking Radiotherapy against lung cancer. World Congress for Bronchology and Interventional Pulmonology, abstract 32905, 2012

（品川尚文）

第VI章 治療手技

9 気道ステント留置術
(airway stenting)

> **要点** 気道ステント留置は，気道狭窄や瘻孔に伴う症状を速やかに改善させるだけでなく，その後の治療への橋渡し療法としての役割を担う．現在，Tチューブ，シリコンステント，自己拡張型金属ステント，ハイブリッドステントが使用可能であり，それらの長所・短所を十分理解したうえで，最適なステントを選択する必要がある．

良性・悪性疾患に伴う気道狭窄は，日常診療でしばしばみられる病態である．その程度はさまざまであるが，狭窄の程度が大きい場合は重篤な状態に陥る可能性があり，速やかな治療を必要とする．気道ステント留置をはじめとする内視鏡治療は，気道狭窄に伴う呼吸器症状を緩和・改善することができ[1]，特に緊急性の高い重篤な状態では，第一選択の治療方法である．

1 治療概念と目的

気道ステントは気道を拡げ，内腔を保持する役目を果たす．また，拡張し気道内腔に密着することにより，瘻孔の閉鎖や止血効果も期待できる．

進行期の悪性腫瘍などで，化学放射線療法や外科的治療の適応がない場合，気道狭窄症状を緩和するための重要な選択肢である[1]．また，化学放射線療法の選択肢がある患者においては，一時的にステントを留置して症状を緩和し，その後の化学放射線療法の効果を期待する橋渡し療法としての役割を担う[2]．

2 適応と禁忌

a. 適応

1) 悪性の中枢気道狭窄

腫瘍やリンパ節による壁外性の圧迫がある場合，腫瘍の浸潤で気道壁構造が失われ気道腔の保持が必要な場合，腫瘍を内視鏡的に除去しても早期の再狭窄が予想される場合はステント留置の適応となる．

2) 良性の中枢気道狭窄

長期挿管後，気管切開後，肺移植後，結核後遺症，アミロイドーシス，多発血管炎性肉芽腫症(Wegener肉芽腫症)，良性腫瘍などが適応となる．ステント留置が長期化すると合併症の頻度も増えるため，外科的治療などステント以外の選択肢がないか十分に検討することが必要である．シリコン製のステントを用い，金属製のステントは用いない．

3) 虚脱気道

気管気管支軟化症，再発性多発軟骨炎，Mounier-Kuhn症候群などが適応となる．ステント留置が長期化する可能性が高く，choke pointの移動(虚脱部位がステントの末梢に出現すること)，排痰困難，肉芽などの合併症の危険性も高い．可能な限りCPAP(持続陽圧呼吸)など保存的治療で対処する．また外科的外固定など他の治療選択肢がないかを検討する必要がある．

4) 気道と隣接臓器の瘻孔

食道気管支瘻や気管縦隔瘻などが適応となる．食道気管支瘻は，栄養障害によるQOL低下や瘻孔を介した肺炎・縦隔炎を引き起こすため，瘻孔の閉鎖が必要である．食道・気道のダブルステントが推奨されているが[1]，食道ステントあるいは気道ステント単独での治療も行われる．密閉性の高い自己拡張型金属ステント(カバードタイプ)が推奨される[1]．

b. 禁忌

生命を脅かす緊急性の高い病態において，厳密には禁忌はない[3]．しかし，ステント治療を選択する際には，常に患者の利益と不利益を考える必要がある．特に良性疾患の場合，ステント以外の選択肢がないかを十分に検

討すべきである．大動脈瘤など血管病変による気道の圧迫は大出血の危険性が高く，可能な限り避けるべきである．その他，禁忌ではないが区域支にはステントを挿入できないため，狭窄が区域支に及ぶ場合には適応にならないことが多い．また，末梢肺の血流が保たれていない場合も適応外である．

3 機器および手技

a. 術前の準備

患者の状態（臨床症状，理学所見，検査所見，服薬内容など）を事前にしっかりと把握しておく．予定手術の場合，手術日まで待機する余裕があるか，緊急手術を要するかといったステント留置のタイミングの判断は重要である．呼吸状態をはじめ，比較的合併症の多い病態（上大静脈症候群，反回神経麻痺）の有無についても確認しておく．またCTを撮影し，水平断，矢状断，冠状断，3Dなどから，病変を評価しステント治療の計画を立てておく．

b. 麻酔

シリコンステントの留置には，全身麻酔下に硬性気管支鏡を用いて行う必要があるが，自己拡張型金属ステントやハイブリッドステントは，局所麻酔下に軟性気管支鏡を用いて留置することが可能である．ステント留置時の全身麻酔法については，〔第Ⅱ章13「硬性気管支鏡（基本手技）」参照（→67頁）〕．

c. ステントの選択

ステント径は大きすぎると阻血による組織障害や肉芽形成を引き起こし，小さすぎると逸脱する．またステントが長すぎると去痰困難を助長し，短すぎるとステント端に腫瘍が早期に進展し再狭窄をきたす．ステントの種類やサイズは，病変の特徴やステントの特性を考慮し患者に最適なものを選択する．

わが国では，下記ステントが利用可能である．

1）Tチューブ

1965年にWilliam W. Montgomeryにより報告[4]されたT型のチューブで，声帯直下の気道狭窄に用いるステントの中で最も安全性が高く，半世紀以上を経た現在でも上部気管狭窄に広く用いられている．

種類・形状：気管上方（声帯側），前方（気管孔側），下方（末梢気管側）の三方向に開口部をもつT型のシリコン

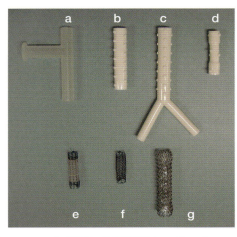

図Ⅵ-9-1　わが国で使用可能なステント
a：Tチューブ，b：Dumonステント（円筒型），
c：Dumonステント（Y型，Yステント），
d：Dumonステント（砂時計型，STステント），
e：ウルトラフレックスステント（covered type），
f：ウルトラフレックスステント（uncovered type），
g：AEROステント．

チューブ（図Ⅵ-9-1a）である．

挿入方法：前頚部に外科的に気管切開孔を作製し，畳んだTチューブを用手的に挿入する．

適応：上部気管の狭窄病変，特に声帯直下の狭窄病変はよい適応である．

長所：合併症が少なく安全性が高い；気管孔に固定されるため逸脱の危険性が少ないことや，他のステントのように，拡げて気管壁に固着させる必要がないため，過度の拡張による気管壁の阻血や肉芽の形成の危険性が少ないこと．三方向チューブのため，声帯や上気道の閉鎖がある場合は前方開口部からの呼吸が可能である．排痰困難の場合，前方開口部から吸引することも可能である．また前方開口部に蓋をすることにより，発声が可能である．抜去や入れ替えは，他のステントに比べ容易である．

短所：外科的に気管孔を作製する必要があり，他の気道内埋め込み型のステントに比べ侵襲的である．また，チューブが前頚部に突出するため，美容の問題がある．

2）シリコンステント

1990年にJean-François Dumonにより報告[5]されたシリコン製のDumonステント（Novatech社，図Ⅵ-9-1b,c,d）は，世界中で広く用いられており，気道ステントのゴールドスタンダードと考えられている．

種類・形状：気管，気管支に挿入する円筒型ステント（図Ⅵ-9-1b），気管分岐部に挿入するYステント（図Ⅵ-9-1c），上気道の良性狭窄に用いる砂時計型ステント（STステント，図Ⅵ-9-1d）が使用可能である．ステ

ントの壁には，スタッドとよばれる小突起がついており，ステントの逸脱を防ぐ．

挿入方法：全身麻酔下に，ステント留置専用の硬性気管支鏡を用いて挿入する．シリコンステントをイントロデューサーに充填し，狭窄部分にプッシャーで押し出す（図VI-9-2）．

適応：前述の全ての適応症に対応する．

長所：金属ステントに比べ抜去や位置の修正が容易，ハサミで簡単に切ることができるため長さや形をカスタマイズすることが可能，金属ステントに比べ安価，高い耐久性，Yステントの選択が可能であること〔気管分岐部周囲の病変（図VI-9-3），右上幹中間幹分岐部周囲の病変や左上下幹分岐部周囲の病変にも対応できること[6]，逸脱の危険性が少ないこと〕が長所である．

短所：全身麻酔や硬性気管支鏡を必要とし，術者の熟練を要する．

3）自己拡張型金属ステント

わが国では，ウルトラフレックスステント（Boston Scientific 社）が使用可能である．

種類・形状：ニチノール製のステント．ステントの編み

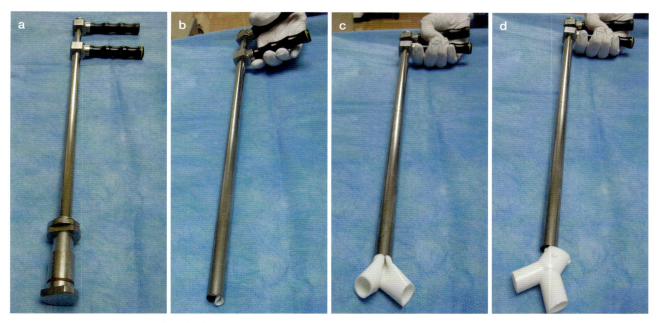

図VI-9-2　Dumon ステントの留置
a, b：専用の器具（フューネル）を用いてステント挿入用外筒内（イントロデューサー）にステントを畳んで充填する．c, d：内筒（プッシャー）でイントロデューサーからステントを押し出す．

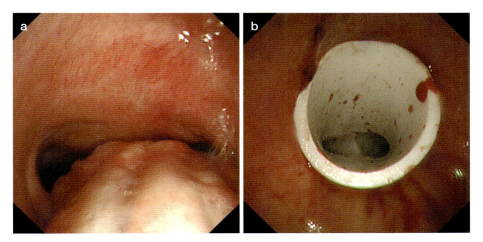

図VI-9-3　Dumon Y ステントを留置した肺扁平上皮癌症例
a：気管後リンパ節および気管分岐下リンパ節腫脹による下部気管・左右主気管支の狭窄．
b：Dumon Y ステント留置後．

目から内腔に腫瘍や肉芽が浸潤しないようにポリウレタン膜で覆ったカバードタイプ（図Ⅵ-9-1e）とカバーなしのアンカバードタイプ（図Ⅵ-9-1f）の2種類がある．

挿入方法：局所麻酔下に軟性気管支鏡を用いての挿入，全身麻酔下に硬性気管支鏡を用いての挿入のいずれも可能である．病変までの誘導のためのガイドワイヤーが利用可能である．デリバリーシステムの先端に自己拡張型金属ステントが糸（リリーススーチャ）で巻き付けられており，フィンガーリングを引きリリーススーチャをほどくことにより，金属ステントを気道に拡張させる（図Ⅵ-9-4）．末梢側からほどけるタイプと中枢側からほどけるタイプの2種類がある（図Ⅵ-9-4c）．ステント位置の確認にはX線透視を用いる．

適応：悪性病変による気道狭窄や瘻孔に使用できる（図Ⅵ-9-5）．将来的に化学放射線療法などの効果が期待され，抜去可能になると予想される症例には使用しない．また良性病変には使用しない．

長所：局所麻酔下に軟性気管支鏡を用いて挿入することが可能である．ステント自体に柔軟性があり，円筒型でない不規則な気道（屈曲，砂時計型，円錐型の気道）にも

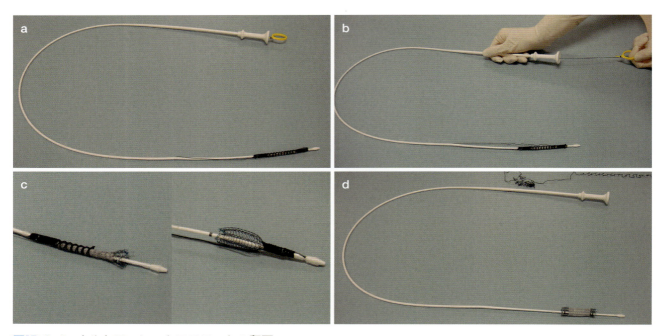

図Ⅵ-9-4　ウルトラフレックスステントの留置
a：デリバリーシステム，b：フィンガーリングを引きステントを巻き付けている糸をほどく，c：末梢から拡張するタイプ（左）と中枢から拡張するタイプ（右），d：拡張したウルトラフレックスステント．

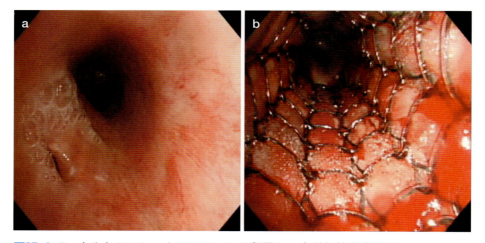

図Ⅵ-9-5　ウルトラフレックスステントを留置した食道気管支瘻症例
a：左主気管支の食道気管支瘻，b：ウルトラフレックスステント留置による瘻孔閉鎖．

挿入可能である．痰の喀出にも有利である．

短所：長期間留置をした場合，抜去が難しい．カバードタイプであっても，両端に長さ7.5 mmの膜のない部分があるため，金属部分が上皮や肉芽に覆われ気道内に埋没し，抜去には困難を伴う．その他，スタッドがなく留置当初には逸脱しやすいこと，金属疲労などで破損する危険があり耐久性に欠けること，拡張力が弱いこと，シリコンステントに比べ高価であることが短所である．

4）ハイブリッドステント

金属ステントの長所である良好な挿入性と，シリコンステントの長所である良好な抜去性を併せ持つ．わが国ではAEROステント（Merit Medical社）が利用可能である．

種類・形状：ニチノールからなる金属壁の全体をポリウレタンカバーで覆ったフルカバードステントである（図Ⅵ-9-1g）．ステント端は中央に比べ2〜3 mm径が大きく，狭窄部分にフィットし逸脱しないよう工夫がされている．

挿入方法：局所麻酔下に軟性気管支鏡を用いての挿入，全身麻酔下に硬性気管支鏡を用いての挿入のいずれも可能である．デリバリーシステムのシース内に畳まれた自己拡張型ステントを，シースを引いてステントを解放することにより，気道に拡張させる（図Ⅵ-9-6）．ガイドワイヤーを用いて狭窄部分にステントを進めX線透視下に留置するタイプと，デリバリーシステムの内腔に気管支鏡を通し気管支鏡観察下に留置するタイプの2種類がある．

適応：悪性病変による気道狭窄や瘻孔に使用できる．将来的に化学放射線療法などの効果が期待され，抜去可能になると予想される症例における一時的な使用も可能である（図Ⅵ-9-7）．良性病変には適応がない．

長所：局所麻酔下に軟性気管支鏡を用いて容易に挿入することが可能である．また，金属部分全体が膜で覆われており，気道内に埋没することがないため，抜去や修正が容易である．ウルトラフレックスステントに比べ拡張力が強い．

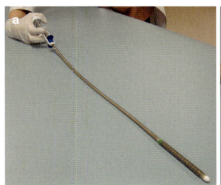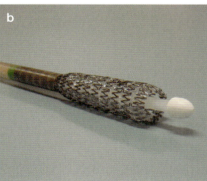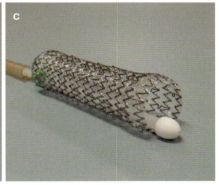

図Ⅵ-9-6　AEROステントの留置
a：デリバリーシステム，b：シースを引き寄せることにより畳まれたAEROステントが拡張する，c：拡張したAEROステント．

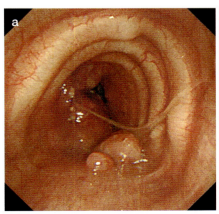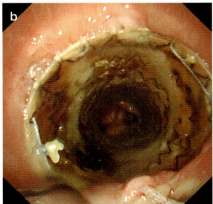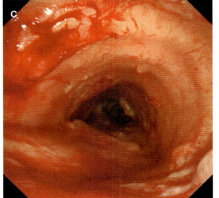

図Ⅵ-9-7　化学療法奏効のためAEROステントを抜去した肺小細胞癌症例
a：ステント留置前，b：AEROステント留置後3か月，c：AEROステント抜去直後．

短所：ウルトラフレックスステントに比べ柔軟性に欠けること，金属疲労などで破損する可能性があること，高価であることが短所である．

d. ステントの留置

X線透視や内視鏡下に，ステントを気道内に留置し拡張させる．位置の修正が必要な場合，把持鉗子でステントの端を把持して行う．ステントはいったん気道内に留置すると，口側に引き寄せることは比較的容易だが，末梢側に押し入れるのには困難を伴うことが多い．ステントを解放してから位置を修正する場合には，ステントを抜きすぎないように注意する．また，金属ステントを把持する場合，鉗子が金属に引っかかって鉗子が抜けなくなることがあり注意を要する．

e. 術後管理

ステント留置後は，N-アセチルシステインや生理食塩水を吸入し，気道を加湿し去痰に努めることが望ましい．通常，定期的な気管支鏡によるメインテナンスは必要としない．

f. ステントの抜去

ステントの抜去は全身麻酔下に硬性気管支鏡を用いて行うことが望ましい[7]．特に自己拡張型金属ステントの抜去は困難で，合併症を伴うことが多いため，経験豊富な専門の施設で行われるべきである．

4 治療効果と成績

American College of Chest Physiciansのグループにより行われた悪性中枢気道狭窄に対する気管支鏡治療に関する多施設登録研究(AQuIRE)からのデータ[8]によると，ステントを用いた中枢気道狭窄治療の技術的成功率（正常気道径の50％以上まで再拡張できた症例の割合）は98％であった．Borg scoreを用いた呼吸困難の評価では，53％においてステント留置後に呼吸困難が有意に改善した．またSF-6Dから算出した健康関連のQOLは42％で有意に改善した．

5 合併症と安全管理

主な合併症は，下気道感染，肺炎，肉芽形成，粘液貯留・閉塞，喀血，ステントの逸脱などである[9]．AQuIREからのデータによるとステント治療症例に起こった合併症は3.7％，死亡につながる重篤な合併症は0.5％，術後30日における生存率は78％と報告されている[10]．

いずれのステント挿入経験と技術を要する．術者はステント挿入手技を行う前に，実技セミナーなどで，その手技を十分身につけておく必要がある．また開始初期には熟練した医師の直接指導のもとに行うべきである．重篤な症例やステント挿入が難しい症例，ステントを抜去する症例は経験の多い施設で行われるべきである[7]．

自己拡張型金属ステントやハイブリッドステントは，局所麻酔下の軟性気管支鏡での挿入，全身麻酔下の硬性気管支鏡での挿入のいずれも可能である．どちらがよいかについて議論する論文があるが，多くの学会やステント治療のスペシャリストは，局所麻酔下でステントを挿入するにしても，有事に備え，いつでも硬性気管支鏡が使用できる環境でステント挿入を行うことを推奨するという考えで一致している[3]．患者の利益と安全を最優先に治療法を選択すべきである．

文献

1) Simoff MJ, Lally B, Slade MG, et al：Symptom management in patients with lung cancer：Diagnosis and management of lung cancer, 3rd ed：American College of Chest Physicians evidence-based clinical practice guidelines. Chest 143：e455S-497S, 2013
2) Oki M, Saka H：Temporary use of silicone stents for severe airway stenosis in untreated malignant lymphoma. J Bronchology Interv Pulmonol. 20：21-27, 2013
3) Freitag L：Airway stents. Eur Respir Mon. 48：190-217, 2010
4) Montgomery WW：T-tube tracheal stent. Arch Otolaryngol 82：320-321, 1965
5) Dumon JF：A dedicated tracheobronchial stent. Chest 97：328-332, 1990
6) Oki M, Saka H：Double Y-stenting for tracheobronchial stenosis. Eur Respir J 40：1483-1488, 2012
7) 古川欣也，沖　昌英，白石武史，他：日本呼吸器内視鏡学会気道ステント診療指針作成ワーキング・グループ．気道ステント診療指針―安全にステント留置をおこなうために―．気管支学　38：463-472, 2016
8) Ost DE, Ernst A, Grosu HB, et al：AQuIRE Bronchoscopy Registry. Complications Following Therapeutic Bronchoscopy for Malignant Central Airway Obstruction：Results of the AQuIRE Registry. Chest 148：450-471, 2015
9) Ost DE, Shah AM, Lei X, et al：Respiratory infections increase the risk of granulation tissue formation following airway stenting in patients with malignant airway obstruction. Chest 141：1473-1481, 2012
10) Ost DE, Ernst A, Grosu HB, et al：AQuIRE Bronchoscopy Registry：Therapeutic bronchoscopy for malignant central airway obstruction：success rates and impact on dyspnea and quality of life. Chest 147：1282-1298, 2015

〈沖　昌英〉

10 肺瘻・気管支瘻の閉鎖術

A 難治性肺瘻の治療

> **要点** 手術困難または手術を回避したい続発性難治性気胸，術後肺瘻，有瘻性膿胸，他臓器との気管支瘻において，Endobronchial Watanabe Spigot（EWS®）を用いた気管支充填術は低侵襲かつ有用な治療法の1つである．

1 病態

肺気腫や間質性肺炎，肺悪性腫瘍などを背景疾患として発症する続発性気胸の症例では，適切な胸腔ドレナージを行っても気漏が遷延することがしばしば経験される．細菌，抗酸菌などの感染による膿胸が有瘻化した場合においても，気漏が遷延し治療に難渋することが多い．これらの症例においては低肺機能，全身状態不良などの理由から手術困難あるいは手術回避が望ましいと判断されることが多く，より低侵襲な治療法が求められる．

2 治療概念と目的

気管支充填術とは種々の気管支充填材で気管支を閉塞することにより難治性肺瘻，気管支瘻などの病態の改善を得ることを目的とした内視鏡的治療法である．2013年にシリコン製気管支充填材であるEWS®が保険収載され，日常診療における使用が可能となった．

3 適応

手術不能あるいは手術を回避したい続発性難治性気胸，術後の遷延する肺瘻，有瘻性膿胸，他臓器との気管支瘻が適応となる病態である[1]．

4 機器

EWS®はS, M, Lの3つのサイズ（最大径5, 6, 7 mm）がある（図Ⅵ-10-1a）．
挿管用のスライディングチューブ®（PORTEX, カフなし，内径8 mm），責任気管支同定のためのバルーンカテーテル（B5-2C：Olympus），EWS®を把持するための把持鉗子（FG-14P：Olympus），気管支鏡（バルーンカテーテルや把持鉗子が入るチャネルをもつもの）を用いる．

5 手技

責任気管支同定にはバルーンテストを用いる．関与が疑われる気管支を葉支→区域支→亜区域支の順にバルーンカテーテルで約15～20秒閉塞し，ドレーンからの気漏が消失または減少した気管支を責任気管支とする．約半数の症例でバルーンテストでの責任気管支同定が可能である[1]．バルーンテストでの責任気管支同定が困難な症例に対しては，胸部CT所見や胸腔造影所見などから責任気管支を推定する[1,2]．

EWS®の充填手技は，局所麻酔下にスライディングチューブ®挿管下で軟性気管支鏡を用いて行うと充填しやすい．全身麻酔下にラリンゲルマスクや気管挿管にて施行することもある．原則として亜区域支にMサイズのEWS®を充填する．あらかじめ気管支鏡のチャンネ

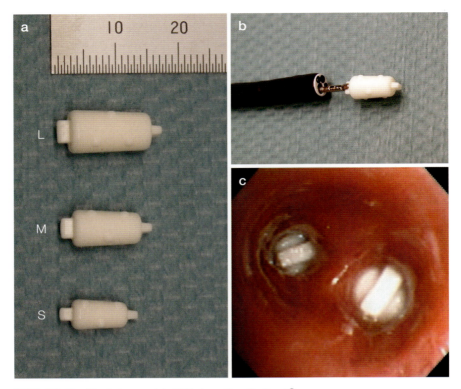

図VI-10-1　Endobronchial Watanabe Spigot®
a：3つのサイズのEWS®，b：把持鉗子で把持したEWS®，c：気管支に充塡されたEWS®

ルに通しておいた把持鉗子でEWS®の中枢端を把持し（図VI-10-1b），目的とする気管支の付近まで気管支鏡を進める．EWS®の中枢端の辺縁が亜区域支入口部の気管支上皮で少し覆われるくらい深く充塡する（図VI-10-1c）．

6　治療成績

続発性難治性気胸，術後肺瘻，有瘻性膿胸などに対してEWS®を用いた気管支充塡術を実施された報告では，気管支充塡術単独または胸膜癒着術との併用により，57.1〜86.0％の症例で保存的にドレーン抜去が可能であった[1〜3]．他臓器との気管支瘻の症例においても有効例が報告されている[4]．

7　合併症

EWSの脱落や閉塞性肺炎が主な合併症として報告されているが，重篤な合併症は比較的まれである[1〜3]．

文献

1) Watanabe Y, Matsuo K, Tamaoki A, et al：Bronchial occlusion with Endobronchial Watanabe Spigot. J Bronchol 10：264-267, 2003
2) Kaneda H, Minami K, Nakano T, et al：Efficacy and long-term clinical outcome of bronchial occlusion with endobronchial Watanabe spigot for persistent air leaks. Respir Investig 53：30-36, 2015
3) Sasada S, Tamura K, Chang YS, et al：Clinical evaluation of endoscopic bronchial occlusion with silicone spigots for the management of persistent pulmonary air leaks. Intern Med 50：1169-1173, 2011
4) Uesato M, Kono T, Akutsu T, et al：Endoscopic occlusion with silicone spigots for the closure of refractory esophago-bronchiole fistula after esophagectomy. World J Gastroenterol 23：5253-5256, 2017

（佐久川　亮）

B 術後気管支断端瘻の治療

> **要点** 肺切除後気管支断端瘻は致命的になることがあるため，速やかに診断し治療することが肝要である．気管支鏡治療が可能な場合もあるが，治療困難な際には速やかに外科治療を考慮する．

　肺切除術後の気管支断端瘻は全摘術後で4.5〜20％，肺葉切除で0.5％前後で発症する合併症であり[1]，特に右全摘や右下葉切除後に多いとされている[2]．

　気管支断端瘻は，著明な気瘻のため多かれ少なかれ呼吸不全の状態にあること，さらに気管支断端瘻に引き続き吸引性肺炎や急性呼吸窮迫症候群により致命的となることがあるため，速やかに治療を要する．

1 治療概念と目的

　気管支断端瘻により胸腔内と交通が生じると，本来無菌状態である胸腔内に気管支内腔側からの細菌感染が生じ，有瘻性膿胸となる．また，胸腔内より胸水が逆流することにより対側健側肺へ胸水の吸い込みが生じ，吸引性肺炎や急速呼吸窮迫症候群を引き起こす．最終的には呼吸不全や敗血症で致命的となる．

　治療は瘻孔閉鎖，感染制御，胸水の吸引防止が重要である．まず胸腔ドレナージと抗菌薬治療は必須であり，引き続き気管支鏡治療で気管支と胸腔との交通を遮断することが重要である．その結果，同側残存肺の拡張が得られることにより気管支断端の胸腔側の裏打ちが促されることや，気管支断端の肉芽形成が促進されることが期待される．

2 診断

　突然の赤褐色調の水様性痰に伴い発熱や呼吸困難がみられる際には，気管支断端瘻を積極的に疑う．その際に，血液検査で白血球数やCRPなどの炎症反応や，胸水の性状などを評価する．さらに，胸部X線や胸部CTで気胸の存在も重要な所見である．確定診断は気管支鏡による気管支断端の確認である（図Ⅵ-10-2）．直接所見として気管支断端付近の潰瘍形成や壊死組織がみられる場合には，気管支断端瘻の診断は容易であり，瘻孔が大きい場合には気管支内腔より胸腔内が観察できることもある．しかし，瘻孔が小さい場合には一見正常な気管支断端にみえることもあり，診断に苦慮する．その際はインジゴカルミンなどの色素散布により胸腔との交通を確

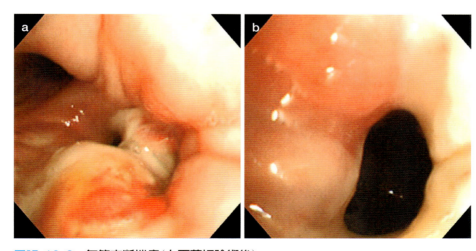

図Ⅵ-10-2　気管支断端瘻（右下葉切除術後）
a：気管支断端の壊死性変化と瘻孔形成がみられる．b：瘻孔より胸腔内が確認できる．

認することが有用である．

3 適応

　気管支鏡治療の利点は，患者に対する侵襲が少なくすむことである．気管支鏡にて瘻孔が確認できた場合には，治療オプションの1つとして，まず気管支鏡治療を考慮してよいと思われる．しかしながら，呼吸状態のコントロールが難しい場合や，感染のコントロールが難しい場合には，内視鏡治療に固執せず，外科的治療も考慮すべきである．

4 機器と安全管理

　瘻孔閉鎖に使用される充填剤としては，古くからフィブリン糊[3]（図VI-10-3a, b），シアノアクリル系の医療用アロンアルファ®[4]，ヒストアクリル®などが用いられている．近年では，ポリグリコール酸（PGA）シートとの併用[5,6]（図VI-10-3c, d），シリコン[7]，vascular plug[8]などの報告がある．ただし，多くは適用外使用であるため，注意を要する．気管支鏡は通常のものでよいが，処置用チャンネルは大口径のものが望ましい．

　施行中は，特に呼吸状態に注意する．気管挿管すると気管支鏡や処置具の出し入れが容易となるが，必須ではない．局所麻酔は通常通り行い，鎮痛鎮静はオピオイドを使用すると処置が比較的容易になる．ミダゾラムによる鎮静も行ってよいが，特に呼吸状態の悪化に注意しながら使用する．

5 手技

　気管支鏡の処置用チャンネルより，専用チューブカテーテルや中心静脈カテーテルなどを用いてフィブリン糊やアロンアルファ®を注入する．フィブリン糊の場合は，A液（フィブリノーゲン）とB液（トロンビン）を専用チューブカテーテルであれば別々の注入口，中心静脈カテーテルを流用する際には別々のチューブカテーテルを用いて注入する．瘻孔が小さい場合には有効である．ア

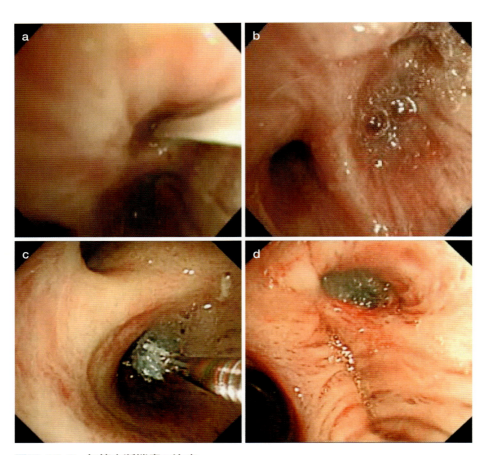

図VI-10-3　気管支断端瘻の治療
　a：カテーテルを用いてフィブリン糊を注入，b：フィブリン糊注入後，c：把持鉗子を用いてPGAシートを瘻孔へ誘導，d：瘻孔内へのPGAシート充填後．

ロンアルファ®は即時に周囲組織と接着するが，気管支鏡先端に液を付着させないように注意する．

シリコンやPGAシートは，把持鉗子を用いて瘻孔に充填する．これらは比較的大きい瘻孔に対しても使用できる．特にPGAシートは小さくカットして少しずつ充填することが成功への鍵であり，これにフィブリン糊などの治療を合わせるとさらに効果的である．

いずれの治療も一度で治癒し得ないこともあるため，くり返し行うこともある．ただし，数回施行しても効果が得られない場合には，内視鏡治療に固執せず手術治療に移行する．

6 治療効果と成績

一時的な瘻孔閉鎖は比較的容易であるが，フィブリン糊やアロンアルファ®は，自然な融解や咳嗽などにより充填物が瘻孔より外れてしまうことが多い．シリコンやPGAシートは比較的長期にわたり瘻孔内へとどまるため，治療効果は高い．充填物が保持されるかどうかは，瘻孔の大きさや周囲組織の脆弱性にかかってくると思われる．瘻孔周囲の壊死が強い場合には，充填された後から壊死の部分が脱落し，瘻孔が拡大することがある．瘻孔径が大きい場合には気管支鏡治療が奏効しない可能性が高くなる．Shekarら[2]は瘻孔の大きさが8mmを超える場合には気管支鏡治療が有効でないと報告しており，Yamamotoら[6]は7mm以下の瘻孔の7例に気管支鏡治療を行い全例奏効したと報告している．また一方では，Jindalら[7]はカスタマイズしたシリコン充填物により，径2cmの瘻孔を閉鎖することができたと報告しているが，硬性気管支鏡を使用する必要があり，限定された治療であると考えられる．瘻孔が大きい場合，また瘻孔周囲の壊死が強い場合には，速やかに外科的処置を考慮すべきであろう．

文献

1) Cerfolio RJ：The incidence, etiology, and prevention of postresectional bronchopleural fistula. Semin Thorac Cardiovasc Surg 13：3-7, 2001
2) Shekar K, Foot C, Fraser J, et al：Bronchopleural fistula：an update for intensivists. J Crit Care 25：47-55, 2010
3) Onotera RT, Unruh HW：Closure of a post-pneumonectomy bronchopleural fistula with fibrin sealant（Tisseel）. Thorax 43：1015-1016, 1988
4) Clemson LA, Walser E, Gill A, et al：Transthoracic closure of a postpneumonectomy bronchopleural fistula with coils and cyanoacrylate. Ann Thorac Surg 82：1924-1926, 2006
5) Imai K, Matsuzaki I, Minamiya Y, et al：Postoperative bronchial stump fistula after lobectomy：response to occlusion with polyglycolic acid mesh and fibrin glue via bronchoscopy. Gen Thorac Cardiovasc Surg 59：771-774, 2011
6) Yamamoto S, Endo S, Minegishi K, et al：Polyglycolic acid mesh occlusion for postoperative bronchopleural fistula. Asian Cardiovasc Thorac Ann 23：931-936, 2015
7) Jindal A, Agarwal R：Novel treatment of a persistent bronchopleural fistula using a customized spigot. J Bronchology Interv Pulmonol 21：173-176, 2014
8) Spiliopoulos S, Krokidis M, Gkoutzios P, et al：Successful exclusion of a large bronchopleural fistula using an Amplatzer II vascular plug and glue embolization. Acta Radiol 53：406-409, 2012

（山本真一）

第VI章 治療手技

11 異物除去術
(foreign body removal)

> **要点** 成人気道異物の多くは，局所麻酔下軟性気管支鏡による摘出が可能である．全身麻酔下に軟性気管支鏡で気道異物除去を除去する際には，ラリンジアルマスクの使用が有用(特に小児)である．成人・小児ともに軟性気管支鏡による摘出が困難な気道異物は硬性気管支鏡に変更して試みるべきである．

1 異物の病態

気道異物とは気道内に留まってしまった外来性喀出不能物質のことである．

3歳以下の乳幼児と高齢者に多く，異物が大きい場合には上部気道閉塞を生じ生命を脅かす状態になりえる．喀出させる緊急処置法として小児，成人に対してはHeimlich法(腹部突き上げ法)[1]，1歳未満の乳児に対しては背部叩打法と胸部突き上げ法が有用であることは知っておくべきである．

呼吸器内視鏡医が関わる気道異物は下部気道異物であり，誤嚥初期には異物の存在部位と大きさによって種々の換気障害が生じる．時間が経過すると異物の介在により，異物周囲の炎症反応が生じ肉芽性病変が形成され(図VI-11-1)，異物が肉芽に埋もれてしまうと診断が困難となる．

2 診断

a. 胸部X線所見

X線非透過性異物であれば診断は容易である．透過性異物の指摘は困難であるがなんらかの二次的な変性所見を示す症例が多い．異物を示唆する間接的画像所見は気管支のチェックバルブ作用による末梢肺透過性亢進，無気肺，縦隔偏位などである．心縦隔陰影が吸気時に患側に移動し，呼気時に健側に復するいわゆるHolzknechtサインを呈することもある．なお外来での簡易診断法として胸郭背部に両手を置いて左右の可動性を観察すると，呼吸時に患側の胸郭運動が低下する例が多いことを知っておくと便利である．異物は気道内で移動することがあり，摘出時の目的気管支に異物が存在しなかったという報告もあるので，摘出術直前のX線検査は必須である．

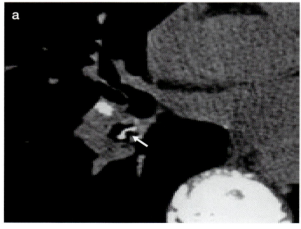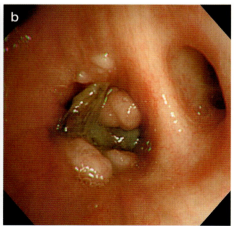

図VI-11-1 魚骨異物
a：下葉気管支内に石灰化物質が存在(→)，b：異物周囲に肉芽が増生．

b. CT画像

CTは異物の存在判定のみでなく，気道のどの部分に介在するかの部位的診断を可能とする．高速らせんCTは撮影時間も短時間で終了するため，長時間の静止が困難な小児でも良好な画像を得ることができる．MPR画像（multiplanar reconstruction，多断面画像）やvirtual bronchoscopy画像も，気管支鏡検査・処置に先立ったシミュレーションを行うことができ，有用である．

c. MRI画像

小児気道異物で最も多いピーナッツはX線透過性異物であり油脂を含むためT1強調画像で描出され有用であるが，乳幼児のMRI検査には十分な鎮静が必要であり時間も要するので対象となる症例を選ぶ必要がある．

d. 気管支鏡所見

異物の最終的な診断は気管支鏡による異物本体の確認である．誤嚥後早期であれば確認は容易であるが，長期介在例では異物による気管支上皮への刺激で肉芽が形成され，確認が困難となる．肉芽組織に覆われた病変は，上皮が種々の変化を示す上皮型の増生所見を呈し，扁平上皮癌などの悪性病変や結核・炎症性ポリープ類似の所見を呈する．異物疑い例で肉芽により異物が確認できないときには穴を掘るように肉芽組織を繰り返し生検し病理学的検討を行う必要がある．異物疑い例ではこのような操作により生検時に異物が露出して確定診断できることが多い．

3 実際の手技

a. 成人例に対する局所麻酔下処置

成人の気道異物摘出は通常，局所麻酔下に軟性気管支鏡を用いて行われる．処置は通常の検査よりも時間がかかる場合が多く，ミダゾラムなどの鎮静剤の使用は患者の負担を軽減する．気管支鏡の挿入経路は経鼻でも経口でもよいが，小異物を除き基本的には経口挿入をする．摘出器具は種々の把持鉗子や異物を挟み込んで摘出するバスケット鉗子が市販されている（図Ⅵ-11-2）．異物の部位や形状によって適切な鉗子を選択する必要がある．また，処置用の気管支鏡は鉗子孔が大きいので消化器内視鏡用に開発された器具の使用も可能である．処置具は1つのものに固執せず，部位や状況によって機器を次々と取り替えて使うようにする．

実際の摘出手技は異物が気管や主気管支に存在する場合は最初から摘出鉗子を使用することが可能である．しかし，末梢気管支にある場合には摘出器具が使用できる中枢気管支まで異物を移動させる必要がある．中枢気管支へ移動させるには，鋭匙を利用して掻き出す方法やバルーンカテーテルを利用し中枢まで引き出す方法がある．バルーンカテーテルを利用した方法が最も容易で有用である．バルーンを異物の末梢気管支まで挿入し，バルーンを膨らませてから中枢気管支まで引きずり出し，その後バスケット鉗子や異物鉗子を用いて摘出する（図Ⅵ-11-3）．バルーンの操作は助手が行い，摘出中は気管支鏡画像を見ながらバルーン拡張の程度を調節する必要がある．

小さな異物は鉗子孔に異物を密着させて吸引のみで除去可能である．異物をバスケット鉗子に取り込めず声門下腔から取り出せない例では，異物を気管まで移動させた後にゆっくりと体位を変換して膝を立てた頭低位とし，静かに吸気させた後に1秒量検査時と同じように強制呼気を行ってもらう．この方法でも排出できない約2cm以上の異物にはさらにHeimlich法を試みる．それでも排出困難な例は，静脈麻酔による鎮静下に異物を気道内で分割し，挿入したチューブ内に異物を移動させ順次チューブごと気道より抜去する方法が有用である．

なお異物を気道内から引き出すときに，口腔内に異物を落として紛失してしまうことがあるので注意する．

b. 成人例に対する全身麻酔下処置

気道異物は高齢者に多く，認知症の合併例も多い．意思疎通困難な場合や異物除去に長時間を要することが予想される場合には，全身麻酔下の処置を選択したほうがよい．成人では挿管チューブ内に軟性気管支鏡が存在しても十分な換気は可能であるが，ラリンジアルマスクは挿管に伴い生じやすい高血圧や不整脈の発症が回避でき，挿管チューブよりも刺激が少なく麻酔を浅く維持でき，覚醒も早いという利点がある．また，体格の小さな女性では細い挿管チューブしか挿入できないことがあり，気管支鏡挿入によって挿管チューブの内腔がさらに狭小化するのでラリンジアルマスクを利用したほうが有利である[2]．

気管チューブと人工呼吸器回路の間にサクションセーフ機能のあるコネクターを装着することで，陽圧換気を維持しつつ気管支鏡処置が可能となる．異物除去時にはコネクター接続の直前まで気管支鏡ごと引き抜き，助手にコネクターを一時的に外してもらい異物を回路外に摘出する．

硬性気管支鏡は全身麻酔下に挿入しないといけないこと，観察可能範囲が区域枝までであり，上葉支には適応

第VI章 治療手技

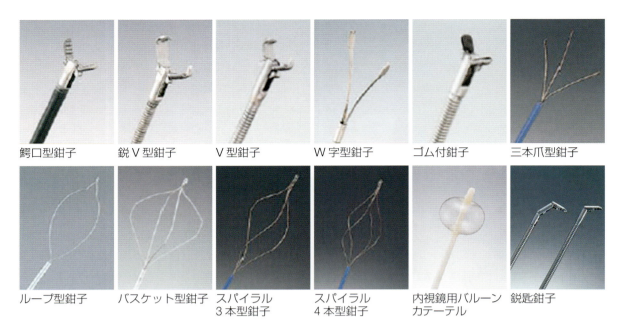

図VI-11-2 異物摘出に用いる器具
〔写真提供オリンパス〕

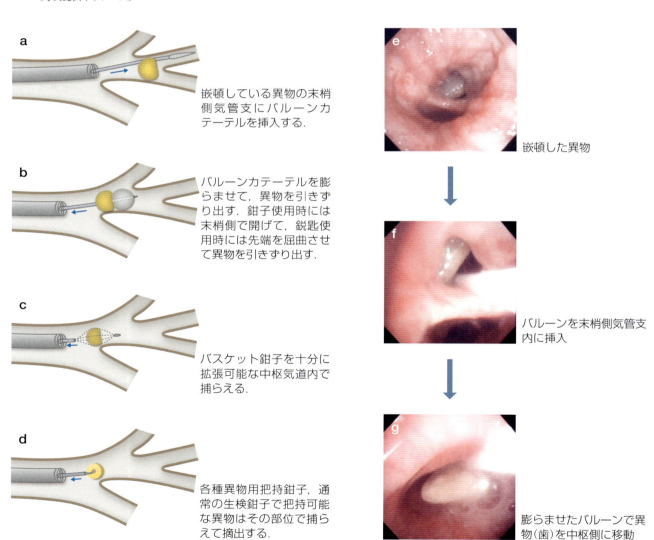

図VI-11-3 異物の摘出手技
（a〜d：模式図，e〜g：気管支鏡画像）

できないという欠点はあるが異物の摘出においては操作性に優れ，鉗子の把持力も強く種類も豊富であるため確実な摘出が可能となる．軟性気管支鏡による摘出が困難な長期介在異物や金属など硬く滑りやすい異物の摘出には有用である．

c. 小児例に対する処置

小児に対する気管支鏡処置では，硬性気管支鏡にせよ軟性気管支鏡にせよ局所麻酔のみによる実施は不可能であり，全身麻酔が不可欠のために麻酔科医との連携が必要である．しかし，麻酔に際して通常の経口挿管チューブを用いた場合，その内腔を通過可能な気管支鏡の径が限られ，十分な鉗子孔を有する気管支鏡を挿入できない．このような問題点を解決するうえで，小児に対する気管支鏡の諸処置にはラリンジアルマスクを使用すべきである．

2歳以上であればサイズ2のラリンジアルマスク（チューブ内径7.0 mm）を用い，成人に使う先端5 mm径の軟性気管支鏡で安全な異物除去が可能である．異物除去時注意すべき点はバッキングや喉頭痙攣であるが，このよう際には直ちに筋弛緩剤(サクシニルコリン)を静脈内投与することにより喉頭痙攣は消失する．

軟性気管支鏡で除去が困難な例では，躊躇なく硬性鏡へ変更すべきである[3]．硬性気管支鏡であれば，管理困難な喉頭痙攣が起きても換気の心配が不要であり，より安心安全な操作が可能となる．

小児の肺外気管支の軟骨は柔らかいので長時間の吸引操作により吸い寄せられて気管支閉塞が起きてしまう．構造上左主気管支での操作中酸素飽和度が低下しやすいので注意を要する．

軟性気管支鏡は全ての気道内異物が対象となり，特に上葉気管支や区域支より末梢側に入り込んだ異物がよい適応となる．硬性気管支鏡の適応範囲は気管・肺外気管支である．中枢側の異物で軟性気管支鏡だけでは除去困難と判断した症例に対しては，直ちに硬性気管支鏡を用いることを考慮する．

小児の異物除去においては呼吸器内視鏡医，小児科医，麻酔科医の三者の協力が不可欠である．また，自施設で困難と思われる場合は，小児用の硬性気管支鏡を有する施設に紹介すべきである．日本小児呼吸器学会ではホームページで小児気管支鏡を行っている施設を紹介している．

4 合併症

異物の一部が鋭利な場合には，除去時に気道上皮を傷つけ出血することがある．多くは自然止血されるが，トロンビンやエピネフリン添加生理食塩水の散布，バルーンによる圧迫，さらには気管支動脈塞栓術を対処法として想定しつつ処置を行う必要がある．

異物除去後には高齢者や小児では，気管支肺炎を発症する例が多く，抗菌薬投与の必要性を念頭に異物除去後には胸部X線検査によるフォローが必要である．局所麻酔下処置あるいはラリンジアルマスク下処置で繰り返し気管支鏡の挿入操作が行われた場合，特に小児においては喉頭浮腫を発症することがある．処置終了後の呼吸状態，呼吸音聴取は重要であり，症例によっては一時的に気管内挿管で数日経過観察が必要なこともある．

誤嚥による最も重篤な疾患は吐物吸引によるメンデルソン症候群である．吐物誤嚥により胃液が気道内に吸引されて急激に化学性肺炎を発症する病態であり，吐物除去のみでは治癒しない消化酵素によって肺組織障害を引き起こす致死率50％以上の症候群である[4]．摂食直後の気管支鏡検査時では嘔吐する例があるので，予防として検査前の禁食が必要である．

5 おわりに

気管支鏡による異物除去は，気管支鏡専門医にとっては必須の手技である．現在，異物除去のほとんどは軟性気管支鏡下に行われている．専門医は軟性気管支鏡で異物除去が可能であるという自信をもつべきである．硬性気管支鏡を常備している施設は少なく，専門医でも使用経験がない医師が多いのではと推測される．軟性気管支鏡による異物除去が困難な場合には無理をせずに硬性気管支鏡を有する施設へ紹介すべきである．また，その際には是非自身もその施設へ行って硬性鏡の手技を学ぶ姿勢をもってほしいものである．

文献

1) Heimlich HJ：A life-saving maneuver to prevent food-choking. JAMA 234：398-401, 1975
2) 岡田信一郎，山内淑行，佐藤昇一，他：ラリンゲルマスクを用いた気道異物に対する内視鏡治療．日呼吸会誌 36：601-606, 1998
3) 白石武史：小児気道インターベンション．日気食会報 66：351-356, 2015
4) DeLegge MH：Aspiration Pneumonia：Incidence, Mortality, and At-Risk Populations. JPEN J Parenter Enteral Nutr 26：S19-S24, 2002

（朝戸裕二・雨宮隆太）

12 気管支サーモプラスティ
(bronchial thermoplasty：BT)

第Ⅵ章　治療手技

> **要点** 気管支サーモプラスティは，高用量ステロイド吸入をはじめ多剤の治療薬でもコントロール不良な重症喘息に対する非薬物治療の選択肢として有用性が期待される．気管支鏡下に高周波プローブを介して気管支壁に温熱を負荷することで気道平滑筋を減少させ，気道収縮を抑制することでQOLの改善，発作頻度の減少，ステロイドの減量などの効果が得られる．

1 治療概念と原理

　高用量の吸入ステロイドや気管支拡張薬など喘息薬物療法でもコントロール不良な重症気管支喘息に対する新たな治療法として登場した気管支サーモプラスティ(bronchial thermoplasty：BT)は，気管支鏡下に気管支内腔に高周波プローブで温熱負荷を行い，温熱によって気管支喘息における気道収縮の原動力となる気管支平滑筋を減少させて，症状を改善するという画期的，斬新的な治療法である[1]．

　温熱負荷によって細胞増殖を制御する治療は，癌の温熱療法や前立腺肥大に対する温熱療法で多くの検討がなされている．温熱負荷で平滑筋細胞はアポトーシスなどのメカニズムによって減少する．イヌを用いた基礎試験で高周波電極による65℃の加熱では平滑筋量が減少し，メサコリンによる気道収縮は抑制された[2]．高周波加熱の組織への作用は，熱損傷であり，全ての気道の細胞は熱によって傷害を受けるが，平滑筋以外の細胞は修復する．上皮が最初に再生し，3～6週程度で粘液腺の再生を含め改善する．しかし平滑筋の修復は起こらず12週を超えた時点で，処置部位と非処置部位の違いは平滑筋量の減少のみである．メサコリンの気管支局所投与にて，BT処置気管支ではBT非処置気管支でみられる収縮はほとんどみられなかった．なぜ平滑筋だけが再生してこないのか理由は明らかでない．

　温熱負荷によって気道の神経細胞も減少する(denervation)ため，アセチルコリンを介した気道収縮が抑制されることもBTの原理の1つである可能性があげられている．

2 適応と禁忌

　高用量の吸入ステロイド薬および長時間作用性$β_2$刺激薬で喘息症状がコントロールできない，治療ステップ3または4の18歳以上の重症喘息患者を対象とする．ペースメーカー，または植込型電気除細動器(ICD)，その他の植込み電気機器を使用している患者は禁忌である．以前に気管支サーモプラスティを施行したことのある症例や14日以内に喘息増悪やステロイドの用量変更を行った症例には行わない．

3 必要機器

　使用機材を図Ⅵ-12-1に示す．チャンネル径2 mmで絶縁対応がある気管支鏡を用いる．処置可能なすべての気管支に挿入するためには，挿入部回転機能がある細径ファイバー BF-P290 が使いやすい．高周波発生装置であるコントローラー，ディスポーザブルバスケット型電極カテーテル，専用対極板が必要となる．

4 手技

a. 術前準備と処置

　原則として入院で行う．手技前の3日間・手技当日・手技翌日の合計5日間はプレドニン 50 mg/日を経口投与する．手技当日，気管支拡張薬投与後の$FEV_{1.0}$を測定し，平常値の85％を上回ることを確認する．
　局所麻酔で行う場合，咳嗽や体動が手技の成否を左右するので，ミダゾラムなどによる静脈麻酔を行うととも

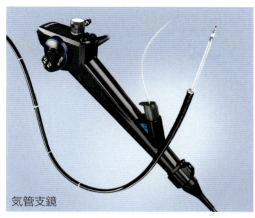
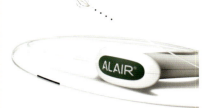
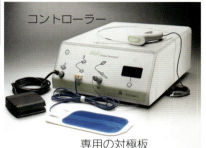

バスケット型電極カテーテル
先端チップ外径：1.6 mm
展開最大径：10 mm

気管支鏡

コントローラー

専用の対極板

	Channel径	外径	絶縁対応
BF-P290	2.0 mm	4.2 mm	○
BF-Q290	2.0 mm	4.8 mm	○
BF-260	2.0 mm	4.9 mm	○

図Ⅵ-12-1　BT使用器材

に，手技前にサルブタモールなどの短時間作用型 β_2 刺激薬の吸入と鎮咳薬としてフェンタニルなどを使用しておく．気道分泌物の抑制目的でのアトロピンなどの抗コリン薬の使用の意義は明確でないが，BT の臨床試験では使用されていた．

b. 治療スケジュール

両側気管支を処置するためには，通常，右下葉，左下葉，両側上葉の順に3回のセッションに分けて，3週間以上の間隔を空けて行う（図Ⅵ-12-2）．BT治療後，処置気管支周囲には，thermal injury という温熱による組織傷害が生じる．治療翌日以降の胸部 CT にて，処置気管支壁の肥厚，気管支周囲の consolidation，すりガラス陰影，無気肺がみられる（図Ⅵ-12-3）．このような組織傷害の程度は，症例によって異なるが，処置気管支から末梢肺実質さらに胸膜面に及ぶ場合もある．しかし，これらの thermal injury は，次第に改善し，BT 後3週間目の CT では完全に消失している．したがって，BTは，3週間以上の間隔を空けて行う必要がある．右中葉は，気管支が長く狭窄を起こしやすいため中葉症候群などの発生の恐れがあるという理由で処置しない．

c. 役割分担

気管支鏡術者は，気管支鏡の操作とプローベの位置決定を行い，周囲の介助者などに指示しながら手技の全体の進行を行う（図Ⅵ-12-4）．フットスイッチによる通電操作は，通常，気管支鏡術者が行うが，気管支鏡術者の指示でカテーテル術者が行ってもよい．カテーテル術者は，気管支鏡術者の指示に従ってプローブの開閉操作やカテーテル挿入抜去の補助や管理を行う．気管支鏡術者は処置部位をその都度，記録者に告げ，記録者は，処置漏れ部位が残ったり，同じ箇所を二重に処置することがないよう，気管支マップ（図Ⅵ-12-5）に処置部位を記録する．

d. 手技の実際

①局所麻酔下あるいは全身麻酔下で通常の気管支鏡手技で行うが，局所麻酔で非挿管下に行う場合が多い．全身麻酔で施行する場合は，体動や咳嗽がなく静穏，迅速に施行できる場合が多い．

②通常の内腔観察およびリドカインによる気管支内腔麻酔を施行後，手技を開始する．

③拡張式の4極高周波電極のついたカテーテル（図Ⅵ-12-6a）を気管支鏡の鉗子口より挿入する．挿入口でカテーテルが折れないように注意してショートストロークで慎重に挿入する．

④目標とする気管支のできるだけ末梢に気管支鏡を挿入し，鉗子口からカテーテル先端を突出させ，気管支内で電極プローベを開大して気管支上皮に接触させ，高周波発生装置からを通電して温熱処置（アクチベーション）を行う（図Ⅵ-12-6b）．

⑤処置部位は，直視可能でかつプローベの挿入可能な内

第VI章 治療手技

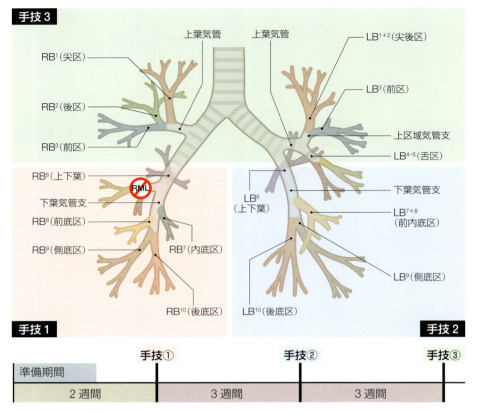

図VI-12-2 手技のスケジュール

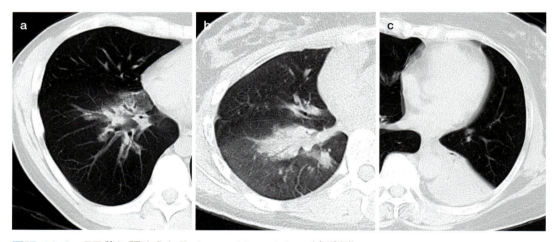

図VI-12-3 BT後に認められるthermal lung injury（自験例）
a：気管支壁肥厚，b：consolidation，c：無気肺．これらに加えてすりガラス陰影がみられる．

径3〜10 mm程度の気管支であり，末梢気管支から中枢気管支に向かって順次処置する．

カテーテルの電極部が直視できない場合は，アクチベーションしない．気胸や縦隔気腫，気道出血などの原因となる恐れがある．

⑥プローベの開閉は気管支鏡術者の指示でカテーテル術者が行う．通電はフットスイッチで行う．スイッチを踏むと通電中は2秒ごとに短音のブザー音が鳴り，10秒後長音が鳴ったら通電終了となる．4極電極の1つにセンサーがついており，電極の接触不良が発生するとアラーム音が鳴り，通電が中止される．カテーテルのハンドルはゆっくり握り，開いた電極が軽く気管支壁に接する程度に保つ．強く握り過ぎると電極が反転して変形してしまうことがある．

⑦10秒間通電したら，ハンドルを開き，カテーテルを閉じたのちカテーテルのシャフトマーカーを目印に5mm近位方向に引き抜き通電を繰り返す．処置漏れ部位や重複処置部位がない隣接した通電処置を心掛ける．下葉の気管支など呼吸性変動の多い部位では，気管支鏡とプローベを呼吸運動に合わせて軽く動かしプローベ先端がずれないように保持する．上葉などで挿入しにくい部位は，スコープの軸回転機能などを駆使して処置可能な気管支を逃さないように努力する．術中に気道狭窄や気道浮腫が起こると処置できない領域が増え効果が落ちると考えられるので，できる限り気道に刺激を与えないように迅速，円滑，的確に熟練した気管支鏡専門医が施行することが重要である．

⑧中間幹や主幹など内径10mm以上の太い気管支はプローブが気管支面に接触できないため処置できない．術前に胸部CTを行いバーチャル画像からどこの気管支で何回アクチベーション可能であるかシミュレーションしておくと有用である．

⑨術中にカテーテル電極部に分泌物などが付着した場合は，カテーテルを引き抜き，カップに入れた滅菌生理食塩水などの中でよく振盪し洗浄する．汚れが取れないときは滅菌ガーゼや綿棒でやさしく拭き取る．

⑩通電出力（activation）は，海外の報告では，通常平均一側下葉で45回，両側上葉で60回といわれている．

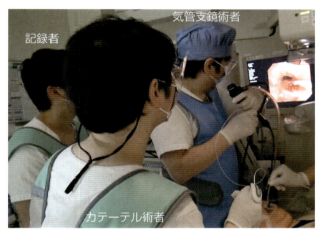

図Ⅵ-12-4 局所麻酔下でのBT

カテーテル位置は，呼吸や咳嗽，体動などで容易にずれることがあるので，気管支鏡術者とカテーテル術者は共同で位置確認を行う．

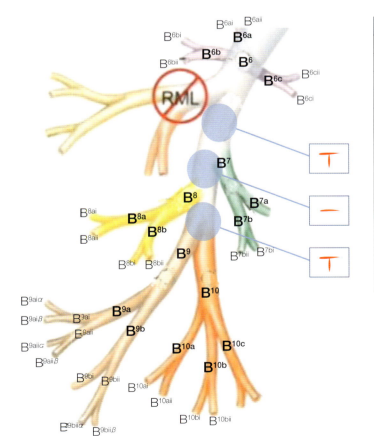

図Ⅵ-12-5 activation箇所のマッピング

B6	T	B8	−	B10	T
B6a	T	B8a	T	B10a	T
B6ai		B8ai	T	B10ai	
B6aii		B8aii	T	B10aii	
B6b	T	B8b	T	B10b	T
B6bi		B8bi	T	B10bi	
B6bii		B8bii		B10bii	
B6c	T	B9	T	B10c	T
B6ci		B9a	T		
B6cii		B9ai	T		
B7	T	B9aiα	T		
B7a	−	B9aiβ	−		
B7b	T	B9aii			
B7bi		B9aiiα			
B7bii		B9aiiβ			
		B9b	T		
		B9bi	−		
		B9bii	−		
		B9biiα	−		
		B9biiβ			

Total activations 55

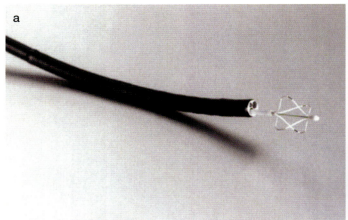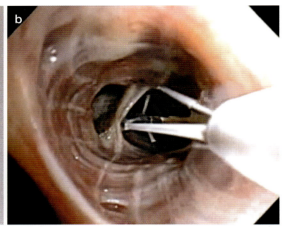

図Ⅵ-12-6　拡張式の4極高周波電極カテーテル(a)と気管支内腔での拡張(b)

本邦施行症例の平均値は，右下葉50.5±16.7回，左下葉48.8±16.8回，左右上葉73.5±24.0回と多く，施行経験とともに増加する傾向がある．両側上葉の容積は，症例によっては，予想外に大きく，100回以上のactivationが可能である．下葉の処置で無気肺など高度のthermal injuryを起こした症例では，安全のために，上葉の処置は左右を2回に分割して行うことも考慮する．

5　治療効果と成績

8例の手術予定の肺癌患者に対し，切除予定の肺葉の区域支を用いてBTが試行され，平均して気管支全周の50％に気道平滑筋の減少が確認された．

軽症から中等症の喘息症例16例に対する検討では[3]，BT後12週でメサコリンに対する気道過敏性(PC20)の有意な改善が得られ，その改善は，2年後まで維持された．

さらに，110例の中等症から重症の喘息患者を対象としたRCTであるAsthma Intervention Research(AIR) Trial[4]では，吸入ステロイドと長時間作動型β_2刺激薬(LABA)の併用でコントロールされているが，LABAを中止すると悪化する症例を対象とし，BT群とコントロール群を比較した．BT群において軽症悪化の頻度が有意に少なかった．1年後における朝のピークフロー値，症状なし日数の比率，QOLスコア，症状スコアなどに改善がみられた．しかし，気道過敏性(PC20)やFEV$_{1.0}$は2群間で差がみられなかった．

フルチカゾン750μg/日相当の吸入ステロイドとLABAなどの治療によっても症状を改善できない重症喘息に対する試験Research in Severe Asthma(RISA) trial[5]では，BT群15例とコントロール群17例で比較し，22週後の時点で，BT群ではSABAのレスキューユースが有意に少なく，症状アンケートスコアも良好であった．これらの効果は52週後でも同様に認められたが気管支拡張薬投与前の％FEV$_{1.0}$は22週の時点では，16％と有意に改善していたが，52週の時点では差が認められなかった．

AIR試験の結果を受け，気管支鏡検査を行ってもBTを実際には施行しない模擬操作(sham control)群を対照としたAIR2試験が行われ，BT群190例とsham群98例が比較された[6]．プライマリーエンドポイントである喘息QOLスコアは，臨床的に有意であると考えられる0.5ポイント以上の改善率をみると治療群79％でシャム群64％に対し有意に高かった．その他，ステロイドの全身投与を要する重度増悪発現率の減少(32％)，呼吸器症状による救急外来(ER)受診頻度の減少(84％)，喘息による仕事，学校，その他日常生活の損失日数の減少(66％)が認められた．また，治療後5年目でも喘息発作と救急外来受診頻度の減少効果が持続していた．

これらの成績をもとに2010年4月に米国ではFDAの承認が下り，わが国でも臨床試験なしで2015年4月から保険適用が承認された．その後の実臨床では，AIR2に登録された症例よりもコントロールの悪い喘息症例がBTの対象となっているといわれる．Real-lifeの症例を対象としたPAS2試験では，AIR2試験と比較してより高齢で，より肥満が多く，ステロイドの使用量が多い症例が登録された．治療前の重症増悪の頻度や入院回数も有意に多かったが，3年間の追跡で，重症増悪，救急外来受診，入院がそれぞれ，45％，55％，40％と減少し，AIR2の成績を反映する結果であった[7]．

6 合併症

治療期間中に最も一般的にみられる呼吸器関連副作用は，咳，痰，喘鳴，息切れなどであり，治療後1日以内で出現するが通常の対処により1週間程度で改善する．まれながら血痰や無気肺，肺炎，気胸などの報告もある．処置翌日にCTを施行すると処置部位の気管支周囲に浸潤影(図Ⅵ-12-3b)を認めるが，1週間程度で改善消失する．治療1年後のCTでは，気管支や肺野に傷害を認めなかった．さらに，AIR trialに参加した症例の5年間の経過観察でも，BTに起因する重篤な合併症は起こらなかった．

7 問題点と今後の方向性

本治療法は，重症喘息患者を救う治療法のオプションとして大きく期待されるものであるが，メカニズムや方法論など基礎的な面からも全て確立しているものではなく，臨床試験における有効性および安全性のデータもまだ十分とはいえない．今後，どのような症例に有効性が高いのか，抗体製剤などほかの治療法との選択をいかにするべきかなど明確にしていく必要がある．BTの手技自体は，難しいものではないが，重症喘息患者に対する気管支鏡治療であり，慎重な症例選択と，術前術後管理が必要であるため，安全面に十分な配慮を行い，熟練した気管支鏡専門医と呼吸器・アレルギー専門医の連携のもとに症例を蓄積していくことが望まれる．

文献

1) 石井芳樹，編著：気管支サーモプラスティ．パーフェクトガイド．日本医事新報社，2018
2) Danek CJ, Lombard CM, Dungworth DL, et al：Reduction in airway hyperresponsiveness to methacholine by the application of RF energy in dogs. J Appl Physiol 97：1946-1953, 2004
3) Cox G, Miller JD, McWilliams A, et al：Bronchial thermoplasty for asthma. Am J Respir Crit Care Med. 173：965-969, 2006
4) Cox G, Thomson NC, Rubin AS, et al：Asthma control during the year after bronchial thermoplasty. N Engl J Med 356：1327-1337, 2007
5) Pavord ID, Cox G, Thomson NC, et al：Safety and efficacy of bronchial thermoplasty in symptomatic, severe asthma. Am J Respir Crit Care Med 176：1185-1191, 2007
6) Castro M, Rubin AS, Laviolette M, et al：Effectiveness and safety of bronchial thermoplasty in the treatment of severe asthma：a multicenter, randomized, double-blind, sham-controlled clinical trial. Am J Respir Crit Care Med 181：116-124, 2010
7) Chupp G, Laviolette M, Cohn L, et al：Long-term outcomes of bronchial thermoplasty in subjects with severe asthma：a comparison of 3-year follow-up results from two prospective multicentre studies. Eur Respir J 50：1700017, 2017

〈石井芳樹〉

第VI章 治療手技

13 慢性閉塞性肺疾患に対する内視鏡治療

> **要点**
> - 肺容量減量手術に比べ低侵襲的な気管支鏡的肺容量減量術(bronchoscopic lung volume reduction：BLVR)の臨床研究が数多く報告されているが，現時点ではわが国での保険適用はない．
> - 一方向弁によるBLVRで治療効果を得るためには，治療対象肺葉に向かう側副換気がない症例をCT解析や生理学的方法で選別し，かつ気流を完全に遮断できるよう一方向弁を留置することが必要である．
> - 形状記憶型コイルによるBLVRは側副換気に影響を受けずに効果を得ることができるが，患者選択基準や有害事象対策などさらなる検討が必要である．

慢性閉塞性肺疾患(chronic obstructive pulmonary disease：COPD)の治療は，禁煙やワクチン接種などの予防的治療，各種気管支拡張薬や抗炎症剤，去痰剤などによる薬物治療，さらに理学療法，栄養療法，在宅酸素療法などを病状に応じて進めていくが，これらの内科的治療を十分に行っても呼吸困難により日常生活に大きな障害を来すようになった重症COPD症例に対しては肺移植あるいは肺容量減量手術(lung volume reduction surgery：LVRS)が考慮される．しかしながらいずれも高度の手術侵襲やドナー不足，厳格な適応基準などのため限定された治療になっている．

一方，適切に症例を選択した場合のLVRSの成績は良好であり[1]，低侵襲で肺容量減量を得る手段として気管支鏡的肺容量減量術(bronchoscopic lung volume reduction：BLVR)が検討され，これまで一方向弁，Airway bypass，Sealant，水蒸気，および形状記憶コイルなどによる方法が報告されてきた[2]．一方，慢性気管支炎に対しては気管支鏡的に迷走神経を遮断する治療であるtargeted lung denervationが報告されている．本項では臨床研究が最も進んでいる一方向弁と形状記憶コイルによるBLVRについて記述する．

1 適応と禁忌

現時点での一般的なBLVRの適応基準は，禁煙し，理学療法を含む最適な内科治療を受けても呼吸困難症状が残存するCOPDで以下の条件を満足する症例とされている[3]．

①肺気腫を伴うCOPD
②一秒量(FEV_1)／予測FEV_1 = 20〜45%
③残気量(RV)／予測RV > 175%
④RV／全肺気量(TLC) > 58%
⑤6分間歩行距離(6 MWD) = 100〜500 m

一方除外基準としては，臨床的に有意な気管支拡張症，肺切除など胸部外科手術の既往，著明な高二酸化炭素血症($PaCO_2$ > 60 Torr)，著明な低酸素血症(PaO_2 < 45 Torr)，肺拡散能(DLco)が予測値の20%未満，著明な肺高血圧症，慢性心不全，全身状態や生存に影響を及ぼす重篤な合併症，および抗凝固療法の中止が困難な症例などがあげられている[3]．

2 一方向弁によるBLVR

a. 治療概念と目的

一方向弁は吸気時には気流を閉塞し，呼気時には末梢気管支からの空気や粘液の流出が可能な機能を有する弁であり，気管支内留置により治療対象肺葉の容量減少を目指す．一方向弁によるBLVRで治療効果を得るためには，治療対象肺葉に向かう，近接する肺葉からの側副換気(collateral ventilation：CV)がない症例を選択し，標的気管支に弁を適切に留置して治療対象肺葉への気流を完全に遮断し，無気肺などの有意な肺容量減量を達成することが必須条件と考えられている．

b. 機器と安全管理

現在COPD治療用としていくつかの国や地域で承認を受けているのはZephyr® endobronchial valves (EBV, Pulmonx)とSpiration® intrabronchial valves (IBV, Olympus Respiratory America)である。EBVについてはFDA承認を企図したLIBERATE Study (NCT01796392)により、先行研究[4,5]と同様の効果が確認され[6]、2018年6月にFDAの承認が得られた。いずれのバルブも気管支鏡の処置チャンネルから挿入可能なカテーテルに収納され留置される。安全に実施するためにはあらかじめハンズオン実習などで各々のキットに習熟しておく必要がある。

c. 手技

CTの解析で葉間胸膜が95%以上保たれている症例はCVがきわめて少ないものと考えられるが、80〜95%の完全性と判断された場合、気管支閉塞バルーンを用いたCV評価方法であるChartis System®が患者選択に有用と報告されている[7]。最も気腫病変が進行した肺葉を治療対象選択するが、気腫が同程度の場合、肺血流のより低い肺葉を選択する。対象気管支の径に適合する一方向弁を各々のキットで定める方法で選択し、気管支を完全に閉塞するように留置する。EBVの場合は閉塞する気管支の末梢の分岐の中央にEBVを置くように留置し（図Ⅵ-13-1）、IBVは閉塞する気管支の入口部にIBV留置カテーテルの黄色マーカーを合わせて留置する（図Ⅵ-13-2, 矢印）。

d. 治療効果と成績

KloosterらはCTで葉間胸膜がほぼ保たれ、Chartis System®でCV陰性と判定された重症COPD症例68例

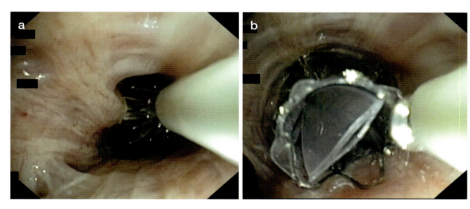

図Ⅵ-13-1　EBV留置手技
a：閉塞する気管支の末梢の分岐の中央にEBVが位置するように調整する、b：カテーテルからEBVを押し出して留置する。

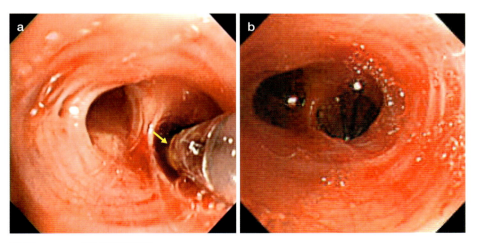

図Ⅵ-13-2　IBV留置手技
a：閉塞する気管支の入口部にIBV留置カテーテルの黄色マーカーを合わせる（⇒）、b：カテーテルからIBVを押し出して留置する。

をEBV留置群と標準治療群の2群に分けた単施設ランダム化試験を実施した[4]．6か月後の比較でEBV留置群は標準治療群と比較し，平均のFEV$_1$で140 mL（17.8％），6分間歩行距離（6 MWD）で74 mの有意な改善が得られた．FEV$_1$で10％，6 MWDで26 mを超えて改善した患者の割合はEBV留置群で各々59％であった．その後の多施設共同研究でも同程度の効果が確認された[5,6]．

e．合併症

CV陰性の肺葉に一方向弁を留置することにより，十分な肺容量減少とそれに伴う高い臨床的効果が得られたが，反面20～30％の患者に気胸の発症が報告されている．安全性確保のためには一方向弁留置は片側に行い，気胸の大半が発生する術後1～2日間は注意深く経過を観察する必要がある．その他の有害事象としてはCOPD急性増悪や肺炎などが報告されている．

3 形状記憶コイルによるBLVR

a．治療概念と目的

nitinol性の形状記憶型コイルであるlung volume reduction coil（LVRC, PneumRx/BTG）を直線化して経気管支鏡的に肺内に留置し，コイル形状に戻る際に組織を巻き込むことで肺容量減少と肺弾性収縮力の回復を図るBLVRである．LVRCはCEマークを取得しており，FDA承認に向けても手続きが進められている．

b．機器と安全管理

LVRCの留置キットはガイドワイヤー，留置用カテーテル，LVRCを直線化しカテーテルに挿入するためのローディング用カートリッジ，およびLVRCを把持する鉗子で構成される．ガイドワイヤー先端は柔らかいが，留置用カテーテルは固いため，カテーテルは必ずガイドワイヤーを先端から出した状態で気管支内に進めるようにする．またLVRCを胸膜直下の末梢肺に留置すると胸膜損傷などの合併症を来しうる．

c．手技

治療は両側肺に異時的に行われ，homogeneous emphysema型の気腫患者やCVのある患者にも応用可能とされているが，高度に破壊されコイルで巻き込む組織が乏しい気腫病変やブラは適応外となる．

気管支鏡の処置チャンネルからカテーテルを挿入，気管支鏡の先端からカテーテルが出たらガイドワイヤーを気管支内に進める．ガイドワイヤーの先が曲がるところが胸膜あるいはブラの近くであると判断し，その手前4 cm程度のところにカテーテル先端を固定する．ガイドワイヤーのマーカーを参照に挿入するLVRCの長さを決定し（図VI-13-3a，矢印），LVRCの端を専用鉗子で把持しローディング用カートリッジに引っ張り込むよう

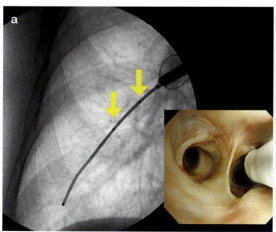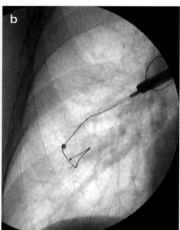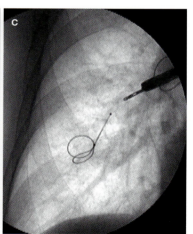

図VI-13-3　LVRC留置手技
a：ガイドワイヤーの先が曲がるところが胸膜あるいはブラの近くであると判断し，その手前4 cm程度のところにカテーテル先端を固定する．気管支鏡外のガイドワイヤーのマーカーの数を参照にLVRCの長さを決定する．
b：透視を見ながらLVRCをカテーテル先端まで進める．LVRCがカテーテル先端に到達したらLVRCを把持した鉗子を進めつつ同時にカテーテルを少しずつ引き戻してくる．
c：LVRCを保持した鉗子の先端がカテーテルの外に出たら鉗子を開きLVRCを留置する．

にして装填する．ガイドワイヤーを抜き，カートリッジをカテーテルに固定し，透視を見ながらカテーテル先端まで鉗子ごと LVRC を進める．LVRC がカテーテル先端に到達したら LVRC を把持した鉗子を進めつつ同時にカテーテルを少しずつ引き戻してくる（図VI-13-3b）．LVRC を保持した鉗子ごとカテーテルの外に出たら鉗子を開き LVRC を留置する（図VI-13-3c）．対象肺葉には 10 個程度の LVRC を留置する．

d. 治療効果と成績，合併症

北米を中心とする 26 施設で実施された，多施設共同ランダム化試験である RENEW 研究[8]は 12 か月後の 6 MWD の変化量を主要評価項目として計画された．LVRC 群 158 例，標準治療群 157 例が組み入れられ，結果として LVRC 群で 6 MWD（10.3 m 増対 7.6 m 減）や肺機能指標，SGRQ などの指標において有意な改善は得られたものの，その効果は比較的小さく，また感染症などの重篤な有害事象は LVRC 群で有意に高率に認められた．本研究では肺過膨張に関する組み入れ基準を途中で変更（%RV ≧ 225% から ≧ 175% へ）しているが，サブグループ解析では %RV が 225% 以上で，特に heterogeneous な気腫群において標準治療群と比較して良好な効果が得られたことが報告されている．今後 LVRC の臨床導入に関しては患者選択基準，有害事象，長期予後，および経済的な側面などについて検討が必要と思われる．

文献

1) Fishman A, Martinez F, Naunheim K, et al：A randomized trial comparing lung-volume-reduction surgery with medical therapy for severe emphysema. N Engl J Med 348：2059-2073, 2003
2) Mineshita M, Slebos DJ：Bronchoscopic interventions for chronic obstructive pulmonary disease. Respirology 19：1126-37, 2014
3) Herth FJF, Slebos DJ, Criner GJ, et al：Endoscopic Lung Volume Reduction：An Expert Panel Recommendation. Respiration 91：241-50, 2016
4) Klooster K, ten Hacken NH, Hartman JE, et al：Endobronchial Valves for Emphysema without Interlobar Collateral Ventilation. N Engl J Med 373：2325-2335, 2015
5) Kemp SV, Slebos DJ, Kirk A, et al：A Multicenter Randomized Controlled Trial of Zephyr Endobronchial Valve Treatment in Heterogeneous Emphysema（TRANSFORM）. Am J Respir Crit Care Med 196：1535-1543, 2017
6) Criner GJ, Sue R, Wright S, et al: A Multicenter Randomized Controlled Trial of Zephyr[R] Endobronchial Valve Treatment in Heterogeneous Emphysema（LIBERATE）. Am J Respir Crit Care Med 198：1151-1164, 2018
7) Slebos DJ, Shah PL, Herth FJ, et al：Endobronchial Valves for Endoscopic Lung Volume Reduction：Best Practice Recommendations from Expert Panel on Endoscopic Lung Volume Reduction. Respiration 93：138-150, 2017
8) Sciurba FC, Criner GJ, Strange C, et al：Effect of Endobronchial Coils vs Usual Care on Exercise Tolerance in Patients With Severe Emphysema：The RENEW Randomized Clinical Trial. JAMA 315：2178-2189, 2016

〈峯下昌道〉

第VII章 安全対策，倫理，専門医制度

1. 気管支鏡の安全対策
    A 医療事故の予防と安全対策
    B 合併症とその予防・対策
    C 全国合併症調査，手引書の紹介
2. 気管支鏡と倫理
3. 気管支鏡専門医制度とプロフェッショナリズム

第VII章 安全対策，倫理，専門医制度

1 気管支鏡の安全対策

A 医療事故の予防と安全対策

> **要点**
> ・ルーチンの手技であっても，説明時から終了時までプロセスを標準化しておく．
> ・患者説明時には必ずリスクの頻度と重大性にも言及する．
> ・説明内容も含め，施行した検査処置の内容(所見)を診療録に必ず記載する．

1 基本の考え方

21世紀医療は全てのプロセスにおいて説明責任が求められている．気管支鏡を使用する診療の流れの中で，事故発生時の対処はもちろんのこと，医療事故を予防するための安全対策の数々は，重要かつ必要な一連の「お作法」である．医療が「施して終了した」時代からみると，余計な仕事が増えたようにみえるが，現代医療は「記録し省察して終了する」という発想の転換が必要である．医療がより安全となるためには，改善への日々の取り組みが必要であり，医療の結果(アウトカム)についての不断の検討が不可欠である．また2016年に特定機能病院の承認要件として，高難度新規医療技術の導入方法などが法令化され，そのまま一般病院に適応されることはないものの，その考え方はリスクマネジメントの観点から有用であるので参考としたい[1]．

2 安全の観点から「気管支鏡を使用する診療の流れ」をチェックする

a. 組織体制の確認

気管支鏡は内視鏡室にて一元的に保管されることが多いが，集中治療室など別保管されている場合も，使用記録をはじめ洗浄や点検の手順が確立していなければならない．たとえ吸痰するだけであっても，診療録に実施を記載するだけでは十分でなく，気管支鏡使用台帳にも日時・患者名(感染の有無)・使用者が記載されるべきである．

気管支鏡を実施する場所では，どのような生体モニタリングやパイピング設備が必要なのか，施設ごとに検討すべきであり，救急カートやAEDの保管場所との位置関係も明確にする．また鎮静薬を用いる場合は，鎮静薬の使用方法やバイタルサインのチェック方法を「施設として標準化して」マニュアル化しておいたほうがよい[2]．特に呼吸数のモニタリング項目を欠かさないようにする．

たとえばステント留置やレーザー照射など，保険診療で認められていても，その施設で初めて施行予定の手技の場合は，患者への説明同意文書も含めて，施設の倫理委員会の審査を受け，5症例程度までは委員会に経過を報告することが求められている．また当該の手技を行っている医師が退職し，経験のない別の医師が行うことになった場合は新規導入と同様に扱う．未承認薬や保険適応外の薬剤を使用する場合も，倫理委員会の審査を通しておくべきであり，使用結果も委員会に報告する[1]．また薬機法(医薬品，医療機器等の品質，有効性及び安全性の確保等に関する法律)における未承認・適応外の医薬品等の臨床研究などは，特定臨床研究となるので，法令に従って行う．

業務開始前には，関係者全員でブリーフィングを行い，当日の全ての診療内容をあらかじめレビューする時

間を必ず設ける．

b．各患者への実施前の検討

緊急の使用時を除き，気管支鏡を行う場合は，たとえ検査だけであっても，症例ごとの術前検討を行う．気管支鏡施行の医学的適応，患者の全身状態，薬剤アレルギー，抗血栓剤服用歴などの必要項目を多職種観点からチェックし，診療録に記載するとともに，業務記録として検討会台帳にも残す．

ほとんどの施設では，検査と処置の同意文書のひな形が準備されているが，施行目的のみならず，施行した場合のリスク，施行しなかった場合のリスクなども説明が必要であり，特に出血や心血管イベントについては死亡リスクにも言及が必要である．観血的手技の場合は，その施設および実施者の治療成績も呈示する必要がある．インフォームドコンセントは本人から取得するのが原則であるが，不可能な場合は本人以外の重要他者（Significant Others＝必ずしも家族である必要はない）の同意をとる．

c．実施に際して

喉頭麻酔の前処置は手順を明確にしておく．
患者の入室前に，用意されている気管支鏡が未使用であることや，酸素飽和度測定のほか，必要な生体モニタリングが準備されているかどうか，必要な薬剤や器具が全て揃っているかどうかを確認しておく．

実施の直前に，関係者全員により，患者同定を複数の手順で行い，全身状態の確認とともに検査目的や薬剤アレルギーをチェックする（いわゆるタイムアウト）．必要に応じて，末梢輸液ルートを確保する．検査処置に先立ち，術者は個人用防護具（personal protective equipment：PPE）を着用する．実施に当たり，気管支鏡は精密機械として愛護的に操作する．

実施中に，出血や心血管イベントなど不測の事態が発生した場合はもちろんのこと，バイタルサインの急激な悪化も含め，ちゅうちょせず応援を依頼する．患者の安全を確保するための診療が何よりも優先されるものの，患者家族には随時状況の説明を行う（→ 354 頁，後述「患者や家族との協働」参照）．インシデント報告は任意であるが，挿管呼吸管理を要した事例など（国立大学附属病院医療安全管理協議会の患者影響度分類 3b 以上）は，全例を安全管理室に報告するようにする（表Ⅶ-1-1）．

d．実施後の確認と検討

必要な検査や手技が終了したら，患者状態を詳細に把握して，退室時に（検査中の）必要な情報を引き継ぐ．何

表Ⅶ-1-1 国立大学附属病院医療安全管理協議会によるインシデント影響度分類

レベル	傷害の継続性	傷害の程度	傷害の内容
レベル 5	死亡		死亡（原疾患の自然経過によるものを除く）
レベル 4b	永続的	中等度～高度	永続的な障害や後遺症が残り，有意な機能障害や美容上の問題を伴う
レベル 4a	永続的	軽度～中等度	永続的な障害や後遺症が残ったが，有意な機能障害や美容上の問題は伴わない
レベル 3b	一過性	高度	濃厚な処置や治療を要した（バイタルサインの高度変化，人工呼吸器の装着，手術，入院日数の延長，外来患者の入院，骨折など）
レベル 3a	一過性	中等度	簡単な処置や治療を要した（消毒，湿布，皮膚の縫合，鎮痛剤の投与など）
レベル 2	一過性	軽度	処置や治療は行わなかった（患者観察の強化，バイタルサインの軽度変化，安全確認のための検査などの必要性は生じた）
レベル 1	なし		患者への実害はなかった（何らかの影響を与えた可能性は否定できない）
レベル 0	－		エラーや医薬品・医療用具の不具合がみられたが，患者には実施されなかった
その他			

らかのイベントがあればインシデント報告を行う．特に全身状態が不良の場合は，病室への移送時が盲点となることを忘れてはならない．気管支鏡の実施内容は診療録だけでなく，台帳にも記載する．採取した検体は，採取部位を明確に記載し，検体数を確認して，記録に残す．特に気管支鏡をガイドにして挿管した場合など，気管支鏡に負担をかけた際には，事後に入念に気管支鏡本体をチェックする．

実施者が退去するときには，関係したスタッフにねぎらいの言葉を忘れないようにする．多くの人の緊密な協力に支えられているからこそ，さまざまな診療手技が実施できるからである．

業務終了後は，必ずデブリーフィングを行い，記録に残す．患者ごとでも1日ごとでも診療グループごとでも，その形式は問わないが，インシデント発生時にはその重大性に応じた検討が必要となる．重大インシデントと判断されれば，施設全体で検討すべきであり，必要に応じて外部の専門家を招請する．特に患者死亡となった場合には，日本医療安全調査機構へ報告する可能性が生ずるので，施設の安全管理者の指示に従う（図Ⅶ-1-1）[3]．

3 診療を下支えする医療安全の基礎知識 —WHO患者安全カリキュラムガイド多職種版

医療安全は，認知心理学，行動科学，人間工学，組織論，リスクマネジメントなど，医学に隣接した学際的体系である．世界保健機関（World Health Organization：WHO）は患者安全に関する基礎概念を世界的に標準化するため，全ての医療系学生の卒前教育用として「WHO患者安全カリキュラムガイド多職種版2011」を作成した．日本語訳は，WHOまたは東京医科大学医学教育学分野のホームページからダウンロード可能である[4]．全11トピックの概要は下記（a〜k）のとおりであり，詳細は本文を参照されたい．

a. 医療安全の基本的考え方

医療の結果にはばらつきがある．どの国においても全患者の数〜10%が患者有害事象を体験していることが判明し，その原因は医療者の能力不足ではなく，医療システムの複雑さが原因となっていることが明らかになった．そのため発生したエラーに対して，誰がそれを起こしたのかと責めるよりも，なぜシステムエラーが発生したかを検討して対策を立てるべきであるという考え方へ変遷してきた．安全推進のために必要な要件として，①日頃から倫理的な行動をとり，②セルフケアの重要性を

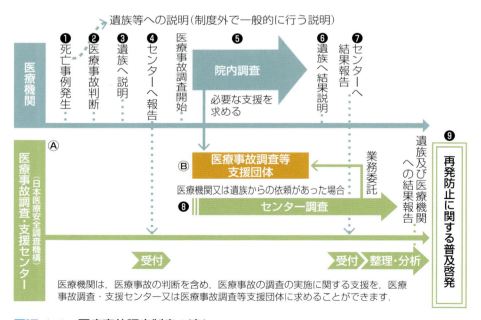

図Ⅶ-1-1 医療事故調査制度の流れ
〔日本医療安全調査機構：医療事故調査制度について．https://www.medsafe.or.jp/modules/medical/index.php?content_id=2 より〕

認識し，自らをよい状態にして職場に出勤し，③根拠に基づいた診療（evidence-based medicine：EBM）を実践して，④患者の医療の連続性を維持するとともに，⑤医療者と患者の良好な関係を構築して，⑥エラーが発生しても誰も非難しないようにすることがあげられている．

b. ヒューマンファクターズ（人間工学）の重要性

数万年かけて進化した人間の脳は，非常に高い処理能力をもち，情報を素早く選別し理解することができるが，その一方で錯覚やエラーも起こしやすい．ヒューマンエラーは根絶することはできないが，削減することは可能である．人間工学の観点から，①記憶に頼らず記憶補助ツールを使用すること，②情報を視覚化し見えやすくすること，③プロセス（過程）を再検討して単純化すること，④標準化すること，⑤日常的にチェックリストを使用すること，⑥疲労やストレスを考慮して警戒心を過信しないこと，などが薦められている．

c. システムの複雑さへの理解

医療システム（healthcare system）は，他産業とは異なる複雑さを有する．すなわち患者が一人ひとり異なることによる業務の多様性から始まり，新技術や機器が次々に導入され，時間的プレッシャーもかかる．また医療者間の経験や知識による依存関係や専門職の細分化によって，システムは非常に複雑になり，さらに患者の立場の弱さも課題となる．医療システムにおいて，事故原因や業務改善を探る場合には，①患者・医療者要因，②業務要因，③技術・ツール要因，④チーム要因，⑤環境要因，⑥組織要因などの多角的視点からの分析が必要となる．

d. チームの一員としての行動

チームとは，共通の目標に向け，各メンバーが役割を持ち，相互依存的に活動し，活動期限がある集合体である．詳細は本章「2 気管支鏡と倫理，専門医制度」を参照されたい．

特にチーム活動を有意義なものとするためには，活動後の振り返りが重要である．デブリーフィングは，事後の振り返り検討を意味し，① Set learning objectives（学習目的の設定），② How did it go?（どのようにやったのか，うまくいったのか），③ Address concerns（うまくいかなかった問題点を特定する），④ Review learning points（学習要点の再検討，つまり何を学びえたか），⑤ Plan ahead（以降の計画で改善する点），という構造化された方法（SHARP と略称）が提案されており，段階を踏むことによって，漏れのない客観的な検討が可能になる．問題点を言語化してはじめて問題の共有化が行われ，忌憚のない質疑応答がよりよい結果を導く．

e. エラーからの学習（報告制度）とエラー削減戦略

インシデント報告制度では，報告者が処罰されないこと（免責性），報告者名がわからないこと（秘匿性），第三者的機関が運用すること（公平性），簡単に報告できること（簡易性），安全の推進に貢献できること（貢献性）が必要とされている．

国立大学附属病院医療安全管理協議会によるインシデント影響分類（表Ⅶ-1-1）では，人工呼吸器管理が必要になったなど，濃厚な処置を要した事例（レベル 3b）以上を，アクシデントと慣習的に呼ぶことが多いが，世界的にはアクシデント/インシデントは区別せずに全てインシデントである．

インシデント報告は，失敗した本人が報告しても，その失敗を発見した人間が報告してもよく，1つのインシデントに対して，複数の報告がなされても問題はない．どのような失敗が発生したかについて，いつ（When），どこで（Where），誰が（Who），何をした/何が起こった（What）の4Wは，正確に記述されなければならない．ただし，患者に上記のレベル 3b 以上の重大な被害が生じた場合や，施設が別に定める基準によって義務的に報告するということも行われており，これをオカレンス報告と呼ぶ．

また他章で記述されているような合併症が報告対象となるかどうかは議論のあるところであるが，合併症の発生頻度が明らかに高かったりすれば，医療事故として扱われる可能性がある．

f. リスクマネジメント概論

普通ではないことが起こったり，起こるかもしれないことをリスク（risk）と呼び，医療リスクには，誤診，誤薬，患者取り違え，手術時の異物遺残などの医療事故にとどまらず，患者の転倒（組織の管理責任），院内暴力，医療費踏み倒し，不正行為，風評被害なども含まれる．対策の立て方は共通しており，①リスク識別により全ての可能性を洗い出し，②リスク評価によりリスクの発生頻度と重大性を評価し，③リスク対応によりリスク保有・転嫁・移転・回避を選択し，④リスク費用算定によ

り管理費用を全体活動とのバランスから決定する，という4段階からなる．

g. 品質改善の手法の導入

チームにおいて互いの意見を尊重し合い，協調的な議論で生まれた決定は，個人や多数決による決定と比較して，一貫して優れたものとなることが知られている．品質改善の手法は，わが国の製造業でQC(quality control)と呼ばれるグループ活動において，発展してきた．分析手法としては，起こったことから事後に学ぶ「RCA(root cause analysis, 根本原因分析法)」[5]，失敗が発生する可能性を事前に予測する「失敗モード影響分析法(failure mode effect analysis：FMEA)」[6]など数多く存在するが，目標を設定し少しずつ変更して改善する「計画-実行-検証-対処/行動(plan-do-study-act：PDSA)サイクル」は質改善の基本である．

h. 患者や家族との協働

医療が望ましくない結果に終わった場合は特に，患者・家族とのコミュニケーションを充実させておく必要がある．オーストラリアのオープン・ディスクロージャー(open disclosure)という制度は率直な開示を意味しており，成功例として紹介されている．

またインフォームドコンセント(informed consent：IC)については，Ⅶ章2「気管支鏡と倫理」(→363頁)を参照されたい．

i. 感染制御

本項内容は第Ⅰ章3「感染対策，洗浄・消毒法」(→27頁)を参照されたい．

j. 手術や侵襲的処置の安全

WHOは，①正しい患者の正しい部位を手術する，②麻酔により患者を疼痛から守る一方で，麻酔薬投与により発生する有害事象を防止する，③気道確保の失敗や呼吸機能の低下による生命の危険を認識し，効果的な準備を整える，④大量出血のリスクを認識し，効果的な準備を整える，⑤手術を受ける患者にとって重大なリスクとなることが判明しているアレルギー反応と薬物有害反応の発生を回避する，⑥手術部位感染のリスクを低減する対策を一貫して適用する，⑦手術創内へのガーゼや器具の置き忘れを防止する，⑧全ての手術検体を確保し，正確に識別する，⑨手術を安全に実施するうえできわめて重要となる患者情報を効果的に伝達および交換する，⑩病院および公衆衛生システムが外科的能力・手術量・手術成績を日常的に監視する制度を整備する，という「安全な手術を実施するための10の基本指針」を推奨している．本指針は全身麻酔手術が想定されているが，気管支鏡にもほぼあてはまる．手順書などを作成する際の備忘録として使用できる．

k. 投薬の安全

WHOは，投薬の安全性を高めるために，①一般名を使用する(厚生労働省は製品名を推奨)，②患者一人ひとりに合わせて処方する，③薬歴を完全に聴取することを学び実践する，④自身の専門領域の薬剤で有害事象のリスクが高いものを把握する，⑤自身が処方する薬剤を熟知しておく，⑥記憶補助ツールを利用する，⑦処方または投与する際には5つのR(＋2R)を確認する，⑧明確なコミュニケーションを行う，⑨チェックの習慣を身につける，⑩誤薬があれば報告しそこから教訓を学ぶ，という10の方法を提案している．5R＋2Rとは，正しい(right)薬剤(drug)・投与経路(route)・投与時間(time)・用量(dose)・患者(patient)に加え，正しい記録(right documentation)と，医療者と患者が投薬指示について質問する権利(right)である．また疑義照会は，医師の処方内容について薬剤師がチェックする公的な仕組みである．薬剤師から疑義照会を受け，処方内容を訂正した場合はインシデント報告の対象となる．

文献

1) 厚生労働省：高難度新規医療技術・未承認新規医療品等による医療について．http://www.mhlw.go.jp/stf/seisakunitsuite/bunya/0000145803.html
2) 日本麻酔科学会：麻酔薬および麻酔関連薬使用ガイドライン 第3版．http://www.anesth.or.jp/guide/pdf/publication4-1_20170227s.pdf
3) 日本医療安全調査機構：医療事故調査制度について．https://www.medsafe.or.jp/modules/medical/index.php?content_id=2
4) WHO患者安全カリキュラムガイド多職種版2011日本語版．http://www.who.int/patientsafety/education/mp_curriculum_guide/en/
5) 相馬孝博：誰でもわかるRCA〜報告から分析へ．アステム，2008
6) 相馬孝博：医療事故が起こりにくいシステムへ！ アステム，2010

(相馬孝博)

B 合併症とその予防・対策

1 リドカイン中毒

> **要点**
> ・過去にリドカインによるアレルギー反応がなかったかを確認する.
> ・局所麻酔でのリドカインの使用量を最小限に抑える.
> ・患者の状況を十分観察し,リドカイン中毒の自他覚症状の出現に注意する.

リドカインなどの局所麻酔薬による有害事象には,主なものとしてアレルギー反応と局所麻酔薬中毒があげられる[1].アレルギー反応では遅延型アレルギー性皮膚炎の頻度が高く,アナフィラキシーは約1%程度と頻度は低いが[2],治療が遅れれば死に至ることもある.局所麻酔薬中毒は局所麻酔薬の血中濃度が高くなることで起こる全身異常であり,その発生頻度はアレルギー反応よりもはるかに高い.しかし,血中濃度が高くなくても患者の状態によっては中毒反応を起こすこともあり,注意が必要である.ここではアナフィラキシーと局所麻酔薬(リドカイン)中毒について記載する.

a. リドカインによるアナフィラキシー

アナフィラキシーは,いずれの薬物についても出現する可能性があり,常に注意が必要である.アンケート調査 2010 では,リドカイン過敏症によると考えられるショックが 34 件(0.03%)にみられており,これらはアナフィラキシーショックと考えられる[3].

初期症状としては,死んでいくような不安感,金属臭様の味,倒れそうな感じ,めまい感,発汗がみられることが多い[4].これらの症状は,迷走神経反射,心因反応でしばしばみられる顔面蒼白,虚脱,吐き気,嘔吐,血圧低下,発汗などに類似しており,患者がこれら症状を訴えた場合はアナフィラキシーの可能性を考えて処置を中断し,経過を十分に観察する.

その後,アナフィラキシーの場合は,薬剤曝露から急性(数分〜数時間)に発症する皮膚,粘膜,または両者の症状・所見(例:全身的な蕁麻疹,搔痒または紅潮,口唇・舌・口蓋垂の浮腫)がみられる.同時に,呼吸器系症状・所見(呼吸困難,ラ音,気管支痙攣,喘鳴,低酸素血症など),血圧低下,それに伴う臓器症状(虚脱,失神,尿失禁など),また持続的な消化器症状(痙攣様腹痛,嘔吐)がみられることが多い.アナフィラキシーの診断では皮膚粘膜所見が最も重要だが,皮膚所見がなく急激な循環虚脱やショックを呈するアナフィラキシーショックもあるため,皮膚所見がないからといってアナフィラキシーを除外することはできないので注意を要する.

また,アナフィラキシーには,症状の軽減がみられた後に,再度症状が出現する場合があり,2相性アナフィラキシーと呼ばれる.そのため,一度アナフィラキシーを発症した場合は,少なくとも 8 時間は経過観察が必要である.

アナフィラキシーの治療の第一選択薬は,酸素,輸液,アドレナリンであり,ショックや重度な気管支痙攣の場合には,心肺蘇生に準じた治療が必要である.そのため,気管支鏡に携わる医療従事者は,気道の確保,呼吸の管理,循環の管理に習熟する必要がある.また,局所麻酔は酸素投与,気道確保がすぐに可能な体制で行う.また,モニター類の準備,静脈路の確保,アドレナリン,抗痙攣薬など必要な薬剤を準備しておくことが重要である.

b. リドカイン中毒

リドカインの過量投与は,リドカイン血中濃度の上昇につながり,自覚症状や生命に危険を及ぼす他覚的中毒徴候(中枢神経症状:混乱,霧視,めまい,眠気,悪心嘔吐など,心血管系:低血圧,徐脈,不整脈,心停止など)を来す.

リドカインの毒性は,用量依存性であり,総投与量が 7 mg/kg を超えるか,血中濃度が 5 μg/mL を超えると出現する可能性がある.しかし,リドカイン投与量と血中濃度の関係には,患者間で個人差があるといわれており,注意が必要である.リドカイン中毒のリスクは,高齢者,肝機能障害,心不全,腎不全の患者で増加するとされており,注意が必要である[5〜7].

リドカイン中毒症状の初期には，不安，興奮，多弁，めまい，頭痛，耳鳴り，顔面紅潮，悪心嘔吐などの刺激症状がみられる．また，血圧上昇，頻脈，頻呼吸などがみられる．さらに進行すると振戦，痙攣が始まり，全身性痙攣へと移行する．末期になると中枢神経は抑制状態となり意識消失，血圧低下，徐脈，呼吸停止を生じて死亡に至る．

患者がこれらの症状，特に不安，興奮などの初期症状を訴えた場合はリドカイン中毒の可能性を考えて処置を中断し，経過を十分に観察する．

リドカイン中毒が疑われた場合は，直ちに局所麻酔薬の投与を中止し，各種モニターの装着，気道確保および100％酸素投与，痙攣の治療などを行う．

リドカインは総投与量160 mg未満の少量投与でも十分に咳嗽を抑制できると報告されている[5]．リドカイン中毒のリスクを軽減するため，術者は最小限のリドカイン量で，適切な麻酔を行うことが必要である．また，麻酔中，検査中は患者の状態をモニターし，リドカイン中毒の自覚症状，他覚症状を慎重に観察することが求められる．さらに，検査前，検査中のリドカイン量を記録することが重要である[5]．

文献

1) Thyssen JP, Menné T, Elberling J, et al：Hypersensitivity to local anaesthetics--update and proposal of evaluation algorithm. Contact Dermatitis 59：69-78, 2008
2) Harboe T, Guttormsen AB, Aarebrot S, et al：Suspected allergy to local anaesthetics: follow-up in 135 case. Acta Anaesthesiol Scand 54：536-542, 2010
3) Asano F, Aoe M, Ohsaki Y, et al：Deaths and complications associated with respiratory endoscopy: A survey by the Japan Society for Respiratory Endoscopy in 2010. Respirology 17：478-485, 2012
4) 光畑裕正：局所麻酔薬のアナフィラキシー．Jpn Soc of Pain Clinicians 21：2-9, 2014
5) Du Rand IA, Blaikley J, Booton R, et al：British Thoracic Society guideline for diagnostic flexible bronchoscopy in adults: accredited by NICE. Thorax 68：i1-i44, 2013
6) Wahidi MM, Jain P, Jantz M, et al：American College of Chest Physicians Consensus Statement on the Use of Topical Anesthesia, Analgesia, and Sedation During Flexible Bronchoscopy in Adult Patients. CHEST 140：1342-1350, 2011
7) 堀之内宏久，大崎能伸，浅野文祐，他：手引き書 呼吸器内視鏡診療を安全に行うために（解説）．気管支学 39：1-59, 2017

（姫路大輔）

2 出血

> **要点**
> - 2010年の日本呼吸器内視鏡学会によるアンケート調査によると，出血（300 mL以上または輸血を要したもの）の頻度は，観察のみ0.14％，鉗子生検：0.85％，擦過：0.25％，気管支洗浄：0.05％，経気管支リンパ節穿刺（transbronchial needle aspiration：TBNA）：0.28％，気管支肺胞洗浄：0.02％と報告されている．
> - ルーチンで行う凝固能検査，血小板数，ヘモグロビン値の測定は高度の出血の危険性を予測することには役立たないが，臨床的に凝固能異常が疑われる場合には，凝固能検査，血小板数，ヘモグロビン値の測定が行われるべきである．

気管支鏡中に吸引された血液は，投与された生食，エピネフリン，そして気道分泌物と混合されるために，正確に出血量を計測することは必ずしも容易ではない[1]．このため，止血のために用いられた治療手技をもとに出血の程度を分類するErnstの基準が用いられることがある[2]．

2010年の日本呼吸器内視鏡学会によるアンケート調査によると[3]，出血（300 mL以上または輸血を要したもの）の頻度は，観察のみ0.14％，鉗子生検：0.85％，擦過：0.25％，気管支洗浄：0.05％，経気管支リンパ節穿刺（transbronchial needle aspiration：TBNA）：0.28％，気管支肺胞洗浄：0.02％と報告されている．海外からは，軽度の出血は0.19％，高度の出血は0.26％との報告がある[4]．気管支鏡における出血の90％は自然に止血するか血管収縮薬（エピネフリンなど）の局所投与で止血する[5]．表Ⅶ-1-2に，予測していない高度の出血がみられた場合の対処法[6]を示した〔第Ⅵ章2「喀血・気道分泌物の処置」参照（→288頁）〕．

ルーチンで行う凝固能検査，血小板数，ヘモグロビン値の測定は高度の出血の危険性を予測することには役立たないが，臨床的に凝固能異常が疑われる場合には，凝固能検査，血小板数，ヘモグロビン値の測定が行われるべきである[1,5]．血小板数＞20,000/μLであれば，気管支肺胞洗浄は施行できるが，気管支鏡を使用した生検が予定されている場合には，血小板輸血の必要性を院内の血液内科チームと相談すべきである[1]．気管支鏡を使用した生検を行う場合には，低用量のアスピリンは継続可能であるが，他の抗血栓薬は，薬剤の効果持続期間に応

表Ⅶ-1-2　気管支鏡検査中に予測していない高度の出血が起こった場合の対処法

1. 適切な酸素化ならびに静脈ラインを確認する．バイタルサインを定期的にモニターする．
2. 気管支鏡を中枢へ戻して視野を確保しつつ，出血を吸引して気道の開存を保つ．出血側を下にした体位変換を考慮する．凝血塊の吸引は避ける．
3. 血管収縮療法を検討する．局所投与に用いるのは，5〜10 mLの1万倍希釈のエピネフリンまたは4℃の生食などである．生食は，繰り返し投与できる利点がある．
4. 出血が継続するなら，気管支鏡を出血している区域気管支にウェッジして10〜15分間維持する．
5. もしこれでも出血をコントロールできなければ，バルーンカテーテルで出血している区域気管支を閉塞させる．
6. 血小板数，凝固能，内服薬を再確認する．
7. 専門医の助力を求めるとともに，救命救急医への相談を検討する．

〔堀之内宏久，大崎能伸，浅野文祐，他：手引き書　呼吸器内視鏡診療を安全に行うために（解説）．気管支学　39：1-59，2017より〕

じて一定期間休薬されるべきである[1]〔第Ⅱ章4「抗血栓療法の管理」参照（→45頁）〕．

透析患者または透析を行っていない腎不全患者における気管支鏡下生検とTBNAは，そうでない患者に比べ出血の合併症の頻度が高くなる（4％が高度の出血）[7]．肺移植を受けた患者においては，経気管支肺生検を含む気管支鏡下生検により，より多くの出血がみられる[8]．

文献

1) Du Rand IA, Blaikley J, Booton R, et al：British Thoracic Society guideline for diagnostic flexible bronchoscopy in adults: accredited by NICE. Thorax 68：i1-i44, 2013
2) Ernst A, Eberhardt R, Wahidi M, et al：Effect of routine clopidogrel use on bleeding complications after transbronchial biopsy in humans. Chest 129：734-737, 2006
3) Asano F, Ace M, Ohsaki Y, et al：Deaths and complications associated with respiratory endoscopy: a survey by the Japan Society for Respiratory Endoscopy in 2010. Respirology 17：478-485, 2012
4) Facciolongo N, Patelli M, Gasparini S, et al：Incidence of complications in bronchoscopy. Multicentre prospective study of 20,986 bronchoscopies. Monaldi Arch Chest Dis 71：8-14, 2009
5) Kozak EA, Brath LK：Do 'screening' coagulation tests predict bleeding in patients undergoing fiberoptic bronchoscopy with biopsy? Chest 106：703-705, 1994
6) 堀之内宏久，大崎能伸，浅野文祐，他：手引き書　呼吸器内視鏡診療を安全に行うために（解説）．気管支学　39：1-59, 2017
7) Mehta NL, Harkin TJ, Rom WN, et al：Should renal insufficiency be a relative contraindication to bronchoscopic biopsy? J Bronchol 12：81-83, 2005
8) Diette GB, Wiener CM, White P Jr：The higher risk of bleeding in lung transplant recipients from bronchoscopy is independent of traditional bleeding risks: results of a prospective cohort study. Chest 115：397-402, 1999

3　低酸素血症

> **要点**
> - 経皮的動脈血酸素飽和度連続測定（パルスオキシメトリー）値は，動脈血液ガス値と強く相関するため，気管支鏡検査中は継続的なパルスオキシメーターによるモニタリングが行われるべきである．
> - 検査中の経鼻または経口カヌラによる2〜3 L/min以上の酸素投与は，低酸素血症の程度を軽減する．酸素投与は，持続する高度の酸素飽和度低下（SpO_2の低下＞4％またはSpO_2＜90％）に対して適応されるべきである．

経皮的動脈血酸素飽和度連続測定（パルスオキシメトリー）値は，動脈血液ガス値と強く相関するため，気管支鏡検査中は継続的なパルスオキシメーターによるモニタリングが行われるべきである[1〜4]．気管支鏡検査中に低酸素血症がみられる頻度は高いが，多くは一過性であり，それが遷延する（＞1分）場合にのみ重要な事項と考えられている[1]．低酸素血症は，座位での検査時[5]，鎮静剤投与時，一秒量またはピークフローが低下している患者[6]，検査前から酸素吸入が必要な患者において，より高い頻度で出現する．気管支鏡の手技によって低酸素血症が出現する頻度は異なり，SpO_2＜90％となる頻度は，気管支肺胞洗浄（broncho-alveolar lavage：BAL）：89％，洗浄：44％，ブラッシング：15％，生検：10％との報告がある[5]．また，酸素投与を行わない場合，SpO_2＜90％の低酸素血症が生じる頻度は，ベンゾジアゼピン系の薬剤で鎮静を行うのみで38％，気管支鏡検査中80％，気管支鏡終了後60％との報告がある[4]．

検査中の経鼻または経口カヌラによる2〜3 L/min以

上の酸素投与は，低酸素血症の程度を軽減する[4]．酸素投与は，持続する高度の酸素飽和度低下（SpO$_2$の低下＞4％またはSpO$_2$＜90％）に対して適応されるべきであり，酸素飽和度の目標値は，公表されている酸素療法のガイダンスの原則と一致すべきである．特にびまん性肺疾患に対し経気管支肺生検またはBALを行う場合には，ルーティンに酸素投与を行うことで重度の低酸素血症を回避することができる．

文献

1) Du Rand IA, Blaikley J, Booton R, et al：British Thoracic Society guideline for diagnostic flexible bronchoscopy in adults: accredited by NICE. Thorax 68：i1-i44, 2013
2) Yildiz P, Ozgul A, Yimaz V：Changes in oxygen saturation in patients undergoing fiberoptic bronchoscopy. Chest 121：1007-1008, 2002
3) Maranetra N, Pushpakom R, Bovornkitti S：Oxygen desaturation during fibreoptic bronchoscopy. J Med Assoc Thai 73：258-263, 1990
4) Milman N, Faurschou P, Grode G, et al：Pulse oximetry during fibreoptic bronchoscopy in local anaesthesia: frequency of hypoxaemia and effect of oxygen supplementation. Respiration 61：342-347, 1994
5) Van Zwam JP, Kapteijns EFG, Lahey S, et al：Flexible bronchoscopy in supine or sitting position: a randomized prospective analysis of safety and patient comfort. J Bronchol 17：29-32, 2010
6) Attaran D, Towhidi M, Amini M, et al：The relationship between peak expiratory flow rate before bronchoscopy and arterial oxygen desaturation during bronchoscopy. Acta Medica Iranica 46：95-98, 2008

4 不整脈

> **要点**
> ・不整脈は，気管支鏡検査中に高頻度にみられる．
> ・不整脈の危険性が大きな患者に対しては，持続的な心電図モニタリングを行うべきであり，検査中ならびに検査後に酸素飽和度，心拍数，血圧が最適に管理されるべきである．

不整脈は，気管支鏡検査中に高頻度にみられ，その頻度は，洞性頻脈：55～58％，洞性徐脈：5～8％，心室性期外収縮：8％，心房性期外収縮：3～5％で，その発生は酸素投与に影響されないという報告がある[1,2]．別の報告では，心房性または心室性期外収縮は気管支鏡検査前には12％でみられ，気管支鏡検査中または検査後には80％に増加したとされている[3]．心室性不整脈（ほとんどは心室性期外収縮，二段脈または三段脈）は，ファイバーが声帯を通過する際に最も高頻度にみられ，SpO$_2$低下に関連しているとされる．気管支鏡中の不整脈の主な原因となる心筋虚血は，酸素飽和度よりもむしろ心拍数ならびに血圧と関連する．また，心筋虚血は，加齢ならびに喫煙歴と相関する[1]．

以上のことから，不整脈の危険性が大きな患者に対しては，持続的な心電図モニタリングを行うべきであり，検査中ならびに検査後に酸素飽和度，心拍数，血圧が最適に管理されるべきである．また，救急用具はいつでも使えるように用意されているべきである．鎮静がなされる前に，静脈ラインの確保がなされるべきであり，日帰り検査の場合には退院まで維持されるべきである[1]．

2010年のわが国における本学会によるアンケート調査によると[4]，循環器関連合併症（心不全，心筋梗塞，不整脈，脳梗塞など特別な治療を必要としたもの）の頻度は低く，観察のみ：0.07％，鉗子生検：0.06％，擦過：0.04％，気管支洗浄：0.01％，TBNA：0.01％，気管支肺胞洗浄：0.02％と報告されている．

文献

1) Du Rand IA, Blaikley J, Booton R, et al：British Thoracic Society guideline for diagnostic flexible bronchoscopy in adults: accredited by NICE. Thorax 68：i1-i44, 2013
2) Schiffman PL, Westlake RE, Fourre JA, et al：Arterial oxygen saturation and cardiac rhythm during transoral fiberoptic bronchoscopy. J Med Soc N J 79：723-726, 1982
3) Katz AS, Michelson EL, Stawicki J, et al：Cardiac arrhythmias. Frequency during fiberoptic bronchoscopy and correlation with hypoxemia. Arch Intern Med 141：603-606, 1981
4) Asano F, Aoe M, Ohsaki Y, et al：Deaths and complications associated withrespiratory endoscopy: a survey by the Japan Society for Respiratory Endoscopy in 2010. Respirology 17：478-485, 2012

〈岡田克典〉

5 気胸

> **要点**
> ・気胸はTBLBで起こりやすく（特にびまん性肺疾患）TBNAでも起こる．気胸を起こさないための対策および早期発見に対する対応が必要である．

気管支鏡後の気胸は，生検鉗子が臓側胸膜に達してこれを破ると起こるとされている．超音波気管支鏡ガイド下針生検（endobronchial ultrasound-guided transbronchial needle aspiration：EBUS-TBNA）では縦隔リンパ節などの穿刺を行う場合，穿刺針が縦隔側の胸膜に達することにより気胸が起こる．ブラッシングや洗浄に伴う

気胸に関する研究は行われていない．

BTS（British Thoracic Society）のガイドライン[1]によると，気管支鏡検査全体では気胸の発生は0.1～0.16％であるが，経気管支肺生検（transbronchial lung biopsy：TBLB）後の発生率は1～6％とかなり高率で，びまん性肺疾患の診断におけるTBLBでは9％とさらに高率になる．気胸の40％は術後2時間以上たってから起こり，40～70％は胸腔ドレナージを必要とする．高齢者であるほど，また生検の数が増える程発生率は高くなる．

気胸を起こさないための対応としては，①X線透視で胸膜と鉗子の距離を確認すること，②生検時に患者に胸痛がないことを確認すること，③両側の気胸では呼吸状態が悪化するため，生検は両側から行わないこと，などがあげられる．肺気腫や間質性肺炎を合併している場合は，より起こしやすくなるため，十分に注意を払う[2]．

早期発見のために，わが国の多くの施設では生検後1時間でX線撮影が行われている．BTSのガイドラインで示されているように，遷延する気胸もあるので，検査後1～2時間と翌日の2回X線を撮影するのが現実的である[2]．

文献

1) Du Rand IA, Blaikley J, Booton R, et al：British Thoracic Society guideline for diagnostic flexible bronchoscopy in adults：accredited by NICE. Thorax 68：i1-i44, 2013
2) 日本呼吸器内視鏡学会安全対策委員会：手引き書—呼吸器内視鏡検査を安全に行うために— Ver4.0. pp40-42, 2017

6　発熱と感染

> **要点**
> ・気管支鏡検査のうち，BALで発熱の頻度が高いが，その際，菌血症は認めない．心内膜炎に対する抗菌薬の予防投与は必要ない．EBUS-TBNAでは重篤な感染症のリスクがある．

気管支鏡では①検査の際に機器に付着する血液，体液などが患者の感染源になる可能性がある，②本来無菌的な下気道に達する前に正常細菌叢を有する口腔～上気道を通過するために常在菌が気管支内に散布される可能性がある，③気管支に閉塞や狭窄を伴う場合の生検では，感染のリスクが高い，などの理由から検査終了後に発熱をきたす場合がある．発熱の定義は一部で38℃以上とされているが比較論文はない．

BALでは，注入した滅菌生理食塩水が肺内に残留するため，約8時間後（4～24時間）の発熱の頻度は13％である．感染徴候（38℃以上の発熱，好中球増多，CRP，fibrinogen，炎症性サイトカインの増加）を伴うことが多いが菌血症は認めない[1]．発熱は通常40℃以下で，平均14時間持続するが胸部X線上の浸潤陰影は伴わない．気管支鏡後の菌血症は6～8％にみられるのみである．気管支鏡を含む上下気道の処置では，心内膜炎への抗菌薬予防投与は必要ない[2]．抗菌薬の予防的投与を行っても，発熱，肺炎，炎症性サイトカインの反応を止めることはできない．EBUS-TBNAにおいて，頻度は低いが重篤な感染症のリスクがあるため，術者に対する教育プログラムが重要である[1,3]．

文献

1) 日本呼吸器内視鏡学会安全対策委員会：手引き書—呼吸器内視鏡検査を安全に行うために— Ver4.0. pp40-42, 2017
2) Centre for Clinical Practice at NICE：Prophylaxis against infective endocarditis（CG64）. London：National Institute for Health and Clinical excellence（NICE）, 2008
3) Asano F, Aoe M, Ohsaki Y, et al：Complications associated with endobronchial ultrasound-guided transbronchial needle aspiration：a nationwide survey by the aJapan Society for Respiratory Endoscopy. Respir Res 14：50, 2013

〈駒瀬裕子〉

C 全国合併症調査，手引書の紹介

> **要点** 日本呼吸器内視鏡学会では，手技の普及，安全対策を啓発するために，全国調査を行い安全の手引き，気管支鏡説明書，指針などを公開している．

1 全国調査

　日本呼吸器内視鏡学会では，呼吸器内視鏡の実態を調査するために，「全国調査」として定期的に学会認定および関連施設にレトロスペクティブなアンケート調査を行ってきた．症例調査として2000年には手技別の検査件数[1]，2006年にはさらに診断，治療手技別の死亡，合併症を追加[2]，2010年には診断に関して，対象病変と手技別の検査件数と合併症を追加[3,4]，2011年にはEBUS-TBNAに特化[5]，2016年には末梢病変の鉗子生検，EBUS-GSの検査件数と合併症に特化して[6]，各1年間の症例を調査している．

　2010年全国調査（アンケート回答率89.8％）[3]では，診断的軟性気管支鏡施行件数は103,978件で4件（0.004％）の死亡を認めた．病変別の合併症率は，0.51～2.06％に分布し，びまん性病変での合併症率が最も高かった．中枢病変，肺門縦隔病変，肺末梢病変では出血の合併率が，びまん性病変では気胸の合併率が最も高かった．手技別の合併症率は0.17～1.93％に分布し，鉗子生検の合併症率が最も高かった．観察，鉗子生検，ブラシ擦過，TBNAでは出血の合併率が，洗浄では肺炎・胸膜炎が，BALでは呼吸不全が最も高率であった（表Ⅶ-1-3）．治療的気管支鏡は3,020件で，金属ステント挿入による出血1件（0.03％）の死亡を認めた．手技別の合併症率は異物除去が2.2％で最も高かった．2016年調査（回収率79.1％）[6]では，診断的気管支鏡総実施件数は98,497件で11件（0.011％）の死亡を認めた．末梢孤立性病変に対する鉗子生検は55,335件施行され，合併症は1,019件（1.84％）で，気胸が0.70％と最も多く，肺炎・胸膜炎0.46％，出血0.45％の順であった．EBUS-TBNAは9,713件で，合併症は66件（0.68％）で出血0.40％，肺炎/胸膜炎0.15％の順であった．治療的気管支鏡は2,985件で，手技別にはEWSによる気管支充填術644件，異物除去471件，サーモプラスティ382件の順であった．治

表Ⅶ-1-3　診断的気管支鏡における病変，手技別合併症（2010年全国調査[3]）

	総件数	総合併症率	気胸	出血	肺炎・胸膜炎	気管支喘息	呼吸不全	リドカイン中毒	循環器関連	気道閉塞増悪	穿孔
診断的気管支鏡	103,978										
中枢気道病変	24,283	1.32	0.004	0.89	0.15	0.09	0.03	0.03	0.05	0.07	0
肺門縦隔リンパ節病変	5,307	0.51	0	0.3	0.15	0.02	0.02	0.02	0	0	0
末梢孤立性病変	60,275	1.55	0.44	0.63	0.25	0.06	0.04	0.04	0.08	0.01	0
びまん性病変	17,309	2.06	0.87	0.44	0.21	0.08	0.36	0.05	0.04	0.006	0
観察のみ	14,725	0.52	0.05	0.14	0.05	0.11	0.02	0	0.07	0.01	0
鉗子生検	57,199	1.93	0.67	0.85	0.2	0.05	0.03	0.03	0.06	0.03	0
ブラシ擦過	48,759	0.47	0.03	0.25	0.07	0.03	0.01	0.03	0.04	0.006	0
気管支洗浄	53,927	0.17	0	0.05	0.07	0.01	0.02	0	0.01	0	0
経気管支針吸引	8,704	0.53	0.07	0.28	0.05	0.06	0.01	0.01	0.01	0	0
気管支肺胞洗浄	12,409	0.77	0.008	0.02	0.19	0.06	0.46	0.02	0.02	0	0

総合併症率，各合併症は％で表記

療的気管支鏡の死亡例はなく，合併症の頻度は 4.9％で，サーモプラスティが 20.4％と最も高かった．これらの報告はレトロスペクティブなアンケート調査であるためバイアスの問題があり，また死亡例には手技との直接の関係が不明な症例も含まれている．各手技の合併症の詳細については，本書の該当項目を参照されたい．

機器の使用状況については表Ⅶ-1-4 に示すようで，2016 年全国調査[7]ではコンベックス型超音波気管支鏡（68.1％），ラジアル型超音波プローブ（細径）（51.7％），気管支鏡ナビゲーションシステム（41.7％）が 2010 年調査[4]に比較し大幅に増えていた．今後，新しい機器を使用した手技に関する合併症について定期的な調査が必要である．また気管支鏡および周辺機器の破損を調査期間中に経験した施設は，2010 年調査[3]では 47.2％，2016 年調査[6]では 67.6％であった．

全国調査では症例調査以外に実態調査を行っており，2006 年は，施設科の状況，同意書，前処置，術前検査，安全対策，麻酔方法，手技と記録方法などが調査され た[2]．2010 年からはマークシート方式が導入され，診療体制，気管支鏡検査前，検査中，検査後の安全対策，麻酔と気管支鏡手技，術者防護，感染対策の項目が調査された[4]．2016 年は比較のために前回の調査項目を踏襲し，新たに患者防護を追加して行われた．2006 年調査[2]に比較して 2010 年調査[4]では，前処置としての硫酸アトロピン投与の減少と抗血小板薬または抗凝固薬を服用中の患者に対する生検時の休薬の増加を認めた．一方，気管支鏡消毒剤の中でグルタールアルデヒドの使用率が上昇していた．また，経静脈麻酔の使用率（70％以上の症例に使用）は，2010 年調査[4]では 19.9％であったが，2016 年調査[7]では 56.9％と増加していた．これらの調査項目を比較することにより，呼吸器内視鏡診療の動向が把握できる．多岐にわたる項目が調査されているので詳細は各報告論文，および本書の該当項目を参照されたい．

表Ⅶ-1-4　機器の普及

	2010 年[4]	2016 年[7]
ポータブル気管支ファイバースコープ	58.2%	85.3%
極細径気管支鏡（外径 3 mm 程度）	43.6%	42.6%
細径気管支鏡	57.3%	78.9%
蛍光気管支鏡	23.4%	31.2%
NBI 観測可能プロセッサ	20.8%	47.3%
超音波プローブ　ラジアル型　太径	N/A	32.6%
超音波プローブ　ラジアル型　細径	N/A	51.7%
超音波気管支鏡（コンベックス型）	28.5%	68.1%
気管支鏡用ナビゲーションシステム	11.9%	41.7%
硬性気管支鏡	18.5%	18.7%
高出力レーザー装置	22.4%	15.6%
PDT 用のレーザー	4.4%	5.1%
アルゴンプラズマ凝固装置	25.4%	30.4%
内視鏡用高周波装置	31.5%	33.4%
マイクロターゼ	5.8%	4.7%
腔内照射装置	4.8%	2.6%
画像ファイリングシステム	63.5%	89.4%
内視鏡洗浄機	98.6%	99.3%
フレキシブル胸腔鏡	36.7%	45.6%
気管支サーモプラスティー装置	N/A	3.5%

学会認定および関連施設における各機器の保有かつ使用割合

2 安全の手引き，気管支鏡説明文書，指針

　2005年に日本呼吸器内視鏡学会安全対策委員会より，診療現場で医師やコメディカルが使用できる手引き書として「気管支鏡検査を安全に行うために」がホームページ上に公開された．2010年には，「気管支鏡―臨床医のためのテクニックと画像診断，第2版」(2008年発刊)の内容を補足する形で，新たな知見や2006年全国調査結果[2]を加えて，第2版として「気管支鏡診療を安全に行うために」が公開された[8]．2013年には，2010年調査[3,4]，2012年EBUS-TBNA調査結果[5]を含めて，第3版として「呼吸器内視鏡診療を安全に行うために」が公開された．2017年にはBritish Thoracic Societyガイドラインの内容を含めて第4版として改訂された[9]．この手引きは，呼吸器内視鏡診療を行ううえで重要な内容が含まれているため，多くの学会認定および関連施設で使用されてきた[4]．また気管支鏡専門医試験の出題範囲とされている．このような実情から，専門医や専門医を目指す医師への気管支鏡テキストとして，本書には手引きの内容の重要部分が一部重複して記載されている．

　その他に，安全対策委員会から2008年に「気管支鏡説明書検査編」，2009年に「気管支鏡説明書治療編」が公開され，2015年に改訂されている．また，日本呼吸器内視鏡学会気道ステント診療指針作成ワーキンググループより「気道ステント診療指針―安全にステント留置を行うために」が2016年に発表された．これらは学会ホームページで閲覧することができ，診療の際に参照する必要がある．さらに今後も追加や改訂が予想されるので，定期的に学会ホームページを確認されたい．

文献

1) 阿部庄作：「全国気管支鏡調査・2000」からみた気管支鏡検査の実態．気管支学　25：5-15, 2003
2) Niwa H, Tanahashi M, Kondo T, et al：Bronchoscopy in Japan: a survey by the Japan Society for Respiratory Endoscopy in 2006. Respirology 14：282-289, 2009
3) Asano F, Aoe M, Ohsaki Y, et al：Deaths and complications associated with respiratory endoscopy: A survey by the Japan Society for Respiratory Endoscopy in 2010. Respirology 17：478-485, 2012
4) Asano F, Aoe M, Ohsaki Y, et al：Bronchoscopic practice in Japan: A Survey by the Japan Society for Respiratory Endoscopy in 2010. Respirology 18：284-290, 2013
5) Asano F, Aoe M, Ohsaki Y, et al：Complications Associated with Endobronchial Ultrasound-guided Transbronchial Needle Aspiration: a Nationwide Survey by the Japan Society for Respiratory Endoscopy. Respir Res. 14：50, 2013
6) 堀之内宏久：2016年アンケート調査からみた日本における気管支鏡検査・治療の実態．In　第25回日本呼吸器内視鏡学会気管支鏡専門医大会，山本真一，杏林舎，pp26-35, 2018
7) Horinouch H, Asano F, Okubo K, et al：Current status of diagnostic and therapeutic bronchoscopy in Japan：2016 national survey of bronchoscopy. Respir Investig 2018 (accepted)
8) 浅野文祐，大崎能伸，藤野昇三，他：手引き書―気管支鏡診療を安全に行うために―(Ver. 2.0)．気管支学　32：1-35, 2010
9) 堀之内宏久，大崎能伸，浅野文祐，他：手引き書―呼吸器内視鏡診療を安全に行うために―日本呼吸器内視鏡学会安全対策委員会編(Ver. 4.0)．気管支学　39：2017

〈浅野文祐〉

第VII章 安全対策，倫理，専門医制度

2 気管支鏡と倫理

要点 侵襲を伴う処置を行う際に，医療従事者は必ず医学倫理の原則を思い返す必要がある．医療倫理，研究倫理，ヒポクラテスの誓いを遵守して検査や治療にあたることは，気管支鏡検査も例外ではない．患者サイドに立つ，患者の利益を優先する，無駄な侵襲を与えない，検査の目的やリスクをしっかり説明するなど，基本的な要綱は日々心掛けるようにしたい．

1 はじめに

　医学倫理の確立は，非倫理的な医学研究が行われてきた過去の苦い歴史的な経験に基づいている．代表的なところでは，第二次世界大戦でのナチスドイツの人体実験を裁いたニュルンベルク継続裁判において採択されたニュルンベルク綱領（1947年）に始まる．
　ニュルンベルグ要綱は以下の4項目である．
①試験・研究に当たっては被験者の自発的な同意が必要であること
②人間で試験しなくても良い試験や，実りのなさそうな試験は行うべきではないこと
③試験に当たっては不必要な苦痛を起こすべきではないこと
④死亡や後遺症につながるような試験はすべきではないこと

　これらの考え方は現在の医学倫理の根幹をなしている．ニュルンベルグ要綱の思想はさらに，第18回世界医師会で「ヒトを対象とする医学研究の倫理的原則」として採択されたヘルシンキ宣言に引き継がれている．ヘルシンキ宣言には「全ての医学的行為や研究行為は，最善と証明された治療であっても，安全性，有効性，利用可能性および質に関する研究を通じて継続的に評価されなくてはならない」と記載されている．臨床研究に参加する少数の個人が，医学の進歩の御旗のもとに，リスクを背負わされる事実を直視し，被験者に対する倫理的配慮が必要であることが特に強調されている．ちなみに現在，世界中で行われている全ての臨床研究はヘルシンキ宣言に則って行われており，学会や論文発表の際には倫理的に審査されている．ヘルシンキ宣言は1964年に初採択された後，時代の背景に合わせて何度か，追加・改訂作業を経て現在に至っている．
　ヘルシンキ宣言の全文は日本医師会のホームページで参照することができる[1]．

2 医療倫理の4原則

　医療従事者が診療行為を行うとき，医学的な情報のみならず，患者に付随する倫理的，法律的，社会的，心理的，宗教的な諸問題を迅速・正確に認識し，総合的に判断を下している．その際に医療従事者の全員が共有すべき根源となる考え方・規範が「医療倫理の4原則」である．倫理的な正しさと，医学的，生命科学的な正しさ（事実）が矛盾することは時に経験されるので，「医療倫理の4原則」は教条主義的に用いるべきではない．また法的な拘束力があるというわけでもない．しかしながら普遍性の高い考え方であり，ほとんど全ての診療行為（検査，治療），臨床試験，医学研究は事実上これに基づいて行われている．

　以下，各原則につき，可能な限り気管支鏡検査と関連づけて解説を試みる．

a. 自律的な患者の意思決定を尊重する（自立尊重の原則）

　患者が自らの治療を決定するために必要な情報を開示し，自律的な決定権を委ねることである．インフォームドコンセント（説明に基づいた同意：IC）がこれに該当する．ICとは，「患者が医療行為（治療，検査，治験など）の内容についてよく説明を受け，十分に理解したうえで

(informed), 自らの自由意思に基づいて医療従事者と方針において合意する(consent)」ことである. 根底には「対象者に理解し判断する能力がある限り, 個人の考えを可能な限り尊重して医療を行わなければならない. そうでなければ意思のないモノとして扱うことと同等である」という思想があり, 従来のパターナリズムから患者中心に考えた医療への転換の痕跡が伺える. 気管支鏡に関連していうと具体的には, 検査の内容, 予想される結果, 代替検査・治療, 副作用, 成功率, 費用, 予後まで含んだ正確な情報の提供が求められる. 医療従事者と患者の間には知識量や経験差が大きく, 時に医師の説明を十分に理解できないまま選択させられてしまうことがあり, 後日トラブルになることも少なくない. これを避けるには, 患者が理解しやすいように平易な言葉を使って説明する, プライバシーを尊重する, 守秘義務を履行する, 侵襲的検査を行うための同意を必ず得る, など個々を丁寧に扱うことが肝要である. また, IC は同意を得るだけではなく, 説明を受けた後にこれを拒否, 撤回する行為までを含む概念でもある.

ちなみに患者が説明内容をしっかり理解しているかどうかを判定する方法は 2 点あり, IC 取得時に確認してみるとよい.
① 自分で判断し他人に伝達することができること.
② 一度, 本人が下した判断が時間の経過や環境の変化で容易に変わらない(不安定ではない)こと.

患者が自分で状況を判断できる場合は, 必ず本人に説明して同意を得ることが原則である. しかし被験者本人が説明の内容を失念したり誤解したりする可能性もあるので, 客観的な判断を下すためには, 状況に応じて家族の同席があるほうがより望ましい.

ちなみに患者の自立性が未成熟である場合, または疾患のために十分な判断能力, 意思表示能力がない場合(若年者, 意識障害, 精神的な問題など), 医師や周囲の圧力により自立性が保ちにくくなった場合に対しては, 適切な意思決定の代行を十分に援助することが求められる.

b. 患者に危害を及ぼすことを避ける（無危害の原則）

古代ヒポクラテスの教えである「患者に危害を加えてはならない, または危害が及ぶような状況に追いやってはならない」という原則である. 気管支鏡は患者の身体に侵襲を加えうる医療行為である. その目的が患者の利益を想った行為であったとしても, 患者をリスクに曝していることにかわりはない. しかしほとんどのリスクは医療従事者が事前にちょっとした注意を払うことで最小限に抑えることができる.

まずは気管支鏡診断の適応自体をしっかり検討することである.

たとえば確定診断がついたとして有効な治療法がない疾患に対して気管支鏡検査を行うメリットはあるか(間質性肺炎の急性増悪期に行う肺生検や気管支肺胞洗浄など), 全身状態不良者, 高齢者など, もとから治療の適応が疑わしい患者に検査を施行して確定診断をつける意義があるか(肺癌に対する治療など), 遠隔転移が疑わしい肺癌症例にリンパ節生検をどこまで行うか, など臨床的な疑問は尽きない. 気管支鏡検査が患者に与えるインパクトのリスク対ベネフィットのバランスを常に意識し, 検査の有用性, 有益性がリスクに勝っていると複数のスタッフが判断した場合にのみ, 慎重に行うべきである. 単に「胸部異常陰影を指摘されたから」という理由で, 「すぐに気管支鏡を」というように検査を漫然と行うべきではない.

得られる情報が等しく侵襲性の低い他の検査法があるならば, そちらを優先的に検討すべきである. たとえば血痰の訴えがある患者では, 問診をしっかり行うことで出血部位が耳鼻科領域である可能性もあり, 気管支鏡を行わずとも喉頭ファイバーで診断がつく場合がある. 喀痰培養や喀痰細胞診で検出できそうな空洞病変では, 高張食塩水による誘発喀痰で診断がつくこともある. また, 結核を含む抗酸菌感染症では胃液検査でも十分に有用な情報が得られる.

気管支鏡を行う際も, 行う検査項目をあらかじめ決めておくとよい. 胸部 CT などの画像を事前に十分にチェックして, アプローチルートを想定しておくと当日はスムーズに検査を行える. 事前準備は検査時間の短縮につながり, 患者に与える負のインパクトも最小限に抑えることができる. 検査自体を疎かにすることは許されないが, 検査時間, 透視の使用時間をチェックしておくと, スタッフの意識改革にもつながる. これらは気管支鏡前カンファレンスなどチーム内でよく議論しておくとよい.

c. 患者に利益をもたらす（善行の原則）

内容的には無危害原則に近いものがあるが,「常に他人の利益のために行動すべきで, 考えうる最善の医療を提供する」という医師の職業倫理に基づく原則で,「患者をリスクに曝さない」も必然的にこれに加わる. 侵襲を伴

う検査，治療は患者のメリットが想定される場合に限り行われるべきである．ここで重要なのは目的が「患者が考える最善の医療」であり，「医療側からみた最善の行為」ではないということである．たとえば，新しい薬を使いたいために，もしくは新しい技術を試してみたいために，本人が嫌がるのに検査や治療を誘導するのは，(たとえそれが結果的によい方向に作用したとしても)患者の利益を最大に考えた行為とはいえない．実臨床での患者の生活背景はさまざまで，家族や仕事，金銭的な問題，宗教や人生観など多くの複雑な課題を抱えている．それらを総合的に判断したうえで，本人の希望がかなえられる場合にのみ患者の幸福が得られると判断すべきであろう．早期癌だからすぐに治療したいとか，新しい分子標的薬が使えるからすぐに検査を，というように医療者が「医学的根拠だけ」で短絡的に考えるべきではない．この場合，患者に正確な情報を伝え，一緒に考えていこうという医療従事者の誠実さ，コミュニケーション能力の高さが求められる．

d. 利益と負担を公平に分配する（正義・公正の原則）

根拠のない患者の差別をなくすこと，利益とリスク，費用を公平に配分すること．好みの患者や医師にとって利益になる患者を優先したり，立場の弱い者に医療サイドの考えを押しつけたりしてはならない．気管支鏡検査を用いた臨床研究，治験などを行う際にも重要な原則である．

3 チーム医療

内視鏡デバイス，癌の遺伝子診断など技術的な進歩もあり，気管支鏡検査・治療にあたってもチーム医療は重要である．検査前の補助的説明，検査直前に患者の状態を把握する看護師をはじめ，検査時の術者，助手，検体処理を行う者，所見を記載する者がおり，検査後のリカバリーには看護師の役割が大きい．さらに内視鏡室のデバイス，透視装置などの機器を管理する放射線技師，病理関係者(医師，検査技師)や，細菌検査関係者，結果を報告する外来医師まで含めると一連のチームができあがる．たとえば悪性腫瘍の検査の場合，あらかじめ外科医，内科医，放射線科治療医が治療方針について検討していれば1回の検査で最大限の情報を得ることができ，不要な再検査をせずに済むことも考えられる．チームのメンバーが各自の持ち場で十分に能力を発揮することが大事だが，患者情報をチーム内で共有することは，検査をスムーズに行う際に最も重要である．検査の目的，行う項目，感染症の有無，投薬禁止薬剤の有無(アレルギーも含めて)，患者の全身状態，合併症(特に不整脈，虚血性心疾患の既往)，検査に対する患者の考え，家族構成(緊急連絡先)，検査のリスク(呼吸不全の増悪，喀血，気胸の起こりやすさなど)など，あらかじめ全員がよくわかる形で情報を共有すると間違いが少ない．チーム内のコミュニケーションを円滑にすることで，不必要な検査過程を省略でき，患者を危険な状態に曝す機会を減らし時間を短縮できる．ひいては業務の効率化，医療資源の節約，医療安全の担保にもつながると考えられる．チーム医療の実践には，診療科や他職種との垣根を低くし，医療スタッフ全員が，「同じ方向を向いて診療を進めている」と実感できる環境作りが必須である．

また経験の少ない術者をエキスパートに育てることもチームの役割である．日本呼吸器内視鏡学会のハンズオンセミナーへの参加や，シミュレーターで一緒に練習させることも，効率よく技術を習得するのに有用である．

4 臨床研究と倫理

新しいデバイスや診断法の開発には，臨床試験による有用性の検証，EBMの構築が不可欠である．しかし臨床試験への参加は患者にとって治療選択肢の1つに過ぎない．特に治療効果や安全性が判明していない第Ⅰ相試験は，患者側から「標準治療を超えた新しい治療法」と誤解される可能性が高く，十分な説明と配慮が必要である．試験実施の際には倫理指針や法令を準拠することは当然だが，本来医療は「被験者の益は科学と社会の益に優先する(患者の個人的な利益がファースト)」ことは常に肝に銘じなくてはならない．医学研究の目的は「医学の進歩＝将来の患者のため」であり，それにもかかわらず医学研究に参加してくれる被験者は尊重して扱わなくてはならない．

根本となる考え方は「医療倫理の4原則」に基づいているが，臨床研究を行うにあたって，米国のNIHのEmanuelら[2]によって発案された「研究倫理の7要件」も知っておく必要がある．この7要件は臨床試験をデザインする際に必ず参照される(表Ⅶ-2-1)[2]．

5 利益相反

内視鏡に関連する研究発表はヒトを対象にした標準治

表Ⅶ-2-1 研究倫理の7要件[2]

1. **社会的/科学的価値（Social or Scientific Value）**
   臨床研究はそれにより得られる結果が価値あるものでなくてはならない．すなわち，医療の進歩・発展に直接貢献すること，もしくは将来の医療の進歩に結びつくようなデータが得られる研究でなくてはならない．臨床的に意味のない仮説，一般化できない結果しか得られない研究，既にわかりきった結果しか導き出せない研究，他の研究と明らかに重複するものは，研究する価値が低く行うべきではない．

2. **科学的妥当性（Scientific Validity）**
   広く正しいと認められた科学的原則に基づいて研究を実施し，正しい結果を出すことである．研究の独創性，斬新性は新規治療法，技術開発の突破口として必要だが，一方でその評価法は，従来から確立された科学的手法（ガイドラインなどで認められている方法）に基づいて行われる必要がある（斬新的な評価方法であってはならないということである）．そのように科学的デザインがなされているかどうか．

3. **適正な被験者選択（Fair Subject Selection）**
   患者選択は科学的な根拠に基づいて行うこと．科学的根拠がないのに特定の集団や個人を除外してもいけない．明らかに効果が期待できない患者，リスクが予想される患者は除外すること．要は，被験者のリスクが最小化され，利益が最大化されるように選択すべきである．

4. **適切なリスク/ベネフィットバランス（Favorable Risk-Benefit Ratio）**
   被験者のリスクを最小化し，被験者や社会に対するベネフィットを最大にするように，リスクとベネフィットを適切にバランス配置することが重要である．

5. **第三者審査（Independent Review）**
   上記項目は研究の当事者以外の第三者審査により認められなければならない（審査機構の独立性が担保されているか）．

6. **インフォームドコンセント（Informed Consent）**
   十分で適切な説明，理解の上で自由意思による合意がとれているかどうか．

7. **被験者の尊重（Respect for Potential and Enrolled Subjects）**
   研究に参加した被験者だけではなく，参加する可能性のある人も含め，スクリーニングから研究終了まで被験者は「人」として尊重されなければならない．そのためにプライバシーの保護や参加後の同意の撤回の自由，適切な治療が受けられていることの確認と第三者による継続的な監視が必要である．

療法の確立や，新規の医薬品，医療機器の開発に向けた臨床研究が多い．これらの研究を推進するにあたり，機器メーカーや製薬企業との産学連携体制（共同研究，受託研究，奨学寄附金，寄付講座など）が構築されることが多い．産学連携で得られた研究成果は，社会に還元され（大学や病院，研究施設としての社会的責任を果たす）科学の進歩に貢献しているが，同時に発生しうる研究者・企業の個人的利益がこれに衝突（相反）する状態が発生する．これを利益相反（conflict of interest：COI）という．COIは研究の中立性・公明性に影響を及ぼす可能性があるが，臨床研究の結果は純粋に科学的根拠による判断によるべきであり，COI個人的な利益によりデータが故意に歪められること（データの改ざん，特定企業の優遇，中止すべき臨床研究の続行など）は断じて許されてはならない．研究の公平性を保ち，被験者の人権や安全が損なわれないようにするため，全ての研究者はCOIを適切に管理することが求められている．これを徹底するため，各研究施設や学会では研究成果の発表や報告（学術講演会，論文）の際に，研究者のCOIを明示させることを義務づけ，研究の透明性を担保している．また学会の役員，各種委員は関連する企業の株・特許権の保有の有無，役員や顧問，講演料，研究寄付金などの情報を公開しなければならない．さらに臨床研究の責任者は株，特許権，役員，顧問などの地位を得ていない人材を選出することが求められる．COIの詳細は成書や各学会のホームページなどを参照されたい．

6 まとめ

稿を終えるにあたって改めて「ヒポクラテスの誓い」[3]を掲載しておく（表Ⅶ-2-2）．ヒポクラテスはそれまでの呪術的な医療と異なり，疾病をはじめて自然現象と捉え，自然科学としての医学を確立した「医学の祖」である．現代と医療体制が劇的に異なるとはいえ2000年以上も前に確立された医療倫理が，臨床試験やICという形で現在も生き残っていることは驚きである．医療に携わるものとして十分に味わい，自覚して診療行為に励んで頂きたい．

表Ⅶ-2-2 ヒポクラテスの誓い[3]

1. この術を私に教えた人をわが親のように敬い，わが財産を分かってその必要ある時に助ける．
2. その子孫を私自身の兄弟のごとくみて，彼らが学ぶことを欲すれば報酬なしにこの術を教える．書物や講義その他のあらゆる方法で私の持つ医学知識をわが師の息子，また医の規則に基づき約束と誓いで結ばれている弟子どもに分かち与え，それ以外の誰にも与えない．
3. 私は能力と判断の限り患者に利益すると思う養生法をとり，悪くて有害事象と知る方法を決してとらない．
4. 頼まれても死に導くような薬を与えない．それを覚えさせることもしない．同様に婦人を流産に導く道具を与えない．
5. 純粋と神聖をもってわが生涯を貫き，わが術を行う．
6. 結石を切りだすことは神にかけてしない．それを業とするものに委ねる．
   （自分の専門分野外のことに無用な手出しをしない．専門家に任せるということ）
7. いかなる患家を訪れる時も，それはただ病者を益するためであり，あらゆる勝手な戯れや堕落の行いを避ける．男と女，自由人と奴隷の違いを考慮しない．
8. 医に関すると否に関わらず，他人の生活について秘密を守る．
9. この誓いを守り続ける限り，私はいつも医術の実施を楽しみつつ生きて，すべての人から尊敬されるであろう．もしこの誓いを破るならばその反対の運命を賜りたい．

〔ヒポクラテスの誓い　日本医師会ホームページ．http://www.med.or.jp/doctor/member/kiso/k3.html より〕

文献

1) ヘルシンキ宣言：日本医師会ホームページ．http://www.med.or.jp/wma/helsinki.html
2) Emanuel EJ, Wendler D, Grady C : What makes clinical research ethical? JAMA 283 : 2701-2711, 2000
3) ヒポクラテスの誓い　日本医師会ホームページ．http://www.med.or.jp/doctor/member/kiso/k3.html

（多田裕司・滝口裕一）

第VII章　安全対策，倫理，専門医制度

3 気管支鏡専門医制度とプロフェッショナリズム

> **要点**
> - 気管支鏡専門医資格を取得するためには研究業績，診療実績，気管支鏡歴を満たしたうえで，専門医試験に合格しなければならない．
> - わが国の気管支鏡検査，治療を高い水準に保つために，気管支鏡専門医制度は貢献している．
> - 気管支鏡専門医研修は日本呼吸器内視鏡学会が中心となって，他の関連学会と連携しながら推進していく．

1 現状

日本呼吸器内視鏡学会の気管支鏡専門医制度の現在の基盤が構築され，施行に至ったのは2004年の6月である．「気管支鏡の進歩と普及に即応して，その知識と技能の向上を図るとともに，気管支鏡を使用して行う診療の進歩と発展を促し，公共の福祉に貢献することを目的とする」と気管支鏡専門医制度規則[1]に記載されている．

専門医制度委員会は，専門医認定小委員会，施設認定小委員会，指導医認定小委員会，専門医試験小委員会によって構成される．

専門医認定証委員会は気管支鏡専門医の認定に関する諸業務を行う．施設認定小委員会は専門医制度実施に必要な医療施設の認定，指導医認定小委員会は指導の任にあたる指導者の認定に関する業務を行い，専門医試験小委員会は専門医の認定に必要な試験問題の作成と評価を担当する．

2 専門医の資格

現在，気管支鏡専門医資格を有するのは2,628人(2017年3月31日)である．専門医資格の新規申請には日本呼吸器内視鏡学会の会員歴，業績，診療実績を満たす必要がある[2]．

研究業績として本学会での発表あるいは本学会誌「気管支学」への筆頭論文掲載などを含む必要単位数の条件があり，本学会の年次学術集会の一定回数の参加や気管支鏡セミナーの受講が必須である．

診療業績としては術者20例以上を含む気管支鏡検査100例以上の経験が必要である．

これらの業績に加え，本学会の会員歴5年以上，気管支鏡歴5年以上を有することが専門医資格申請の条件であり，すべての条件を満たすと気管支鏡専門医試験が受験でき，合格すると気管支鏡専門医資格が取得できる．試験のガイドライン[2]を表VII-3-1に示す．知識と技術の修得に加え，医師としての人格の涵養，患者中心の診療，他職種との連携，リサーチマインドの修得などの多面的な学習の視点を保持し，信頼される医療を行うことが気管支鏡専門医のあるべき姿であろう．今後は専門研修指導医のみでなくメディカルスタッフや患者からの人間性も含めた評価も一層重視される．

3 専門医研修

気管支鏡研修の中心となるのが認定施設，関連認定施設である[2]．前者は425施設，後者は120施設(2017年3月31日)あり，満たすべき基準の概略は下記のとおりである．

認定施設は常勤の指導医1名以上が勤務し年間気管支鏡件数が100例以上あるいは3年間で300例以上，病理，細胞診診断が十分に行いうる体制であること，などである．

関連認定施設は常勤の専門医1名以上および常勤または非常勤の指導医1名以上が在籍し，年間気管支鏡件数が50例以上あるいは3年間で150例以上などが資格条件となる．

専門研修は表VII-3-2に示す項目などが基本となる概念であり，これらはプロフェッショナリズムにも直結す

表VII-3-1 日本呼吸器内視鏡学会気管支鏡専門医試験ガイドライン（概要）

- I 機器
  1. 気管支鏡検査機器と取り扱い
  2. 感染対策，洗浄・消毒法
  3. 気管支鏡検査の適応と禁忌，説明と同意
- II 基本手技
  1. 前処置
  2. 麻酔法
  3. 挿入法
  4. 気管支鏡検査のリスクマネジメント
  5. 小児の気管支鏡検査（ファイバースコープ/ビデオスコープを用いる手技）
- III 気道の解剖と正常内視鏡所見
  1. 気道の構造，組織所見
  2. 分岐の命名，分岐異常
  3. 正常気管支鏡所見
  4. 気管支鏡検査に必要なCT解剖と基礎的知識
- IV 診断方法
  1. 気管支鏡における正常所見と病的所見，所見のとらえ方
  2. 検体採取法と処理法
- V 治療手技
  1. レーザー照射による焼灼・昇華治療
  2. 光線力学的治療
  3. 高周波治療
  4. 密封小線源治療
  5. 薬物注入
  6. 気道ステント留置
  7. 喀血と気道分泌物の処置
  8. 気道熱傷
  9. 異物除去
  10. 気管支瘻の閉鎖
  11. 気管支熱形成術
- VI 気管支鏡検査対象疾患の知識，所見，処置
  1. 感染症
  2. 免疫・アレルギー性肺疾患
  3. 腫瘍
  4. 全身性疾患に伴う気管支，肺病変
  5. 間質性肺炎，じん肺症，肺胞蛋白症 等
  6. その他

表VII-3-2 気管支専門医研修の基本となる概念

(1) 気管支鏡に必要な検査・処置・手技に習熟し，適切な臨床判断ができる．
(2) 医の倫理に基づいた適切な態度と習慣を身につける．
(3) EBMや基礎医学との連携による研究や生涯学習を行う方略を習得，実行できる．
(4) 医療安全，感染対策，医療倫理に関する十分な知識を有し，適切に実践できる．

表VII-3-3 気管支専門医研修の修得すべき専門技能

(1) 気管支鏡に必要な解剖・病態生理・病理を理解する．
(2) 呼吸器疾患の病因，病態，疫学に関する知識を習得する．
(3) 呼吸器疾患に必要な診断法を習得し，治療方針の決定ができる．
　a. 胸部単純X線写真，CT，MRI，血管造影，PET-CT，肺シンチグラフィーなどの画像診断ができる．
　b. 血液ガス分析，肺機能検査，心機能などの結果を解釈できる．
　c. 気管支鏡，超音波気管支鏡などの内視鏡診断ができる．
　d. 組織学的診断を理解し，病期に応じた治療方針の決定ができる．
(4) 気管支鏡に必要な緊急時対応が可能である．
　a. 気道出血に対する気管支鏡的な診断，処置ができる．
　b. 気胸，血胸，膿胸などに対する胸腔ドレナージができる．
　c. 気道狭窄・閉塞，胸部外傷に対する知識がある．

る事項であろう．

また，修得すべき専門技能としては表VII-3-3に示す項目などを規定している．

認定施設，関連認定施設ではこのようなアウトカム基盤型の研修が可能となるよう専門研修カリキュラムを整備しなければならない．

4 専門医のこれから

日本専門医機構が中心となった新たな専門医制度が医学のあらゆる領域で2018年4月から基本領域から開始される．機構の専門医の定義とは「それぞれの診療領域における適切な教育を受けて，十分な知識・経験を持ち，患者から信頼される標準的な医療を提供できるとともに，先端的な医療を理解し情報を提供できる医師」である[3]．日本専門医機構が中立的な第三者として学会と連携しながら専門医の研修に関わりをもつのが新たな専門医制度の特徴である．

気管支鏡検査は日本呼吸器学会，日本呼吸器外科学会の研修内容には含まれているが，呼吸器の一般検査の1つであるとともに，かなり専門的な診断，治療に用いられるという側面も有する．したがって呼吸器に関する一般的な知識と技術を有したうえで，気管支鏡の専門的な

技術を修得する研修は本学会に特化した貴重なものと考える．関連する基本領域，サブスペシャルティ学会と連携しながら専門医研修を行っていくこととなる．

わが国の気管支鏡検査，治療水準は世界的にもきわめて高いと評価されているが，専門医の質が一層向上し，良質な医療が地域遍在することなく提供される体制が望ましい．日本専門医機構が現在認めている基本領域学会とサブスペシャルティ学会以外にも実臨床に不可欠な診断，治療を扱う学会は多く，気管支鏡専門医はその代表的なものであると思われる．

文献

1) 日本呼吸器内視鏡学会気管支鏡専門医制度規則．http://www.jsre.org/senmon/sen_kisoku.html
2) 日本呼吸器内視鏡学会：気管支鏡専門医・気管支鏡指導医・認定施設・関連認定施設の申請受付について．http://www.jsre.org/senmon/index.html
3) 日本専門医機構ホームページ．http://www.japan-senmon-i.jp/

（池田徳彦）

索引

欧文

A
acute eosinophilic pneumonia(AEP) 227
acute interstitial pneumonia(AIP) 232
airway injury 281
allergic bronchopulmonary aspergillosis(ABPA) 220, 225
amyloidosis 251
argon plasma coagulation(APC) 294
autofluorescence bronchoscopy (AFB) 135

B
bacterial pneumonia 218
bronchial artery aneurysm 275
bronchial asthma 224
bronchial thermoplasty(BT) 338
bronchoalveolar lavage(BAL) 35, 165
broncholithiasis 264
bronchoscopic lung volume reduction (BLVR) 344

C
choke point 274
chronic eosinophilic pneumonia (CEP) 225, 227
confocal laser endomicroscopy(CLE) 150
connective tissue diseases 240
convex probe endobronchial ultrasound(CP-EBUS) 129
cryptogenic organizing pneumonia (COP) 232
CT解剖 89
CT読影基準，リンパ節部位の 95

D
drug-induced lung injury 237
Dumonステント 325

E
electromagnetic navigation(EMN) 145
endobronchial biopsy(EBB) 35, 155
endobronchial ultrasonography using a guide sheath(EBUS-GS) 127
endobronchial ultrasound-guided transbronchial needle aspiration (EBUS-TBNA) 35, 129
endobronchial ultrasound-ultrathin bronchoscopy(EBUS-UT) 142
endobronchial Watanabe spigot (EWS) 329
endoscopic ultrasound-guided fine needle aspiration(EUS-FNA) 129
endoscopic ultrasound with bronchoscope-guided fine needle aspiration(EUS-B-FNA) 129
eosinophilic granulomatosis with polyangiitis(EGPA) 224, 244
eosinophilic pneumonia 227
excessive dynamic airway collapse (EDAC) 271
extracorporeal membrane oxygenation(ECMO) 60

G
granulomatosis with polyangiitis (GPA) 244

H
hemangioma 181
hypersensitive pneumonitis 229

I
idiopathic pulmonary fibrosis(IPF) 232
inhalation injury 277
interstitial pneumonias 232
interventional bronchoscopy 20

K
Kartagener症候群 266

L
Langerhans cell histiocytosis 249
laryngeal cancer 181
laryngeal diseases 180
laryngeal mask airway(LMA) 64
laryngeal tuberculosis 212
laryngeal tumors 180
laser therapy 306
lung cancer 192
lymphangioleiomyomatosis(LAM) 261

M
microscopic polyangiitis(MPA) 244
microwave coagulation therapy (MCT) 299
Mounier-Kuhn症候群 271

N
narrow band imaging(NBI) 137
Nd:YAGレーザー 307
neurinoma 181
non-tuberculous mycobacteriosis 212, 216
nonspecific interstitial pneumonia (NSIP) 232

O
optical coherent tomography(OCT) 153

P
papilloma 180
photodynamic therapy(PDT) 311
pneumoconiosis 254
pneumocystis pneumonia(PCP) 222
primary ciliary dyskinesia 266
pulmonary alveolar proteinosis 256
pulmonary aspergillosis 220
pulmonary cryptococcosis 220
pulmonary mucormycosis 220
pulmonary mycoses 220

R
racemous hemangioma 275

索引

radiation therapy 315
rapid on-site cytologic evaluation（ROSE） 171
respiratory bronchiolitis-associated interstitial lung disease（RB-ILD） 232

S
sarcoidosis 247

T
total intravenous anesthesia（TIVA） 60
tracheal tumors 185
tracheo-bronchial tuberculosis 213
tracheobronchial malacia（TBM） 271
tracheobronchopathia osteochondroplastica（TO） 268
transbronchial biopsy（TBB） 34, 159
transbronchial lung biopsy（TBLB） 35, 157
transbronchial needle aspiration（TBNA） 164
tuberculosis 212

V
vasculitis 244
virtual bronchoscopic navigation（VBN） 145
virtual bronchoscopy（VB） 145

和文

あ
アミロイドーシス 251
アルゴンプラズマ凝固法 294
アレルギー性気管支肺アスペルギルス症 220, 225
悪性黒色腫 208
悪性腫瘍，喉頭の 181
悪性リンパ腫 207
安全対策 350
安全の手引き 362

い
医療事故 350
異物除去術 334
遺伝子診断検体 171
石綿肺 254

え
鋭匙（キュレット） 162

お
オートクレーブ滅菌 30

か
カルチノイド 188
ガイドシース法 127
ガス滅菌 30
仮想気管支鏡 145
仮想気管支鏡ナビゲーション 142, 145
過誤腫 189
過剰気管支 87
過敏性肺炎 229
顆粒細胞腫 186
画像強調イメージング 15
外圧性狭窄 104
拡大気管支ビデオスコープ 139
拡張性変化 105
喀血 288
合併症 38
完全静脈麻酔 60
陥凹性変化 107
間質性肺炎 232
間質性肺疾患，呼吸細気管支炎を伴う 232
感染症診断検体 175
感染対策 27
観察と記録 56

き
キュレット（鋭匙） 162
気管気管支巨大症 271
気管・気管支結核 213, 271
気管・気管支損傷分類 282
気管・気管支軟化症 271
気管・気管支骨軟骨形成症 268
気管・気管支分岐角 77
気管支
　── の命名 80
　── の命名と次数 81
気管支インターベンション 20
気管支・肺の良性腫瘍 189
気管支鏡ガイド下気管チューブ挿管 54
気管支鏡検査
　──，小児の 63
　── の禁忌 37
　── の説明と同意 37
　── の適応 34
気管支鏡説明文書 362
気管支鏡専門医制度 368
気管支鏡的肺容量減量術 344
気管支腔内から見た血管の走行 94
気管支腔内超音波断層法 126
気管支結石症 264
気管支サーモプラスティ 338
気管支線維上皮性ポリープ 191
気管支洗浄 164
気管支喘息 224
気管支動脈瘤 275
気管支内麻酔 49
気管支肺胞洗浄 165
気管支ビデオスコープ 12
気管支ファイバースコープ 11
気管支壁層構造 127
気管の腫瘍 185
気胸 358
気道外傷 281
気道ステント留置術 323
気道熱傷 277
気道の構造 76
気道分泌物の処置 289
気流制限部位 274
記録と観察 56
機器の普及 361
機能性狭窄 105
吸入麻酔 61
急性間質性肺炎 232
急性好酸球性肺炎 227
共焦点レーザー内視鏡 150
狭窄性変化 104
狭帯域光観察 137
局所麻酔法 48
筋外層 79
筋弛緩 61
筋層 79

く
クライオ生検 166
クライオ（冷凍凝固）療法 301
腔内性狭窄 104

け
外科的治療 119
形態分類 102
珪肺 254
経気管支（肺）生検 157, 159
経口挿入法 53
経静脈鎮静 50
経食道的気管支鏡下穿刺吸引生検法 129
血管炎 244
血管奇形 184
血管腫 181
血管の走行，気管支腔内から見た 94
結核 212

結節型　114
検体処理法　168
顕微鏡的多発血管炎　244
原発性線毛機能不全症候群　266

こ
コンベックス走査式超音波気管支鏡（Convex 型 EBUS）　129
呼吸細気管支炎を伴う間質性肺疾患　232
口腔咽頭・喉頭気管麻酔　48
光線力学的治療法　311
好酸球性多発血管炎性肉芽腫症　224, 244
好酸球性肺炎　227
抗血栓薬の種類と休薬期間　45
抗血栓療法　45
高周波スネア　296
高周波治療，アルゴンプラズマ凝固法　294
高出力レーザー焼灼・昇華法　306
喉頭蓋囊胞　184
喉頭癌　181
喉頭結核　212
喉頭・声帯の疾患　180
喉頭肉芽腫　183
喉頭の悪性腫瘍　181
喉頭の良性腫瘍　180
喉頭白板症　181
硬性気管支鏡　18, 21, 67
── の挿入　69
膠原病　240
極細径気管支鏡　142
── による超音波ガイド下生検　142
混合性狭窄　105

さ
サルコイドーシス　247
再生検　175
再発性多発軟骨炎　271
細菌性肺炎　218
細胞診検体　170

し
シリコンステント　324
じん肺症　254
脂肪腫　186, 190
自家蛍光気管支鏡　135
自己拡張型金属ステント　325
自動洗浄消毒装置　29
手技別合併症　360
手術術式　122

縦走襞　79, 110
出血　288, 356
術後気管支断端瘻　331
術前検査　40
処置，気道分泌物の　289
処置具　7
所見分類　100
所見用語　103
小細胞癌　201
小児の気管支鏡　63
消毒剤　29
上皮下・壁内(主体)型増殖　114
上皮下型　115
上皮下血管　79
上皮下層　79
上皮(主体)型増殖　114
上皮層　78
神経原性腫瘍　191
神経鞘腫　181
深達度診断　126
進行扁平上皮癌　193
迅速細胞診　171

せ
セルブロック　170
正常気管支鏡所見　84
声帯ポリープ　183
洗浄・消毒法　27
腺癌　196
腺様嚢胞癌　187
全国合併症調査　360
全身麻酔　68
全身麻酔下気管支鏡　60

そ
組織診検体　168
早期扁平上皮癌　193
早期ポリープ型　114
挿入法　52
── ，硬性気管支鏡の　69
層別分類　109
操作方法　9, 52

た
ダイオード(半導体)レーザー　307
多形腺腫　210
多発血管炎性肉芽腫症　244
体外補助循環　61
大細胞癌　201
弾性線維束　79

ち
中枢病変　35

超音波気管支鏡ガイド下針生検　129
── ，極細径気管支鏡による　142
超音波内視鏡ガイド下針生検　129
直視下検体採取法　155
直視下生検(気管支内生検)　155
鎮静法　50
鎮静薬　51

つ
蔓状血管腫　275

て
低温プラズマ滅菌　30
低酸素血症　357
転位気管支　88
転移性肺腫瘍　198, 203
電磁ナビゲーション　145

と
動的気道虚脱　271
特発性器質化肺炎　232
特発性肺線維症　232

な
内視鏡的止血法　289
内視鏡的早期肺癌　193
内視鏡的層別用語　78
軟骨　79, 113
軟骨腫　186
軟骨輪　79, 113
軟性気管支鏡　2, 21
── の構造と機能　2
難治性肺瘻　329

に
ニューモシスチス肺炎　222
乳頭腫　180, 185, 190

ね
粘表皮癌　188

は
ハイビジョン対応気管支ビデオスコープ　137
ハイブリッドスコープ　5
ハイブリッドステント　327
肺アスペルギルス症　220
肺外気管支　77
肺癌　192
肺クリプトコックス症　220
肺真菌症　220
肺内気管支　77
肺胞蛋白症　256

373

肺末梢病変　34, 126
肺ムーコル症　220
肺瘻・気管支瘻の閉鎖術　329
発熱と感染　359
針吸引生検　164
半導体（ダイオード）レーザー　307
瘢痕性狭窄　105

ひ
びまん性肺疾患　35
非結核性抗酸菌症　216
非特異性間質性肺炎　232
鼻腔内麻酔　48
光干渉断層診断　153
光感受性物質　313
表層浸潤型，平坦型　114
病変，手技別合併症　360

ふ
ブラシ擦過　161
不整脈　358
分岐異常　87
分岐命名法　80
分子生物学的検査　172

へ
平滑筋腫　185, 190
平滑筋肉腫　209
平坦型，表層浸潤型　114

平坦性変化　105
併存疾患　42
壁外型　115
壁外層　80
壁内型　115
壁内層　79
扁平上皮癌　187, 192

ほ
ホットバイオプシー　296
ポータブル気管支ファイバースコープ　12
ポリープ様声帯　183
保管，気管支鏡の　31
保守と点検　9
放射線治療　315
放射線治療用マーカー留置術　319

ま
マイクロ波凝固療法　299
前処置　47
末梢検体採取法　155
慢性好酸球性肺炎　225, 227

み
密封小線源治療　315

め
滅菌法　30

も
モニタリング　57

や
薬剤性肺障害　237
薬物注入　292

よ
溶接工肺　255

ら
ラジアル型 EBUS　126, 147
ラリンジアルマスク　64

り
リドカイン中毒　355
リンパ節と気道腔内の位置関係　96
リンパ節部位の CT 読影基準　95
リンパ脈管筋腫症　261
隆起性変化　105
良性腫瘍，喉頭の　180
良性腫瘍，気管支・肺の　189
倫理　363
輪状襞　79, 112

れ
レーザー治療　306
冷凍凝固（クライオ）療法　301